住院医师规范化培训考试用书

# 住院医师规范化培训考试
# 通关必做2000题
# 口腔全科

主　编　胡　敏
主　审　刘静明
副主编　李润欣
编　委　王　宏　王　超　王晓荣　白雨豪　刘亚男
刘华蔚　孙海滨　吴　斌　杨　琨　赵冰净
胡　亮　胡　磊　韩建辉

中国健康传媒集团
中国医药科技出版社

## 内 容 提 要

本书根据国家卫健委颁布的《住院医师规范化培训结业理论考核大纲》，精选2000余道试题，题型全面，并逐题做出详细解析，以帮助考生有效地梳理、巩固和记忆知识点，使其能融会贯通地掌握相关考点，顺利通过考核。书末附赠一套模拟试卷及其答案与解析，以供考生实战演练，有效检验复习效果。

本书主要适用于口腔全科住院医师规范化培训基地学员和相关带教老师，也可供相关专业本科生、研究生及专科医师参考使用。

**图书在版编目（CIP）数据**

口腔全科住院医师规范化培训考试通关必做2000题/胡敏主编．—北京：中国医药科技出版社，2023.3

住院医师规范化培训考试用书

ISBN 978－7－5214－3784－3

Ⅰ.①口…　Ⅱ.①胡…　Ⅲ.①口腔科学－岗位培训－习题集　Ⅳ.①R78－44

中国国家版本馆CIP数据核字（2023）第029294号

**美术编辑**　陈君杞

**责任编辑**　高一鹭　董雪琪　董佳敏

**版式设计**　友全图文

出版　**中国健康传媒集团**｜中国医药科技出版社

地址　北京市海淀区文慧园北路甲22号

邮编　100082

电话　发行：010－62227427　邮购：010－62236938

网址　www.cmstp.com

规格　787mm×1092mm 1/16

印张　28 1/4

彩插　1

字数　616千字

版次　2023年3月第1版

印次　2023年3月第1次印刷

印刷　三河市万龙印装有限公司

经销　全国各地新华书店

书号　ISBN 978－7－5214－3784－3

**定价　88.00元**



获取新书信息、投稿、为图书纠错，请扫码联系我们。

# 编委会

**主　编**　胡　敏［中国人民解放军总医院第一医学中心（301 医院）］
**主　审**　刘静明（首都医科大学附属北京口腔医院）
**副主编**　李润欣（北京市第一中西医结合医院）
**编　委**（按姓氏笔画排序）
王　宏（锦州医科大学附属口腔医院）
王　超（首都医科大学附属北京朝阳医院）
王晓荣（滨州医学院附属烟台口腔医院）
白雨豪（首都医科大学附属宣武医院）
刘亚男（中国康复研究中心北京博爱医院 ）
刘华蔚（中国人民解放军总医院第一医学中心）
孙海滨（首都医科大学附属北京口腔医院）
吴　斌（首都医科大学附属北京潞河医院）
杨　琨（遵义医学院附属口腔医院）
赵冰净（广东医科大学附属东莞第一医院）
胡　亮（首都医科大学附属北京口腔医院）
胡　磊（首都医科大学附属北京口腔医院）
韩建辉（首都医科大学附属北京口腔医院）

# 作者简介

**主编　胡敏**

中国人民解放军总医院第一医学中心主任医师、教授、博士研究生导师。现任中华口腔医学会颞下颌关节病学及殆学专业委员会副主任委员、中华口腔医学会口腔颌面外科专业委员会常务委员、北京医师协会理事、北京医师协会口腔医学专科分会常务理事、北京口腔医学会常务理事等。发表学术论文三百八十余篇，主编出版专著5本。获得国家和省部级科研奖励二十余项，其中国家科技进步三等奖1项、军队科技进步一等奖1项、军队科技进步二等奖4项、中华医学奖1项、华夏医学科技一等奖1项、北京市科技进步三等奖1项。获得国家发明专利5项、实用新型专利3项。

**主审　刘静明**

首都医科大学附属北京口腔医院副院长、主任医师、教授、硕士研究生导师、国际牙医学院院士。中华口腔医学会理事，中华口腔医学会口腔颌面外科专业委员会、口腔种植专业委员会委员，北京口腔医学会监事，北京口腔颌面外科、口腔激光、牙及牙槽外科专业委员会顾问，中国医师协会北京分会副会长，首都医科大学口腔学系副主任，首都医科大学口腔联合教研室主任等。先后承担国家自然科学基金2项及多项其他省部级课题，获省部级科技奖2项，发表论文30余篇，主译、主编、参编著作7部。

# ◉前 言◉

根据国家卫健委、人力资源和社会保障部等联合发布的《关于建立住院医师规范化培训制度的指导意见》，住院医师规范化培训是近年来中国医疗卫生健康领域的一项重要工作。目前中国医师协会已基本完成住院医师规范化培训基地标准、培训内容与统一标准的确立，参加规培对全国各地的住院医师而言已势在必行。对于临床医学专业硕士研究生而言，必须取得《住院医师规范化培训合格证书》，才能申请硕士专业学位。我国住培考核主要分为两个部分：第一部分是专业理论考核，试题来自国家设立的理论考核题库，题型为选择题；第二部分为临床实践能力考核，在培训基地进行，根据临床病例及模拟操作进行面试。为了能帮助住院医师更好地学习口腔全科专业知识，顺利通过国家结业考核，特编写此书。

《口腔全科住院医师规范化培训考试通关必做 2000 题》力求实现“三大转化”——基本理论转化为临床实践、基本知识转化为临床思维、基本技能转化为临床能力；完成“两大提升”——从执业医师到住院医师的提升，从住院医师到专科医师的提升！

《口腔全科住院医师规范化培训考试通关必做 2000 题》由具有丰富教学和临床实践经验的老师编写而成，根据国家卫健委颁布的《住院医师规范化培训结业理论考核大纲》，精选 2000 余道试题，题型全面，并逐题做出详细解析，以帮助考生有效地梳理、巩固和记忆知识点，使其能融会贯通地掌握相关考点，顺利通过考核，并逐步提高疾病诊断能力和解决实际问题的能力。书末附赠一套模拟试卷及其答案与解析，以供考生实战演练，有效检验复习效果。

本书内容具有实用性、权威性和先进性，主要适用于口腔全科住院医师规范化培训基地学员和相关带教老师，也可供相关专业本科生、研究生及专科医师参考使用。

由于编者经验水平有限，书中错误和疏漏之处在所难免，恳请广大师生和读者批评指正。

# 题型说明

真题题型请参考模拟试卷部分。为方便考生复习备考，将习题部分细分为下列题型。

**A1 型题：单句型最佳选择题**

**每道试题由一个题干和 A、B、C、D、E 五个备选答案组成。备选答案中只有一个答案为正确答案，其余四个均为干扰答案。**

例：前牙烤瓷冠牙体预备时，应将切缘斜面与牙体长轴制备呈

A. 30°

B. 45°

C. 50°

D. 60°

E. 90°

正确答案：B

【解析】前牙烤瓷冠牙体预备中前牙切缘应预备出 1.5～2.0mm 的间隙，上前牙切缘预备成与牙长轴呈 45°角的斜向舌侧的小斜面。

**A2 型题：病例摘要型最佳选择题**

**每道试题由一个简要病历作为题干，一个引导性问题和 A、B、C、D、E 五个备选答案组成。备选答案中只有一个答案为正确答案，其余四个均为干扰答案。**

例：患者，女，26 岁。最近半个月发现牙龈肿胀增生，牙龈柔软脆弱，易出血。下列最不可能的诊断是

A. 妊娠期龈炎

B. 牙龈纤维瘤病

C. 慢性龈炎

D. 白血病

E. 浆细胞性龈炎

正确答案：B

【解析】牙龈纤维瘤病发生于牙萌出以后，可累及全口的牙龈边缘、牙龈乳头及附着龈，甚至达膜龈联合处，多见于儿童，可有家族史。牙龈纤维瘤病通常牙龈增生颜色正常，质地坚韧，表面光滑或结节状，不易出血。

**A3 型题：病例组型最佳选择题**

**每道试题先叙述一个以患者为中心的临床场景，然后提出若干个相关问题，每个问题均与开始叙述的临床场景有关，但测试要点不同，且问题之间相互独立。每个问题下面都有 A、B、C、D、E 五个备选答案，备选答案中只有一个答案为正确答案，其余四个均为干扰答案。**

例：（1～3 共用题干）

患者，女，29 岁。主诉右下后牙咬合痛半月，临床检查见 45 𬌗面有椭圆形黑色圆环，中央有黑点，颊侧牙颈部见凹形缺损达牙本质中层，探痛（－），PD：2～5mm，冷测无反应，叩痛（＋），不松动，根尖区牙龈见窦道。

1. 该患牙引起根尖感染最可能的原因是

A. 楔状缺损引发的髓腔暴露

B. 畸形中央尖折断

C. 牙隐裂

D. 咬合创伤

E. 牙周－牙髓联合病变

正确答案：B

【解析】畸形中央尖好发于下颌第二前磨牙。畸形中央尖折断或被磨损时，临床表现为圆形或椭圆形的黑环，中央有浅黄色或褐色的牙本质釉，在中央有时可见到黑色的小点，该点即为暴露的髓角。颊侧颈部缺损达牙本质中层，一般不至于引发牙髓坏死。牙周袋深度 2～5mm，不考虑牙周－牙髓联合病变。因此根尖感染形成最可能的原因是畸形中央尖折断。

2. 为了明确治疗方案还需要进行的检查为

A. 咬合关系检查

B. 光纤透照检查

C. X 线片检查

D. 牙髓电活力测试

E. 翻瓣探查

正确答案：C

【解析】畸形中央尖折断而引起牙髓或根尖周感染的患牙，需要拍摄 X 线片了解牙根的生长发育情况和根尖的闭合情况。

3. 关于该患牙的治疗原则，下列说法正确的是

A. 根尖未发育完全时，应行拔除术

B. 根尖发育完全时，行根尖屏障术

C. 根尖未发育完全时，行根尖手术封闭根尖

D. 根尖未发育完全时，行根尖诱导成形术

E. 根尖未发育完全时，行根尖屏障术

正确答案：E

【解析】对于已经折断的畸形中央尖，可以根据牙根的发育情况进行根管治疗、根尖屏障术或根尖诱导成形术。年轻恒牙首要考虑根尖诱导成形术，待牙根继续发育至根尖孔封闭后，再完善根管治疗；对于长期根尖诱导未能形成根尖屏障的患牙或根尖孔尚未发育完成的成人患牙，可采用根尖屏障术；对于牙根发育完成的患牙，直接进行根管治疗。对于牙根形成过短而又发生根尖周严重感染的患牙，根尖周病变与龈沟或牙周袋相交通者，或重度松动患牙，应进行拔除。

**A4 型题：病例串型最佳选择题**

**每道试题先叙述一个以患者为中心的临床场景，然后提出若干个相关问题。当病情逐渐展开时，可以逐步增加新的信息。每个问题均与开始叙述的临床场景有关，也与新增加的信息有关，但测试要点不同，且问题之间相互独立。每个问题下面都有 A、B、C、D、E 五个备选答案，备选答案中只有一个答案为正确答案，其余四个均为干扰答案。**

例：（1 ~4 共用题干）

患者，男，22 岁。发现左颈部无痛性包块 5 月余。

1. 该包块的诊断最不可能是

A. 颈动脉体瘤

B. 第二鳃裂囊肿

C. 神经鞘瘤

D. 黏液瘤

E. 囊性水瘤

正确答案：D

【解析】颈动脉体瘤是一种较为少见的化学感受器肿瘤，发生于颈总动脉分叉部位的颈动脉体。第二鳃裂囊肿多发生于约相当于肩胛舌骨肌水平以上。来自迷走神经及交感神经的神经鞘瘤以颈动脉三角区最为多见。黏液瘤可发生于颌骨和软组织，发生于颌面部，与牙齿有很大的关系，目前对颌骨黏液瘤的发生，多倾向于牙源性。囊性水瘤又称为大囊型淋巴管畸形，主要发生于颈部锁骨上区，亦可发生于下颌下区及上颈部。

2. 若诊断为囊性水瘤，则与该诊断无关的是

A. 多房性囊腔，内有间隔

B. 穿刺出透明淡黄色水样液体

C. 体位移动试验阳性

D. 透光试验阳性

E. 扪诊柔软，有波动感

正确答案：C

【解析】体位移动试验阳性是海绵状血管瘤的特征性表现，表现为头低时，病变区充血膨大，恢复正常体位时，肿胀消失，恢复原状。其余选项均为囊性水瘤的临床表现。

3. 若患者左侧舌缘发现溃疡性病变，取病理后证实为舌鳞状细胞癌，则左颈部包块最可能是

A. 左舌鳞癌淋巴结转移

B. 霍奇金淋巴瘤

C. 慢性淋巴结炎

D. 淋巴结核

E. 恶性淋巴瘤

正确答案：A

【解析】因患者左舌病变证实为鳞状细胞癌，舌鳞癌容易出现颈部淋巴结转移，所以最可能的是淋巴结转移。

4. 若肿瘤为来自迷走神经的神经鞘瘤，则切除后可能发生

A. Horner 征

B. 声嘶、呛咳

C. 味觉出汗综合征

D. 耸肩无力

E. 腹式呼吸减弱或消失，严重者可有窒息感

正确答案：B

【解析】Horner 征是损伤交感神经的表现。声嘶、呛咳是损伤迷走神经的表现。味觉出汗综合征是交感与副交感神经的错位愈合。耸肩无力是损伤副神经后的表现。腹式呼吸减弱或消失，严重者可有窒息感是损伤膈神经后的表现。

**案例分析题：模拟临床情境的串型不定项选择题**

**案例分析题是一种模拟临床情境的串型不定项选择题，用以考查考生在临床工作中所应该具备的知识、技能、思维方式和对知识的综合应用能力，侧重考查考生对病情的分析、判断及处理能力，还涉及对循证医学的了解情况。考生的答题情况在很大程度上与其在临床实践中的积累有关。**

**每道案例分析题至少有 3 个提问。每个问题的备选答案有 6 ~ 12 个，正确答案有 1 个或几个，考生每选对 1 个正确选项给 1 个得分点，选错 1 个扣 1 个得分点，直扣至本问题得分为 0（即无得负分的情况）。案例分析题的答题过程是不可逆的，即进入下一问后不能再返回修改所有前面的答案。**

例：（1 ~4 共用题干）

患者，女，49 岁。口腔多处黏膜发现白色病损 2 月余。检查：硬腭、软腭、舌、口底黏膜表面白色膜状物，可擦去，暴露红色糜烂面，轻度出血。颈部、腋下、腹股沟淋巴结肿大，伴有食欲下降、体重减轻症状。

1. 患者自诉几年前曾有卖血行为，否认吸毒，否认其他疾病史。为了明确诊断，进一步检查应做

A. 梅毒血清学检查

B. HIV 检测

C. 脑脊液检测

D. 淋巴细胞活检

E. 基因检测

F. 涂片及分离培养检查

G. 血生化检查

正确答案：BF

【解析】患者口腔黏膜的白色膜状物，稍用力可擦掉，下方为红色糜烂面，有轻度出血，考

虑为假膜型念珠菌口炎。涂片及分离培养等实验室检测方法可明确是否为口腔念珠菌感染。念珠菌感染好发于婴幼儿和老年人，而不是青壮年，结合患者曾有采血行为，且出现颈部、腋下、腹股沟淋巴结肿大及体重减轻症状，考虑患者免疫功能低下，HIV 感染可能性大，为了明确诊断，应进行 HIV 检测。

2. 若患者涂片检查可见念珠菌的菌丝和孢子，培养为白色念珠菌感染，HIV 抗体阳性。则关于诊治该疾病，下列说法错误的是

A. 可诊断为艾滋病

B. 尚需要进一步检查 $CD4^+$ T 淋巴细胞计数才可明确诊断

C. 该阶段还不具有传染性

D. 需注意休息，加强营养，避免传染他人

E. 需抗真菌治疗

F. 高效抗逆转录病毒治疗

G. 心理治疗

H. 免疫调节治疗

I. 支持与对症治疗

正确答案：BC

【解析】HIV 抗体阳性，有明显真菌感染，可确诊为艾滋病。艾滋病患者及 HIV 携带者都是本病的传染源，具有传播危险性。

3. 艾滋病患者发生下列情况可引起疾病传播的是

A. 性接触

B. 使用同一个注射器

C. 怀孕

D. 面对面说话

E. 哺乳

F. 握手

G. 礼节性接吻

H. 共同进餐

正确答案：ABCE

【解析】艾滋病的传播途径包括性接触传播、血液传播、母婴传播（包括经胎盘、产道、哺乳等方式）。

4. 和该疾病相关的口腔表现不包括

A. 口腔念珠菌病

B. 组织胞浆菌病

C. 卡波西肉瘤

D. 非霍奇金淋巴瘤

E. 天疱疮

F. 唾液腺疾病

G. 多形性红斑

正确答案：EG

【解析】HIV 感染的口腔表现包括真菌感染、病毒感染、卡波西肉瘤、HIV 相关性牙周病、坏死性口炎、溃疡性损害、唾液腺疾病、非霍奇金淋巴瘤。

# ◉目 录◉

## 上篇 通关试题



## 下篇 试题答案与解析

# 01

# 上篇　通关试题

# 第一章　口腔颌面外科学

## 一、A1 型题

1. 干槽症是拔牙术后较常见的并发症，下列关于干槽症的说法错误的是
   A. 干槽症一般发生在拔牙术后 2～3 天
   B. 干槽症往往伴有剧烈疼痛，并向耳颞部放射
   C. 腐败型干槽症牙槽窝内无血凝块，且有明显臭味
   D. 治疗干槽症的主要原则为清创、促进拔牙创再愈合
   E. 干槽症实际上为牙槽窝的局部骨创感染

2. 下列不属于拔牙指征的是
   A. 正畸需要拔除下前牙
   B. 反复发炎的智齿
   C. 牙冠邻殆面深大龋坏，断面位于龈下
   D. 重度牙周炎牙齿，松动Ⅲ度
   E. 异位牙、多生牙，影响正常咬合

3. 临床上常用的局麻药物中常添加肾上腺素，下列说法错误的是
   A. 可以加速麻药的吸收
   B. 降低毒性反应
   C. 肾上腺素使用浓度为 1/50000～1/200000
   D. 延长麻醉持续时间
   E. 减少注射部位出血

4. 书写住院病历时，主诉的内容应包括
   A. 主要体征及其治疗过程
   B. 全身疾病及其治疗过程
   C. 主要疾病及其持续的时间
   D. 主要症状及其持续的时间
   E. 主要疾病及其治疗过程

5. 下列防治麻醉药物中毒的措施，错误的是
   A. 严重者立即吸氧、补液、升血压
   B. 药物使用量控制在一次最大剂量内
   C. 解除患者压力，松解衣扣
   D. 放平椅位，松解衣扣
   E. 应适当减少剂量并快速注入

6. 临床中患者由于智齿冠周炎出现开口受限，下列说法错误的是
   A. 轻度张口受限，上下切牙切缘间仅可置入三横指
   B. 中度张口受限，上下切牙切缘间仅可置入一横指
   C. 重度张口受限，上下切牙切缘间距不足一横指
   D. 完全性张口受限，也称牙关紧闭，指完全不能张口
   E. 抗炎治疗后，症状可逐渐缓解，需拔除致病智齿

7. 口腔颌面部最常见且易与其他感染区别的感染是
   A. 牙源性感染　　B. 腺源性感染
   C. 血源性感染　　D. 损伤性感染
   E. 医源性感染

8. 颌面部间隙感染是颌面和口咽区潜在间隙中化脓性炎症的总称，下列说法错误的是
   A. 间隙感染的弥散期为蜂窝织炎
   B. 一般化脓性感染，表现为红、肿、热、痛等
   C. 多为血源性感染
   D. 在炎症的不同时期，注意全身治疗和局部治疗相结合，可以取得较好效果

E. 化脓局限期形成脓肿

**9.** 拔除上颌第一磨牙时，不需要麻醉的神经是

A. 上牙槽后神经　　B. 腭前神经
C. 上牙槽中神经　　D. 腭小神经
E. 上牙槽前神经

**10.** 化脓性颌骨骨髓炎最常见的感染途径和细菌为

A. 牙源性感染，金黄色葡萄球菌
B. 牙源性感染，溶血性链球菌
C. 损伤性感染，金黄色葡萄球菌
D. 损伤性感染，溶血性链球菌
E. 血源性感染，金黄色葡萄球菌

**11.** 下列关于肾上腺素的使用错误的是

A. 含 1/100000 肾上腺素的利多卡因可显著延长麻醉时间
B. 健康人注射含 1/100000 肾上腺素的利多卡因每次最大剂量为 40ml
C. 肾上腺素的使用应根据手术时间、术中止血、患者的机体状况等因素考虑
D. 在局麻药中的浓度为 1/50000 ~ 1/200000
E. 含 1/50000 肾上腺素的局麻药物在注射部位有较好的止血效果

**12.** 下列关于系统性疾病对牙拔除术的影响，说法错误的是

A. 血压高于 180/100mmHg 时，应先予以控制血压，再考虑拔牙
B. 血红蛋白在 80g/L 以上，血细胞比容在 30% 以上时，可以拔牙
C. 糖尿病患者接受胰岛素治疗者，拔牙最好在早餐后 1 ~ 2 小时进行
D. 心功能Ⅰ级或Ⅱ级不可耐受拔牙手术
E. 一般认为，在放疗后 3 ~ 5 年内不应拔牙，否则可引起放射性骨坏死

**13.** 吸入性窒息患者的处理措施是

A. 清除口、鼻腔及咽部异物
B. 行环甲膜穿刺术
C. 行气管切开术
D. 插入通气气管保持呼吸道通畅
E. 将后坠的舌体向口外牵出

**14.** 干槽症的发生率由高到低依次为

A. 下颌第三磨牙、下颌第一磨牙、下颌第二磨牙、前磨牙、前牙
B. 下颌第二磨牙、下颌第三磨牙、下颌第一磨牙、前牙、前磨牙
C. 下颌第一磨牙、下颌第三磨牙、前磨牙、下颌第二磨牙、前牙
D. 下颌第二磨牙、下颌第一磨牙、下颌第三磨牙、前磨牙、前牙
E. 下颌第一磨牙、下颌第二磨牙、下颌第三磨牙、前磨牙、前牙

**15.** 口腔颌面外科手术的全麻特点不包括

A. 麻醉与手术互相干扰
B. 维持气管通畅困难
C. 小儿与老年患者比例较低
D. 手术失血多
E. 麻醉恢复期呼吸并发症

**16.** 颊部皮下组织内神经血管横行自上而下依次为

A. 面神经颧支、上颊支、腮腺管、面神经下颌缘支和下颊支
B. 面神经颧支、上颊支、面神经下颊支、下颌缘支和腮腺管
C. 面神经颧支、腮腺管、上颊支、面神经下颌缘支和下颊支
D. 面神经颧支、上颊支、腮腺管、面神经下颌缘支、下颊支、面动脉和面静脉
E. 面神经颧支、上颊支、腮腺管、面神经下颊支和下颌缘支

**17.** 上颌神经阻滞麻醉需要注意的事项不包括

A. 口外注射时应严格掌握注射标志和角度，进针较浅

B. 翼腭窝注射时有可能会导致血管损伤造成深部血肿

C. 消毒不严格，可能会引起深部感染

D. 上颌神经阻滞麻醉可产生较明显的注射疼痛

E. 翼腭管注射容易损伤血管，会有断针危险

**18.** 局麻药物种类较多，下列说法错误的是

A. 普鲁卡因血管扩张作用较明显

B. 利多卡因具有安全且迅速的抗室性心律失常的作用

C. 布比卡因麻醉持续时间为利多卡因的一半

D. 阿替卡因组织穿透性和扩散性较强

E. 丁卡因易溶于水，穿透性强

**19.** 下列局麻药物易发生过敏反应的是

A. 普鲁卡因　B. 甲哌卡因

C. 利多卡因　D. 阿替卡因

E. 盐酸布比卡因

**20.** 局麻常用的方法包括表面麻醉、浸润麻醉、阻滞麻醉等，下列相关描述错误的是

A. 冷冻麻醉方法简单，持续时间3～5分钟，应用较少

B. 表面麻醉较多应用2%～5%的利多卡因

C. 浸润麻醉是将麻醉药注入组织内，作用于神经末梢，常用0.5%～1%普鲁卡因或者2%～5%利多卡因

D. 常用的浸润麻醉方法包括骨膜浸润麻醉以及牙周膜注射法

E. 阻滞麻醉将局麻药注射到神经干或主要分支附近，使被阻滞的神经分布区域产生麻醉效果

**21.** 下牙槽神经阻滞麻醉的区域是

A. 同侧下颌骨、下颌牙、牙周膜、前磨牙至中切牙唇颊侧牙龈、黏骨膜及下唇

B. 同侧下颌骨、下颌牙、牙周膜、磨牙区域牙龈、黏骨膜及下唇

C. 同侧下颌骨、下颌牙、牙周膜、前磨牙区域牙龈、黏骨膜及下唇

D. 同侧下颌骨、下颌牙、牙周膜、前磨牙至中对侧切牙唇颊侧牙龈、黏骨膜及下唇

E. 同侧下颌骨、下颌牙、牙周膜、磨牙至中切牙唇颊侧牙龈、黏骨膜及下唇

**22.** 影响下颌孔位置的解剖因素不包括

A. 下颌角角度越大，下颌孔位置越高

B. 下颌支宽度越大，下颌孔到下颌支前缘距离越大

C. 下颌骨弓越宽，注射针向对侧磨牙区推移

D. 加大与中线的夹角，则避开下颌骨内斜嵴

E. 下颌支宽度越大，下颌孔到下颌支前缘距离越小

**23.** 下列关于局麻并发症的描述错误的是

A. 昏厥一般可因恐惧、饥饿、疲劳及全身情况差、疼痛以及体位不良等因素造成

B. 过敏可发生于注射酯类麻醉药物后，但是不常见

C. 临床上发生局麻药中毒，常因单位时间注射药量过大所致

D. 牙关紧闭或张口受限可发生于上牙槽后神经阻滞麻醉注射后

E. 上牙槽后神经阻滞麻醉注射刺破血管，可发生血肿

**24.** 牙齿拔除前不需要进行的检查是
A. 牙齿龋坏、治疗情况，邻牙检查
B. 口腔黏膜检查
C. 牙龈、口底、舌体检查
D. 颞下颌关节检查
E. 唾液腺检查

**25.** 舌后1/3的一般感觉和味觉来自
A. 舌咽神经和迷走神经
B. 舌神经
C. 舌咽神经
D. 舌下神经
E. 颈交感干

**26.** 颏下间隙感染多来自淋巴结炎，颏下淋巴结接收的淋巴回流不包括
A. 下唇　B. 颏部
C. 舌尖　D. 口底舌下肉阜
E. 下颌前磨牙及牙周组织

**27.** 下列不属于局麻并发症的是
A. 牙槽骨骨折
B. 过敏反应
C. 暂时性牙关紧闭
D. 暂时性复视或失明
E. 颈丛神经阻滞麻醉并发症

**28.** 下列情况中不应拔牙的是
A. 引起颌骨骨髓炎、牙源性上颌窦炎的病灶牙
B. 重度牙周炎，牙周骨组织支持大部丧失
C. 急性智齿冠周炎
D. 引起邻牙牙根吸收的阻生牙
E. 影响功能，无法恢复的错位牙

**29.** 拔牙时，牙根折断，用牙挺拔除断根时，错误的是
A. 关键是将挺刃插入牙根与牙槽骨之间
B. 牙根断面是斜面，根挺应从斜面较低的一侧插入
C. 挺插入后，主要使用楔力结合小幅的旋转
D. 下颌第三磨牙舌侧骨板薄，注意防止将牙根推入口底和咽旁
E. 不可向根尖方向垂直用力

**30.** 牙挺使用过程中应遵循的原则正确的是
A. 不可以邻牙为支点，除非邻牙需同时拔除
B. 龈缘水平处的颊侧骨板可以作为支点
C. 龈缘水平处的舌侧骨板可以作为支点
D. 牙挺操作过程中不需特意用手指进行保护
E. 用力的力度和方向视牙齿情况而定，可以适当使用暴力

**31.** 下列情况可能会造成拔牙过程中牙根折断的是
A. 钳喙安放时与牙的长轴平行
B. 选择正确的牙钳，钳喙与牙面紧贴
C. 老年人的牙齿、死髓牙
D. 拔除上颌前磨牙时，小幅使用旋转力，后颊腭侧加力
E. 牙根外形变异、弯曲

**32.** 下列关于阻生牙的说法正确的是
A. 由于邻牙、骨或者软组织阻碍，现阶段部分萌出或者完全未萌出的牙齿就是阻生牙
B. 常见的阻生牙为下颌第三磨牙、上颌第三磨牙、上颌尖牙
C. 牙齿阻生是由于骨量相对大于牙量造成的
D. 阻生牙常常位置特殊，临近重要解剖结构，但是与邻牙关系不密切
E. 下颌阻生智齿最常见，舌侧骨板相对较厚

**33.** 下颌第三磨牙不需要拔除的是

A. 下颌智齿反复冠周炎者

B. 引起第二磨牙与第三磨牙之间食物嵌塞者

C. 正位萌出达邻牙殆平面，去除远中阻力后，可与对殆牙齿建立咬合关系者

D. 引起牙源性肿瘤者

E. 成为颞下颌关节紊乱诱因者

**34.** 预防性拔除下颌第三磨牙的原因不包括

A. 预防第二磨牙牙周破坏

B. 预防龋齿

C. 预防邻牙牙根吸收

D. 预防冠周炎

E. 预防神经损伤

**35.** 关于高位阻生下颌第三磨牙的描述正确的是

A. 牙的最高部位平行或者高于牙弓殆平面

B. 牙的最高位低于殆平面，但比第二磨牙牙颈部高

C. 牙的最高位低于第二磨牙牙颈部

D. 牙齿位于下颌支前缘和第二磨牙远中面之间，空间足够容纳第三磨牙的近远中径

E. 牙齿位于下颌支前缘和第二磨牙远中面之间，间隙不足以容纳第三磨牙的近远中径

**36.** 收缩时，头向同侧偏，并转向对侧的颈部肌肉是

A. 颈阔肌　　B. 胸锁乳突肌

C. 肩胛舌骨肌　　D. 胸骨舌骨肌

E. 二腹肌

**37.** 下颌第三磨牙局部麻醉的麻醉点是

A. 下颌第三磨牙的颊侧近中、颊侧远中和舌侧

B. 下颌第三磨牙的颊侧近中、颊侧远中和下颌第二磨牙的颊侧远中

C. 下颌第三磨牙的颊侧近中、颊侧远中和下颌第二磨牙的颊侧远中以及两颗牙齿的舌侧

D. 下颌第三磨牙的颊侧近中、颊侧远中和远中

E. 下颌第三磨牙的颊侧近中、颊侧远中角和远中

**38.** 下列各类牙齿拔除，一般不需要翻瓣的是

A. 低位阻生下颌第三磨牙

B. 高位阻生下颌第三磨牙

C. 埋伏牙

D. 水平阻生下颌第三磨牙

E. 位于龈下的断根

**39.** 患者因左上智齿反复咬颊，下列描述错误的是

A. 上颌第三磨牙反复咬颊或者摩擦颊黏膜是拔除适应证

B. 上颌第三磨牙垂直位最多，近中阻生第二，远中阻生第三

C. 患者半开口，牙挺自近中颊角插入

D. 拔除上颌智齿，应注意与上颌窦的关系

E. 完全埋伏于骨内且无症状的上颌智齿可不拔除

**40.** 原发性三叉神经痛治疗的首选药物是

A. 卡马西平　　B. 苯妥英钠

C. 氯硝西泮　　D. 山莨菪碱

E. 七叶莲

**41.** 可以判断上颌前部埋伏额外牙的唇腭侧骨厚度的检测手段是

A. 根尖片

B. 定位根尖片

C. 全口牙位曲面断层

D. 上颌前部横断殆片

E. 锥形束 CT

**42.** 拔牙后即刻拔牙创开始出血，一般多久出血停止

A. 5～15 分钟　　B. 15～30 分钟

C. 30～45 分钟　　D. 45～60 分钟

E. 60～75 分钟

**43.** 拔牙创愈合的阶段不包括

A. 拔牙创出血和血凝块形成

B. 血块机化、肉芽形成

C. 结缔组织和上皮组织替代肉芽组织

D. 结缔组织替代原始的纤维样骨组织

E. 成熟的骨组织替代不成熟骨质、牙槽突功能性改建

**44.** 拔牙术后拔牙窝开始形成新骨的时间为

A. 24 小时　　B. 3～4 天

C. 5～8 天　　D. 24～35 天

E. 38 天

**45.** 拔牙术后，关于牙槽突改建的说法错误的是

A. 牙槽突的改建在拔牙后 7 天开始

B. 40 天后形成成熟骨

C. 拔牙术后 3～6 个月重建过程基本完成，出现正常骨结构

D. 慢性炎症刺激可以推迟愈合时间

E. 相对于钳拔除法，牙挺拔牙愈合时间较长

**46.** 造成拔牙术后出血的主要原因是

A. 牙根折断　　B. 牙龈撕裂

C. 牙槽突骨折　　D. 断根移位

E. 上颌窦穿通

**47.** 下列关于拔牙术中出现牙槽突骨折的说法错误的是

A. 牙槽突骨折多为拔牙用力不当、牙槽骨与牙根粘连等导致

B. 拔除上颌第三磨牙，远中施力过大，可能会导致上颌结节骨折

C. 拔除上颌尖牙，可能会导致唇侧骨板骨折

D. 劈开和挺出下颌第三磨牙时，易导致颊侧骨板骨折

E. 牙槽突骨折后可引起术后出血、较严重的肿胀和疼痛

**48.** 患者采用翻瓣的手术方法拔除左下颌第二前磨牙残根时，容易损伤的神经是

A. 颏神经　　B. 舌神经

C. 鼻腭神经　　D. 颊神经

E. 下牙槽神经

**49.** 患者拔除左侧下颌智齿时，可能会造成下牙槽神经损伤，下列相关说法错误的是

A. 下颌智齿拔牙术前拍摄 X 线片，观察牙根与下颌神经管的关系

B. 下牙槽神经损伤 90% 是由于拔除下颌阻生智齿诱发的

C. 治疗下牙槽神经损伤可以使用减轻水肿的药物

D. 拔牙时为减少根方施力，深部断根取除困难者有时可留置不取

E. 下牙槽神经损伤后，会出现下唇及颏部皮肤、同侧下牙槽黏膜不完全麻木或者烧灼、刺痛、蚁走等异常感觉

**50.** 拔除上颌磨牙时，可能会造成上颌窦穿孔，下列说法错误的是

A. 口腔上颌窦交通多发生在上颌磨牙取牙根时，牙根移入上颌窦所致

B. 直径约 1.5mm 的穿孔，可按照拔牙后常规处理

C. 直径约 4mm 的穿孔，需将两侧牙龈拉拢缝合

D. 直径大于5mm的穿孔，需用邻近组织瓣关闭创口
E. 鼻腔鼓气法是检测上颌窦是否交通的方法

**51.** 拔牙术后各类并发症的首发或主要症状一般是
A. 疼痛或者肿胀　B. 术后开口困难
C. 拔牙后出血　D. 皮下气肿
E. 干槽症

**52.** 下列不能引起拔牙后继发性出血的局部因素是
A. 牙槽窝内残余炎性肉芽组织
B. 软组织撕裂
C. 牙槽突骨折
D. 牙槽内小血管破裂
E. 取出拔牙卷后，牙槽窝内仍有出血

**53.** 下列关于干槽症的说法正确的是
A. 拔牙后3~5天出现剧烈疼痛
B. 疼痛可向耳颞部、下颌区放射
C. 服用一般镇痛药可止痛
D. 拔牙窝内一定会有腐败变性的血凝块
E. 腐败型干槽症的发病率与非腐败型干槽症相近

**54.** 口腔颌面部感染常见的细菌是
A. 金黄色葡萄球菌、溶血性链球菌、大肠埃希菌
B. 金黄色葡萄球菌、唾液链球菌、大肠埃希菌
C. 金黄色葡萄球菌、唾液链球菌、溶血性链球菌
D. 金黄色葡萄球菌、溶血性链球菌、牙龈卟啉单胞菌
E. 金黄色葡萄球菌、唾液链球菌、牙龈卟啉单胞菌

**55.** 颞下颌关节中发挥悬吊下颌、限制下颌运动作用的组成部分是
A. 下颌骨髁突　B. 颞骨关节面
C. 关节盘　D. 关节囊
E. 关节囊外韧带

**56.** 口腔颌面部感染局部切开引流的指征不包括
A. 局部症状加重，呈现搏动性跳痛
B. 触诊明显压痛点、波动感，呈凹陷性水肿
C. 深部脓肿穿刺有脓者
D. 口腔颌面部急性化脓性炎症，服用抗生素无效者
E. 结核性淋巴结炎，局部和全身治疗无效，皮肤发红已近自溃的寒性脓肿

**57.** 具有干扰细菌细胞壁合成作用的药物是
A. 环丝氨酸　B. 制霉菌素
C. 酮康唑　D. 多黏菌素
E. 灰黄霉素

**58.** 下颌智齿冠周炎症沿下颌骨外斜线向前，一般容易在何处出现脓肿或者破溃
A. 下颌第三磨牙颊侧黏膜转折处
B. 下颌第二磨牙颊侧黏膜转折处
C. 下颌第一磨牙颊侧黏膜转折处
D. 下颌前磨牙颊侧黏膜转折处
E. 下颌第三磨牙颊侧牙龈

**59.** 牙源性炎症无法直接感染
A. 眶下间隙　B. 颊间隙
C. 颞间隙　D. 咬肌间隙
E. 舌下间隙

**60.** 下列各种肿瘤，腮腺肿瘤中最常见的是
A. 多形性腺瘤　B. 腺淋巴瘤
C. 黏液表皮样癌　D. 腺样囊性癌
E. 基底细胞腺瘤

**61.** 口腔癌需要行颈淋巴清扫术时，手术深面的底界是指

A. 颈浅筋膜　　B. 颈深筋膜中层
C. 颈鞘　　D. 颈阔肌
E. 椎前筋膜

**62.** 患者原发性上颌窦癌，早期出现复视症状，则癌症部位在
A. 外壁　　B. 内壁
C. 上壁　　D. 下壁
E. 后壁

**63.** 下列囊肿的治疗方法中符合保存性外科原则的是
A. 囊肿开窗减压术
B. 囊肿刮治术
C. 颌骨部分切除术
D. 囊肿摘除术
E. 颌骨节段性切除

**64.** 口腔颌面部恶性肿瘤在我国好发，下列说法错误的是
A. 最常见的口腔癌为舌癌
B. 舌癌最好发于舌缘
C. 在肿瘤中最常见的病理类型为鳞状细胞癌
D. 舌癌常为溃疡型或浸润型，一般恶性程度较高，生长快，浸润性较强
E. 下唇麻木常是下颌牙龈癌的早期症状

**65.** 下列不属于神经鞘瘤特点的是
A. 头颈部神经鞘瘤发生于脑神经者较周围神经者更为常见
B. 可穿刺出不凝结的血样液体
C. 一般为来源于神经鞘膜的良性肿瘤
D. 可沿神经长轴方向活动
E. 如肿瘤累及神经组织时，可发生相应症状

**66.** 下颌下三角内，舌骨舌肌浅面自上而下依次排列相应解剖结构，下列组织排列在中间的是
A. 颌下腺导管　　B. 舌下神经
C. 下颌神经　　D. 舌神经
E. 面神经下颌缘支

**67.** 下列关于口腔癌 TNM 分类，说法错误的是
A. T 指肿瘤原发灶的情况
B. N 指区域淋巴结受累情况
C. M 指远处转移情况
D. 国际上最为通用的肿瘤分期系统
E. Tis 表示原发肿瘤的情况无法评估

**68.** 医生检查发现患者左侧上颌侧切牙与尖牙间肿物，X 线片显示囊肿阴影在牙根之间，则下列囊肿可能性较大的是
A. 鼻唇囊肿　　B. 根端囊肿
C. 正中囊肿　　D. 球上颌囊肿
E. 鼻腭囊肿

**69.** 患者罹患口腔恶性肿瘤，下列最适宜采用放疗的是
A. 骨肉瘤　　B. 恶性淋巴瘤
C. 纤维肉瘤　　D. 腺癌
E. 恶性黑色素瘤

**70.** 患儿诊断为左侧唇裂，其修复的最佳时间为
A. 新生儿期　　B. 3～6 个月
C. 6～12 个月　　D. 100 天之内
E. 1～2 岁

**71.** 患者右侧腮腺区无痛性肿物 1 年，其术前检测手段不应采用
A. $^{99m}$Tc 核素显像
B. 超声检查
C. 细针吸细胞学检查
D. CT 或 MRI
E. 术前活检

**72.** 患者颌下区肿物 3 个月，病理结果为下列何种肿瘤时，需重点关注是否有远处转移

A. 腺泡细胞癌　　B. 多形性腺瘤
C. 腺样囊性癌　　D. 肌上皮癌
E. 黏液表皮样癌

**73.** 口腔手术过程中，采用游离皮片移植，下列相关说法错误的是
A. 皮片越厚越耐摩擦
B. 皮片越厚收缩越小
C. 皮片越薄抗感染力越弱
D. 皮片越薄色泽变化越大
E. 皮片越薄生活能力越强

**74.** 关于髁状突骨折可以采用保守治疗手段的是
A. 儿童髁突骨折
B. 髁突明显移位，闭合复位咬合关系恢复不良
C. 髁突成角畸形大于 45 度
D. 升支高度明显降低
E. 髁突向外移位并突破关节囊

**75.** 对患者面部骨组织进行检查时，需要注意的是
A. 重点是了解骨组织轮廓、大小、对称性
B. 有无膨隆或缺损
C. 骨面有无乒乓球样感或波动感
D. 有无压痛、骨擦音或异常动度
E. 以上都对

**76.** 患者右颌下区进食相关性肿胀 1 年，进食后 2 ~ 3 小时可自行缓解，患者最可能进行的处理是
A. 行超声检测，明确诊断后全身抗炎治疗
B. 行 CBCT 检测，明确诊断后行颌下腺导管结石取石术
C. 行超声检测，明确诊断后行颌下腺摘除术
D. 行 CBCT 检测，明确诊断后行颌下腺导管结扎术
E. 行超声检测，明确诊断后行内窥镜冲洗治疗

**77.** 口腔检查中双合诊主要用于检查的病变部位是
A. 颞下颌关节
B. 下颌下腺及舌下腺
C. 腮腺
D. 腭部
E. 牙龈

**78.** 患者下颌骨骨折术后，愈合良好的重要指标是
A. 患者愈合创口无感染
B. 骨折线上的牙齿不松动
C. 纤维性愈合
D. 恢复原有咬合关系
E. 骨性愈合

**79.** 下列不属于下颌骨骨折好发部位的是
A. 正中联合　　B. 颏孔区
C. 下颌角　　D. 喙突
E. 髁突颈部

**80.** 下列恶性肿瘤对放射治疗不敏感的是
A. 尤因肉瘤　　B. 未分化癌
C. 鳞状细胞癌　　D. 骨肉瘤
E. 恶性淋巴瘤

**81.** 下列关于颞下颌关节紊乱病说法错误的是
A. 并非指单一的疾病
B. 病因尚未完全清楚
C. 其临床可以表现为疼痛和下颌运动异常
D. 有自限性，预后良好
E. 病程较长，后期常发展为颞下颌关节强直

**82.** 颞下颌关节关节内强直与关节外强直的鉴

别点是

A. 开口困难

B. 面下部可发育障碍或畸形

C. 有颌间瘢痕挛缩

D. 殆关系严重错乱

E. 髁突活动减弱或消失

**83.** 临床应用抗菌药物治疗颌面部感染的基本原则不包括

A. 明确病原菌并进行药敏试验

B. 避免应用无指征或指征不强的药物

C. 可用广谱抗菌药物者不用窄谱

D. 严格联合用药指征

E. 掌握适当的用药剂量

**84.** 下列关于咬肌间隙感染的说法不正确的是

A. 位于咬肌与下颌骨外侧骨壁之间的间隙

B. 感染来源主要为下颌智齿冠周炎

C. 典型的症状是以下颌支及下颌角为中线的咬肌区肿胀、压痛及张口受限

D. 易形成下颌支的边缘性骨髓炎

E. 脓肿形成后易触到波动感

**85.** 下列关于慢性颌骨骨髓炎与急性颌骨骨髓炎的鉴别点是

A. 全身及局部症状明显

B. 面部瘘道形成

C. 死骨形成，可从瘘孔排出

D. 瘘道用探针检查可触及粗糙骨面

E. 瘘道口可有脓液流出

**86.** 面部外伤出血较多，有休克症状，处理方式应为

A. 安静

B. 镇痛

C. 及时清创缝合

D. 补充有效血容量

E. 及时用药维持血压

**87.** 一患者因颌面部外伤拟行清创术处理，关于颌面部外伤清创术的描述不正确的是

A. 清创术是目前预防伤口感染以及促进组织愈合的基本方法

B. 伤后处理时间越早越好，一般在6~8小时内进行

C. 清理创口应尽可能地去除异物

D. 为预防感染，对于唇、眼睑部位大部游离或已经离体的组织应清除

E. 缝合创口时应先关闭与口鼻及上颌窦相通的创口

**88.** 冷冻治疗可以用于口腔黏膜的癌前病损的治疗，下列关于冷冻治疗的优点，不正确的是

A. 方法简单安全

B. 术后疼痛较轻

C. 可能使机体产生抗体，促进免疫治疗

D. 保存功能和外形

E. 对区域性淋巴结转移有一定的治疗效果

**89.** 因囊腔内含有脱落的上皮细胞、皮脂腺毛发及汗腺等结构，被中医称为“发瘤”的是

A. 表皮样囊肿　　B. 皮样囊肿

C. 皮脂腺囊肿　　D. 第一鳃裂囊肿

E. 甲状舌管囊肿

**90.** 原发性第二鳃裂瘘外口一般位于

A. 颈中上1/3，胸锁乳突肌前缘

B. 颈中上1/3，胸锁乳突肌后缘

C. 颈中下1/3，胸锁乳突肌前缘

D. 颈中下1/3，胸锁乳突肌后缘

E. 下颌角及腮腺下缘处

**91.** 下列关于牙瘤的叙述，不正确的是

A. 发生于颌骨内，由一个或多个牙胚组织发育增生异常而形成

B. 数目不等
C. 形状不规则，可能近似正常牙
D. 显微镜下可见不规则的牙釉质、牙本质及牙骨质
E. 多数牙瘤患者牙齿数量正常

**92.** 下列不属于血管瘤特点的是
A. 血管瘤多见于婴儿出生时及出生后不久
B. 具有自发性消退的生物学行为
C. 其病程可分为增生期、消退期及稳定期
D. 大面积的血管瘤消退后皮肤一般可以恢复正常
E. 大多数血管瘤发生于面颈部皮肤及皮下组织，口腔黏膜少见

**93.** 下列关于血管畸形的治疗错误的是
A. 血管畸形对激素治疗及放射治疗敏感
B. 静脉畸形可用血管硬化剂行病损腔内注射治疗
C. 面部微静脉畸形可用光化学疗法治疗
D. 动静脉畸形主要采用手术治疗
E. 对于颌骨中心性血管畸形首选介入性治疗

**94.** 舌癌作为最常见的口腔癌，常发生早期淋巴结转移，下列对于舌癌淋巴结转移描述不正确的是
A. 舌癌的颈淋巴结转移常发生在一侧
B. 舌的淋巴管和血液循环丰富是促使舌癌转移的重要因素
C. 舌的机械运动频繁也促进了舌癌的淋巴结转移
D. 位于舌前部的鳞癌常向下颌下及颈深淋巴结上、中群转移
E. 舌尖部的鳞癌可直接转移至颏下或颈深下群淋巴结

**95.** 新鲜的腮腺导管断裂伤，若断裂处接近口腔，可采用的最适宜的治疗方法是
A. 加压包扎处理
B. 使用阿托品限制唾液分泌
C. 行瘘道封闭术
D. 不做处理，令腺体自行萎缩
E. 行导管改道术

**96.** 下列不符合单纯型舌下腺囊肿的临床特点的是
A. 单纯型舌下腺囊肿常位于口底一侧
B. 单纯型舌下腺囊肿呈浅紫蓝色
C. 单纯型舌下腺囊肿扪之柔软有波动感
D. 单纯型舌下腺囊肿可穿刺出蛋清样黏稠液体
E. 单纯型舌下腺囊肿可抬高舌体，影响言语及吞咽

**97.** 动静脉畸形经常发生于
A. 颞浅动脉
B. 颌外动脉
C. 上颌动脉
D. 舌动脉
E. 枕动脉

**98.** 关于下颌下腺涎石病，下列情况下需要连同腺体一并切除的是
A. 下颌第二磨牙以前的涎石
B. 腺体尚未纤维化
C. 无下颌下腺反复感染史
D. 涎石位于下颌下腺内
E. $^{99m}$Tc 功能测定腺体功能存在者

**99.** 黏液表皮样癌最好发的部位是
A. 腮腺
B. 下颌下腺
C. 舌下腺
D. 腭部
E. 磨牙后腺

**100.** 不可复性盘前移位的临床表现是
A. 弹响和开口过大呈半脱位
B. 严重开口受限
C. 关节弹响和开口受限、偏殆

D. 关节运动时关节局部疼痛

E. 连续的摩擦音或多声破碎音

**101.** 下列关于舌咽神经痛，描述不正确的是

A. 好发年龄为35~50岁之间

B. 疼痛常位于扁桃体区、咽部及舌前部

C. 疼痛呈间歇发作

D. 常出现频频咳嗽现象

E. 可有疼痛触发点存在，称为“扳机点”

**102.** 下列选项中特发性面神经麻痹（贝尔麻痹）的临床特点是

A. 病变对侧睑裂以下颜面表情肌瘫痪

B. 伴有与面瘫同侧的肢体瘫痪

C. 前额纹消失

D. 不会出现味觉和听觉的改变

E. 病变对侧全部表情肌瘫痪

**103.** 构成唇腭裂综合序列治疗（TEAM）的最基本成员不包括

A. 口腔颌面外科医师

B. 整形外科医师

C. 口腔正畸科医师

D. 儿科医师

E. 语音病理师

**104.** 下列不属于腭裂的临床特点的是

A. 吸吮功能障碍

B. 牙列发生错乱

C. 听力障碍，易患中耳炎

D. 颌骨发育障碍

E. 鼻小柱偏斜、过短

**105.** 腭裂整复手术是序列治疗中的关键部分，其主要目的不包括

A. 整复腭部的解剖形态

B. 为后期的鼻小柱延长做准备

C. 重建良好的腭咽闭合功能

D. 改善腭部的生理功能

E. 为正常的吸吮、语音及听力等功能的恢复创造条件

**106.** 腭裂术后较晚期出血多的主要原因是

A. 创口感染

B. 手术止血不彻底

C. 腭瓣末端缝扎线头松动或脱落

D. 患者凝血功能障碍

E. 断裂的腭降血管出血

**107.** 腭裂术后咽喉部水肿是重要的并发症，其防治原则不包括

A. 选择合适的气管插管

B. 插管时尽量减少创伤

C. 减少组织损伤和血肿出现

D. 术前预防性气管切开

E. 术后给予适量激素

**108.** 手术治疗是腭裂术后腭咽闭合不全的首选治疗方法，下列不是腭咽闭合不全手术方法的是

A. 咽后壁瓣手术

B. 腭咽肌瓣成形术

C. 咽后壁增高术

D. Millard Ⅱ式法

E. 延长软腭手术

**109.** 下列关于全厚皮片制取的说法，不正确的是

A. 一般以耳后、上臂内侧及腹部等部位应用较多

B. 可根据缺损的大小与形状设计

C. 皮片可以带少量脂肪移植

D. 取下的皮片可用温热生理盐水纱布包裹

E. 取皮区创口可用油纱覆盖，加压包扎

**110.** 颞下颌关节紊乱病是一类有着相似临床症状的疾病总称，关于其主要的临床表现，下列说法不正确的是

A. 关节及相应的肌群疼痛

B. 下颌运动异常

C. 患侧牙齿疼痛

D. 关节弹响和杂音

E. 头痛

**111.** 下列关于静脉畸形的药物治疗的说法，不正确的是

A. 主要是硬化剂注射治疗

B. 对于Ⅲ、Ⅳ型静脉畸形治疗效果好

C. 主要适用于病变内子囊较密集的静脉畸形

D. 最常用的药物是平阳霉素

E. 可作为单一治疗方法使用

**112.** 穿刺时可抽出血样液体，但不凝结的肿瘤是

A. 结核性淋巴结炎

B. 神经鞘瘤

C. 海绵状血管瘤

D. 蔓状血管瘤

E. 鳃裂囊肿

**113.** 下列选项符合嗜酸性淋巴肉芽肿的临床表现的是

A. 病因比较明确，主要为淋巴结肿大

B. 常发生于20~40岁的成年人，女性较多

C. 本病易侵犯骨质

D. 该病对放射治疗敏感

E. 多发性者应以手术切除为主

**114.** 舌癌最好发的部位是

A. 舌缘　　B. 舌尖

C. 舌背　　D. 舌根部

E. 舌腹

**115.** 下列关于牙龈癌的描述不正确的是

A. 多见于40~60岁，男性多于女性

B. 好发于前磨牙区及磨牙区，下颌牙龈癌较多于上颌牙龈癌

C. 当下牙槽神经受累时可出现下唇麻木

D. 上颌牙龈癌比下颌牙龈癌颈淋巴转移早

E. 牙龈癌的治疗主要以外科手术治疗为主

**116.** 急性化脓性腮腺炎的感染原因主要是

A. 牙源性感染

B. 腺源性感染

C. 血源性感染

D. 脱水及逆行性感染

E. 口腔黏膜损伤后的感染

**117.** 唾液腺结石病最好发的腺体是

A. 腮腺

B. 下颌下腺

C. 舌下腺

D. 唇颊部小唾液腺

E. 上唇部小唾液腺

**118.** 下列检查手段中无法辅助诊断舍格伦综合征的是

A. 施墨实验　　B. 唾液流量测定

C. 唾液腺造影　　D. 唇腺活检

E. PAS染色法

**119.** 诱发化脓性颌骨骨髓炎最主要的细菌为

A. 金黄色葡萄球菌

B. 溶血性链球菌

C. 肺炎双球菌

D. 大肠埃希菌

E. 变形杆菌

**120.** 儿童颌骨骨髓炎一般出现死骨的时间是

A. 3~5天　　B. 5~7天

C. 7~10天　　D. 10~15天

E. 15~20天

**121.** 下列关于边缘性颌骨骨髓炎说法错误的是

A. 多来源于下颌智齿冠周炎

B. 病变多局限，弥漫型较少

C. 病变多发生在下颌角及下颌支

D. 病变累及的牙齿多松动

E. 慢性期 X 线检查可见骨质增生性硬化，或出现死骨

**122.** 口腔软组织对射线的平均耐受量为

A. 3～5 周 60～80Gy

B. 6～8 周 60～80Gy

C. 3～5 周 40～60Gy

D. 3～5 周 50～70Gy

E. 6～8 周 40～60Gy

**123.** 下列各种细菌为主所致的感染，脓液为淡黄色或者淡红、稀薄，溶血为褐色的是

A. 金黄色葡萄球菌

B. 链球菌

C. 大肠埃希菌

D. 变形杆菌

E. 铜绿假单胞菌

**124.** 下列关于口腔颌面部脓肿切开引流的要求，说法错误的是

A. 体位自然引流

B. 首选口内引流

C. 切开后在不同组织层次钝性分离

D. 颜面危险三角区脓肿切开后，严禁挤压

E. 颜面部脓肿切开时顺皮纹方向

**125.** 口腔颌面部感染，细菌培养显示以结核杆菌为主，此时首选的抗菌药物为

A. 利福平、异烟肼、氟康唑

B. 利福平、异烟肼、青霉素

C. 利福平、氟康唑、青霉素

D. 利福平、异烟肼、链霉素

E. 利福平、氟康唑、链霉素

**126.** 如果已经明确慢性边缘性骨髓炎骨质破坏的部位和范围，一般实施病灶清除术是在病程

A. 1～2 周　　B. 1～3 周

C. 2～4 周　　D. 2～5 周

E. 3～5 周

**127.** 下列不属于影响局麻药麻醉效果的因素是

A. 注射剂量　　B. 注射部位

C. 舒张血管药　　D. pH 值

E. 局麻药联合应用

**128.** 下列选项中最常见的阻生牙是

A. 上颌第三磨牙　　B. 下颌第三磨牙

C. 上颌尖牙　　D. 下颌尖牙

E. 上颌前磨牙

**129.** 口腔医生面对的拔牙患者中全身不良背景中占比最高的疾病是

A. 糖尿病

B. 肝炎

C. 造血系统疾病

D. 单纯性高血压病

E. 心血管疾病

**130.** 上颌第三磨牙阻生牙中第二常见的分类为

A. 垂直阻生　　B. 近中阻生

C. 远中阻生　　D. 倒置阻生

E. 颊向阻生

**131.** 拔牙过程中最容易进入上颌窦的牙根为

A. 第一磨牙近中颊根和第二磨牙近中颊根

B. 第一磨牙腭侧根和第二磨牙腭侧根

C. 第一磨牙腭侧根和第二磨牙远中颊根

D. 第一磨牙腭侧根和第二磨牙近中颊根

E. 第一磨牙近中颊根和第二磨牙远中颊根

**132.** 成人急性化脓性颌骨骨髓炎，主要的病灶牙及发生部位为

A. 下颌第一磨牙和下颌骨

B. 下颌前磨牙和下颌骨

C. 下颌智齿和下颌骨

D. 上颌磨牙和上颌骨

E. 上颌智齿和上颌骨

**133.** 下列属于新生儿上颌骨骨髓炎临床特点的是

A. 感染来源多为腺源性

B. 感染细菌多为全黄色葡萄球菌和铜绿假单胞菌

C. 患儿发病突然，全身症状明显，白细胞计数明显增高

D. 一般会形成较大块死骨

E. 发病年龄一般在出生后6个月内

## 二、A2 型题

**134.** 患者，女，24岁。因左下后牙肿疼3日，开口受限就诊。临床检查双侧颜面部基本对称，开口度一指半，37牙体完好，远中龈瓣红肿明显。X线片示：38垂直阻生。下列处理方式正确的是

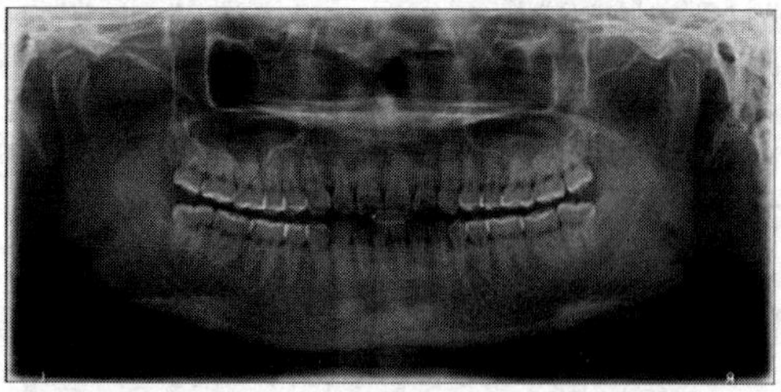

A. 即刻拔除左下智齿

B. 全身抗炎治疗 + 局部冲洗

C. 如37前庭沟触及波动感，无需切开，继续抗炎观察

D. 患者症状符合急性冠周炎，可以直接给予青霉素类抗生素

E. 患者症状不明确，应排除牙髓炎可能

**135.** 患者拔牙前局部注射麻醉，随后发生晕厥，下列错误的处理方法为

A. 立即停止注射，迅速放平座椅，松解衣领

B. 立即停止注射，刺激呼吸，针刺人中穴

C. 立即停止注射，氧气吸入和静脉补液

D. 立即停止注射，注射肾上腺素

E. 立即停止注射，保持呼吸道通畅

**136.** 患者拔除左上智齿，消毒后行上牙槽后神经阻滞麻醉，麻醉过程需注意避免

A. 注射时，让患者采取坐位，头后仰，上颌牙骀平面与地平面成45°角

B. 注射时，进针与上颌牙长轴成45°角，向上后外刺入

C. 进针时针尖沿着上颌结节弧形表面滑动，深约2cm

D. 到达注射位置后，回抽无血，注入麻药1.5～2ml

E. 进针不宜过深，以免损伤翼静脉丛

**137.** 麻醉后出现霍纳征，患者表现为同侧瞳孔缩小、上睑下垂、眼裂变小、结膜充血，这是下列哪支神经麻醉后的表现

A. 颈深神经　　B. 眶下神经

C. 下牙槽神经　　D. 腭前神经

E. 上牙槽后神经

**138.** 患者要求拔除右下智齿，拔牙前行下牙槽神经麻醉，下列操作错误的是

A. 患者麻醉前应消除紧张情绪，避免空腹

B. 患者需大张口，下牙骀平面与地面成45°角

C. 注射器置于对侧口角，与中线成45°角

D. 注射针平行于下颌骀平面，并于其上1cm

E. 大张口时，上下颌牙槽突之间中点线与翼下颌皱襞外侧 3 ~ 4mm 的交点为注射标志

**139.** 患者患有心脏疾病，然而因修复需求必须拔除多颗牙齿，就诊时，患者带有相关证明，下列心脏疾病可以考虑拔牙的是

A. 6 个月内出现心肌梗死

B. 近期出现心绞痛，频繁发作

C. 心脏功能Ⅲ ~ Ⅳ级，偶尔出现端坐呼吸、发绀、颈静脉怒张、下肢水肿

D. 有三度或二度Ⅱ型房室传导阻滞

E. 心瓣膜病

**140.** 患者由于恶行肿瘤术后需要进行左下颌放射治疗，放疗前及放疗后下列操作正确的是

A. 放疗前，位于照射部位的患牙，可以暂时观察

B. 放射治疗后，对于照射区内的患牙，需慎重处理

C. 放疗后 3 ~ 5 年内可以拔牙

D. 拔牙时，按照正常流程，不必提前给予抗生素

E. 牙齿位于恶性肿瘤中，可以提前拔除

**141.** 患儿 4 岁半，因上乳切牙松动，X 线片显示恒前牙在位，现需拔除乳切牙，下列处理不当的是

A. 拔牙前需仔细检查需拔除牙齿，核对牙位

B. 消毒后，采用局部浸润麻醉

C. 分离牙龈，拔除患牙

D. 搔刮拔牙窝，复位

E. 纱压止血

**142.** 患者拔除左下第三磨牙后第二天，自觉拔牙窝内有大量出血。则下列说法错误的是

A. 患者为拔牙后继发性出血

B. 患者拔牙出血应同时检查局部因素以及全身因素

C. 首先应注意患者全身情况，判断生命体征，必要时行血液检查

D. 术后出血由于血液与唾液混合，患者往往会对出血量出现误判

E. 患者创口处理后，确认无出血即可离开

**143.** 患者拔除右上第二磨牙时，腭根断裂，取出断根时疑似与上颌窦交通，下列说法错误的是

A. 可采用鼻腔鼓气法进行检测

B. 如果穿孔直径为 0.2cm，可以按照拔牙后常规处理

C. 如果穿孔直径为 0.4cm，可以按照拔牙后常规处理

D. 如果穿孔直径为 0.5cm，可以按照拔牙后常规处理，或者将两侧牙龈拉拢缝合

E. 如果穿孔直径为 0.8cm，不可以按照拔牙后常规处理，需将两侧牙龈拉拢缝合

**144.** 患者拔除埋伏牙时，行翻瓣术，在龈缘切口末端行附加松弛切口，应该选择的切开部位及切口与龈缘的角度为

A. 牙面近中轴角，30°角

B. 牙面远中轴角，45°角

C. 牙龈乳头纵切口，45°角

D. 牙面颊侧，30°角

E. 牙面颊侧，45°角

**145.** 患者因修复需要拔除右上颌磨牙，心脏功能Ⅱ级，余无特殊，下列描述错误的是

A. 患者可以耐受拔牙手术

B. 30分钟内，可以使用含0.05mg去甲肾上腺素的局麻药
C. 保证镇痛效果，患者安静，心情平稳
D. 拔除此牙时，牙钳向下、远中、颊侧牵引拔出
E. 拔牙卷咬紧30分钟，24小时内不可刷牙漱口

**146.** 患者因右下颌反复发作智齿冠周炎，就诊后，要求拔除48，检查发现48近中阻生，牙冠最高点平行于下颌殆平面，下列说法错误的是
A. 患者48为高位阻生智齿
B. 口内阻滞麻醉标志点为翼下颌皱襞外侧，上颌第三磨牙殆面下0.5cm
C. 阻滞麻醉后，患者右侧下颌骨、下颌牙、前磨牙均被麻醉
D. 拔除此牙一般不需要翻瓣，如果翻瓣，需切开全层黏骨膜
E. 拔牙术后，右侧颜面部肿胀，一般在5~7天后消退

**147.** 患者拔除右下智齿后，第3日疼痛加重，服用止疼药无效，疼痛向耳颞部放射，下列说法错误的是
A. 患者可以诊断为48干槽症
B. 治疗原则为彻底清创，隔离外界对牙槽窝的刺激
C. 局部浸润麻醉下，用3%过氧化氢棉球反复擦拭牙槽窝
D. 不可用刮匙反复搔刮，如果有大块坏死物，可以使用刮匙
E. 随后，填入碘仿纱条，10天后去除碘仿纱条

**148.** 患者，男，71岁。25大面积龋坏达髓底，X线片显示根管内有根充物影像。拔牙时，先向颊侧用力，后转向腭侧加大幅度，同时向颊侧远中旋转脱位，发现牙根折断，下列造成牙根折断的原因不包括
A. 牙冠龋坏，破坏广泛
B. 患者年龄大，牙齿脆性大
C. 根管治疗牙根容易折断
D. 向颊侧远中脱位
E. 前磨牙拔除使用旋转力

**149.** 患者因右侧颊、咬肌间隙感染就诊，穿刺见大量脓液，呈灰褐色，行细菌培养，结果最有可能的是
A. 金黄色葡萄球菌　B. 链球菌
C. 大肠埃希菌　D. 铜绿假单胞菌
E. 混合性细菌

**150.** 患者因46牙槽脓肿就诊，临床中可见45-47相应前庭沟消失，下列检测方法中诊断脓肿的主要方法是
A. 波动实验　B. 穿刺检测
C. X线片　D. 超声
E. CT

**151.** 患者因颌面部间隙感染就诊，细菌检测结果显示，主要致病菌为链球菌，首选治疗药物为
A. 哌拉西林　B. 庆大霉素
C. 甲硝唑　D. 氟康唑
E. 青霉素G

**152.** 患者，女。因左下后牙肿疼3日就诊。临床检查38未完全萌出，远中黏膜红肿，触压疼明显，挤压可见少量脓液，下列说法错误的是
A. 患者诊断为38冠周炎
B. 局部冲洗时，常用生理盐水
C. 局部冲洗时，常用1%~3%过氧化氢溶液
D. 局部冲洗时，常用1：50000高锰酸钾液

E. 局部冲洗时，常用0.1%氯己定

**153.** 患者2个月前左上前牙冷热刺激痛，未经治疗，后症状消失。3天前，左侧眶下皮肤红肿，鼻唇沟变浅，X线片示：23牙冠低密度影近髓，根尖可见低密度影像，下列说法错误的是

A. 患者为23诱发的眶下间隙感染

B. 眶下间隙感染可沿上颌后静脉向颅内扩散，形成海绵窦血栓性静脉炎

C. 眶下间隙蜂窝织炎阶段，首先处理23病灶牙

D. 脓肿形成后，及时切开引流

E. 在23唇侧口腔前庭黏膜转折处低位切开

**154.** 患者一个月前左侧颊黏膜深大溃疡，后迁延未愈，3日前，左颊面部突然肿大伴明显疼痛，下列说法错误的是

A. 患者可诊断为颊间隙感染

B. 颊部皮肤来源的脓肿，病程进展较牙源性快

C. 感染如果波及颊脂垫，炎症进展迅速，波及整个颊部

D. 颊部皮下脓肿可在脓肿浅表沿皮肤褶皱线切开

E. 脓肿切开，避免损伤面神经下颌缘支、面动脉、面静脉

**155.** 患者由于智齿冠周炎诱发咬肌间隙感染，后波及颞间隙感染，并形成脓肿，下列不可能出现的临床表现是

A. 病变区表现为凹陷性水肿

B. 患者出现颞肌区压痛、咀嚼痛和不同程度的张口受限

C. 颞浅间隙脓肿需穿刺抽出脓液辅助诊断

D. 颞深间隙脓肿需穿刺抽出脓液辅助诊断

E. 颞间隙感染可引起颞骨骨髓炎

**156.** 患者，男，25岁。右下智齿反复肿疼2年，5日前再次疼痛，2日前右侧咬肌区肿胀伴明显疼痛。对该患者的叙述不正确的是

A. 咬肌间隙感染以下颌支和下颌角为中心，咬肌区肿胀、变硬、压痛伴明显张口受限

B. 切开引流的指征为局部凹陷性水肿或者穿刺有脓

C. 需全身抗炎治疗结合局部治疗手段

D. 需口外切开引流时，从下颌支后缘绕过下颌角，距下颌下缘1cm切开，长度3～5cm

E. 如形成边缘性颌骨骨髓炎，脓肿减少后早期行病灶刮除术

**157.** 患者左下颌智齿冠周炎反复发作，7日来，疼痛症状无好转，出现轻度开口受限，口内检查下颌支后缘稍内侧出现肿胀、深压痛，患者的诊断是

A. 颞间隙感染

B. 颞下间隙感染

C. 翼下颌间隙感染

D. 咽旁间隙感染

E. 下颌下间隙感染

**158.** 患者因右侧舌颌沟区口底肿胀，黏膜充血，诊断为舌下间隙感染，下列最有可能的病因是

A. 右颊黏膜深大溃疡

B. 右侧下颌骨成釉细胞瘤

C. 右侧腮腺阻塞性腮腺炎

D. 右颌下腺导管结石继发感染

E. 右下第二磨牙深龋

**159.** 患者由于右下颌智齿冠周炎导致咽旁间隙感染，下列临床症状不会出现的是

A. 咽侧壁红肿、腭扁桃体突出
B. 舌体抬高、推向健侧、运动受限
C. 喉水肿，声音嘶哑
D. 不同程度的呼吸困难
E. 进食呛咳

**160.** 患者由于右下颌智齿冠周炎导致咽旁间隙感染，如感染治疗不及时，累及多处颈深筋膜间隙，如果向下继续扩散蔓延，容易形成的并发症是
A. 肺部感染
B. 颈内静脉血栓性静脉炎
C. 全身脓毒血症
D. 口底多间隙感染
E. 纵隔脓肿

**161.** 患者左下颌智齿冠周炎反复发作，7 日前自觉左侧颌下肿疼，触及颌下区肿大淋巴结，1 日前左侧颌下区肿胀伴疼痛，就诊后，诊断为左侧下颌下间隙感染，患者伴发下列临床体征，除外的是
A. 下颌下三角区肿胀
B. 下颌骨后缘轮廓消失
C. 皮肤紧张、压痛
D. 皮肤凹陷性水肿
E. 下颌下间隙感染极易向舌下间隙扩散

**162.** 患者因 47 残根，行拔牙术，为避免拔牙创愈合不良，患者需遵从的注意事项正确的是
A. 拔牙后 24 小时内可以刷牙或者漱口
B. 拔牙当日可以进食较硬食物
C. 食物较冷或者较热均可
D. 可以用患侧咀嚼
E. 勿用舌舔创口，更不可反复吸吮

**163.** 患者 2 小时前面部外伤，清创时发现小动脉活跃性出血，最常用且可靠的止血方法是
A. 指压止血法　B. 包扎止血法
C. 填塞止血法　D. 结扎止血法
E. 药物止血法

**164.** 患者由于双侧下颌下、口底及颏下大范围肿胀，就诊后诊断为脓性颌下炎（路德维希咽峡炎），下列说法错误的是
A. 患者主要感染的细菌为金黄色葡萄球菌
B. 患者主要感染的细菌是以厌氧菌、腐败坏死细菌为主的混合型感染
C. 患者的临床表现为广泛性副性水肿
D. 患者的肿胀范围可波及颈部锁骨水平及胸上部
E. 切开后，出现大量咖啡色、稀薄、恶臭、混有气泡的液体

**165.** 患者发现左下后牙相应颊侧牙龈无痛性肿物半年，一周前出现疼痛，进食时牙齿松动。就诊后在门诊行活检时，下列操作不当的是
A. 尽量减轻机械损伤
B. 不宜使用燃料类消毒剂
C. 使用电刀，减轻出血
D. 不可在坏死位置取材
E. 在肿瘤边缘和正常组织交界处取材

**166.** 患者右下智齿反复发炎，1 个月前右颌下、颊面部肿胀，全身发热、寒战、疲软无力，局部剧烈跳痛，给予全身抗炎治疗。1 周前全身症状缓解，局部肿胀，口内出现瘘孔溢脓，右下后牙松动，从瘘孔探查，可及粗糙骨面。下列说法错误的是
A. 诊断为慢性边缘性颌骨骨髓炎
B. 发病后，一般 2 ~ 4 周由急性期转为慢性期
C. 患者可出现右侧下唇麻木
D. 可表现为死骨形成，从瘘孔排出

E. X线片在急性期表现为骨质破坏，在慢性期表现为骨膜反应性增生

**167.** 患者唇部出现锥形隆起的小硬结，后顶部出现黄白色脓头，诊断为唇痈。下列属于口腔颌面部痈临床特点的是

A. 好发于唇部，下唇多于上唇

B. 女性多于男性

C. 患者唇部肿胀、疼痛、张口受限导致进食、言语困难

D. 患者伴有局部及全身淋巴结肿大

E. 主要致病菌为产气荚膜杆菌

**168.** 患者因修复需要拔除口内多颗牙齿，下列关于拔牙过程中患者体位以及手术区准备恰当的是

A. 拔除上颌牙时，上颌牙骀平面与地平面成60°角

B. 术者位于患者左前方

C. 拔除下颌牙时，下颌牙骀平面与地面成45°角

D. 术者立于患者正前方

E. 术前最好先完成牙周龈上洁治，减少细菌量

**169.** 患者因牙疼需拔除下颌第三磨牙，下列正确的拔牙方案是

A. 手术方案不包括麻醉方法和麻醉药物的选择

B. 黏骨膜瓣在充分暴露手术视野的同时，需保证足够的血运

C. 黏骨膜瓣缝合时，切口下方可以没有骨支持

D. 阻力分析设计完成后，完全按照方案执行，不可更改

E. 下颌第三磨牙的阻力包括冠部阻力、根部阻力，不包括邻牙阻力

**170.** 患者因36根尖周脓肿未及时治疗，出现36周围牙龈肿胀、充血、溢脓，后出现发热。2周后，全身症状好转，就诊后诊断为下颌骨中央性颌骨骨髓炎，下列不属于该病特点的是

A. 中央性颌骨骨髓炎下颌骨较上颌骨好发

B. 明确骨质破坏的部位和范围后，在病程2～4周行病灶清除术

C. 下颌骨中央性颌骨骨髓炎可沿下牙槽神经管扩散，神经受损时，出现下唇麻木

D. X线检查可能表现为大块死骨形成，周围骨质分界清楚或伴有病理性骨折

E. 术前、术后均应配合使用抗生素治疗

**171.** 患者由于需要行头颈部放疗，建议行口腔检查，患者需要进行的口腔操作错误的是

A. 常规牙周洁治，维持口腔健康

B. 尚能保留的龋齿、牙周炎患牙，需及时治疗

C. 口内多颗残根，照射野内需及时拔除，照射野外无需拔除

D. 口内48反复发炎，需及时拔除

E. 口内46金属冠，不需拆除

**172.** 患者左侧颜面部外伤1小时，检查发现患者左侧口角下垂，并出现不自主流涎症状，术中探查时，应重点关注的神经是

A. 面神经颞支　　B. 面神经颧支

C. 面神经颊支　　D. 面神经下颌缘支

E. 面神经颈支

**173.** 患者右侧下颌牙齿肿疼5日，伴开口受限。就诊后，临床检查发现47远中龈瓣红肿，挤压有脓性分泌物，可探及48牙冠。该患者出现开口受限，最可能累及的肌肉是

A. 颞肌肌腱和翼内肌
B. 颞肌肌腱和咬肌
C. 翼内肌和咬肌
D. 翼内肌和翼外肌
E. 咬肌和颊肌

**174.** 患儿先天性舌系带过短，就诊后行舌系带矫正术，下列说法错误的是
A. 患儿主要表现为舌体不能自由前伸，舌尖成“W”形
B. 患儿舌尖上抬困难
C. 患儿发出卷舌音和舌腭音困难
D. 患儿的最佳治疗时间为半岁到 1 岁
E. 舌系带沿中央垂直剪开，纵行线状缝合

**175.** 患者因 38 智齿冠周炎诱发口底多间隙感染，其感染的颌面部间隙一般不包括
A. 左侧下颌下间隙感染
B. 右侧下颌下间隙感染
C. 颏下间隙感染
D. 舌下间隙感染
E. 颊间隙感染

**176.** 患者因 48 冠周炎，引发全身症状，下列描述错误的是
A. 患者出现畏寒、发热、头疼、全身不适、乏力等症状
B. 血常规检查，中性粒细胞比例增高，核右移
C. 病情较重时，出现电解质平衡失调
D. 严重感染可能出现败血症，发生中毒性休克
E. 局部反应轻微可无全身症状，局部炎症加重时全身症状较明显

**177.** 患者因修复需要拔除口内多颗牙齿，下列可以采用扭转方法拔除的牙齿是
A. 上颌第一磨牙　B. 下颌第一磨牙
C. 上颌前磨牙　D. 下颌前磨牙
E. 上颌切牙

**178.** 患者，男，45 岁。左侧腮腺区包块，下列最不适宜采取的辅助检查方式是
A. 细针吸细胞学检查
B. CT 检查
C. MRI 检查
D. 超声检查
E. 活组织检查

**179.** 关于颌面损伤发生颅脑损伤伴有脑脊液鼻漏的患者，下列选项错误的是
A. 填塞鼻腔，防止脑脊液流失过多
B. 行颅脑 CT 检查，了解颅脑损伤情况
C. 患者可俯卧位，防止误吸和窒息的发生
D. 必要时做气管切开
E. 待颅脑损伤病情稳定后再行颌面外伤处理

**180.** 患者，男，42 岁。右腭部无痛性肿物 3 月余，生长缓慢，表面部分呈浅蓝色，质地中等，边界清楚，无明显触压痛。下列诊断最可能的是
A. 多形性腺瘤　B. 腺淋巴瘤
C. 黏液表皮样癌　D. 腺样囊性癌
E. 黏液囊肿

**181.** 患者，女，29 岁。因右舌下腺囊肿行右舌下腺及囊肿摘除术，术后第 1 日发生右颌下区肿胀，进食时肿胀加重，最可能的原因是
A. 术中舌下腺未摘除彻底
B. 误扎右颌下腺导管
C. 引流不畅导致颌下区肿胀
D. 右颌下淋巴结炎症
E. 右颌下腺炎

**182.** 患者，女，25 岁。左颌下腺肿痛 3 月余，

自诉进食时腺体肿大，饭后逐渐消退，双合诊可触及下颌下腺导管前部硬物，并伴有压痛。下列首选的检查方法是

A. B超检查

B. CT检查

C. 下颌下腺侧位片

D. 涎腺造影

E. 下颌横断殆片

**183.** 患者，男，47岁。主诉为左下后牙疼痛松动4个月，下唇麻木3周。全景片示：左下颌角处3cm×3cm大小的低密度影，边界不清，骨质虫蚀样改变，若怀疑为下颌骨中央性颌骨癌，则应立即行

A. 细针吸细胞学检查

B. CT检查

C. MRI检查

D. 超声检查

E. 活组织检查

**184.** 患者，男，36岁。发现左舌缘溃疡3月余。检查：溃疡大小为1.5cm×1.5cm，浸润较浅，颈部未扪及明显肿大淋巴结，病理证实为鳞癌。该患者的最佳治疗方式是

A. 局部扩大切除术

B. 舌颌颈联合根治术

C. 局部扩大切除术+同侧颈淋巴清扫术

D. 局部扩大切除术+双侧颈淋巴清扫术

E. 舌颌颈联合根治术+游离皮瓣移植修复术

**185.** 患儿，男，2岁。左颈部包块1月余。检查：左颈部锁骨上区触及2cm×2.5cm大小的包块，表面皮肤色泽正常，呈充盈状态，扪诊柔软，有波动感，透光试验阳性。最可能的诊断是

A. 鳃裂囊肿　　B. 甲状舌管囊肿

C. 海绵状血管瘤　　D. 囊性水瘤

E. 淋巴结核

**186.** 患者，女，32岁。主诉下颌前牙牙龈肿物4个月，生长缓慢，无明显不适。若该患者诊断为牙龈瘤，则下列治疗方法中错误的是

A. 可在局麻下手术切除

B. 切除必须彻底，否则易复发

C. 对于病变波及的牙齿可以保留观察

D. 应围绕病变蒂周的组织做切口，将肿块完全切除

E. 创面较大不能缝合时，可用碘仿纱条覆盖

**187.** 患者，男，23岁。左口底肿胀3月余。检查见左侧口底肿胀，表面呈浅紫蓝色，扪之柔软有波动感，舌体略抬高，穿刺可见黏稠蛋清样液体。下列可能的诊断是

A. 口底癌

B. 舌下腺囊肿

C. 口底皮样囊肿

D. 舌下腺腺样囊性癌

E. 颌下区囊性水瘤

**188.** 患者，男，34岁。因骑车摔倒致颧骨骨折，出现下列症状时，可不行手术治疗的是

A. 面部塌陷畸形　　B. 张口受限

C. 复视　　D. 眼球运动受限

E. 瘀斑

**189.** 患者，女，28岁。车祸导致舌体裂伤，下列对于舌损伤的处理原则不正确的是

A. 尽量纵行方向缝合，保持舌体的长度

B. 采用较粗的丝线缝合

C. 进针针距要大，深度要深

D. 若舌腹和口底黏膜均有创面，为避免日后发生粘连影响舌活动，应先缝合

舌的创口

E. 舌体缺损时可以将舌尖向后折转缝合，保证舌体完整

**190.** 患者，男，45岁。因左面部针刺样剧痛10天就诊，在检查时发现触碰鼻翼旁及左上唇部的皮肤时患者会有剧痛，触碰其他区域时无痛感。则该病的扳机区主要涉及的神经是

A. 三叉神经第一支 B. 三叉神经第二支

C. 三叉神经第三支 D. 面神经下颌缘支

E. 以上均不是

**191.** 患者，女，42岁。因左下颌肿胀半年就诊，若手术方案定为下颌骨囊肿开窗术，则该病的诊断最不可能是

A. 牙源性角化囊性瘤

B. 含牙囊肿

C. 单囊型成釉细胞瘤

D. 实性成釉细胞瘤

E. 滤泡囊肿

**192.** 患者，男，48岁。因右下颌骨角化囊性瘤术后复发住院治疗，下列关于角化囊性瘤易复发的原因，不正确的是

A. 囊壁薄，手术难以完整摘除

B. 口腔黏膜基底细胞增殖

C. 囊壁内有微小子囊

D. 部分区域发生恶变

E. 具有浸润性生长的特点

**193.** 患者，男，65岁。因右上牙龈肿物1年余就诊，门诊切取活检结果示：牙龈鳞状细胞癌。X线显示：肿瘤已侵及上颌窦底而未突破上颌窦，则手术方式应该为

A. 低位上颌骨切除术

B. 上颌骨次全切除术

C. 上颌骨全切除术

D. 上颌牙槽突切除术

E. 上颌骨扩大切除术

**194.** 患者，男，56岁。因左颈部神经鞘瘤而出现Horner征，则下列神经中可能与该肿瘤关系最密切的是

A. 颈丛神经 B. 喉返神经

C. 副神经 D. 颈交感神经

E. 迷走神经

**195.** 患者，男，32岁。因左面颊部肿胀5年余就诊。5年前，患者发现左面颊部肿胀，未予治疗，病变进展缓慢。检查发现面型不对称，左面部膨隆，触之质地较软，有瘤结节，表面色素沉积。全身散在咖啡色斑。此患者最有可能的诊断是

A. 神经鞘瘤 B. 神经纤维瘤

C. 海绵状血管瘤 D. 蔓状血管瘤

E. 腮腺区淋巴管瘤

**196.** 患者，男，62岁。因左颊肿物2个月就诊。检查：开口型正常，张口度两横指，左颊后份可见2cm×2cm大小的肿物，尚未累及上下龈颊沟，肿物表面破溃，浸润较浅，触压痛明显。影响患者张口受限最可能的原因是

A. 肿瘤侵犯颊肌

B. 肿瘤侵犯咬肌

C. 肿瘤侵犯颞肌

D. 肿瘤侵犯口轮匝肌

E. 肿瘤侵犯翼外肌

**197.** 患者，男，43岁。因右腮腺包块行“右腮腺包块及浅叶切除术”，术后发现鼻唇沟变浅，鼓腮无力，则手术中很可能损伤的神经是

A. 面神经颞支 B. 面神经颧支

C. 面神经颊支 D. 面神经下颌缘支

E. 面神经颈支

**198.** 患者，男，70 岁。以“左下唇鳞状细胞癌”收治入院，下列诊断与此无关的是

A. 病变位于唇内侧黏膜

B. 菜花样肿块

C. 深部肌肉组织浸润

D. 病变表面可见血痂及炎性渗出

E. 病变位于唇红中外 1/3 部分

**199.** 患者，女，72 岁。因口底肿物 3 月余入院治疗，病理诊断为“口底鳞状细胞癌Ⅰ级”。检查发现口底前份见 2cm × 2cm 大小的肿物。X 线显示病变区牙槽骨未见骨质破坏。颏下、双侧颌下及颈部未扪及肿大淋巴结。则该患者的最佳治疗方案是

A. 放射治疗

B. 化学药物治疗

C. 局部扩大切除

D. 口底鳞癌扩大切除术 + 双侧舌骨上颈淋巴清扫术

E. 口底鳞癌扩大切除术 + 双侧根治性颈淋巴清扫术

**200.** 患者，男，32 岁。拟于明日行“左腮腺肿物及浅叶切除术 + 面神经解剖术”，术前谈话需交代的可能并发症，除外的是

A. 涎瘘　　B. 味觉出汗综合征

C. 口角歪斜　　D. 下唇麻木

E. 耳垂麻木

**201.** 患者，女，62 岁。因右舌鳞癌行“右舌癌扩大切除术 + 左前臂皮瓣游离移植术”，术后第 2 天发现皮瓣颜色苍白、发凉及皮纹增多，最可能的原因是

A. 动脉回流受阻

B. 静脉回流受阻

C. 动、静脉回流皆受阻

D. 毛细血管回流受阻

E. 局部积液

**202.** 患者，男，56 岁。因诊断为“左下颌骨中央性颌骨癌”入院治疗，下列与该诊断无关的描述是

A. 左下唇麻木

B. X 线显示下颌骨呈不规则的虫蚀状破坏

C. 牙痛及局部疼痛

D. 病理检查结果为鳞状细胞癌

E. 伸舌偏向患侧

**203.** 患者，男，23 岁。诊断为右下颌骨骨肉瘤，下列关于该病的描述错误的是

A. 发病年龄多为 20 ~ 39 岁，男性多于女性

B. 骨肉瘤远处转移率较高，约在 30% 以上

C. 常规行颈淋巴清扫术

D. X 线表现为成骨型和溶骨型两类

E. 血生化检查，碱性磷酸酶升高

**204.** 患者，女，31 岁。因右下颌肿块 3 月余入院治疗，经组织病理检查后诊断为非霍奇金淋巴瘤，拟施行 CHOP 化疗方案，其中不包括的化疗药物是

A. 环磷酰胺　　B. 阿霉素

C. 长春新碱　　D. 泼尼松

E. 顺铂

**205.** 患者，女，48 岁。因口干 1 年余门诊就诊，若诊断为舍格伦综合征，则不支持该诊断的临床表现是

A. 舌、颊及咽喉部灼热，口腔发黏，味觉异常

B. 双侧腮腺呈弥漫性肿大

C. 眼有异物感、摩擦感或烧灼感

D. 口内腮腺导管口可见脓性分泌物

E. 有张口受限的表现

**206.** 患者，男，43 岁。因左腮腺包块入院治疗，术后病理显示为“黏液表皮样癌，高分化”，则对于该病的描述不正确的是

A. 无痛性肿块，生长缓慢

B. 肿瘤无包膜或包膜不完整

C. 淋巴结转移率较高，但很少出现血行转移

D. 可见面神经与肿瘤粘连，但很少出现面瘫症状

E. 手术治疗应尽量保存面神经

**207.** 患者，女，25 岁。因开口大笑后出现闭口困难 1 小时急诊就诊。1 个小时前患者因张嘴大笑时出现闭口困难，无法正常咬合、吞咽。既往无关节病史，无全身系统疾病史。下列最可能的诊断是

A. 翼外肌功能亢进

B. 翼外肌痉挛

C. 髁突骨折

D. 颞下颌关节脱位

E. 颞下颌关节强直

**208.** 患儿，男，6 岁。因左侧先天性唇裂修复术后拟行牙槽嵴裂手术修复，手术植骨的最佳年龄是

A. 6～12 个月　　B. 12～24 个月

C. 6～8 岁　　D. 9～12 岁

E. 18 岁以后

**209.** 患儿，女，5 岁。因腭裂术后拟行腭裂语音治疗，下列治疗前的准备工作中，有助于增强腭咽闭合功能的训练，不包括

A. 按摩软腭

B. 练习“啊”发音

C. 高声唱歌练习

D. 吹水泡训练

E. 自行练习吹笛子

**210.** 患儿，女，11 岁。因先天性左侧牙槽嵴裂，拟行植骨手术修复裂隙，最常用的供骨区是

A. 颅骨　　B. 髂骨

C. 肋骨　　D. 胫骨

E. 下颌骨

**211.** 患者，女，23 岁。因左面部皮脂腺囊肿拟手术切除，患者对美观要求较高，下列不能减小术后瘢痕形成的操作是

A. 切口整齐

B. 美容线缝合创口

C. 垂直于皮纹方向设计切口

D. 切口尽量小，减少创伤

E. 正确的对位缝合

**212.** 患者，男，46 岁。因右面部基底细胞癌术后皮肤缺损，拟行全厚皮片游离移植修复创面，则皮片成活后最不可能出现的是

A. 皮片柔软而富有弹性

B. 皮片活动度大

C. 皮片收缩小

D. 皮片色泽变化小

E. 皮片不耐受摩擦和负重

**213.** 患者，男，32 岁。颈部烧伤遗留长约 8cm 的纵行狭长瘢痕，患者仰头及偏头等活动受限，为缓解该患者活动受限的问题，最好的治疗方法是

A. 滑行皮瓣

B. 易位皮瓣

C. “Y”型切开和“V”型缝合

D. 隧道皮瓣

E. 岛状皮瓣

**214.** 患者，男，68 岁。因“左舌癌扩大切除术”行“左股前外侧皮瓣游离移植修复术”，术后第二天皮瓣出现血管危象，下

列临床方法不属于判断血管危象的是

A. 观察皮瓣的颜色

B. 观察皮瓣的充盈情况

C. 检查皮瓣是否有疼痛出现

D. 针刺出血实验

E. 毛细血管充盈实验

**215.** 患者，女，60岁。因“左颊癌”行“前臂皮瓣游离移植修复术”，术后血管危象最容易发生的时间是

A. 术后12小时内　B. 术后24小时内

C. 术后48小时内　D. 术后72小时内

E. 术后96小时内

**216.** 患者，男，54岁。因“口底癌”行口底、舌腹及下颌骨前份切除，拟行“骨移植术”修复下颌骨缺损，最适宜的骨移植术是

A. 单纯游离骨移植术

B. 成形性松质骨移植术

C. 带肌蒂的骨移植术

D. 血管吻合游离骨移植术

E. 异体骨移植术

**217.** 患者，男，35岁。因外伤导致下唇缺损，检查发现下唇缺损未超过全唇的1/3，则下列最适宜的修复方法是

A. 直接拉拢缝合

B. 鼻唇沟组织瓣转移术

C. 唇交叉组织瓣转移术

D. 唇颊组织瓣滑行推进术

E. 唇颊组织瓣旋转推进术

**218.** 患儿，男，8个月。因“左侧完全性唇裂”拟行“唇裂整复术”，应采取的麻醉方法是

A. 眶下孔阻滞麻醉

B. 局部浸润麻醉

C. 七氟烷吸入麻醉

D. 氯胺酮静脉麻醉

E. 低温麻醉

**219.** 患儿，女，6个月。因“双侧完全性唇裂”行“唇裂修复术”，下列术后护理最不适宜的是

A. 全麻清醒前，应使患儿平卧，头正中位

B. 清醒后4小时，可给予少量母乳

C. 术后第1天可去除唇部包扎敷料

D. 术后应给予适量抗生素，预防感染

E. 正常愈合的创口，可在术后5~7天拆线

**220.** 患儿，男，3岁半。因“左侧完全性腭裂”行“腭裂修复术”，术后护理应注意

A. 患儿完全清醒后才可拔除气管内插管

B. 体位宜平卧，头侧位或头低位

C. 流质饮食应维持至术后1~2周

D. 术后8~10天可抽出两侧松弛切口内的碘仿纱条

E. 以上均正确

**221.** 患者，男，年龄不详。因颌面外伤伴昏迷，需安全运送至附近医院。运送时不应采取的措施是

A. 应注意保持呼吸道通畅

B. 可采用俯卧位

C. 额部垫高

D. 口鼻悬空

E. 侧卧位或头偏向一侧

**222.** 患者，男，45岁。左腮腺包块及腺体浅叶切除术术后第3天，拟拔掉引流管进行加压包扎，则最适合的包扎方法是

A. 单眼包扎法

B. 四尾带包扎法

C. 十字绷带包扎法

D. 石膏绷带

E. 三角巾

223. 患者，男，44岁。因舌外伤半小时急诊入院，检查伤口出血严重，则最应选择的止血方法是

A. 指压止血法　B. 包扎止血法
C. 填塞止血法　D. 结扎止血
E. 药物止血

224. 患者，女，15岁。因软腭贯通伤急诊入院，检查发现软腭有明显洞穿性创口，并无组织缺损，最佳的处理方法是

A. 直接缝合口腔侧黏膜
B. 分别缝合鼻腔侧黏膜、肌肉和口腔黏膜
C. 临近转移黏骨膜瓣
D. 直接黏骨膜缝合
E. 仅关闭鼻腔侧黏膜

225. 一患者牙槽突骨折，拟采用牙弓夹板进行骨折固定，则固定的位置至少应跨过骨折线多少牙位

A. 1个牙位　B. 2个牙位
C. 3个牙位　D. 4个牙位
E. 5个牙位

226. 患者，男，32岁。左侧髁突上部骨折，拟行手术复位固定，最适宜的骨折显露切口是

A. 冠状切口　B. 睑缘下切口
C. 耳屏前切口　D. 下颌下切口
E. 口内前庭沟切口

227. 一患者因右舌腹溃疡2个月就诊，临床初步诊断为右舌鳞状细胞癌，下列与该诊断关系不大的是

A. 伸舌时舌尖偏向患侧
B. 基底浸润较深
C. 表面成火山口状，并伴有恶臭
D. 右颈部可查及多个转移淋巴结
E. 病变处有触压痛

228. 患者，男，39岁。发现左腭部黑色斑块6个月，检查发现左腭部后份近软腭处有一2cm×1.5cm大小的黑色斑块，质地中等，边界不清，无明显触压痛。临床初步考虑为恶性黑色素瘤，则其首选的治疗方法是

A. 冷冻治疗
B. 手术切除病变组织
C. 手术切取病变组织送病理，待明确诊断后进一步手术
D. 激光治疗
E. 放射治疗

229. 一患者骑车摔伤，经X线检查后诊断为下颌骨正中联合部位单发骨折，则下列关于下颌骨骨折移位说法正确的是

A. 骨折段一般无明显移位
B. 骨折段向后下方移位
C. 骨折段向中线移位
D. 骨折段向外下方移位
E. 骨折段向前上方移位

230. 患者，男，56岁。右耳下包块1年余就诊，检查发现右耳下一3cm×4cm大小的包块，质地中等，无触压痛，无面瘫症状。若$^{99m}$Tc核素显像呈热结节，则该病最有可能是

A. 多形性腺瘤　B. 沃辛瘤
C. 黏液表皮样癌　D. 腺样囊性癌
E. 腺泡细胞癌

231. 一患者在开闭口时关节弹响，关节区有压痛，许勒位片可见关节前间隙变宽，后间隙变窄，则该病最有可能的诊断是

A. 可复性盘前移位
B. 翼外肌亢进
C. 关节囊扩张伴关节盘附着松弛

D. 肌筋膜痛

E. 翼外肌痉挛

**232.** 患者，男，53 岁。左口底肿物 2 个月，门诊检查发现左侧舌下腺硬性肿块，边界不清，患者伸舌左偏，则此肿块应首先考虑为

A. 多形性腺瘤　B. 沃辛瘤

C. 黏液表皮样癌　D. 腺样囊性癌

E. 腺泡细胞癌

**233.** 患者，男，40 岁。因打哈欠后不能闭口就诊，诊断为“颞下颌关节急性前脱位”，复位后下颌一般固定

A. 不需要固定　B. 1～3 天

C. 1 周以内即可　D. 1～2 周

E. 2～3 周

**234.** 患者左上颌智齿牙冠部分暴露，牙冠向近中倾斜，X 线检查显示，28 牙根与上颌窦之间约有 2.5mm 骨板。该智齿分类为

A. 颊向阻生，NSA

B. 垂直阻生，NSA

C. 近中阻生，NSA

D. 颊向阻生，SA

E. 垂直阻生，SA

## 三、A3/A4 型题

（235～237 共用题干）

患者，男，46 岁。左侧腮腺区反复肿胀 3 年，肿胀可自行消退，发作次数不等，口内有“咸味”感。

**235.** 患者诊断为慢性阻塞性腮腺炎，检查腮腺导管口时会发现

A. 清亮唾液　B. 无唾液分泌

C. 黄白色脓液　D. 胶冻样唾液

E. 雪花样唾液

**236.** 下列最符合慢性阻塞性腮腺炎的描述是

A. 无明显自觉症状

B. 进食时腮腺肿胀

C. 可扪及波动感

D. 腮腺区触及肿块

E. 腮腺轻度水肿，皮肤潮红

**237.** 下列最符合慢性阻塞性腮腺炎的涎腺造影表现是

A. 导管部分狭窄、部分扩张，呈腊肠样改变

B. 末梢导管呈点、球状扩张，主导管无明显变化

C. 末梢导管扩张，排空迟缓

D. 腺内有占位性病变

E. 导管系统良好，造影剂外溢

（238～240 共用题干）

患者，男，44 岁。近一年来开口时左侧耳前有响声，半年来闭口时也出现响声，遂就诊。检查：双侧颜面部基本对称，张口度约 3.5cm，开闭口时双侧关节弹响。开口型在弹响发生前偏左侧，弹响后回到中线。双侧关节区均有压痛。

**238.** 该患者最可能的诊断是

A. 翼外肌功能亢进

B. 关节盘穿孔、破裂

C. 不可复性盘前移位

D. 关节囊扩张伴关节盘附着松弛

E. 可复性盘前移位

**239.** 其 X 线表现可能为

A. 可见左侧关节后间隙变窄，前间隙变宽

B. 可见右侧关节后间隙变窄，前间隙变宽

C. 可见左侧关节前间隙变窄，后间隙变宽

D. 可见右侧关节前间隙变窄，后间隙变宽

E. 可见左侧髁突表面骨质破坏

**240.** 该患者最佳的治疗方案为

A. 0.5%普鲁卡因封闭

B. 复位殆板治疗

C. 1%透明质酸钠关节腔内注射

D. 5%鱼肝油酸钠关节腔注射

E. 泼尼松龙混悬液+利多卡因注射于关节上腔

（241～244 共用题干）

患者，女，41 岁。因车祸外伤 5 小时就诊。询问患者有一过性昏迷史。检查发现患者面中部拉长和凹陷，眶周淤血，咬合错乱，前牙开殆，后牙早接触。

**241.** 此种情况下，患者首先应做的检查是

A. 颅脑 CT　B. CBCT 检查

C. 全景片检查　D. 颧弓切线位片

E. 华氏位片

**242.** 根据临床检查，考虑发生骨折，其最可能的诊断是

A. Le Fort Ⅰ型骨折

B. Le Fort Ⅱ型骨折

C. Le Fort Ⅲ型骨折

D. 颧骨颧弓骨折

E. 髁突骨折

**243.** 在检查过程中出现呼吸困难，最可能的原因是

A. 口内异物堵塞咽喉部

B. 损伤迷走神经

C. 血液、唾液等误吸入气管支气管

D. 上颌骨向下移位，推软腭向后，缩小咽腔

E. 患者出现失血性休克

**244.** 患者上颌骨骨折块下坠，出血多，下列最适当的紧急处理是

A. 用压舌板或筷子等吊起下移的上颌骨

B. 颌间结扎固定

C. 手术切开复位固定

D. 将后坠的舌牵出口外

E. 单颌固定

（245～247 共用题干）

患者，男，24 岁。主诉发现左面部肿物 3 年。检查见左颞部紫红色肿块，大小约 2cm × 2cm，表面隆起呈念珠状，表面温度高于正常皮肤，可扪及震颤感，听诊有吹风样杂音。

**245.** 对确诊最有价值的辅助检查是

A. 切取组织活检

B. CT 检查

C. CBCT 检查

D. MRI 检查

E. 放射性核素检查

**246.** 该病最可能的诊断是

A. 大囊型淋巴管畸形

B. 微静脉畸形

C. 动静脉畸形

D. 静脉畸形

E. 血管瘤

**247.** 该病的最佳治疗方案是

A. 激素治疗

B. 颈外动脉结扎术

C. 硬化剂治疗

D. 栓塞治疗+手术治疗

E. 手术治疗

（248～250 共用题干）

患者，男，16 岁。自诉张口受限 8 年就诊治疗。8 年前不慎摔倒磕伤下巴，未予处理和治疗，后家长发现其张口困难。检查见面部不对称，张口度一横指，口内咬合关系错乱。左侧髁突动度较弱，右侧髁突动度正常。

**248.** 该患者最可能的诊断是
A. 癔症性牙关紧闭
B. 颞下颌关节强直
C. 破伤风牙关紧闭
D. 翼外肌痉挛
E. 咀嚼肌痉挛

**249.** 为进一步明确诊断，最应做的检查是
A. X线检查　B. B超检查
C. 关节内镜检查　D. 关节造影
E. 放射性核素检查

**250.** 患者面部不对称的具体表现是
A. 右侧面颊丰满，左侧面颊扁平、狭长
B. 左侧面颊丰满，右侧面颊扁平、狭长
C. 右侧下颌体、下颌支短小
D. 颏部偏向右侧
E. 两侧面颊均扁平

(251～255共用题干)

患儿，男，1岁。因"左侧完全性腭裂"拟行"腭裂修复术"。

**251.** 左侧完全性腭裂是由于下列哪两个部分未融合或联合
A. 左侧腭突与鼻中隔
B. 前腭突与左侧上颌突
C. 左侧腭突与前腭突
D. 左侧腭突与左侧上颌突
E. 球状突和上颌突

**252.** 腭裂修复术的适应证不包括
A. 10个月以上的患儿，术前常规检查无异常
B. 无严重先天性其他脏器的异常
C. 无上呼吸道感染、腹泻及其他异常
D. 血红蛋白浓度为70g/L
E. 口腔内无溃疡及黏膜溃烂

**253.** 手术所采用的最适合的麻醉方法是
A. 局部麻醉
B. 气管内插管麻醉
C. 基础麻醉
D. 吸入麻醉
E. 静脉麻醉

**254.** 可能采用的修复术式是
A. 单瓣术
B. 半后推术
C. 改良兰氏腭裂修复术
D. 反向双"Z"成形法
E. 咽后壁组织瓣转移术

**255.** 腭裂术后穿孔是腭裂修复术术后常见的并发症，发生几率最多的部位是
A. 硬腭前份　B. 牙槽嵴处
C. 硬软腭交界处　D. 软腭处
E. 硬腭两侧

(256～258共用题干)

患者，男，19岁。因右下颌后牙区肿胀3个月就诊。检查发现右侧面部稍膨隆，口内右侧下颌骨体后份肿胀，前庭沟消失，表面黏膜正常，有乒乓球样感。X线表现为右下颌骨类圆形透射影，单房，边缘清晰，内含牙冠。

**256.** 该患者最可能的诊断是
A. 含牙囊肿　B. 根尖周囊肿
C. 残余囊肿　D. 成釉细胞瘤
E. 球上颌窦囊肿

**257.** 下列临床表现最不符合含牙囊肿的是
A. 发病年龄多在10～39岁
B. 10岁以内的患者多发生于上颌恒尖牙区
C. 20岁以上的患者多发生于下颌第三磨牙区
D. 囊肿区可见受累牙未萌出
E. 膨胀性生长，生长缓慢

**258.** 囊肿范围较大，刮治后可能引起颌骨骨折，应优先考虑的手术方法是

A. 囊肿刮治术
B. 袋形缝合术
C. 下颌骨区段切除术
D. 下颌骨方块切除术
E. 下颌骨区段切除术加同期植骨术

（259～261共用题干）

患者，男，42岁。右下牙龈肿物3个月就诊，检查发现44、45之间的牙龈可见0.5cm×1cm大小的结节状肿物，表面光滑，不易出血，附着龈位置可见有蒂相连。X线检查见45牙骨质吸收、牙周膜增宽。

**259.** 该肿物最可能的诊断是
A. 纤维瘤　　B. 牙龈瘤
C. 牙骨质细胞瘤　　D. 牙龈癌
E. 纤维性增生

**260.** 牙龈瘤分型中被作为真性肿瘤看待的是
A. 肉芽肿型牙龈瘤
B. 血管型牙龈瘤
C. 纤维型牙龈瘤
D. 巨细胞型牙龈瘤
E. 牙龈纤维瘤病

**261.** 关于纤维型牙龈瘤的治疗方法，最佳的方案是
A. 切除肿物累及的牙槽突及牙齿
B. 去除局部刺激因素
C. 不处理，暂时观察
D. 局部切除肿物
E. 冷冻治疗

（262～264共用题干）

患者，男，67岁。右下唇反复结痂6月余，检查可见右下唇外侧唇红黏膜结痂，表面可见溃烂，活检结果提示“右下唇鳞状细胞癌”。

**262.** 下列关于唇癌的说法不正确的是
A. 包括发生于唇内侧黏膜的癌
B. 好发于男性患者
C. 上下唇均可发生，下唇多见
D. 最常见于唇红中外1/3
E. 表现为外突型或溃疡型

**263.** 早期唇癌可采用的治疗方法有
A. 手术治疗　　B. 放射治疗
C. 激光治疗　　D. 低温治疗
E. 以上均可

**264.** 该患者经手术切除后，唇缺损在1/3～1/2之间时，最佳的修复方式为
A. 直接拉拢缝合
B. 鼻唇沟组织瓣转移术
C. 三合一整复术
D. 舌瓣转移修复术
E. 唇颊组织瓣滑行推进术

（265～267共用题干）

患者，男，58岁。发现腭后份黑色肿物10余年，快速增大伴出血3个月。检查见硬腭后份有一肿物，表面溃烂，色黑，边界不清，触之易出血。

**265.** 该患者最可能的诊断是
A. 恶性黑色素瘤
B. 黏膜黑斑
C. 腭部鳞状细胞癌
D. 成釉细胞瘤
E. 纤维瘤

**266.** 对患者进行进一步检查，下列选项不适合的是
A. CT
B. MRI
C. PET－CT
D. 切取组织活检术
E. X线片

**267.** 对于恶性黑色素瘤的治疗，应选择的方法是

A. 冷冻治疗
B. 免疫治疗
C. 手术治疗
D. 化学药物合并化疗
E. 综合序列治疗

(268～270 共用题干)

患儿，男，8 岁。因“小下颌畸形”拟行“下颌骨牵引成骨”。

**268.** 牵引成骨的适宜速度和频率是
A. 0.5mm/d，3～4 次
B. 1mm/d，1～2 次
C. 1mm/d，3～4 次
D. 1.5mm/d，1～2 次
E. 1.5mm/d，2～3 次

**269.** 完成牵引后，该患者牵引器原位固定的时间是
A. 1 个月以内　B. 1～2 个月
C. 2～3 个月　D. 3～4 个月
E. 4～6 个月

**270.** 下列不是牵引成骨并发症的是
A. 感染
B. 疼痛
C. 下牙槽神经损伤
D. 牵引区成骨不良
E. 颌骨骨折

(271～273 共用题干)

患者，女，22 岁。左下智齿低位阻生，无牙科治疗史，注射麻药后出现头晕，胸闷，面色苍白，脉快而弱，恶心，呼吸困难，并出现短暂的意识丧失。

**271.** 根据上述症状可诊断为
A. 癔症　B. 肾上腺素反应
C. 中毒　D. 晕厥
E. 过敏反应

**272.** 针对上述情况采取的措施不正确的是
A. 吸氧　B. 头低位平躺
C. 氨水刺激呼吸　D. 针刺人中穴
E. 应用激素

**273.** 为避免类似情况发生，下列措施无效的是
A. 做好术前准备工作
B. 消除紧张情绪
C. 避免空腹手术
D. 必要时术前服用镇静药
E. 术前使用抗生素

(274～275 共用题干)

患者右上前牙冷热刺激痛 1 年，后症状消失，未治疗，1 周前，自觉右上前牙咬物疼痛，1 日前右侧眶下区肿胀，鼻唇沟变浅，眼睑水肿。口内检查，13 大面积龋坏，叩痛(+)，松动Ⅰ°，12～14 相应前庭沟变浅，未及明显波动感。

**274.** 检查 11，12，14 牙体完好，下列针对病情的描述错误的是
A. 患者诊断为眶下间隙感染
B. 患者最大可能的感染来源为 13 根尖周炎
C. 此时应局部用药及针对病灶牙进行处理，同时行预防性切开
D. 眶下间隙感染可向上形成眶内蜂窝织炎
E. 眶下间隙感染可向颅内形成海绵窦血栓性静脉炎

**275.** 下列对眶下间隙感染的处理错误的是
A. 眶下间隙蜂窝织炎阶段局部用药及处理病灶牙
B. 脓肿形成后，及时切开引流
C. 切开时应在 13 唇侧口腔前庭黏膜转折处
D. 纵行切开黏骨膜至骨面，后钝性分离脓腔

E. 炎症控制后，仍需治疗病灶牙

（276～277 共用题干）

患者因修复需要欲拔除 46，询问病史，患者患有糖尿病，并需要注射胰岛素。口内检查，46 残冠，X 线片显示 46 根尖周未见明显异常。

**276.** 患者如需拔牙，最适宜的拔牙时间和空腹血糖为

A. 早餐后 1～2 小时，空腹血糖 8.89mmol/L 以内

B. 早餐后 1～2 小时，空腹血糖 10mmol/L 以内

C. 早餐后 2～4 小时，空腹血糖 7.78mmol/L 以内

D. 早餐后 2～4 小时，空腹血糖 8.89mmol/L 以内

E. 早餐后 2～4 小时，空腹血糖 7.78mmol/L 以内

**277.** 拔除 46 牙根，采用根钳和牙挺取根法，需要注意的事项不包括

A. 高位断根选择直牙挺，低位断根选择根挺，46 选择直挺

B. 拔牙时，支点为牙槽中隔、牙槽窝壁、颊侧骨板

C. 根挺使用的关键是将挺刃插入牙根与牙槽骨板之间

D. 挺出牙根时，根尖折断剩余 < 3mm，可以不必挺出

E. 拔除 46 残根，应注意下颌神经管的解剖位置

（278～279 共用题干）

患者，男，65 岁。因修复需求行口腔检查，口内未见牙齿，牙槽骨中度吸收，X 线片显示 12－13 相应牙槽骨内可见一水平位埋伏牙，牙冠位于近中。患者因高血压服用阿司匹林。

**278.** 患者的埋伏牙属于

A. 第Ⅰ类　B. 第Ⅱ类
C. 第Ⅲ类　D. 第Ⅳ类
E. 第Ⅴ类

**279.** 患者经咨询内科医师，可以暂时停用阿司匹林，那么患者应该在拔牙前几天停用阿司匹林

A. 1～3 天　B. 2～4 天
C. 3～5 天　D. 4～6 天
E. 5～7 天

（280～282 共用题干）

患者曾因左下智齿反复发炎，于门诊诊断为“冠周炎”，并在消炎后拔除。拔牙术后第 3 天，左下后牙出现剧烈疼痛，向左侧耳颞部放射，服用止疼药，症状无明显好转。

**280.** 下列关于冠周炎的说法错误的是

A. 冠周炎的急性发作多在全身抵抗力下降、局部细菌毒力增强之时

B. 冠周炎主要发生在 18～30 岁智齿萌出期的青年人

C. 冠周炎主要以慢性炎症形式出现

D. 急性智齿冠周炎表现为磨牙后区肿胀不适，咀嚼、吞咽时疼痛加重

E. 炎症侵犯咀嚼肌时，出现反射性痉挛

**281.** 拔牙创愈合过程中，正常情况下牙槽突开始改建及最终重建完成的时间为

A. 3 天，3～6 个月

B. 1 周，3～6 个月

C. 1 周，3～4 个月

D. 3 天，2～3 个月

E. 1 周，2～3 个月

**282.** 干槽症的组织病理学表现为

A. 牙槽骨壁的骨炎或轻微的局限性骨髓炎

B. 骨髓组织高度充血和炎症性水肿，伴

大量中性粒细胞浸润

C. 病变区骨小梁较周围正常骨组织致密

D. 骨髓腔内形成结核性肉芽组织

E. 颌骨出现变性、坏死，继发骨髓炎或细菌感染

（283～286 共用题干）

患者，男，32 岁。左下智齿反复肿疼 1 年。2 周前左侧面下部肿疼，检查发现患者开口度约为 1.5cm。X 线片显示，38 近中阻生，下颌升支弥漫性密度增高，局部可见骨质破坏，相应下颌骨下缘可见骨质增生性硬化。

**283.** 患者的诊断是

A. 左下颌智齿冠周炎

B. 左下颌边缘性颌骨骨髓炎

C. 左下颌中央性颌骨骨髓炎

D. 左下颌颌骨结核

E. 左下颌放射性颌骨骨髓炎

**284.** 患者开口度分类为

A. 轻度开口受限　B. 中度开口受限

C. 重度开口受限　D. 牙关紧闭

E. 正常开口度

**285.** 边缘性颌骨骨髓炎的感染途径是

A. 下颌智齿冠周炎－咬肌间隙/咽旁间隙－下颌骨骨膜－骨膜下脓肿－骨质破坏

B. 下颌智齿冠周炎－下颌骨骨膜－骨膜下脓肿－咬肌间隙/咽旁间隙－骨质破坏

C. 下颌智齿冠周炎－下颌骨骨膜－骨膜下脓肿－咬肌间隙/翼下颌间隙－骨质破坏

D. 下颌智齿冠周炎－咬肌间隙/翼下颌间隙－下颌骨骨膜－骨膜下脓肿－骨质破坏

E. 下颌智齿冠周炎－咬肌间隙/下颌下间隙－下颌骨骨膜－骨膜下脓肿－骨质破坏

**286.** 患者没有及时治疗，病灶内形成死骨，下列关于手术的说法错误的是

A. 若患者张口度正常，下颌支前缘与冠突部位的死骨可在口内正对下颌支前缘处做黏膜切口

B. 下颌骨体下份死骨沿下颌骨下缘切开

C. 下颌骨升支死骨从下颌支后缘绕下颌角至下颌骨下缘切开

D. 面部瘘管距离死骨位置近时，可沿瘘孔周围梭形切开

E. 面部瘘管距离死骨位置远时，另选切口，瘘管可自行愈合

（287～289 共用题干）

1 年前，患者右下第二磨牙曾诊断为 47 慢性根尖周炎，未经治疗。半年来，右下后牙自觉咬合痛，偶有浮出感。3 日前，右侧颌面部肿胀伴疼痛，诊断为右下颌颊间隙感染。就诊时，未及明显脓肿。1 日前，肿胀范围迅速扩大，形成广泛的颊间隙感染。

**287.** 下颌磨牙根尖周炎不能引起感染的是

A. 颊间隙　B. 咬肌间隙

C. 翼下颌间隙　D. 下颌下间隙

E. 颞下间隙

**288.** 患者病情发展迅速，是由于波及了

A. 颊肌　B. 颊脂垫

C. 咬肌　D. 翼下颌韧带

E. 腮腺导管

**289.** 广泛颊间隙感染口外切开，应重点关注的解剖结构有

A. 面神经下颌缘支、面动脉、面静脉

B. 面神经颈支及下颌缘支、面动脉

C. 面神经下颌缘支、腮腺导管、面动脉、面静脉

D. 面神经颈支及下颌缘支、腮腺导管

E. 面神经颈支及下颌缘支、面动脉、面静脉

(290 ~ 292 共用题干)

患者，男，40 岁。左下颌智齿反复发炎，诱发左侧下颌边缘性颌骨骨髓炎，X 线片示：病变区骨质破坏，皮质骨疏松脱钙。

**290.** 下列对于化脓性颌骨骨髓炎说法错误的是

A. 化脓性颌骨骨髓炎青壮年多见

B. 男性居多

C. 下颌骨多于上颌骨

D. 临床上以牙源性感染为主

E. 婴幼儿化脓性颌骨骨髓炎以血源性感染为主

**291.** 下列组织病理学表现符合患者病理特点的是

A. 骨密质增生

B. 骨松质硬化

C. 骨膜、骨密质溶解破坏

D. 骨膜反应活跃

E. 少量新骨形成

**292.** 下列情况不符合死骨摘除及病灶清除术指征的是

A. X 线发现颌骨骨质破坏

B. 切开引流后，瘘管久治不愈，长期流脓

C. 从瘘管探查，骨面粗糙

D. 发现活动性死骨

E. 形成散在浅表性死骨

(293 ~ 295 共用题干)

患者因鼻咽癌接受放射治疗 3 年。半年前，左下颌磨牙反复肿痛，后出现针刺样疼痛，牙槽突外露。

**293.** 若诊断为放射性骨髓炎，此时不可采用的治疗方法是

A. 可采用抗菌药物控制感染

B. 疼痛剧烈时可给予镇痛

C. 全身治疗积极促进死骨分离

D. 可采用输血、高压氧等治疗

E. 每天使用高浓度过氧化氢和生理盐水冲洗

**294.** 下列对于放射性骨髓炎局部处理死骨的方式错误的是

A. 死骨未分离前，采用低浓度过氧化氢冲洗

B. 死骨未分离前，采用抗生素冲洗

C. 死骨已经暴露，则分次逐步咬除

D. 摘除已经分离的死骨

E. 在切除坏死的颌骨时，被放射线累及的黏膜和皮肤不得切除

**295.** 若与化脓性骨髓炎相鉴别，下列属于放射性骨髓炎临床特点的是

A. 死骨形成，慢性进行性发展，没有明显界限

B. 慢性期 X 线有大块死骨形成，周围骨质分界清楚

C. 慢性期 X 线骨质增生硬化，形成小块死骨，与周围骨质无明显分界

D. 口腔内或颌面部皮肤形成瘘孔，排脓，有时伴有死骨

E. X 线表现为明显的骨质增生，骨质呈致密影像

(296 ~ 298 共用题干)

患者，男，56 岁。因鼻咽癌接受放射治疗，放疗后 1 年，拔除下前牙残根。拔牙创愈合欠佳，牙槽黏膜破溃，后出现针刺样疼痛，牙槽突外露，呈黑褐色。

**296.** 患者最可能的诊断为

A. 下前牙干槽症

B. 下颌边缘性颌骨骨髓炎

C. 下颌中央性颌骨骨髓炎

D. 下颌颌骨结核

E. 下颌放射性颌骨骨髓炎

**297.** 如果患者需要拔除此残根，拔牙最适宜的时间为

A. 放射治疗前5~7天或放疗5年后

B. 放射治疗前7~10天或放疗5年后

C. 放射治疗前5~7天或放疗3年后

D. 放射治疗前5~7天或放疗1年后

E. 放射治疗前7~10天或放疗3年后

**298.** 患者接受放射治疗前，下列放疗前准备错误的

A. 常规牙周治疗，注意口腔卫生

B. 可保留的龋齿，及时治疗

C. 无法治愈的牙齿，予以拔除

D. 放疗前取出口内金属义齿

E. 非金属活动义齿放疗时摘除，放疗期间可以佩戴

（299~302共用题干）

患者，男，62岁。发现左侧舌缘溃疡6个月，全身情况较好。检查：左侧舌缘中份可见一3cm×2cm大小的溃疡面，质地较硬，边界不清，有明显触压痛。同侧颈部可扪及一直径约3cm大小的淋巴结。未发现远处转移。病理结果提示“舌鳞状细胞癌，高-中分化”。

**299.** 该患者的T分类是

A. T0　　B. T1

C. T2　　D. T3

E. T4

**300.** 该患者的N分类是

A. Nx　　B. N0

C. N1　　D. N2

E. N3

**301.** 若对侧也可扪及约2cm大小的淋巴结，则N分类为

A. N1　　B. N2a

C. N2b　　D. N2c

E. N3

**302.** 该患者的临床分期是

A. Ⅰ期　　B. Ⅱ期

C. Ⅲ期　　D. ⅣA期

E. ⅣB期

（303~305共用题干）

患者，男，40岁。主诉左下颌无痛性膨隆半年。患者半年前体检时发现面部不对称，左侧略高。三个月前左下颌部膨隆，以下颌体部明显，同时感觉左下后牙咬合不适，近来因膨隆明显就诊。

**303.** 患者需进行的检查是

A. 左下颌穿刺

B. CT或者曲面断层

C. MRI

D. 超声

E. 造影

**304.** 患者口内检查发现，左下第二双尖牙至第三磨牙颊侧牙槽骨明显隆起，触及乒乓球样感觉，下列诊断最不可能的是

A. 牙源性角化囊性瘤

B. 成釉细胞瘤

C. 根端囊肿

D. 牙源性黏液瘤

E. 鼻腭囊肿

**305.** 若术中发现囊腔内黄白色角化物，病理结果显示囊壁内可见子囊，则患者最有可能的诊断为

A. 牙源性角化囊性瘤

B. 成釉细胞瘤

C. 根端囊肿

D. 牙源性黏液瘤

E. 牙瘤

(306～309共用题干)

患者，男，24岁。因左颈部无痛性包块1年余门诊就诊。患者1年前发现左颈部包块，如核桃大小，无明显症状。自发现以来包块缓慢增大，未予治疗。检查发现左颈部胸锁乳突肌深面可扪及一4cm×4cm大小的包块，包块质地较软，边界较清，有波动感，无搏动，无明显触压痛，包块不随吞咽及伸舌运动。

**306.** 上述包块最可能的诊断是
A. 甲状舌管囊肿
B. 第二鳃裂囊肿
C. 颈动脉体瘤
D. 皮样囊肿
E. 蔓状血管瘤

**307.** 为进一步明确检查，下列检查项目不适宜的是
A. B超检查
B. MRI检查
C. 穿刺检查
D. 放射性核素扫描
E. 细胞病理学检查

**308.** 若诊断为第二鳃裂囊肿，其穿刺液最可能是
A. 透明或微浑浊的黄色稀薄或黏稠性液体
B. 乳白色豆渣样分泌物，有时可见毛发
C. 黄棕色清亮液体
D. 褐色血样液体，不凝结
E. 蛋清样黏稠液体

**309.** 关于该病的治疗，下列说法错误的是
A. 外科手术切除是根治方法
B. 若囊肿伴感染，则需先行抗感染治疗
C. 若出现气道压迫症状，应先行囊肿减压
D. 若瘘管与舌下神经粘连，为避免复发可切除部分舌下神经
E. 术中应彻底切除囊肿，并追踪瘘管一并切除

(310～312共用题干)

患者，男，41岁。因发现左下颌膨隆6个月入院，检查见左面部明显膨隆，左侧前庭沟变浅，并扪及乒乓球样感。X线片示：36、37对应的下颌骨可见低密度透射影并累及下颌升支，病变内未见间隔，牙根无吸收。

**310.** 若为最终确诊，需进行的检查是
A. 穿刺检查　　B. CT检查
C. 曲面体层片　　D. 病理检查
E. B超检查

**311.** 若穿刺液可见黄白色皮脂样物质混杂其中，可初步诊断为
A. 成釉细胞瘤　　B. 角化囊性瘤
C. 滤泡囊肿　　D. 根端囊肿
E. 始基囊肿

**312.** 若手术方案为开窗减压术，术后应注意
A. 保持口腔卫生清洁
B. 每天需要以生理盐水冲洗囊腔
C. 术后1周时，检查引流口是否通畅
D. 术后1～6个月随访复查
E. 以上均正确

(313～315共用题干)

患者，男，56岁。因左下牙龈溃疡5个月就诊。5个月前患者发现左下牙龈有一溃疡，自诉口服消炎药物后未见明显好转，后溃疡面逐渐增大，并伴有疼痛。检查发现左下牙龈颊侧可见2cm×3cm大小的菜花样溃烂面，累及颊侧前庭沟，边界不清，质地较硬，易出血，触压痛明显。颏下、双侧颌下及颈部未扪及明显肿大淋巴结。

**313.** 该患者最可能的诊断是
A. 左下牙龈癌
B. 左颊鳞癌

C. 下颌骨中央性癌
D. 左下牙龈溃疡
E. 牙周炎

**314.** 若诊断为下颌牙龈癌，下列说法错误的是
A. 下颌牙龈癌较上颌牙龈癌多见，男性多于女性
B. 牙龈癌多为分化较高的鳞状细胞癌
C. 上牙龈癌淋巴结转移较下牙龈癌早
D. 以外科手术治疗为主
E. 放射治疗一般仅适用于未分化的牙龈癌

**315.** 若X线检查发现癌瘤已侵犯至下牙槽神经管，则应行
A. 下颌骨方块切除术
B. 下颌骨节段性切除术＋密切观察颈淋巴结改变
C. 下颌骨节段性切除术＋舌骨上颈淋巴清扫术
D. 下颌骨节段性切除术＋选择性颈淋巴清扫术
E. 下颌骨节段性切除术＋根治性颈淋巴清扫术

（316～319 共用题干）

患者，男，38 岁。因右下颌区包块 5 个月就诊。5 个月前患者发现右下颌一“蚕豆”大小的包块，并伴有疼痛症状，未予治疗，后包块逐渐增大。患者无进食肿胀及口干症状。既往无全身系统疾病史。检查发现右侧下颌下区可扪及 2cm×3cm 大小的包块，质地较硬，边界不清，活动度尚可。口内导管分泌液清亮，双合诊扪及包块位于下颌下腺内，有明显压痛。

**316.** 根据上述病史及临床检查，最可能的诊断是
A. 舍格伦综合征
B. IgG4 相关唾液腺炎
C. 颌下腺导管结石
D. 沃辛瘤
E. 腺样囊性癌

**317.** 为进一步明确诊断，下列检查手段不可取的是
A. B 超检查
B. 切取组织活检
C. CT 检查
D. MRI 检查
E. 细针吸取活检

**318.** 若根据 B 超结果及 CT 检查，诊断为颌下腺腺样囊性癌，则术前谈话应向患者交代下列注意事项，除外的是
A. 全麻手术风险
B. 面神经下颌缘支损伤
C. 患者舌麻木
D. 肿瘤复发及转移
E. 患侧下唇麻木

**319.** 若术后病理结果显示为腺样囊性癌，则其镜下主要表现为
A. 淋巴细胞浸润，肌上皮岛形成
B. 肿瘤性上皮组织和黏液样间质
C. 以腺泡样细胞为主，排列成片状
D. 细胞排列成筛孔样的囊状腔隙
E. 以黏液细胞和表皮样细胞为主，排列成巢状

（320～323 共用题干）

患者，女，32 岁。因右面部撞击伤 3 日就诊。患者 3 日前被他人用石块击伤右面部，自诉患处面部肿胀、疼痛，张口时疼痛加重。检查见面部不对称，右下颌角处膨隆，表面可见青黄色斑，按压疼痛明显。

**320.** 患者最可能的诊断是
A. 颧弓骨折　　B. 髁突骨折

C. 下颌升支骨折　D. 下颌角骨折
E. 牙槽突骨折

**321.** 为进一步明确诊断还需要进行的检查是
A. 曲面体层片
B. 下颌骨后前位片
C. 下颌开口后前位片
D. MRI 检查
E. CT 检查

**322.** 若 CT 检查发现患者下颌角骨折端无明显移位，但是位于骨折线上的智齿脱位，需进行的处理是
A. 不做任何处理
B. 保持治疗
C. 头颏绷带制动 4 周
D. 切开复位内固定术
E. 金属丝骨间内固定术

**323.** 下颌角骨折复位内固定术后复查应重点注意的是
A. 下唇是否麻木
B. 张口度及开口型是否正常
C. 咬合关系是否良好
D. 切口是否愈合良好
E. 以上均正确

（324～327 共用题干）

患者，男，22 岁。发现左颈部无痛性包块 5 月余。

**324.** 该包块的诊断最不可能是
A. 颈动脉体瘤　B. 第二鳃裂囊肿
C. 神经鞘瘤　D. 黏液瘤
E. 囊性水瘤

**325.** 若诊断为囊性水瘤，则与该诊断无关的是
A. 多房性囊腔，内有间隔
B. 穿刺出透明淡黄色水样液体
C. 体位移动试验阳性
D. 透光试验阳性
E. 扪诊柔软，有波动感

**326.** 若患者左侧舌缘发现溃疡性病变，取病理后证实为舌鳞状细胞癌，则左颈部包块最可能是
A. 左舌鳞癌淋巴结转移
B. 霍奇金淋巴瘤
C. 慢性淋巴结炎
D. 淋巴结核
E. 恶性淋巴瘤

**327.** 若肿瘤为来自迷走神经的神经鞘瘤，则切除后可能发生
A. Horner 征
B. 声嘶、呛咳
C. 味觉出汗综合征
D. 耸肩无力
E. 腹式呼吸减弱或消失，严重者可有窒息感

（328～330 共用题干）

患者，男，43 岁。因颊部贯通伤急诊就诊。

**328.** 颊部贯通伤的处理原则是
A. 积极止血
B. 抗感染、抗休克
C. 尽量关闭创口和消灭创面
D. 尽量粗线缝合，避免伤口裂开
E. 尽可能地保留组织

**329.** 若口腔黏膜缺损少而皮肤缺损较大，处理方式为
A. 分层缝合创口
B. 定向拉拢缝合
C. 创缘的口腔黏膜与皮肤对缝
D. 缝合口腔创口，颊部皮肤定向拉拢缝合
E. 不做处理，碘仿纱条填塞

**330.** 若为较大的面颊部全层洞穿性缺损，则处理方法是
A. 不做处理，二期修复
B. 创口内填塞碘仿纱条，待肉芽长入
C. 分层缝合创口组织
D. 可先关闭口腔黏膜或皮肤，遗留的缺损待后期修复
E. 直接拉拢缝合创口

（331～333 共用题干）

患儿，男，10 岁。右侧腮腺反复肿胀 2 年余，平时自觉肿胀时，挤压可见右侧腮腺导管口有脓液流出。

**331.** 该病最可能的诊断是
A. 慢性阻塞性腮腺炎
B. 慢性复发性腮腺炎
C. 舍格伦综合征
D. 急性化脓性腮腺炎
E. 流行性腮腺炎

**332.** 若诊断为慢性复发性腮腺炎，其腮腺造影显示的是
A. 末梢导管呈点状、球状扩张，主导管及腮腺导管无明显变化
B. 主导管、叶间、小叶导管扩张不等
C. 末梢导管点、球状扩张，主导管出现特征性改变
D. 唾液腺末梢导管扩张，排空功能减退
E. 圆形或卵圆形的充盈缺损

**333.** 对慢性复发性腮腺炎的治疗方式描述不正确的是
A. 本病有自愈性
B. 应以增强抵抗力，防止继发感染，减少复发为原则
C. 若有急性炎症表现，可用抗生素治疗
D. 反复发作者，需行手术摘除腮腺，保留面神经
E. 复发频繁者可肌注胸腺喷丁，调节免疫功能

（334～337 共用题干）

患者，男，20 岁。4 小时前车祸，面部外伤，右耳垂至口角软组织裂开，上前牙脱位。

**334.** 患者就诊时首先应该
A. 检查出血点，及时止血
B. 询问病史
C. 排除颅脑损伤
D. 开通静脉通路，补充血容量
E. 心电监护

**335.** 患者神志清醒，于我院就诊前已排除颅脑损伤。如果检查：11、12、21 不在位，口内多颗牙齿松动。下中切牙间见骨折线，下颌颏部下缘不连续，有台阶，局部压痛，咬合紊乱。患者可能的诊断是
A. 上前牙脱出性脱位
B. 面部撕裂伤
C. 下颌骨骨折
D. 多颗牙齿半脱位
E. 以上都对

**336.** 如果患者就诊后，除牙外伤外，还有下颌骨单纯牙槽突骨折，考虑采用的治疗方式是
A. 巾钳牵拉复位
B. 坚强内固定
C. 颌间固定
D. 单颌牙弓夹板固定
E. 颅颌牵引

**337.** 如果患者单纯右侧颧骨颧弓骨折，那么考虑采用的治疗手段是
A. 巾钳牵拉复位
B. 坚强内固定
C. 颌间固定
D. 单颌牙弓夹板固定
E. 颅颌固定

（338～341共用题干）

患者，男，56岁。右上颌第一磨牙残冠有根尖周病变，拔除过程中腭侧根折断，取断根时牙根突然消失。捏鼻鼓气，牙槽窝有气泡。

**338.** 此时进行X线片检查时首选

A. 头颅正位片

B. 头颅侧位片

C. 上颌曲面体层片

D. 上颌华氏位片

E. 右上颌第一磨牙残冠根尖片

**339.** 关于牙根进入上颌窦的后果，错误的是

A. 上颌窦积血

B. 上颌窦炎

C. 正常上颌窦

D. 邻牙根尖周炎

E. 牙根排出上颌窦

**340.** 如果X线片示，移位牙根已进入上颌窦，但仍位于牙槽窝附近，此时最佳的处理方法是

A. 观察

B. 刮匙搔刮取根

C. 从穿孔处冲洗出断根

D. 上颌窦根治术

E. 从穿孔处开窗取根

**341.** 如果牙断根取出后，局部遗留较大上颌窦交通口（2mm×4mm），正确的处理方法是

A. 使牙槽窝充满凝血块

B. 局部开放引流

C. 上颌窦漏修补术

D. 填塞明胶海绵

E. 填塞碘仿纱条

（342～346共用题干）

患者因右下第三磨牙反复发炎，需要拔除患牙，X线片显示48牙根距离下颌神经管近。

**342.** 患者拔除48智齿时，如果操作不当，牙根最容易向哪个方向移位

A. 颊侧　　B. 舌侧

C. 远中　　D. 近中

E. 根方

**343.** 临床检查发现47远中距离上颌支前缘间距不大，无法容纳48近远中径。48的最高位低于𬌗平面，高于第二磨牙牙颈部，此牙分类为

A. Ⅰ类中位　　B. Ⅱ类中位

C. Ⅲ类中位　　D. Ⅱ类低位

E. Ⅲ类低位

**344.** 48拔除2天后出现剧烈疼痛，并向耳颞部、下颌区放射。口内检查可见48牙槽窝内有大量腐败坏死凝血块，腐臭味强烈。引起疼痛的原因是

A. 牙龈撕裂　　B. 牙槽突骨折

C. 干槽症　　D. 邻牙损伤

E. 下颌神经损伤

**345.** 最佳的应急处理方法是

A. 应用抗生素

B. 消炎含漱液含漱

C. 服用止痛药

D. 局麻下彻底清创，冲洗后填塞碘仿纱条

E. 搔刮拔牙创

**346.** 患者拔牙后第10日复诊拆线时，仍自觉右侧下唇及颏部皮肤较对侧麻木，考虑诊断为

A. 下牙槽神经损伤

B. 颊神经损伤

C. 颏神经损伤

D. 舌神经损伤

E. 舌下神经损伤

(347～350 共用题干)

患者，男，62 岁。拔牙后 3 个月，于修复科欲行义齿修复时，发现 24、25 相应牙槽骨颊侧有大小约 0.4cm×0.3cm 以及 0.3cm×0.2cm 的 2 个骨尖，现要求修复前去除骨尖。

**347.** 如果患者患有贫血，术前检测血象，可以耐受手术的血象是

A. 血红蛋白 120g/L，血细胞比容 35%

B. 血红蛋白 80g/L，血细胞比容 35%

C. 血红蛋白 120g/L，血细胞比容 25%

D. 血红蛋白 100g/L，血细胞比容 25%

E. 血红蛋白 80g/L，血细胞比容 25%

**348.** 如果患者血常规检查显示血小板数目异常，若患者进行手术，则患者血小板数目应

A. 高于 $20\times10^9$/L

B. 高于 $50\times10^9$/L

C. 高于 $100\times10^9$/L

D. 高于 $200\times10^9$/L

E. 高于 $300\times10^9$/L

**349.** 患者比较适合的手术方式为

A. 直接锤击，将骨尖挤压平复

B. 做蒂在牙槽底部的弧形切口，进行修整

C. 在牙槽骨做梯形或者 L 形切口

D. 在牙槽嵴顶做长弧形切口

E. 在 24、25 两侧做纵行附加切口，并在牙槽嵴顶做长弧形切口

**350.** 手术过程中，需要注意的事项不包括

A. 翻瓣时，由唇侧骨板开始

B. 去骨量适度，仅去除过高的骨尖

C. 为完全去除骨尖，可以降低牙槽骨高度

D. 必须保持牙槽突顶的圆弧状外形

E. 缝合伤口时，可去除多余软组织

(351～354 共用题干)

患者，男，因左侧下颌牙龈肿疼 3 日就诊，检查发现 34－36 相应牙龈肿胀，前庭沟消失，触及波动感。

**351.** 局部切开引流时，发现流出翠绿色、略黏稠脓液，患者感染的主要细菌为

A. 金黄色葡萄球菌

B. 链球菌

C. 铜绿假单胞菌

D. 唾液链球菌

E. 混合型细菌感染

**352.** 基于上一题感染细菌，患者应该使用的抗生素是

A. 庆大霉素、抗假单胞菌青霉素

B. 青霉素 G、大环内酯类

C. 氟康唑、制霉菌素

D. 利福平、异烟肼、链霉素

E. 庆大霉素、哌拉西林

**353.** 患者行切开引流时应注意的事项不包括

A. 切开位置在脓腔低位

B. 口内切开引流

C. 切口长度以保证引流通畅为准则

D. 切开至黏膜下，后用血管钳钝性分离扩大创口

E. 切开引流的同时去除病灶牙

**354.** 如果患者未经及时治疗，病情进展，就诊时需手术治疗，并且符合预防性用药指征，应提前多久给予抗菌药物

A. 1 小时　　B. 45 分钟

C. 30 分钟　　D. 20 分钟

E. 10 分钟

(355～358 共用题干)

患者右下后牙冷热刺激痛 1 年，未治疗，2 个月前自觉右下后牙咬合痛，牙龈肿痛、流脓，自行口服消炎药后症状好转。两周前，46

颊侧牙龈肿包，有脓液分泌。

**355.** 患者就诊后，X 线片显示 46 根尖周大面积不规则低密度影像，可见死骨形成，与周围骨质分界清楚，患者最可能的诊断为

A. 右下颌智齿冠周炎

B. 右下颌边缘性颌骨骨髓炎

C. 右下颌中央性颌骨骨髓炎

D. 右下颌颌骨结核

E. 右下颌放射性颌骨骨髓炎

**356.** 如果患者出现开口受限，则病变可能累及的范围不包括

A. 下颌支　　B. 髁突及冠突

C. 翼内肌　　D. 颞肌

E. 咬肌

**357.** 如果经检查发现患者上颌磨牙病变，并最终累及上颌骨，导致上颌骨中央性颌骨骨髓炎，下列说法错误的是

A. 上颌骨中央性颌骨骨髓炎罕见，但是一旦形成则造成广泛的骨质破坏

B. 炎症波及整个上颌骨，则会出现化脓性上颌窦炎，导致鼻腔有脓液溢出

C. 炎症向眶下、颊、颧部扩散，或侵入眼眶，出现球后脓肿

D. 急性中央性颌骨骨髓炎，及早拔除患牙和邻近松动牙，使脓液排出

E. 波及上颌窦者，同时行上颌窦根治，彻底清除炎症

**358.** 如果下颌颌骨骨髓炎累及肌筋膜间隙，行 MRI 检查，$T_1$WI 片的特点是

A. 肌肿胀，信号减低，肌间脂肪高信号内可见不均匀条带状低信号

B. 病变肌和肌间脂肪呈高信号

C. 病变组织呈不均匀强化

D. 病变肌呈信号增强，肌间脂肪呈低信号

E. 病变肌和肌间脂肪呈低信号

（359～360 共用题干）

患者因右下后牙疼痛一周就诊，检查颜面部基本对称，开口度两指，口内 37 远中龈瓣红肿，挤压有脓性分泌。X 线片示：38 阻生。

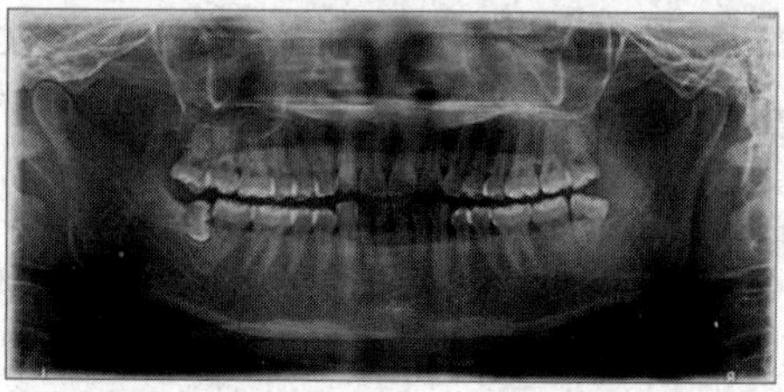

**359.** 下列说法错误的是

A. 患者可以明确诊断为 38 智齿冠周炎

B. 患者需要及时进行全身抗炎治疗及冠周冲洗

C. 待消炎后，需及时拔除 38

D. 如果病情继续进展，可能会导致间隙感染

E. 智齿冠周炎进一步发展也会导致中央性颌骨骨髓炎

**360.** 若病情继续进展，患者右侧颜面部红肿明显，表面触压可及波动感，下列说法错误的是

A. 患者开口度进一步减小，疼痛加重

B. 需口外于波动感明显处行低位切开引流

C. 为保证引流通畅，需放置引流条

D. 为患者美观着想，应从口内入路切口

E. 此时应继续给予全身抗炎治疗

## 四、案例分析题

（361～365 共用题干）

患儿，男，5 个月。因右上唇裂 5 个月就诊。检查发现右侧上唇部分裂开，鼻底完整。

**361.** 该病的发病因素包括

A. 遗传因素　　B. 营养因素

C. 内分泌因素　　D. 自身免疫因素

E. 物理因素　　F. 感染因素

**362.** 根据唇腭裂的临床分类法，该患儿应诊断为

A. Ⅰ度唇裂

B. Ⅱ度唇裂

C. Ⅲ度唇裂

D. 右侧不完全性唇裂

E. 右侧完全性唇裂

F. 隐裂

G. 混合性唇裂

**363.** 下列关于唇裂修复手术的目的，正确的是

A. 恢复正常上唇形态

B. 恢复口轮匝肌的连续性

C. 恢复患者的鼻部解剖形态

D. 恢复牙槽嵴的部分形态

E. 为下一次继发畸形矫治留有余地

F. 恢复腭部肌肉的连续性

G. 为腭裂的语音治疗做准备

**364.** 下列关于患儿手术适应证的描述，正确的是

A. 体重达 10 公斤

B. 血红蛋白 100g/L 以上

C. 患儿接种 3 天后即可手术

D. 手术时间至少是患儿出生 10 周以后

E. 手术应避开患者免疫力低下时期

F. 化验指标异常的患儿应谨慎手术

**365.** 若此患儿拟行手术治疗整复唇部缺损，则下列手术方案可行的是

A. 旋转推进法　　B. 梯式旋转下降法

C. 直线缝合法　　D. 叉形瓣储备法

E. 单瓣术　　F. 两瓣后推术

（366～370 共用题干）

患者，女，63 岁。3 年前行“左颊癌扩大切除术＋颈淋巴清扫术”，术后行头颈部区域放疗。4 个月前患者发现左下颌骨下缘出现一瘘口，有黄白色脓液流出，经久未愈，左下颌区域针刺样剧痛。

**366.** 此患者最可能的诊断是

A. 左下颌骨中央性癌

B. 原发性三叉神经痛

C. 中央性颌骨骨髓炎

D. 边缘性颌骨骨髓炎

E. 放射性颌骨坏死

F. 慢性颌骨骨髓炎

G. 放射性颌骨骨髓炎

**367.** 若此患者近日就诊时，诊断为放射性骨坏死，该病的特点主要为

A. 上颌骨较下颌骨更容易发生

B. 病程缓慢，往往是治疗后数月至数年后才出现症状

C. 黏膜、皮肤破溃，牙槽骨外露呈黑褐色

D. 继发感染部位长期溢脓，经久不愈

E. 病变发生在下颌升支部位时，会出现张口受限

F. 死骨分离的速度非常缓慢，所以死骨与正常骨的界限清楚

G. 可形成口腔或面颊部长期不愈的瘘口

**368.** 对此类疾病治疗有意义的方法是

A. 高压氧治疗

B. 局部冲洗治疗

C. 全身抗菌药物治疗

D. 切开引流

E. 咬除暴露死骨、表浅清创

F. 在死骨范围内施行死骨切除术

**369.** 下列关于预防放射性骨坏死的说法，正确的是

A. 放疗前应常规行牙周洁治，注意口腔卫生
B. 对口腔内引起感染的病灶牙进行处理
C. 活动义齿可在放疗结束后即刻佩戴
D. 对非照射区需用屏障物隔离保护
E. 局部应用氟化物可预防放射后继发龋
F. 放疗后必须拔牙的患者应尽量减少手术损伤

**370.** 下列与放射性骨坏死的发生有一定关系的是
A. 射线种类　B. 个体耐受性
C. 照射方式　D. 照射剂量
E. 分次照射方案　F. 局部防护

（371～374 共用题干）

患者，男，24 岁。因骑电动车摔倒致右面部外伤 3 日就诊。患者 3 日前骑电动车时不慎摔倒，撞伤右面部。伤后无昏迷史。临床检查见右面部塌陷，张口受限并伴有疼痛。双眼活动自如，无眼球内陷，无复视。

**371.** 若患者诊断为颧弓骨折，则最常用的 X 线片检查是
A. 鼻颏位　B. 曲面体层片
C. 颧弓切线位　D. 下颌骨后前位片
E. 薛氏位片　F. 头颅后前位片

**372.** 关于颧骨颧弓骨折的临床分类，下列说法正确的是
A. 根据 Knight 和 North 的分类方法，可分为 6 型
B. Ⅰ型骨折无移位
C. Ⅱ型骨折为单纯颧弓移位
D. Ⅰ型骨折为单纯眶缘骨折
E. Ⅲ型骨折是颧骨体骨折向后内下移位，不伴转位
F. Ⅱ、Ⅲ型骨折复位后稳定，不需要固定

**373.** 颧骨颧弓骨折手术复位的指征包括
A. 面部塌陷畸形　B. 张口受限
C. 复视　D. 面部麻木感
E. 面部瘀斑　F. 疼痛明显
G. 局部肿胀明显

**374.** 下列属于颧弓骨折常用复位方法的是
A. 巾钳牵拉复位法
B. 经喙突外侧复位法
C. 颞部切开复位法
D. 颧弓单齿钩复位法
E. 金属丝骨间内固定
F. 睑缘下切口复位法

（375～379 共用题干）

患者，女，19 岁。因颈部包块 2 年门诊就诊。2 年前无意中发现颈部正中线处有一“蚕豆”大小的包块，无明显不适，包块缓慢增大。临床检查：颈部偏左侧可扪及一 3cm × 2cm 大小的包块，包块质地软，活动可，无明显触压痛。

**375.** 此患者可能的诊断是
A. 第一鳃裂囊肿　B. 第二鳃裂囊肿
C. 表皮样囊肿　D. 甲状舌管囊肿
E. 皮脂腺囊肿　F. 囊性水瘤
G. 皮样囊肿

**376.** 若诊断为甲状舌管囊肿，则其临床表现主要为
A. 好发于 1～10 岁的儿童
B. 可发生于自舌盲孔至胸骨切迹间的任何位置
C. 可随伸舌及吞咽左右移动
D. 质软，边界清楚，但与周围组织有粘连
E. 囊肿可通过舌盲孔与口腔相通而继发感染
F. 多无自觉症状，但发生于舌根者可引

起吞咽及呼吸障碍

**377.** 若诊断为甲状舌管囊肿，为减少复发，手术治疗应特别注意

A. 手术完整切除囊肿即可

B. 手术应将囊肿及瘘管彻底切除

C. 若囊肿与舌骨粘连，为保存舌骨功能需仔细剥离囊肿

D. 将粘连的舌骨中份一并切除

E. 若瘘管与舌骨粘连，则需要切除全部舌骨，以防复发

F. 完整切除瘘管即可

**378.** 若此患者的包块表现为透光试验阳性，且穿刺有透明、淡黄色水样液体，则下列治疗方式正确的是

A. 应先暂时观察

B. 口服泼尼松

C. 放射治疗可有效抑制其生长

D. 可使用介入性治疗的方法

E. 可手术分期切除

F. 平阳霉素腔内注射

G. 采用氩粒子光化学疗法治疗

**379.** 若该患者诊断为第二鳃裂囊肿，则下列说法正确的是

A. 常发生于颈上部，胸锁乳突肌上 1/3 前缘附近

B. 触诊时包块质地软，有波动感和搏动感

C. 穿破后可长期不愈，形成鳃裂瘘

D. 可穿刺出棕色、清亮的液体

E. 因是良性肿瘤，不会发生恶变

F. 根治的方法是外科手术彻底切除

G. 手术时注意勿损伤副神经

（380 ~ 384 共用题干）

患者，男，56 岁。因“左面部皮肤基底细胞癌”入院治疗。拟手术切除后行游离皮片移植修复缺损。

**380.** 若拟行中厚皮片修复缺损，下列说法正确的是

A. 也称为 Blair 皮片

B. 包括表皮及一部分真皮

C. 厚度为 0.35 ~ 0.80mm

D. 色素沉着较严重

E. 能耐受摩擦，收缩小

F. 包括表皮及真皮全层

G. 极易挛缩

**381.** 供区创面的处理方法是

A. 不做处理，任其自愈

B. 温热生理盐水纱布压迫止血

C. 无菌油纱布平铺于创面

D. 绷带加压包扎

E. 油纱布覆盖后外加数层纱布或棉垫

F. 即使无感染也应坚持每天换药

**382.** 若此患者手术切除病变后，创面新鲜清洁，则处理方式为

A. 彻底止血

B. 对创面行高渗盐水湿敷

C. 以次氯酸钠清洗湿敷

D. 结扎线头不宜过多

E. 采用打包法进行固定

F. 一般术后 3 周左右拆除敷料

G. 若有凹陷，可填塞碘仿纱条加压固定

**383.** 患者术后游离皮片的感觉恢复顺序是

A. 痛、触、冷、热

B. 痛、冷、热、触

C. 触、痛、冷、热

D. 触、冷、热、痛

E. 冷、热、触、痛

F. 冷、热、痛、触

**384.** 若此患者肿瘤切除后创面较大，需行游离皮瓣移植修复，下列属于游离皮瓣的是

A. 岛状皮瓣　　B. 隧道皮瓣

C. 前臂皮瓣　　D. 股前外侧皮瓣

E. 胸大肌皮瓣　　F. 滑行皮瓣

G. 旋转皮瓣

（385～389 共用题干）

患者，女，49 岁。因右面部肿胀、疼痛 3 日急诊就诊，检查发现右腮腺区皮肤发红、水肿，触痛明显。口内右侧腮腺导管口红肿，挤压可见脓液溢出。全身中毒症状明显，血常规检查示中性粒细胞比例明显上升。

**385.** 根据以上描述，该患者最可能是

A. 急性化脓性腮腺炎

B. 慢性阻塞性腮腺炎

C. 慢性复发性腮腺炎

D. 腮腺导管结石

E. 舍格伦综合征

F. 流行性腮腺炎

G. 慢性腮腺炎急性发作

**386.** 若诊断为急性化脓性腮腺炎，则其致病菌可能是

A. 乳杆菌

B. 金黄色葡萄球菌

C. 肺炎双球菌

D. 放线菌

E. 铜绿假单胞杆菌　F. 链球菌

**387.** 下列选项中，流行性腮腺炎与化脓性腮腺炎鉴别诊断的要点有

A. 流行性腮腺炎大多发生于 5～15 岁的儿童，有传染接触史

B. 流行性腮腺炎一般双侧腮腺同时发生或先后发生

C. 流行性腮腺炎一次感染后可终身免疫

D. 流行性腮腺炎一般白细胞计数正常，淋巴细胞比例增高

E. 流行性腮腺炎腮腺导管口红肿，唾液可见浑浊

F. 流行性腮腺炎腮腺肿胀、疼痛

**388.** 若此患者需行脓肿切开引流，则其指征包括

A. 局部有明显的凹陷性水肿

B. 局部有跳痛，并有局限性压痛点

C. 穿刺抽出脓液

D. 腮腺导管口有脓液排出，全身感染中毒症状明显

E. 皮肤发红、水肿，呈硬性结节

F. 扪得波动感

**389.** 对于急性化脓性腮腺炎患者的治疗措施，正确的是

A. 暂不处理，等待化脓

B. 纠正机体脱水及电解质紊乱，维持体液平衡

C. 可以大剂量应用青霉素等抗革兰阴性球菌的抗生素

D. 从腮腺导管口取脓性分泌物做细菌培养及药敏试验

E. 早期可用热敷及理疗等方式，有助于炎症的扩散

F. 温热的硼酸漱口也有助于炎症的控制

G. 发展至化脓时，必须切开引流

（390～394 共用题干）

患者，男，28 岁。因下颌前突畸形就诊，经检查后拟行“下颌支矢状骨劈开术”进行矫治。

**390.** 术前矫正方案设计包括

A. 术前正畸

B. 术后面型预测分析

C. X 线头影测量

D. 模型外科

E. 术后并发症的处理

F. 术前心肺功能检查

**391.** 下颌支矢状骨劈开术的适应证不包括

A. 下颌后缩畸形　B. 下颌偏斜畸形

C. 单纯上颌畸形　D. 开殆畸形

E. 长面综合征　F. 颏不对称畸形

**392.** 若患者术中出血较多，损伤的血管可能是

A. 颌内动脉　B. 颈外动脉

C. 下牙槽动脉　D. 颈横动脉

E. 面后静脉　F. 甲状腺上动脉

**393.** 关于此次手术术后并发症的描述，正确的是

A. 出血和血肿是正颌手术最常见的并发症

B. 组织肿胀或血肿容易导致呼吸道梗阻

C. 可能会发生意外骨折

D. 容易损伤下牙槽神经及颏神经

E. 因口腔属于细菌污染环境，术后感染几率较大

F. 术后恢复良好，畸形不会复发

**394.** 若此患者同时伴有上颌后缩，则可能需要增加的手术方式是

A. Le Fort Ⅰ型骨切开术

B. Le Fort Ⅱ型骨切开术

C. 全上颌骨水平向骨切开术

D. 上颌前份节段性骨切开术

E. 颏成形前徙术

F. 颏成形后退术

（395～399 共用题干）

患者，男，52 岁。主诉左耳下肿物 4 月余。4 月前发现左耳下一“花生米”大小肿物，生长缓慢，未予治疗，无疼痛及进食肿胀。检查发现左侧耳垂下方可扪及 2cm×3cm 大小的肿物，表面光滑，无明显触压痛，无面瘫症状。

**395.** 该患者左耳下肿物有可能的诊断是

A. 多形性腺瘤

B. 黏液表皮样癌

C. 沃辛瘤

D. 急性化脓性腮腺炎

E. 慢性阻塞性腮腺炎

F. 甲状舌管囊肿

**396.** 若要进一步检查，则下列检查方法可行的是

A. B 超检查　B. CT 检查

C. 腮腺造影　D. 切取组织活检

E. MRI 检查　F. 细针吸取活检

G. 曲面体层片

**397.** 若该患者术后病理证实为高分化黏液表皮样癌，则术后需要注意的是

A. 若手术切除彻底，可以暂时观察

B. 无论手术切除彻底与否，都应尽快行二期手术

C. 若术中见面神经与肿瘤紧密粘连，则术后需行放疗

D. 术中切除彻底者也需行放疗

E. 因易发生颈淋巴结转移，需行颈淋巴清扫术

F. 若术中切除彻底，可不加术后放疗

G. 若术中肿瘤出现破溃情况，术后需加用放疗

**398.** 若该肿物位于腮腺后下极，且诊断为沃辛瘤，则手术治疗方式为

A. 腮腺肿瘤剜除术

B. 腮腺肿瘤及周围 0.5cm 以上的部分腮腺切除术

C. 腮腺肿瘤及面神经切除术

D. 腮腺肿瘤及浅叶切除术加面神经解剖术

E. 腮腺肿瘤及全叶切除术加面神经解剖术

F. 手术应摘除腮腺后下极及周围淋巴结

**399.** 若该患者诊断为沃辛瘤，则下列临床特点符合的是

A. 男性患者多于女性

B. 好发于 40 ~ 70 岁的中老年患者

C. 患者可有吸烟史，但与疾病本身无关

D. 肿瘤可有消长史

E. 质地较软，有时有弹性感

F. 可多发，但不会双侧同时发生

G. $^{99m}$Tc 核素显像呈热结节

（400 ~ 404 共用题干）

患者，男，22 岁。因右面部反复肿胀 1 年余就诊。患者 1 年前发现右面部下份反复肿胀，自诉口服消炎药物后未见明显好转，肿胀逐渐加重。检查发现双侧面部不对称，右面部明显肿胀，张口度两横指，口内右侧前庭沟变浅，可扪及骨质膨隆。

**400.** 若曲面体层片见右侧下颌骨体低密度影，边界清晰，最可能的诊断是

A. 成釉细胞瘤　　B. 角化囊性瘤

C. 中央性颌骨癌　　D. 牙龈鳞状细胞癌

E. 正中囊肿　　F. 牙源性黏液瘤

**401.** 若诊断为牙源性黏液瘤，则下列临床表现正确的是

A. 常发生于青年，无明显性别差异

B. 磨牙及前磨牙区为好发部位

C. 生长缓慢，呈浸润性生长

D. 低度恶性肿瘤，包膜完整

E. 常伴有埋伏牙或牙缺失

F. 早期症状明显，常伴有颌骨畸形

**402.** 若行“下颌骨切除术 + 血管化腓骨肌皮瓣移植修复术”，术后应注意的是

A. 术后 48 小时内注意引流物颜色、多少及有无创口出血

B. 术后第 2 天可给予口内流食，加强营养

C. 术后应注意观察术区有无积液

D. 术后定期复查随访

E. 术后注意观察有无面瘫表现

F. 术后 72 小时内未发生皮瓣血管危象，则无需观察皮瓣

**403.** 目前，术后皮瓣监测最常用的方法是临床观察法，主要包括

A. 观察皮瓣的温度

B. 观察皮瓣的颜色

C. 观察皮瓣的充盈情况

D. 针刺出血情况

E. 脉冲多普勒监测

F. 观察皮瓣的渗出情况

**404.** 若该患者诊断为痣样基底细胞癌综合征，则其可能出现的症状还有

A. 分叉肋　　B. 眶距增宽

C. 眶距变窄　　D. 小脑镰钙化

E. 脑干钙化　　F. 颅骨异常

（405 ~ 409 共用题干）

患者，男，34 岁。因右面颊部外伤来我院急诊。患者 1 小时前电锯片脱落并割伤右面部，出血较多。检查见右侧面颊部切割伤，伤口自耳屏前缘与外眦的连线中点至口角外下方，伤口深达肌层，边缘不整齐，创面较清洁。

**405.** 该患者临床诊断为

A. 撕脱伤　　B. 挫裂伤

C. 切割伤　　D. 咬伤

E. 擦伤　　F. 刺伤

**406.** 若检查发现患者右侧睑裂闭合不全并伴有鼓腮漏气，可能损伤的面神经分支是

A. 面神经颞支　B. 面神经颧支
C. 面神经颊支　D. 面神经下颌缘支
E. 面神经颈支　F. 面神经主干

**407.** 与患者及家属术前谈话需要交代相关风险，主要包括

A. 麻醉风险
B. 口鼻相通
C. 术后伤口感染
D. 面部瘢痕畸形
E. 面神经功能障碍
F. 术后伤口肿痛

**408.** 若患者术后出现味觉出汗综合征的表现，则错位愈合的两支神经是

A. 交感神经　B. 副交感神经
C. 面神经　D. 耳颞神经
E. 翼腭神经　F. 腭大神经
G. 迷走神经

**409.** 若行口腔颌面部清创术，下列做法正确的是

A. 在局麻下可用生理盐水和1%过氧化氢交替冲洗创口
B. 纱布反复擦洗创面，尽可能清理掉异物
C. 清创的原则是尽可能保留受伤组织
D. 清创后可做一期缝合
E. 应检查腮腺导管有无损伤
F. 应检查下牙槽神经有无损伤
G. 若缺损较大，必须同期皮瓣移植修复

（410～413 共用题干）

患者，男，24 岁。因左下颌智齿反复发炎，于我院拔除 38。拔牙术后第三天，出现剧烈疼痛，吃止疼药效果不佳。就诊后，诊断为干槽症。

**410.** 下列选项中干槽症可能的病因是

A. 感染学说
B. 全身因素
C. 精神心理因素
D. 解剖因素
E. 纤维蛋白溶解学说
F. 吸烟

**411.** 患者拔牙时采用局部麻醉，下列属于酯类局麻药的是

A. 普鲁卡因　B. 利多卡因
C. 丁卡因　D. 丁哌卡因
E. 甲哌卡因　F. 甲哌卡因

**412.** 患者采用下颌升支内侧隆突注射法行阻滞麻醉，此法同时麻醉的神经包括

A. 下牙槽神经　B. 舌神经
C. 舌下神经　D. 颊神经
E. 面神经　F. 上牙槽神经
G. 腭前神经

**413.** 下列属于局部麻醉并发症的是

A. 晕厥
B. 中毒反应
C. 变态反应
D. 血肿
E. 急性上呼吸道梗阻
F. 感染
G. 急性下呼吸道梗阻
H. 注射针折断
I. 高血压和低血压
J. 暂时性面瘫

（414～416 共用题干）

患者，男，36 岁。主诉左上颌后牙出现不适 6 个月要求治疗。口腔检查：26 残冠，可见牙胶尖暴露，近中冠边缘位于龈下 2mm，

叩痛（-），松动（-），牙龈稍红肿。口内其他牙未见明显异常。X 线片示：26 远中根尖周有阴影，距离下颌神经管较近。

**414.** 拔除 26 需要麻醉的神经是

A. 上牙槽前神经　B. 上牙槽中神经
C. 上牙槽后神经　D. 鼻腭神经
E. 腭前神经　F. 舌神经
G. 颊神经

**415.** 拔除 26 时，术中可能发生的并发症有

A. 牙根折断　B. 牙龈撕裂
C. 牙槽突骨折　D. 27 损伤
E. 颏神经损伤　F. 晕厥
G. 颞下颌关节损伤　H. 干槽症
I. 皮下气肿

**416.** 患者拔牙术后第三天，突然拔牙创内出血，检查发现患者拔牙创及周围大量血凝块，少量活动性渗血，下列说法正确的是

A. 局部因素或者护理不当，是拔牙后出血的常见原因
B. 麻醉下去除表面血块，检查出血部位
C. 必须将拔牙创进行搔刮、冲洗、缝合
D. 如果渗血未止，明确出血来自拔牙窝，可采用碘仿纱条紧密填塞，3 天后即可取出
E. 如果渗血未止，明确出血来自拔牙窝，可采用碘仿纱条紧密填塞，7 天后取出碘条，放入新碘条
F. 处理后，观察 30 分钟，确认不再出血后患者方可离开

（417 ~ 419 共用题干）

患者因双侧颌下至颈上部弥漫性肿胀 2 日就诊。询问病史，患者左下颌智齿反复发炎 2 年，2 周前左侧后牙牙龈肿疼，伴脓性分泌，1 周前左侧颌下肿疼，可触及肿大淋巴结。

**417.** 口底多间隙感染的可能来源包括

A. 下颌牙根尖周炎
B. 下颌颌骨骨髓炎
C. 下颌下腺炎
D. 颌下淋巴结炎
E. 上颌牙牙槽脓肿
F. 口腔溃疡
G. 颊癌

**418.** 患者行临床检查，下列临床表现的描述符合口底多间隙感染的是

A. 颌周无明显自发性疼痛、灼热感
B. 肿胀区皮肤呈紫红色、压痛、凹陷性水肿
C. 深层肌组织坏死、溶解，有液体聚集时出现波动感
D. 皮下出现液体，可扪及捻发音
E. 切开后，出现咖啡色、稀薄脓液，肌组织呈棕黑色
F. 局部症状严重，全身症状不严重

**419.** 口底多间隙感染主要累及的间隙包括

A. 双侧下颌下间隙
B. 咬肌间隙
C. 颊间隙
D. 舌下间隙
E. 颞下间隙
F. 翼外间隙
G. 颏下间隙

（420 ~ 423 共用题干）

患者，女，32 岁。因 38 反复发炎就诊拔除。

**420.** 下列情况下，下颌智齿必须拔除的是

A. 反复引起冠周炎者
B. 本身龋坏者
C. 导致食物嵌塞者
D. 压迫邻牙牙根吸收者

E. 完全骨埋伏，无神经症状者

F. 第二磨牙缺失，可保留为基牙者

G. 引起牙源性囊肿或者肿瘤者

**421.** 检查可见38部分萌出，垂直向，牙冠最高点位于37颈部下方，下颌升支至第二磨牙远中距离小于38近远中径。37远中牙龈略肿胀，挤压有少量脓性分泌，触压痛（+）。患者的智齿分类为

A. 高位阻生　　B. 中位阻生

C. 低位阻生　　D. Ⅰ类

E. Ⅱ类　　F. Ⅲ类

G. 垂直阻生　　H. 水平阻生

I. 近中阻生

**422.** 关于38的阻力分析，正确的是

A. 冠部阻力，包括软组织和硬组织阻力

B. 冠部骨阻力来自牙冠外形高点以上的骨质

C. 根部阻力来自牙根周围骨组织

D. 邻牙阻力为拔牙需要克服的主要阻力

E. 邻牙阻力来自第二磨牙，可采用分冠和去骨的方法

F. 根部阻力为拔牙需要克服的主要阻力

**423.** 患者38处于炎症期，此时不应拔除38，如果炎症继续加重，不会直接引起的间隙感染为

A. 咬肌间隙感染　　B. 翼下颌间隙感染

C. 咽旁间隙感染　　D. 下颌下间隙感染

E. 颏下间隙感染　　F. 眶下间隙感染

G. 颞间隙感染　　H. 颞下间隙感染

# 第二章 口腔修复学

## 一、A1 型题

1. 在桩核冠修复中，理想的桩的直径应为根直径的

A. 1/2　B. 1/3
C. 1/4　D. 2/3
E. 3/4

2. 烤瓷冠的金属的热膨胀系数和瓷的热膨胀系数之间的关系为

A. 两者应完全一样大
B. 前者应略大于后者
C. 前者应略小于后者
D. 前者应明显大于后者
E. 前者应明显小于后者

3. 后牙全冠修复体若颊舌面突度恢复的过小，则容易引起

A. 牙齿折断　B. 继发龋
C. 牙龈炎　D. 牙髓炎
E. 根尖周炎

4. 不宜用作嵌体修复的材料是

A. 自凝塑料　B. 金合金
C. 镍铬合金　D. 复合树脂
E. 玻璃陶瓷

5. 嵌体的牙体预备与树脂充填洞形预备的原则不相同的是

A. 去尽腐质　B. 去除无基釉
C. 边缘位于自洁区　D. 嵌体洞形无倒凹
E. 良好固位形

6. 关于全瓷贴面牙体预备的原则，下列说法错误的是

A. 预备体无倒凹
B. 内线角圆钝
C. 尽量减少磨牙量
D. 唇侧肩台为直角肩台
E. 边缘在釉质层

7. 对于瓷贴面的特征，下列说法错误的是

A. 恢复良好的牙体外形
B. 美学效果好
C. 完全遮盖基牙颜色
D. 有利于牙周组织健康
E. 去除牙体组织量少

8. 不适用于瓷贴面修复的情况是

A. 重度釉质发育不全
B. 锥形牙
C. 轻度四环素牙
D. 轻中度氟斑牙
E. 轻度错位牙

9. 在使用 Vitapan 3D - Master 比色板进行比色时，选色方法的顺序是

A. 亮度、饱和度、色调
B. 亮度、色调、饱和度
C. 色调、亮度、饱和度
D. 饱和度、亮度、色调
E. 饱和度、色调、亮度

10. 在烤瓷冠中，烤瓷合金和瓷之间最主要的结合力是

A. 化学结合力　B. 机械结合力
C. 分子间引力　D. 范德华力
E. 氢键

**11.** 烤瓷熔附金属全冠，若采用贵金属基底则厚度至少是

A. 0.1mm　B. 0.3mm　C. 0.5mm　D. 1.0mm　E. 2.0mm

**12.** 在活髓牙中应用钉洞固位形以增加固位力，预备钉洞的深度为

A. 0.5mm　B. 1.0mm　C. 2.0mm　D. 3.0mm　E. 越深越好

**13.** 在嵌体修复设计中，预备洞缘斜面的要求是

A. 预备60°洞缘斜面
B. 邻面边缘可在接触点上
C. 𬌗面边缘离开咬合接触点1mm
D. 都应预备洞缘斜面
E. 以上均正确

**14.** 非贵金属铸造全冠牙体预备应制备的颈部边缘形态为

A. 1.0mm 直角肩台
B. 1.0mm 135°肩台
C. 0.5mm 直角肩台
D. 0.5mm 浅凹形肩台
E. 以上都不对

**15.** 关于铸造金属全冠修复的描述错误的是

A. 适用于临床冠短的患牙
B. 采用金属材料，自身强度大
C. 不能用于前牙的修复
D. 不能用于活髓牙的修复
E. 修复后基牙不能进行牙髓电活力测试

**16.** 在全口义齿制作个别托盘时，其上颌后缘应位于腭小凹后

A. 1mm　B. 2mm　C. 3mm　D. 4mm　E. 5mm

**17.** 无牙颌的口腔检查内容主要有

A. 上下颌弓的形状和大小
B. 牙槽嵴的情况
C. 舌的位置和大小
D. 腭穹隆的形状
E. 以上都对

**18.** 无牙颌口腔前庭的解剖标志是

A. 切牙乳突　B. 唇系带　C. 舌系带　D. 下颌隆突　E. 磨牙后垫

**19.** 对于全口义齿制取印模的要求，下列描述错误的是

A. 印模边缘适度伸展
B. 印模边缘厚度为2~3mm
C. 肌肉功能整塑只能由医生完成
D. 下颌后缘完全覆盖磨牙后垫
E. 保持托盘在口内稳定的位置

**20.** 牙列缺失后，牙槽骨的吸收相对较少的区域是

A. 腭穹隆　B. 上颌结节　C. 下颌磨牙后垫　D. 后牙牙槽嵴　E. 以上都对

**21.** 无牙颌患者牙缺失后，软组织的改变主要有

A. 上唇丰满度变差
B. 鼻唇沟加深
C. 口角下陷
D. 面容衰老
E. 以上均是

**22.** 在全口义齿修复前不需进行外科手术处理的是

A. 双侧上颌结节过大倒凹
B. 牙槽嵴上尖锐的骨尖
C. 下颌隆突过大
D. 松软牙槽嵴

E. 缝龈瘤

**23.** 在全口义齿修复中，重新建立的颌位关系是

A. 正中𬌗　　B. 牙尖交错位
C. 正中关系　　D. 息止颌位
E. 下颌姿势位

**24.** 在全口义齿排列人工牙时，上颌尖牙与𬌗平面的关系是

A. 牙尖高于𬌗平面0.5mm
B. 牙尖高于𬌗平面1.0mm
C. 牙尖位于𬌗平面上
D. 牙尖低于𬌗平面0.5mm
E. 牙尖低于𬌗平面1.0mm

**25.** 在全口义齿修复中，确定颌位关系后，需在蜡堤上刻画的标志线是

A. 中线　　B. 唇高线
C. 唇低线　　D. 口角线
E. 以上均正确

**26.** 下列属于无牙颌边缘封闭区的是

A. 腭部穹隆区　　B. 颊棚区
C. 下颌舌骨嵴　　D. 上颌后堤区
E. 上颌结节颊侧

**27.** 下列使全口义齿的固位增加的因素有

A. 牙槽嵴低平
B. 系带附丽距牙槽嵴顶远
C. 唾液流动性大
D. 黏膜较薄
E. 腭穹隆平坦

**28.** 全口义齿排牙时，若排列的上前牙过长，则会影响的发音是

A. 哨音　　B. 齿音
C. 唇齿音　　D. 舌齿音
E. 舌腭音

**29.** 下列不是临床上用于确定水平颌位关系的方法是

A. 卷舌后舔法　　B. 吞咽咬合法
C. 后牙咬合法　　D. 哥特式弓描记法
E. 息止颌位法

**30.** 对于上颌全口义齿基托后缘位置正确的是

A. 翼上颌切迹与腭小凹前2mm连线
B. 翼上颌切迹与腭小凹后2mm连线
C. 翼上颌切迹与腭小凹连线
D. 与后颤动线一致
E. 超过后颤动线2mm

**31.** 全口义齿修复时，若垂直距离恢复过小会出现的表现是

A. 易于肌肉疲劳
B. 息止𬌗间隙变大
C. 表情紧张
D. 进食时有义齿撞击声
E. 颏唇沟变浅

**32.** 在全口义齿𬌗堤制作时，前部在上唇下一般露出

A. 1mm　　B. 2mm
C. 3mm　　D. 4mm
E. 5mm

**33.** 对骨突、骨尖进行牙槽嵴修整术，应安排在拔牙后

A. 立即　　B. 1周
C. 2周　　D. 1个月
E. 3个月

**34.** 哥特式弓描记法确定水平关系时，当描记针位于哥特式弓形描记轨迹尖端时下颌处于

A. 正中关系位　　B. 牙尖交错位
C. 息止颌位　　D. 下颌姿势位
E. 以上都不对

**35.** 临床上常用的确定垂直距离的方法有

A. 息止颌位法　　B. 面部外形观察法

C. 拔牙前记录法　D. 参照旧义齿法
E. 以上都对

**36.** 在接触式桥体中，目前最常用的是
A. 锥形桥体　B. 船形桥体
C. 改良船形桥体　D. 盖嵴式桥体
E. 改良盖嵴式桥体

**37.** 上颌牙列中牙周膜面积由小到大排列为
A. 34567　B. 34576
C. 54376　D. 54367
E. 45376

**38.** 固定桥修复中，可选做基牙的牙齿倾斜度不能超过
A. 10°　B. 20°
C. 30°　D. 40°
E. 45°

**39.** 临床使用的印模膏的软化温度一般为
A. 40℃　B. 50℃
C. 60℃　D. 70℃
E. 80℃

**40.** 下列不属于可摘局部义齿组成部件的是
A. 人工牙　B. 桥体
C. 卡环　D. 舌板
E. 𬌗支托

**41.** 在可摘局部义齿中，可起连接、传递𬌗力、稳定及固位作用的部分是
A. 人工牙　B. 基托
C. 𬌗支托　D. 固位体
E. 连接体

**42.** 关于𬌗支托的作用，错误的是
A. 固位作用
B. 稳定作用
C. 支持、传递𬌗力
D. 防止食物嵌塞
E. 恢复咬合接触

**43.** 当上下颌牙咬合过紧，而牙本质敏感不能磨出𬌗支托间隙时，下颌磨牙的𬌗支托可以放在
A. 颊沟区　B. 舌沟区
C. 颊外展隙　D. 远中边缘嵴
E. 近中边缘嵴

**44.** 可摘局部义齿的固位体应具备的要求不包括
A. 材料具有良好的生物学性能
B. 摘戴时对基牙无侧方压力
C. 前牙区少暴露金属
D. 可以使用不同种类的金属
E. 不易积存食物

**45.** 对于邻面板作用的描述错误的是
A. 有利于美观
B. 防止积存食物
C. 增加义齿固位
D. 与卡环臂有协同作用
E. 水平方向支持作用较强

**46.** RPI 卡环的优点是
A. I 杆减少金属的暴露，较美观
B. 咬合力沿牙体长轴传导
C. 减少食物嵌塞
D. 保护基牙
E. 以上都对

**47.** 关于联合卡环，下列说法错误的是
A. 多用于牙周夹板
B. 需用铸造法制作
C. 可以防止食物嵌塞
D. 减小相邻两牙间的间隙
E. 放置在相邻两基牙上

**48.** 关于后牙𬌗支托凹的预备，下列说法正确的是
A. 可放置在充填物上
B. 𬌗支托长度为磨牙近远中径的1/2

C. 殆支托宽度为磨牙颊舌径的1/4

D. 制备深度为1~1.5mm

E. 底部与基牙长轴垂直

**49.** 黏膜支持式可摘局部义齿，减小殆力的方法包括

A. 减少人工牙数目

B. 降低牙尖斜度

C. 增加食物溢出道

D. 减小人工牙颊舌径

E. 以上都对

**50.** 关于前腭杆的描述错误的是

A. 位于腭隆突之前

B. 对黏膜组织轻压力

C. 切牙乳突区域需缓冲

D. 离开龈缘至少6mm

E. 最好铸造制作

**51.** 影响全口义齿稳定性的因素有

A. 基托的边缘

B. 黏膜的性质

C. 唾液的质与量

D. 基托磨光面的外形

E. 颌骨的解剖形态

**52.** 全口义齿平衡殆理论的五因素不包括

A. 髁道斜度

B. 切导斜度

C. 补偿曲线曲度

D. 牙尖斜度

E. 定位平面斜度

**53.** 全口义齿初戴时出现恶心现象的原因可能是

A. 上颌义齿基托后缘过长

B. 上颌义齿基托后缘过厚

C. 下颌义齿基托舌侧过厚

D. 患者初次戴用义齿不适应

E. 以上都对

**54.** 全口义齿上可调式殆架排牙前，应将前伸髁导斜度固定在

A. 10°　　B. 15°

C. 20°　　D. 30°

E. 45°

**55.** 关于磨牙后垫的描述，错误的是

A. 由疏松结缔组织组成

B. 下颌全口义齿后缘止于磨牙后垫前1/3~1/2

C. 较稳定，很少吸收

D. 是全口义齿的缓冲区

E. 可作为排列人工牙的标志

**56.** 关于主承托区的描述正确的是

A. 能承担咀嚼压力

B. 不易出现骨吸收

C. 表面有高度角化的复层鳞状上皮

D. 有致密的黏膜下层

E. 以上均对

**57.** 采用息止颌位法确定垂直距离时，息止殆间隙的平均值为

A. 0~1mm　　B. 1~2mm

C. 2~3mm　　D. 3~4mm

E. 4~5mm

**58.** 全口义齿修复为达到美观原则，关于上前牙的排列位置要达到的要求说法错误的是

A. 上前牙唇面至切牙乳突中点一般8~10mm

B. 年轻人，上尖牙顶连线通过切牙乳突中点

C. 老年人，上尖牙顶连线与切牙乳突后缘平齐

D. 上尖牙唇面与腭皱的侧面相距10mm左右

E. 所有人的上前牙切缘在唇下均露出2mm

**59.** 关于全口义齿后牙排列的要求，$\underline{7|}$ 和 $\underline{|7}$ 的舌尖与殆平面的关系是

A. 与殆平面相接触

B. 离开殆平面 0.5mm

C. 离开殆平面 1mm

D. 离开殆平面 1.5mm

E. 离开殆平面 2mm

**60.** 关于后堤区的描述，错误的是

A. 位于前后颤动线之间

B. 组织柔软，有一定可让性

C. 形成良好的边缘封闭

D. 可在模型上刮除石膏形成

E. 不能在口内直接确定后堤区范围和深度

**61.** 关于托盘选择的依据，下列说法错误的是

A. 托盘的形态与牙弓的形态一致

B. 托盘的大小略大于牙弓的大小

C. 托盘与组织面间有 3 ~ 4mm 的间隙

D. 托盘边缘应达到黏膜皱襞处

E. 托盘边缘不妨碍系带运动

**62.** 关于个别托盘的制作，下列说法正确的是

A. 使用自凝或光固化树脂制作

B. 需安放手柄

C. 可制作固位孔

D. 组织面可涂布粘接剂

E. 以上都对

**63.** 合格的石膏模型应该达到的要求不包括

A. 模型清晰，无表面缺陷

B. 尺寸稳定，不易变形

C. 最薄处应达到 5mm 厚

D. 侧面与基底面垂直

E. 边缘宽度 3 ~ 5mm

**64.** 关于海藻酸盐印模材料的描述错误的是

A. 是一种弹性不可逆的水胶体印模材料

B. 对水粉比例有严格规定

C. 调拌时间在 30 ~ 45 秒

D. 取印模后放置 30 分钟再灌注模型

E. 不同的温度和湿度对凝固时间有影响

**65.** 固定桥修复前，需要进行的口腔治疗包括

A. 拆除不良修复体

B. 拔除影响修复的多生牙

C. 龋齿治疗

D. 牙周系统治疗

E. 以上都对

**66.** 与可摘局部义齿相比，固定义齿的优点不包括

A. 对发音无影响　　B. 咀嚼效率高

C. 近似天然牙　　D. 牙体预备量少

E. 无异物感

**67.** 应力缓冲式固定桥是指

A. 双端固定桥　　B. 单端固定桥

C. 半固定桥　　D. 悬臂固定桥

E. 复合固定桥

**68.** 在前牙固定桥修复时，若缺牙间隙小于同名牙，为了美观可采取以下措施，除外

A. 加大桥体唇面突度

B. 适当磨除两侧基牙

C. 桥体进行扭转

D. 与邻牙进行部分重叠

E. 唇面制作横向沟纹

**69.** 固定桥修复选择基牙时，牙槽骨的吸收超过基牙根长多少时，应考虑增加基牙

A. 1/2　　B. 1/3

C. 1/4　　D. 2/3

E. 3/4

**70.** 对于多根牙来说，牙周膜附着面积最大的部位是

A. 牙颈部　　B. 根上 1/3

C. 根中 1/3　　D. 根尖 1/3

E. 根分叉处

**71.** 固定桥修复时，基牙冠根比的最低限度是

A. 1：1　　B. 1：2

C. 1：3　　D. 1：4

E. 2：3

**72.** 正常咀嚼运动中，咀嚼食物的𬌗力约为牙周组织所能支持力量的

A. 1/5　　B. 1/4

C. 1/3　　D. 1/2

E. 2/3

**73.** 关于Ⅱ型观测线基牙上倒凹区的位置说法正确的是

A. 颊侧　　B. 舌侧

C. 近缺隙侧　　D. 远缺隙侧

E. 以上均不对

**74.** 增加桥体的强度，以减小桥体弯曲变形的措施不包括

A. 增加桥体宽度

B. 增加桥体长度

C. 选用机械强度高的材料

D. 加厚桥体金属层

E. 桥体截面设计为 T 字形

**75.** 关于复合固定桥的描述，错误的是

A. 可同时包含前后牙

B. 只有 2 个基牙

C. 由 2 种或 3 种基本类型的固定桥组合而成

D. 基牙数目多，桥体跨度大

E. 可有中间基牙

**76.** 固定桥修复中采用悬空式桥体时，要求桥体与牙槽嵴黏膜之间的间隙至少为

A. 1mm　　B. 2mm

C. 3mm　　D. 4mm

E. 5mm

**77.** Ante 主张基牙数量应

A. 以年龄决定

B. 以缺牙数量决定

C. 以牙周膜面积决定

D. 以缺牙部位决定

E. 以𬌗力比值决定

**78.** 固定义齿修复时，对于基牙的选择下列说法不正确的是

A. 基牙无倾斜移位

B. 牙周无进行性炎症

C. 健康活髓牙

D. 牙冠应长且大

E. 牙根应粗壮

**79.** 下列情况适宜采用半固定桥修复的是

A. 远中游离缺失　　B. 基牙倾斜

C. 缺牙间隙小　　D. 基牙松动

E. 牙槽嵴过低

**80.** 固定桥的设计是否合理，其中最重要的因素是

A. 缺失牙的数目不超过 3 颗

B. 缺失牙间隙大小正常

C. 基牙不松动

D. 咬合关系正常

E. 基牙的负重不超过其牙周组织的储备

**81.** 为保证固定桥修复中桥体与基牙固位体之间的连接强度，固定连接体的横截面积至少应为

A. $1mm^2$　　B. $2mm^2$

C. $3mm^2$　　D. $4mm^2$

E. $5mm^2$

**82.** 在固定桥修复中，对固位体设计的原则应遵循

A. 具有良好的固位形和抗力形

B. 能够保护牙体组织

C. 有共同就位道

D. 边缘适合性良好

E. 以上都对

**83.** 固定义齿修复的最佳年龄段是

A. 20岁以前 B. 20~35岁
C. 20~55岁 D. 55岁以后
E. 任何年龄段

**84.** 关于可摘局部义齿的基牙选择原则，错误的是

A. 选择牙周组织健康的牙
B. 一般多选用后牙
C. 基牙数目一般2~4个
D. 选用多个基牙，彼此越集中越好
E. 锥形牙、过小牙不宜选作基牙

**85.** 牙列缺失后，关于口腔内软硬组织的变化描述错误的是

A. 颊部向内凹陷
B. 舌体变大
C. 鼻唇沟变浅
D. 上颌牙槽嵴向内吸收
E. 系带附丽相对变高

**86.** 在制取印模过程中，需注意

A. 托盘放入口中时前部先就位，后部再就位
B. 印模材料放的越多越好
C. 印模完全固化才可以取出
D. 取出时必须尽量用力
E. 轻微的脱模没有影响

**87.** 关于使用排龈线排龈，下列做法错误的是

A. 排龈线粗细与龈沟相适应
B. 排龈时间越长效果越好
C. 排龈线取出后尽快取印模
D. 排龈操作应轻柔
E. 对高血压患者，排龈线不宜含有肾上腺素

**88.** 活髓牙牙体缺损修复时，为保护牙髓组织健康，下列说法错误的是

A. 牙体预备时，应随时有水雾冷却
B. 牙体预备尽量分次完成
C. 牙体预备完成后戴用临时冠
D. 修复体使用刺激性小的水门汀粘固
E. 修复体边缘密合，边缘封闭良好

**89.** 对牙体缺损修复体粘接力的描述正确的是

A. 粘接面积越大粘接力越大
B. 粘接剂越厚粘接力越大
C. 粘接面越光滑粘接力越大
D. 粘接剂越稠粘接力越大
E. 粘接剂越稀粘接力越大

**90.** 不利于增加牙体缺损修复体抗力的是

A. 选择机械性能优良的修复材料
B. 为保留更多牙体组织，应尽可能减少修复体的体积和厚度
C. 合理控制修复体的外形，避免薄弱的结构
D. 保证修复体质量
E. 选择合适的龈边缘类型

**91.** 下列属于牙体缺损修复治疗原则的是

A. 恢复正常的形态与功能
B. 牙体预备时尽可能保存及保护牙体组织
C. 修复体应保护牙周组织健康
D. 修复应有良好的抗力形和固位形
E. 以上均是

**92.** 若固定桥发生挠曲变形，则产生的不良影响不包括

A. 固位体松动
B. 固定桥断裂
C. 对颌牙疼痛
D. 基牙松动
E. 基牙疼痛

**93.** 关于卡环臂的描述正确的是

A. 包括固位臂和对抗臂
B. 卡环臂尖位于倒凹区

C. 起始部位不在倒凹区

D. 有稳定作用

E. 以上都对

**94.** 关于上颌腭板连接体的描述错误的是

A. 主要用于肯氏Ⅰ类牙列缺损

B. 前缘离开龈缘4~6mm

C. 只能铸造完成

D. 过厚会引起患者不适

E. 以上都对

**95.** 铸造金属全冠必须高度抛光的原因是

A. 美观　　B. 有利发音

C. 利于清洁　　D. 提高咀嚼效率

E. 增加固位

**96.** 可摘局部义齿的塑料基托要有一定的挠曲强度，其厚度一般为

A. 0.5mm　　B. 1.0mm

C. 2.0mm　　D. 3.0mm

E. 越厚越好

**97.** 关于隙卡沟的预备原则，下列错误的是

A. 尽量利用天然牙间隙

B. 隙卡沟的深度不应破坏接触点

C. 隙卡沟底边要呈圆形

D. 有天然间隙可以不预备

E. 隙卡沟在颊舌外展隙处应圆钝

**98.** 可摘局部义齿排列前牙时，若缺隙过宽，应采取的方法是

A. 人工牙与邻牙重叠

B. 人工牙减径

C. 加大人工牙的近远中向倾斜度

D. 减数排牙

E. 人工牙扭转

**99.** 可摘局部义齿就位道与模型倾斜方向之间的关系，描述正确的是

A. 模型平放时，上颌就位道由下向上

B. 模型向左倾斜时，就位道由左向右

C. 模型向右倾斜时，就位道由右向左

D. 模型向前倾斜时，就位道由前向后

E. 模型向后倾斜时，就位道由后向前

**100.** Ⅲ型导线的基牙倒凹区主要在

A. 颊侧　　B. 舌侧

C. 近缺隙侧　　D. 远缺隙侧

E. 普遍存在

**101.** 关于人工牙的描述错误的是

A. 人工牙是可摘局部义齿的组成部分

B. 按材质可分为塑料牙、瓷牙和金属牙

C. 普通树脂牙硬度差，易磨损

D. 瓷牙可做任意的磨改

E. 金属牙适用于缺牙间隙过小者

**102.** 在RPI卡环组中，采用近中𬌗支托的主要作用是

A. 利于美观

B. 减少基牙所受扭力

C. 防止基托下沉

D. 增强义齿稳定

E. 防止食物嵌塞

**103.** 调整可摘局部义齿固位力的措施，下列正确的是

A. 义齿的固位力越大越好

B. 基牙的倒凹坡度应小于20°

C. 基牙的倒凹深度应大于1mm

D. 选择合理分散的基牙

E. 不需要考虑吸附力

**104.** 下颌可摘局部义齿中，设计舌杆大连接体时，其上缘距离舌侧牙龈缘至少

A. 1~2mm　　B. 2~3mm

C. 3~4mm　　D. 4~5mm

E. 5~6mm

**105.** 上颌可摘局部义齿中的侧腭杆应离开牙龈的距离为

A. 0~2mm　　B. 2~4mm

C. 4～6mm　　D. 6～8mm

E. 可与牙龈有接触

**106.** 对半卡环适用于

A. 近中倾斜的磨牙

B. 后牙游离端缺失

C. 牙冠短的基牙

D. 孤立的前磨牙或磨牙

E. 松动的基牙

## 二、A2 型题

**107.** 患者，男，65 岁。可摘局部义齿修复后 1 周复诊，主诉摘戴义齿时疼痛明显。检查：8765|45678 缺失，可摘局部义齿修复，固位及稳定性良好。|3 和 4| 不松动，|45 处舌隆突明显，表面有溃疡，压痛（+）。造成摘戴义齿疼痛的原因是

A. 卡环固位力过小

B. 卡环固位力过大

C. 基托进入组织倒凹

D. 基托边缘过短

E. 摘戴义齿用力过大

**108.** 患者，男，55 岁。8765|5678 缺失，可摘局部义齿修复后，患者自诉经常咬颊，其原因可能是

A. 后牙颊侧覆盖过小

B. 后牙颊侧覆盖过大

C. 基托颊侧边缘过长

D. 人工牙牙尖斜度过小

E. 义齿固位力差

**109.** 患者，男，68 岁。|678 缺失，牙槽嵴轻度吸收。选 |5 作为基牙，其下存在软组织倒凹。则 |5 卡环类型设计为

A. 三臂卡环

B. 对半卡环

C. RPA 卡环组

D. RPI 卡环组

E. 圈形卡环

**110.** 患者，男，65 岁。65|56 缺失，余留牙无明显异常。计划上颌可摘局部义齿修复，基牙应选

A. 7|47　　B. 74|78

C. 74|4　　D. 4|47

E. 74|47

**111.** 患者，男，50 岁。口内 |45 缺失，余留牙无明显异常，咬合关系正常。为了在模型上建立正确的关系，应采用

A. 在模型上利用余留牙确定

B. 在口内利用蜡殆记录确定

C. 在模型上利用蜡殆记录确定

D. 在口内利用殆堤记录确定

E. 在模型上利用殆堤记录确定

**112.** 患者，男，54 岁。8765| 缺失，可摘局部义齿修复。为减小义齿游离端下沉，以下方法不正确的是

A. 在对侧增加基牙

B. 在对侧增加间接固位体

C. 减小游离端基托面积

D. 减小人工牙牙尖斜度

E. 减小人工牙颊舌径

**113.** 患者，女，60 岁。42|456 缺失，患者要求行活动义齿修复。则该患者缺失牙的肯氏分类为

A. 第三类第一亚类

B. 第三类第二亚类

C. 第三类

D. 第四类

E. 第四类第二亚类

**114.** 患者，男，70 岁。7654|456 缺失，计划行可摘局部义齿修复，排牙时将人工后

牙颊舌径减小的目的是

A. 增加义齿固位

B. 提高咀嚼效率

C. 减小支持组织负荷

D. 防止咬颊

E. 防止咬舌

**115.** 患者，男，60 岁。口内 876|5678 缺失，牙槽嵴轻度吸收。5|牙体外形无明显倒凹，不松动。4|牙体完整，外形正常，不松动。当可摘局部义齿修复时，右上缺牙区卡环类型最好设计为

A. 对半卡环　　B. 延伸卡环

C. 圈形卡环　　D. RPI 卡环组

E. RPA 卡环组

**116.** 患者，男，65 岁。6521|126 缺失，余留牙无明显异常，前牙深覆𬌗，腭连可摘局部义齿修复。义齿戴用 6 个月，21|1 对应的腭侧基托反复折断，以下最佳的处理方法是

A. 折断处用自凝塑料修理

B. 折断处用热凝塑料修理

C. 折断处修理，前牙调𬌗

D. 折断处修理，后牙调𬌗

E. 折断处修理，增加铸造金属网

**117.** 患者，女，68 岁。|5678 缺失，腭连可摘局部义齿修复。义齿戴用 1 年后，|4 舌侧基托折断。检查发现，该义齿游离端翘动，其他部位密合。处理方法除折断处粘结修理外，还需要

A. 对侧增加卡环

B. 人工牙减径

C. 游离端基托组织面重衬

D. 磨短基托边缘

E. 不需其他处理

**118.** 患者，男，80 岁。7654321|246 缺失，可摘局部义齿修复后 3 个月，|2 处人工牙脱落，下列可能的原因中错误的是

A. 缺牙间隙多

B. 人工牙与基托树脂间有杂质

C. 人工牙盖嵴部没有进行粗化

D. 义齿摔破

E. 人工牙与基托树脂接触面过小

**119.** 患者，女，35 岁。6|6 缺失，可摘局部义齿修复。在进行咬合检查时，嘱患者下颌自然闭合到与上颌牙齿接触，并咬紧，余留牙均有咬合接触。此时患者下颌所处的位置是

A. 牙尖交错位　　B. 下颌姿势位

C. 后退接触位　　D. 正中关系位

E. 以上均错误

**120.** 患者，男，67 岁。5421|456 缺失，可摘局部义齿修复。义齿初戴时阻力较大、就位困难，可能的原因错误的是

A. 共同就位道选择不当

B. 卡环过紧

C. 基托边缘过短

D. 基托变形

E. 支架变形

**121.** 患者，男，55 岁。54|6 缺失，可摘局部义齿修复。义齿设计时，为使基牙 6|7 具有 I 型导线，在确定义齿就位道时应将模型

A. 平放　　B. 向左倾斜

C. 向右倾斜　　D. 向前倾斜

E. 向后倾斜

**122.** 患者，男，75 岁。8765| 缺失，可摘局部义齿在 4| 上设计放置 RPI 卡环。当义齿受到咬合力时，I 杆的移动方向是

A. 近中向　　B. 远中向

C. 𬌗向　　D. 龈向

E. 舌向

**123.** 患者，男，70 岁。下颌双侧游离缺失，为减少剩余牙槽嵴的受力，下列措施中错误的是

A. 选用半解剖式牙

B. 减小人工牙颊舌径

C. 减少人工牙数目

D. 减小基托面积

E. 增加食物溢出沟

**124.** 患者，女，67 岁。$\overline{8765|}$ 缺失，牙槽嵴轻度吸收，$\overline{4|}$ 松动 Ⅰ°，余牙无明显异常。若可摘局部义齿修复，则 $\overline{4|}$ 的设计方案是

A. 放置近中殆支托

B. 放置远中殆支托

C. 仅卡环，不放置殆支托

D. 不选作基牙

E. 以上均可

**125.** 患者，女，78 岁。上下牙列缺失，行全口义齿修复后自觉进食费力、无法咬碎食物，其原因不可能是

A. 义齿材料不佳　B. 垂直距离过低

C. 咬合接触点少　D. 义齿固位较差

E. 未达到平衡殆

**126.** 患者，女，70 岁。上下牙列缺失，行全口义齿修复。在义齿初戴时，上颌义齿出现左右翘动，通常支点位置位于

A. 腭隆突　B. 颊系带

C. 软腭　D. 唇系带

E. 牙槽嵴顶

**127.** 患者，女，75 岁。上下牙列缺失，行全口义齿修复。在义齿初戴时，上颌义齿出现压痛，可能引起压痛的位置不包括

A. 上颌隆突　B. 切牙乳突

C. 颧突　D. 唇系带

E. 牙槽嵴上骨突

**128.** 患者，男，75 岁。上下牙列缺失，行全口义齿修复 20 年。该患者面形苍老，口角下垂，口角处黏膜糜烂，人工牙殆面磨耗重，其还可能存在的表现是

A. 上下唇闭合困难

B. 颏部皮肤皱缩

C. 颏唇沟变深

D. 面部表情紧张

E. 进食时牙齿相撞

**129.** 患者，男，70 岁。上下牙列缺失，行全口义齿修复。在义齿初戴时，上颌义齿在休息状态时或说话时不松动，但咀嚼食物时易脱落，其原因是

A. 人工牙有殆干扰

B. 基托与黏膜组织不密合

C. 人工牙排列覆盖过小

D. 基托边缘过长

E. 基托边缘过短

**130.** 患者，女，60 岁。因拔牙后 3 个月要求镶牙就诊。检查：全口无牙颌，上颌牙槽嵴轻度吸收，下颌牙槽嵴中度吸收。$\overline{|5}$ 颊侧有一小骨突，压痛（+），表面黏膜薄。在制作全口义齿时，对骨突处采取的处理是

A. 采用压力印模　B. 人工牙减径

C. 基托不覆盖　D. 基托组织面缓冲

E. 做主承托区

**131.** 患者，男，75 岁。上下牙列缺失，行全口义齿修复。在义齿初戴时，下颌义齿出现翘动，通常支点位置位于

A. 磨牙后垫　B. 下颌隆突

C. 舌系带　D. 唇系带

E. 牙槽嵴顶

**132.** 患者，男，67 岁。上下牙列缺失，行全

口义齿修复。义齿戴用 10 天后复诊，自诉下牙床普遍疼痛无法戴用假牙。检查：$\overline{87654|45678}$ 处牙槽嵴黏膜大范围充血，压痛（+），未触及明显骨突、骨尖。造成下颌牙槽嵴黏膜压痛的最可能原因是

A. 初戴义齿不适应

B. 殆干扰

C. 基托边缘过长

D. 垂直距离过低

E. 义齿固位差

**133.** 患者，女，70 岁。因上颌假牙戴用 1 年折断就诊。检查：上下无牙颌，牙槽嵴中度吸收，黏膜无红肿破溃。上颌腭中缝处较平坦。上颌总义齿腭侧基托正中折裂，折裂处基托厚 2mm。造成义齿折裂的主要原因是

A. 唇侧基托过短

B. 腭侧基托过薄

C. 人工牙排列偏唇颊侧

D. 腭中缝处有支点

E. 基托材料老化

**134.** 患者，女，55 岁。在拔牙后进行即刻全口义齿修复。戴用半年后，因食物大量进入基托下影响使用而就诊。若出现基托组织面与黏膜不密贴时，最佳的处理方法是

A. 自凝塑料加长基托

B. 自凝塑料组织面重衬

C. 热凝塑料加长基托

D. 热凝塑料加厚基托

E. 热凝塑料组织面重衬

**135.** 患者，女，75 岁。上下牙列缺失，行全口义齿修复。检查：上下颌牙槽嵴中度吸收，上下颌弓位置关系不协调，下颌弓明显宽于上颌弓。全口义齿人工后牙需要排成反殆关系的目的是

A. 防止咬舌　　B. 防止咬颊

C. 美观　　D. 提高咀嚼效率

E. 使人工牙排在牙槽嵴顶

**136.** 患者，女，60 岁。上牙列缺失，行上颌全口义齿修复。义齿戴用 1 周后复诊，主诉戴假牙后恶心，唾液多。其原因不可能是

A. 初戴义齿不适应

B. 患者处于更年期

C. 基托后缘过长

D. 基托后缘过短

E. 基托后缘与黏膜不密合

**137.** 患者，男，80 岁。上下牙列缺失，全口义齿修复。既往戴用全口义齿 20 年，3 个月前因旧义齿咬合疼痛明显而重新全口义齿修复。新义齿戴用后仍然出现广泛性咬合疼痛，且义齿固位差，使用自凝塑料重衬后无明显改善。下一步可以尝试采用的措施是

A. 热凝塑料重衬

B. 自凝软衬材料重衬

C. 重新采印制作

D. 牙槽嵴修整后重新修复

E. 以上都不对

**138.** 患者，男，70 岁。上下牙列缺失，行全口义齿修复。戴用义齿后发现说话和进食时人工牙相撞声，其出现的原因是

A. 义齿有早接触　　B. 前牙覆盖过大

C. 垂直距离过低　　D. 垂直距离过高

E. 义齿固位力差

**139.** 患者，男，62 岁。上牙列缺失，行全口义齿修复。义齿戴用 1 周后复诊，主诉上颌后牙颊侧黏膜处疼痛。检查：$\underline{|6}$ 颊侧黏膜破溃，压痛（+），对应全口义齿组织面基托有粒状突起。此时最佳的

处理方法是

A. 磨短颊侧基托边缘

B. 对应基托组织面重衬

C. 对应基托组织面软衬

D. 修改基托组织面去除粒状突起

E. 进行咬合调整

**140.** 患者，女，60 岁。上下牙列缺失，行全口义齿修复。初戴全口义齿在前伸运动时，后牙接触而前牙不接触，则应

A. 调磨下颌后牙牙尖近中斜面

B. 调磨下颌后牙牙尖远中斜面

C. 调磨下颌后牙牙尖唇斜面

D. 调磨下颌后牙牙尖舌斜面

E. 调磨下颌后牙牙尖高度

**141.** 患者，男，69 岁。上下牙列缺失，行全口义齿修复。初戴全口义齿时，若在侧方运动，工作侧牙尖接触，而平衡侧牙尖不接触，则应调磨

A. 上颌后牙颊尖舌斜面和下颌后牙舌尖颊斜面

B. 上颌后牙颊尖舌斜面和下颌后牙颊尖舌斜面

C. 上颌后牙舌尖颊斜面和下颌后牙颊尖舌斜面

D. 上颌后牙舌尖颊斜面和下颌后牙舌尖颊斜面

E. 上颌后牙舌尖和下颌后牙颊尖

**142.** 患者，男，78 岁。上下牙列缺失，下颌牙槽嵴重度吸收，较低平。在全口义齿修复时，将其颊棚区作为主承托区的原因是

A. 骨皮质薄

B. 表面黏膜致密

C. 骨质致密，骨小梁排列与咬合力垂直

D. 骨质致密，骨小梁排列与咬合力平行

E. 可形成良好的边缘封闭

**143.** 患者，男，73 岁。上牙列缺失，行上颌全口义齿修复。义齿戴用 1 周后复诊，检查：上颌全口义齿固位稳定性良好，咬合关系良好。舌系带处见 2mm × 2mm 大小溃疡，压痛（+）。舌系带处出现溃疡的原因是

A. 舌系带附丽过高

B. 舌系带过长

C. 基托在舌系带处缓冲不足

D. 基托在舌系带处太厚

E. 基托在舌系带处不密合

**144.** 患者，男，60 岁。因右下后牙咬物疼痛伴有自发痛 2 周余就诊。检查：7⌉牙体无缺损，临床冠高度正常，颊尖高陡，远中边缘嵴见隐裂纹，叩痛（+），牙体不松动，PD：2 ~ 3mm，牙龈未见明显异常，X 线片示：7⌉根尖未见明显低密度影像。该患者的最佳治疗方案是

A. 调𬌗，随诊观察

B. 复合树脂充填修复

C. 嵌体修复

D. 根管治疗后全冠修复

E. 根管治疗后复合树脂充填修复

**145.** 患者，男，45 岁。6⌉牙体缺损行嵌体修复，1 周后复诊自诉咬物疼痛，否认自发痛。检查：6⌉嵌体修复体完好，边缘密合，𬌗面有咬合高点，叩痛（-），牙体不松动，冷诊正常，牙龈无红肿。该患牙的处理方法为

A. 调𬌗观察

B. 拆除嵌体后氧化锌丁香油安抚

C. 拆除嵌体后根管治疗

D. 拆除嵌体后树脂充填

E. 拆除嵌体后全冠修复

**146.** 患者，男，54 岁。⌈6 行金合金烤瓷冠修复，修复体粘固 2 日，持续冷热刺激敏

感，最可能的原因是

A. 戴冠时机械刺激

B. 邻面接触过紧

C. 游离酸的刺激

D. 龋坏组织未去净

E. 有咬合高点

**147.** 患者，女，40 岁。因左下后牙龋坏 1 年，充填物反复脱落就诊。检查：⌈7 牙冠近中及颊侧大面积龋坏，缺损基本齐龈，叩痛（－），不松动，临床冠高度正常，牙龈无红肿。X 线片示：⌈7 根充物恰填，根尖未见低密度影像，牙槽骨无明显吸收。该患者应选择的修复方式是

A. 嵌体　　B. 全瓷冠

C. 金属全冠　　D. 金属烤瓷全冠

E. 桩核冠

**148.** 患者，女，30 岁。因左上前牙牙龈出血 1 个月就诊。检查：⌊1 烤瓷冠修复，叩痛（－），不松动，唇侧牙龈红肿，探诊出血，冠边缘位于龈沟内约 2mm。引起牙龈出血最可能的原因是

A. 口腔卫生差

B. 冠边缘过长

C. 牙体预备时损伤牙龈

D. 戴冠时损伤牙龈

E. 食物刺激牙龈

**149.** 患者，男，40 岁。1⌋ 行金属烤瓷冠修复。修复体就位后颜色、外形与邻牙协调，颈部边缘探针可探入，邻接处牙线通过有适当阻力，正中咬合时下牙切端位于 1⌋ 烤瓷区。根据检查结果判断，该烤瓷冠

A. 合格　　B. 邻接过紧

C. 邻接过松　　D. 边缘不密合

E. 金－瓷结合区设计不当

**150.** 患者，女，45 岁。因左上后牙食物嵌塞 1 个月就诊。检查：⌊5 近中邻殆面嵌体修复，边缘密合，远中邻面龋坏，腐质较多，叩痛（－），不松动。X 线片示：⌊5 冠方远中有低密度影像，根管内根充物恰填，根尖周未见低密度影像。最佳的修复治疗方案是

A. 远中直接树脂充填

B. 重新嵌体修复

C. 全冠

D. 桩核冠

E. 拔除后种植修复

**151.** 患者，男，55 岁。因左下后牙固定假牙松动就诊。检查：⌈6 缺失，⌈5－7 固定桥修复。⌈5 全冠固位体边缘密合，不松动，⌈7 全冠固位体松动。拆除⌈5－7 固定桥后，见⌈7 基牙聚合度较大，远中浅龋。若重新采用固定桥修复应考虑

A. 增加⌈4 作为基牙

B. 增加⌈8 作为基牙

C. 改为半固定桥

D. 改为单端固定桥

E. ⌈7 重新牙体预备，增加固位力

**152.** 患者，女，35 岁。因上前牙修复后 3 个月出现间隙就诊。检查：1⌋ 缺失，2⌋ 单端固定桥修复，2⌋ 烤瓷冠边缘密合，2⌋ 叩痛（＋），不松动，2⌋ 和 3⌋ 间可见 0.5mm 间隙。修复后出现间隙最可能的原因是

A. 基牙折断　　B. 牙槽骨吸收

C. 基牙牙周炎　　D. 基牙负荷过大

E. 固定桥质量问题

**153.** 患者，男，50 岁。⌊245 缺失，缺牙间隙正常，⌊136 牙体完整，不松动，咬合关系正常。若设计以⌊136 为基牙的复合固定桥修复，则固定桥在⌊3 远中采用活动

连接体的目的不包括

A. 保留更多的牙体组织

B. 利于固定桥就位

C. 减小中间基牙扭力

D. 有利于美观

E. 避免铸件变形

**154.** 患者，男，51 岁。⌈7 全冠修复后 1 个月，出现牙龈炎，其原因不可能是

A. 轴面外形不佳

B. 邻接恢复不良

C. 龈沟内多余粘固剂未去除

D. 咬合早接触

E. 冠边缘过长

**155.** 患者，女，35 岁。⌈6 根管治疗后计划行桩核烤瓷冠修复，关于牙体预备的描述错误的是

A. 预备固位形

B. 去除薄壁弱尖

C. 不需要预备肩台

D. 轴面预备无倒凹

E. 预备时保护牙龈组织

**156.** 患者，男，50 岁。⌈6 根管治疗后计划金属烤瓷冠修复，在牙体预备取模型后，未戴金属烤瓷冠之前，需要

A. 不做任何处理

B. 制作间隙保持器

C. 用牙龈保护剂对牙龈进行保护

D. 用塑料全冠做保护性修复

E. 用金属全冠做保护性修复

**157.** 患者，男，50 岁。因右上后牙食物嵌塞 2 个月就诊。检查：6⌋ 冠部近远中邻𬌗面大面积牙色充填物，边缘密合，剩余牙体仅余留颊舌侧壁，叩痛（－），不松动，6⌋ 与 7⌋ 间无邻接关系。X 线片示：6⌋ 牙冠大面积高密度影像，根管内根充物恰填，根尖周未见低密度影像。治疗计划 6⌋ 行桩核冠修复，则牙体预备首先要

A. 按照全冠预备体的要求磨除

B. 按照桩核预备体的要求磨除

C. 去除颊舌侧壁

D. 制备箱状洞形

E. 制备固位沟

**158.** 患者，女，70 岁。因右上后牙缺牙 3 个月要求镶牙就诊。检查：5⌋ 缺失，缺牙间隙近远中向约 4mm。6⌋ 牙色充填物，边缘密合，叩痛（－），不松动。X 线片示：6⌋ 根充物恰填，根尖周未见低密度影像，牙槽骨未见明显吸收。5⌋ 缺失，可摘局部义齿修复。该患者修复 5⌋ 最适宜的设计是

A. 可摘局部义齿　　B. 半固定桥

C. 单端固定桥　　D. 双端固定桥

E. 种植义齿

**159.** 患者，男，40 岁。因右上后牙治疗 2 周要求冠修复就诊。检查：7⌋ 远中邻𬌗面可见大面积白色暂封物，叩痛（－），不松动，牙龈无红肿。X 线片示：7⌋ 根充物恰填，根尖周未见低密度影像。该患牙若计划全冠修复，增加全冠固位力的方法错误的是

A. 制备箱状固位形

B. 轴壁制备倒凹

C. 减小轴面聚合度

D. 制备龈下肩台

E. 设计嵌体冠

**160.** 患者，女，50 岁。6⌋ 缺失，7－5⌋ 活髓牙固定桥修复。修复体粘固后 1 个月复诊，自述基牙出现自发疼痛症状，冷刺激时疼痛加重。该患者最有可能的诊断是

A. 急性牙周炎
B. 慢性牙周炎
C. 急性牙髓炎
D. 牙本质过敏症
E. 慢性根尖周炎

**161.** 患者，女，50 岁。因左下后牙劈裂行烤瓷全冠修复。在试戴烤瓷冠时，出现颊舌向翘动。其原因不可能是

A. 印模变形
B. 基牙边缘有支点
C. 基牙聚合度过大
D. 烤瓷冠组织面有金属瘤
E. 邻接过紧

**162.** 患者，女，35 岁。因上前牙折断行烤瓷冠修复。关于烤瓷冠粘接，下列操作错误的是

A. 清洁修复体组织面
B. 清洁牙体预备体表面
C. 在修复体组织面和预备体表面分别放置粘接剂
D. 粘接剂未完全凝固前，不可移动修复体位置
E. 粘接剂凝固后患者无不适，则可让患者直接离开

**163.** 患者，女，40 岁。因上前牙拔除 3 个月要求镶牙就诊。检查：42⌋ 缺失，缺牙间隙近远中向较小。6531⌋ 牙体完整，叩痛（－），不松动，牙龈无红肿。4321⌋⌊1234 缺失，已行可摘局部义齿修复。若考虑 42⌋ 行固定桥修复，则设计较合理的是

A. 531⌋ 为基牙的双端固定桥
B. 6531⌋ 为基牙的双端固定桥
C. 53⌋ 为基牙的复合固定桥
D. 653⌋ 为基牙的复合固定桥
E. 531⌋ 为基牙的复合固定桥，1⌋ 远中为活动连接体

**164.** 患者，男，35 岁。因左下后牙缺牙 1 年要求镶牙就诊。⌈6 缺失，拔牙窝已愈合。⌊6 轻度伸长，致⌈6 缺牙间隙殆龈距离变小。⌈57 牙体完整，叩痛（－），不松动。⌈8 高位水平阻生，不松动。为修复⌈6 缺失牙，治疗计划的第一步应为

A. 拔除⌈8
B. ⌈57 龈上洁治
C. ⌈57 龈下刮治
D. 调磨⌊6 牙尖
E. ⌈6 处牙槽嵴修整

**165.** 患者，女，40 岁。因右下假牙疼痛 1 月余就诊。检查：7⌉ 缺失，6⌉ 单端烤瓷固定桥修复。6⌉ 烤瓷冠殆面破损，基牙龋坏，探痛（＋），松动Ⅰ°，牙龈红肿。6⌉ 基牙出现松动的原因最可能是

A. 基牙牙周炎
B. 基牙牙髓炎
C. 固定桥设计不合理
D. 固定桥质量差
E. 固位体边缘不密合

**166.** 患者，男，50 岁。⌊6 行铸造金属全冠修复后 3 个月出现殆面穿孔。应采取的处理措施是

A. 继续观察
B. 树脂充填
C. 玻璃离子充填
D. 拆除重做
E. 调磨对颌牙

**167.** 患者，女，45 岁。76⌋ 缺失，8⌋ 未萌出，余牙未见明显异常，咬合关系正常。若患者要求固定义齿修复，则下列设计方案正确的是

A. 5⌋ 为基牙做单端固定桥修复
B. 54⌋ 为基牙做单端固定桥修复
C. 543⌋ 为基牙做单端固定桥修复

D. 5432| 为基牙做单端固定桥修复

E. 不宜做单端固定桥修复

**168.** 患者，女，50 岁。21|12 缺失，若 3|3 作为基牙的固定桥修复，则需满足的条件是

A. 21|12 缺牙间隙较小

B. 前牙牙弓较平直

C. 3|3 牙周组织健康

D. 上下前牙咬合不紧

E. 以上均是

**169.** 患者，男，40 岁。因上前牙变色 1 年影响美观就诊。检查：1| 牙体变色呈暗黑色，叩痛（-），不松动。若要制定下一步治疗计划，首先需要做的辅助检查是

A. X 线根尖片检查

B. 咬合关系检查

C. 牙周检查

D. 牙髓活力检查

E. 以上检查均需要

**170.** 患者，女，48 岁。因拔牙后 3 个月要求镶牙就诊。检查：|6 缺失，拔牙窝已愈合，缺牙间隙正常。|5 冠部近中邻𬌗面及颊面有大面积牙色充填物，边缘欠密合，叩痛（-），不松动。X 线片示：|5 根充物恰填。|7 金属冠修复，𬌗面穿孔破损，边缘不密合，叩痛（-），松动Ⅰ°。患者在修复治疗前首先应做的是

A. |5 重新充填　　B. |5 冠修复

C. |7 拆冠　　D. |7 拍摄 X 线片

E. 取研究模型

**171.** 患儿，女，11 岁。|1 冠折，缺损约 1/2，断面位于龈上，咬合关系正常，已完善根管治疗。则 |1 最佳的修复设计是

A. 金属桩核 + 烤瓷冠

B. 金属桩核 + 塑料冠

C. 玻璃离子充填

D. 树脂充填

E. 以上都可以

**172.** 患者，男，46 岁。因右上后牙金属牙冠反复脱落就诊。检查：7| 金属冠脱落，基牙预备状，轴壁聚合度约 5°，牙冠高度 2mm，与对颌牙间隙 1mm。X 线片示：7| 根充物恰填，根尖周未见低密度影像。修复体反复脱落的主要原因是

A. 粘接剂性能差

B. 咬合力过大

C. 轴面聚合度过大

D. 饮食习惯不良

E. 临床冠过短

**173.** 患者，女，30 岁。因右下后牙充填物反复脱落，且伴有食物嵌塞就诊。检查：6| 远中牙体缺损 1/4，未露髓，探诊正常，冷诊正常，牙髓电活力测验有活力。叩痛（-），不松动，牙龈无红肿。最佳的修复方式为

A. 树脂充填　　B. 嵌体

C. 金属全冠　　D. 烤瓷全冠

E. 全瓷冠

**174.** 患者，男，50 岁。因左上后牙治疗后 2 周要求修复就诊。检查：|7 白色暂封物在，远中边缘嵴见隐裂纹，临床冠短，叩痛（-），不松动，牙龈无红肿。X 线片示：|7 根充物恰填，根尖未见低密度影像。该患牙最适合的修复方式是

A. 直接树脂充填　　B. 金属嵌体

C. 全瓷嵌体　　D. 铸造金属全冠

E. 金属烤瓷全冠

**175.** 患者，男，55 岁。2| 活髓牙行金属烤瓷冠修复。修复体粘固后 1 周复诊，自诉近 1 周患牙出现长时间持续自发性疼痛，

遇冷热刺激疼痛加重。检查其牙龈无红肿、出血。其最可能的原因是

A. 牙髓炎　　B. 牙龈炎

C. 牙周炎　　D. 牙本质过敏

E. 根尖周炎

**176.** 患者，女，45 岁。⌊5 牙体部分缺损行金属烤瓷冠修复，修复体粘固后 1 周复诊，自觉咬合时疼痛。此时首先应做的检查是

A. 基牙的松动度

B. 基牙牙龈情况

C. 修复体轴面外形

D. 烤瓷冠咬合接触

E. 烤瓷冠边缘密合度

**177.** 患者，男，70 岁。因左上后牙充填物脱落 1 个月就诊。检查：⌊7 远中邻殆面牙色充填物部分脱落，临床冠高度正常，剩余牙体组织不松动，叩痛（-），牙龈退缩。X 线片示：⌊7 根充物恰填，根尖周未见低密度影像。治疗计划：⌊7 金合金金属冠修复。则全冠龈边缘的最佳位置是

A. 龈缘以上　　B. 平齐龈缘

C. 龈沟内 0.5mm　　D. 龈沟内 1mm

E. 达龈沟底

**178.** 患者，男，50 岁。因拔牙后 3 个月要求镶牙就诊。检查：⌈5 缺失，拔牙窝已愈合，缺牙间隙正常。⌈4 、⌈6 牙体完整，不松动，⌈6 近中倾斜约 20°，牙龈无红肿。若患者选择 ⌈5 缺失牙固定桥修复，则应考虑

A. 采用单端固定桥

B. 设计活动连接体

C. 设计复合固定桥

D. 增加基牙数目

E. 加强固位力

**179.** 患者，男，43 岁。因左下后牙假牙咬合不适就诊。检查：⌈5 缺失，缺牙间隙近远中向大小正常。⌈4-6 固定桥修复，⌈4 为嵌体固位体，固位体松动。⌈6 为全冠固位体，不松动。⌈4 固位体出现松动的原因是

A. 咬合力过大

B. 桥体跨度大

C. 基牙支持力不足

D. 两端固位力不均衡

E. 固定桥制作质量问题

**180.** 患者，男，35 岁。⌈6 缺失，要求 ⌈5-7 固定桥修复。为减轻桥体所承受的殆力而采取的措施中无效的是

A. 加大桥体的宽度

B. 加深颊舌沟

C. 减小桥体的颊舌径宽度

D. 扩大桥体与固位体间舌外展隙

E. 减小牙尖斜度

**181.** 患者，女，28 岁。⌊2 缺失，缺牙间隙近远中向小于 2⌋ 牙体宽度，若患者要求 ⌊2 固定桥修复，为了美观可采取以下措施，但不包括

A. 加大桥体唇面突度

B. 适当磨除两侧基牙

C. 桥体进行扭转

D. 与邻牙进行部分重叠

E. 唇面制作横向沟纹

**182.** 患者，男，45 岁。⌈6 全冠修复后反复脱落，为增加全冠的固位力，以下措施无效的是

A. 增加钉洞固位

B. 修复体粘接面进行粗化处理

C. 采用高强度粘接剂

D. 无咬合接触

E. 减小牙尖斜度

**183.** 患者，女，25 岁。⌈6 根管治疗后计划行金属烤瓷冠修复，对于修复体轴面外形突度，说法正确的是

A. 颊面突度在颈 1/3

B. 舌面突度在中 1/3

C. 突度过小易发生牙龈炎症

D. 突度过大易发生牙龈萎缩

E. 以上都对

**184.** 患者，女，45 岁。因右下后牙食物嵌塞 3 个月就诊。检查：7⌉ 远中龋坏，𬌗面充填物部分存在，剩余牙体组织较多，临床冠高度正常，叩痛（-），不松动。X 线片示：7⌉ 根充物恰填，根尖未见低密度影像。该牙可以采用的修复方式不包括

A. 高嵌体　　B. 塑料全冠

C. 铸造金属全冠　　D. 金属烤瓷全冠

E. 全瓷冠

**185.** 患者，女，45 岁。因左下后牙牙龈出血 2 周就诊。检查：⌈5 烤瓷冠修复，边缘位于龈上，密合，叩痛（-），不松动，远中有食物嵌塞，牙龈红肿，探诊出血。该患者牙龈出血最可能的原因是

A. 牙体预备时意外穿髓

B. 粘接剂游离酸刺激

C. 有咬合创伤

D. 牙冠与邻牙接触关系不良

E. 基牙产生继发龋

**186.** 患者，男，30 岁。因右上前牙拔除 3 个月要求镶牙就诊。检查：2⌋ 缺失，拔牙窝已愈合，近远中间隙较小。3⌋ 近中切角缺损，探诊不敏感，叩痛（-），不松动，X 线片示：3⌋ 根周膜连续，牙槽骨未见明显吸收。前牙浅覆𬌗、浅覆盖。2⌋ 修复设计最适宜的是

A. 单端固定桥　　B. 双端固定桥

C. 半固定桥　　D. 种植义齿

E. 可摘局部义齿

**187.** 患者，男，76 岁。上下颌牙列缺失，行上下颌全口义齿修复。戴牙时全口义齿调𬌗的注意事项，下列描述中错误的是

A. 避免降低垂直距离

B. 单颌进行调磨

C. 应达到平衡𬌗

D. 宜使用大磨头进行调磨

E. 每次调磨量要少

**188.** 患者，女，55 岁。因上颌假牙松动 3 个月就诊。检查：654⌋ 缺失，7-3⌋ 烤瓷全冠固定桥修复。基牙 3⌋ 松动Ⅱ°。X 线片示：3⌋ 根周膜增宽，牙槽骨吸收至根尖处。导致基牙 3⌋ 松动最可能的原因是

A. 支持力不足　　B. 牙体预备不当

C. 固位力不等　　D. 固位体选择不当

E. 固定桥质量差

**189.** 患者，男，45 岁。⌊6 缺失，⌊5-7 固定桥修复，在试戴时固定桥桥体下方黏膜发白，最可能的原因是

A. 咬合早接触

B. 与邻牙接触点过紧

C. 无共同就位道

D. 制作的桥体龈端过长

E. 固位体边缘过长

**190.** 患者，女，50 岁。6⌋ 全瓷冠修复后 3 个月出现牙龈出血、疼痛，引起该症状最不可能的原因是

A. 修复体轴面外形不良

B. 水平型食物嵌塞

C. 垂直型食物嵌塞

D. 修复体边缘过长

E. 咬合创伤

**191.** 患者，男，40 岁。因左下后牙缺牙 3 个

月要求镶牙就诊。检查：⌈6 缺失，缺牙间隙近远中径较宽。⌈7 牙体完整，叩痛（-），不松动。⌈5 牙体完整，叩痛（-），松动Ⅰ°。X线片示：⌈5 牙槽骨吸收根长1/2。该患者若行固定桥修复⌈6，则应考虑的修复设计是

A. ⌈7 作为基牙的单端固定桥

B. ⌈57 作为基牙的双端固定桥

C. ⌈457 作为基牙的双端固定桥

D. 增加桥体的牙尖斜度

E. 增加桥体的颊舌径

**192.** 患者，男，55岁。因左上后牙缺失1年就诊。检查：⌊5 缺失，牙槽嵴高度、宽度正常。⌊4 牙体完整，临床冠高度正常。⌊6 牙体完整，临床冠高度正常，叩痛（-），松动Ⅰ°，牙龈无红肿。X线检查示：⌊6 牙槽骨吸收至根长1/3，根分叉区未见低密度影像。⌊7 牙体完整，不松动。若患者选择固定桥修复缺失牙，则正确的处理是

A. 选择⌊467 作为基牙

B. 减小桥体牙尖斜度

C. ⌊6 行根管治疗

D. 修复体采用龈下边缘

E. 以上均对

**193.** 患者，男，50岁。因右下后牙烤瓷冠破损1个月就诊。检查：7⌉ 烤瓷冠修复，殆面崩瓷，暴露金属基底，边缘密合，叩痛（-），不松动，牙龈无红肿。造成该患者烤瓷冠崩瓷的原因不可能是

A. 殆力过大

B. 有殆干扰

C. 殆面预备量过少

D. 轴面预备聚合度过大

E. 烤瓷过程处理不当

**194.** 患者，女，30岁。因前牙有缝不美观就诊。检查：2⌋ 锥形牙，表面完整，与 1⌋ 之间有约1mm的间隙，叩痛（-），不松动，牙龈无红肿。该患者不宜采用的修复方式是

A. 树脂贴面　　B. 瓷贴面

C. 3/4冠　　D. 烤瓷冠

E. 全瓷冠

**195.** 患者，女，40岁。因拔牙后3个月要求镶牙就诊。检查：6⌋ 缺失，拔牙窝已愈合，缺牙间隙正常。5⌋ 松动Ⅰ°，7⌋ 不松动，叩痛（-）。患者考虑固定桥修复，则还需进一步进行的重要辅助检查是

A. 殆力检测　　B. 咀嚼效率测定

C. 肌电图检查　　D. X线根尖片

E. 制取研究模

**196.** 患者，女，49岁。因右上后牙塞牙明显，胀痛不适就诊。检查：6⌋ 烤瓷冠修复，叩痛（-），不松动。7⌋ 近中龋坏，探痛（-），叩痛（-），不松动。6⌋ 和 7⌋ 间无明显邻接关系，牙龈乳头红肿，触痛（+），探诊易出血。患者自觉胀痛的主要原因是

A. 7⌋ 深龋

B. 7⌋ 牙髓炎

C. 7⌋ 急性根尖周炎

D. 6⌋、7⌋ 间牙龈乳头炎

E. 6⌋、7⌋ 间食物嵌塞

**197.** 患者，男，20岁。外伤导致 1⌋ 切端2/3冠折，探及露髓孔，牙体不松动。对患牙的进一步处理方法中错误的是

A. X线片检查

B. 进行根管治疗

C. 进行牙周情况检查

D. 直接拔除 1⌋

E. 完成治疗后桩冠修复

**198.** 患者，男，45 岁。因左上前牙变色就诊。检查：⌊2 牙体变色，近中邻殆面龋坏至龈上 1mm，探痛（-），叩痛（+），不松动。牙髓电活力测验示：⌊2 无活力，对照牙有活力。X 线片示：⌊2 根尖周低密度影像，牙槽骨轻度吸收。最佳的治疗方案是

A. 拔除后种植义齿修复
B. 拔除后活动义齿修复
C. 拔除后固定桥修复
D. 根管治疗后桩冠修复
E. 根管治疗后覆盖义齿修复

**199.** 患者，女，26 岁。因左下后牙缺失 2 年要求修复就诊。检查：⌈5 缺失，⌈6 牙体完整，不松动，近中倾斜超过 30°。⌈47 未见明显异常。患者要求固定桥修复，则下列处理方法正确的是

A. 正畸治疗后再修复
B. ⌈6 单端固定桥修复
C. ⌈4-6 固定桥修复，⌈6 近中设计活动连接体
D. ⌈6 根管治疗后桩核冠修复
E. 拔除⌈6，⌈4-7 固定桥修复

**200.** 患者，女，35 岁。⌈3 缺失，余留牙无明显异常。若考虑固定桥修复，则合理的设计方案是

A. ⌈24 为基牙的双端固定桥
B. ⌈124 为基牙的双端固定桥
C. ⌈1245 为基牙的双端固定桥
D. ⌈4 为基牙的单端固定桥
E. ⌈45 为基牙的单端固定桥

**201.** 患者，男，60 岁。因右上后牙拔除 3 个月要求镶牙就诊。检查：5⌋ 缺失，拔牙窝已愈合。6⌋ 牙体完整，松动Ⅰ°，X 线片示：6⌋ 牙槽骨吸收约为根长 1/3，根尖周未见低密度影像。743⌋ 牙体完整，不松动。若患者考虑固定桥修复，则正确的处理是

A. 以 764⌋ 为基牙
B. 以 7643⌋ 为基牙
C. 适当减小 5⌋ 桥体颊舌径
D. 调殆至 5⌋ 桥体无咬合接触
E. 6⌋ 根管治疗后修复

**202.** 患者，男，45 岁。⌈5 缺失，计划行⌈4-6 固定桥修复。则最佳的印模材料是

A. 印模膏
B. 琼脂印模材料
C. 海藻酸盐印模材料
D. 加成型硅橡胶印模材料
E. 以上都对

**203.** 患者，男，50 岁。因拔牙后 3 个月要求镶牙就诊。检查：$\overline{764|1678}$ 缺失，8⌉ 近中倾斜，不松动，余牙无明显异常。该患者缺失牙的肯氏分类应为

A. 第一类第二亚类
B. 第一类第三亚类
C. 第二类第二亚类
D. 第二类第三亚类
E. 第三类第二亚类

**204.** 患者，女，70 岁。$\underline{87654|45678}$ 缺失，患者选择可摘局部义齿修复，初戴义齿时，告知患者义齿使用注意事项，下列说法错误的是

A. 应先进食较软食物
B. 进食后应取下义齿进行清洁
C. 不可暴力摘戴义齿
D. 睡觉时一般不戴义齿
E. 可用酒精浸泡进行义齿消毒

**205.** 患者，女，58 岁。$\dfrac{876|2345678}{|56}$ 缺失，余留牙未见明显异常。患者选择可摘局

部义齿修复，则确定正中咬合关系的方法是

A. 在模型上利用余留牙确定
B. 在口内利用余留牙确定
C. 在口内利用蜡殆记录确定
D. 在模型上利用蜡殆记录确定
E. 在口内用殆堤记录确定

**206.** 患者，女，50 岁。$\overline{321|678}$ 缺失，$\overline{|5}$ 无明显倒凹，松动Ⅱ°，余牙无明显异常。进行可摘局部义齿修复时，$\overline{|5}$ 处固位体应采用

A. 三臂卡环　　B. 联合卡环
C. 延伸卡环　　D. RPI 卡环
E. 圈形卡环

**207.** 患者，女，40 岁。$\overline{6|56}$ 缺失，$\overline{75|47}$ 牙体完整，不松动。若患者选择可摘局部义齿修复，则应选择的义齿类型为

A. 牙支持式
B. 黏膜支持式
C. 混合支持式
D. 牙支持式或黏膜支持式
E. 以上均可

**208.** 患者，男，60 岁。口内 $\underline{8765|5678}$ 缺失，牙槽嵴轻度吸收，余留牙无明显异常。当可摘局部义齿修复时，$\underline{4|4}$ 卡环类型最好设计为

A. 三臂卡环　　B. 回力卡环
C. 连续卡环　　D. RPI 卡环组
E. 对半卡环

**209.** 患者，男，65 岁。全口义齿修复后，自觉上下唇闭合费力，颏部皱缩，面部肌肉紧张，牙槽嵴上普遍疼痛，黏膜无明显异常。其最可能的原因是

A. 义齿初戴不适应
B. 水平颌位关系不正确
C. 义齿垂直距离过高
D. 义齿垂直距离过低
E. 患者对基托材料过敏

**210.** 患者，女，75 岁。上下牙列缺失，行全口义齿修复。在义齿初戴时，上颌义齿在休息状态时不松动，但说话和打呵欠时易脱落，其原因是

A. 垂直距离过大
B. 基托与黏膜组织不密合
C. 基托边缘过短
D. 基托边缘过长
E. 人工牙有早接触

**211.** 患者，男，60 岁。在拔牙后进行即刻全口义齿修复。戴用半年后，因食物大量进入基托下影响使用而就诊。出现基托组织面与黏膜不密贴的原因是

A. 基托边缘过短　　B. 基托边缘过长
C. 基托过厚　　D. 基托过薄
E. 牙槽嵴吸收

**212.** 患者，女，75 岁。上下牙列缺失，行全口义齿修复。检查：上下颌牙槽嵴中度吸收，上下颌弓位置关系不协调，下颌弓明显宽于上颌弓。全口义齿人工后牙需要排成反殆关系的情况是上下颌牙槽嵴连线与殆平面的交角小于

A. 50°　　B. 60°
C. 70°　　D. 80°
E. 90°

**213.** 患者，男，70 岁。上牙列缺失，行上颌全口义齿修复。义齿戴用 3 天后复诊，主诉上颌右侧咬物时疼痛。检查：16 牙槽嵴顶处黏膜破溃，压痛（+），未触及明显骨突、骨尖。上颌全口义齿固位稳定性良好，基托边缘伸展合适，咬合关系良好。造成疼痛的原因是

A. 垂直距离过高
B. 基托磨光面外形不佳
C. 基托组织面有小瘤
D. 印模不准确
E. 石膏模型不准确

**214.** 患者，男，45 岁。⌈6 缺失，行 ⌈5－7 固定桥修复。在制作固定桥时，加大桥体与桥基牙之间的舌外展隙的目的是
A. 美观　　B. 便于制作
C. 有利于食物排溢　　D. 提高咀嚼效率
E. 以上都不对

**215.** 患者，女，40 岁。$\underline{1|12}$ 缺失，患者要求行活动义齿修复。则该患者缺失牙的肯氏分类为
A. 第一类　　B. 第二类
C. 第三类　　D. 第四类
E. 第一类第一亚类

**216.** 患者，男，55 岁。上前牙缺失，计划行活动义齿修复。该患者要求义齿戴用较舒适，强度高，不易折裂，选择纯钛铸造金属支架，其金属部分的厚度约为
A. 0.1mm　　B. 0.5mm
C. 1.0mm　　D. 1.5mm
E. 2.0mm

**217.** 患者，女，60 岁。因拔牙后 3 个月要求修复就诊。检查：⌈456 缺失，⌈7 向近中舌侧倾斜，不松动。余留牙无明显异常。患者选择可摘局部义齿修复，则 ⌈7 上的卡环类型最好为
A. 三臂卡环　　B. 回力卡环
C. 圈形卡环　　D. 对半卡环
E. 连续卡环

**218.** 患者，女，60 岁。上颌 $\underline{8765|5678}$ 缺失，为了减小可摘局部义齿游离端的不稳定性，下列措施中错误的是
A. 扩大基托面积
B. 消除骀支托在基牙上的支点
C. 设计间接固位体
D. 选用牙尖斜度大的人工牙
E. 减小人工牙颊舌径

**219.** 患者，男，72 岁。$\underline{54321|1234}$ 缺失，前牙唇侧组织倒凹明显。在进行模型观测时，应将模型
A. 向前倾斜　　B. 向后倾斜
C. 向左倾斜　　D. 向右倾斜
E. 不需倾斜

**220.** 患者，女，60 岁。$\underline{876|678}$ 缺失，进行可摘局部义齿修复时，5⌋、⌊5 设计 RPA 卡环时，导平面应预备在 5⌋ 和 ⌊5 的
A. 近中边缘嵴　　B. 远中边缘嵴
C. 远中颊轴角　　D. 远中舌轴角
E. 远中邻面

## 三、A3/A4 型题

（221～223 共用题干）

患者，女，45 岁。因左下后牙充填体变色就诊。检查：⌈6 骀面见树脂充填物，边缘不密合，继发龋坏，叩痛（－），不松动，牙龈无明显红肿。X 线片示：⌈6 根充物恰填，根尖周未见低密度影像。治疗计划：⌈6 烤瓷全冠修复。

**221.** 正确的牙体预备方法是
A. 尽量保护牙髓组织
B. 去除原有树脂充填物
C. 可尽量磨除牙体组织
D. 两邻面应完全平行
E. 制备龈下肩台

**222.** 如果要减小 ⌈6 冠修复后所受的咬合力，不能采用的方法是
A. 减小颊舌径　　B. 加深排溢沟
C. 加大邻间隙　　D. 加大外展隙

E. 减小牙尖斜度

**223.** 如果⌈6 冠修复 6 个月后牙龈萎缩明显，最可能的原因是

A. 冠边缘在龈沟内 0.5mm

B. 轴面突度过大

C. 轴面突度过小

D. 冠边缘齐龈

E. 冠边缘在龈上

（224～226 共用题干）

患者，男，65 岁。因牙齿缺失影响进食就诊。检查：口内仅余留 76⌋，均松动Ⅲ°。X 线片示：76⌋ 牙槽骨吸收至根尖处。剩余牙槽嵴中度吸收，表面黏膜充血。颌间距离正常。

**224.** 修复前首先需要处理的是

A. 76⌋牙周治疗　B. 76⌋调𬌗

C. 拔除 76⌋　D. 前庭沟加深术

E. 牙槽骨修整术

**225.** 对该患者最适宜的修复方法是

A. 全口义齿修复

B. 保留 76⌋，下颌总义齿、上颌可摘局部义齿修复

C. 保留 7⌋、拔除 6⌋ 后，下颌总义齿、上颌可摘局部义齿修复

D. 保留 7⌋、拔除 6⌋ 后，下颌种植义齿、上颌可摘局部义齿修复

E. 以上方法均可

**226.** 在修复过程中，确定正中关系的方法错误的是

A. 面部外形观察法

B. 吞咽咬合法

C. 后牙咬合法

D. 卷舌后舔法

E. 哥特式弓描记法

（227～229 共用题干）

患者，女，45 岁。左下后牙 1 周前行固定桥修复，复诊自述咬物疼痛，否认自发痛。检查：⌈6 缺失，⌈5－7 固定桥修复。⌈7 叩痛（＋），正中咬合时有早接触点。X 线片示：⌈7 根尖周未见明显低密度影像。

**227.** 该病例最可能的诊断是

A. 牙本质过敏　B. 𬌗创伤

C. 牙周炎　D. 急性牙髓炎

E. 急性根尖周炎

**228.** 对于该患者下一步的治疗应是

A. 暂不处理，观察　B. 调𬌗

C. 龈上洁治　D. 龈下刮治

E. 拆除固定桥

**229.** 若在调𬌗过程中，⌈7 固位体𬌗面破损，则应采取的措施是

A. 抛光后继续使用

B. 调磨对颌牙

C. 玻璃离子充填

D. 树脂充填

E. 拆除固定桥

（230～232 共用题干）

患者，男，65 岁。下牙列缺损，可摘局部义齿修复。修复后 1 周复诊，自诉咬物时牙及牙床疼痛。检查：$\overline{8765|5678}$ 缺失，牙槽嵴中度吸收。⌈4 叩痛（＋），不松动，牙龈无红肿。X 线片显示⌈4 根尖未见明显低密度影像，牙槽骨无明显吸收。舌系带根部有溃疡，压痛（＋）。下颌可摘局部义齿修复，⌈4、4⌉ 为基牙，舌杆大连接体。咬合关系良好。

**230.** 舌系带处溃疡的原因是

A. 义齿翘动　B. 义齿摘戴困难

C. 义齿下沉　D. 舌杆位置过低

E. 舌杆处未缓冲

**231.** 基牙⌈4 疼痛的原因是

A. 牙周病　B. 根尖周炎

C. 受力过大　D. 牙本质过敏

E. 咬合创伤

**232.** 为了减轻⌈4 所受的扭力，可以采取的措施错误的是

A. 增加间接固位体

B. 改用 RPI 卡环

C. 减小游离端基托

D. 人工牙减径

E. 人工牙减数

（233～235 共用题干）

患者，男，50 岁。3 个月前拔除口内所有余留牙，现要求全口义齿修复。既往未曾戴过任何活动义齿。检查：上下无牙颌，上下颌牙槽嵴较丰满，未触及明显骨突、骨尖，表面黏膜无红肿。上下颌位置关系正常。

**233.** 对于该患者确定颌位关系时较易发生的错误是

A. 下颌前伸

B. 下颌咬偏

C. 殆平面确定有误

D. 殆堤唇面丰满度不够

E. 垂直距离恢复过高

**234.** 对于排牙的难点是

A. 选不到大牙

B. 患者易对前牙排列不满意

C. 后牙需排反殆

D. 需较多磨除人工牙的盖嵴部

E. 不宜形成平衡殆

**235.** 在戴牙初期患者易出现的问题不包括

A. 疼痛　　B. 流口水

C. 发音不清　　D. 恶心

E. 义齿脱落

（236～238 共用题干）

患者，女，75 岁。因旧义齿使用 10 年戴用不适就诊。检查：上下颌无牙颌，上颌牙槽嵴中度吸收，下颌牙槽嵴重度吸收。上腭中部黏膜发红，压痛（+）。上下颌间距离较大。旧义齿固位较差，戴用后面下 1/3 距离较短。

**236.** 患者修复前不需考虑的是

A. 治疗黏膜炎症

B. 取模前停戴旧义齿

C. 旧义齿咬合调整

D. 牙槽骨修整术

E. 颌面部肌肉训练

**237.** 确定合适的垂直距离的原因不包括

A. 有利于美观

B. 提高咀嚼效能

C. 防止颞下颌关节病

D. 防止咬颊

E. 防止牙槽嵴吸收

**238.** 验证垂直颌位关系是否正确的方法错误的是

A. 颞肌收缩力度检查

B. 面部比例是否协调

C. 口唇闭合形态

D. 开口度大小

E. 息止殆间隙大小

（239～241 共用题干）

患者，男，56 岁。因拔牙后 3 个月要求镶牙就诊。检查：全口仅余留⌈6，松动 Ⅰ°。上下颌牙槽嵴中度吸收，下颌牙槽嵴上散在骨尖，压痛（+）。

**239.** 修复前应做的工作是

A. 拔除⌈6

B. 牙槽骨加高术

C. 唇颊沟加深术

D. 牙槽嵴修整术

E. 以上均不对

**240.** 不需要进行外科处理的情况是

A. 两侧上颌结节较大突起

B. 下颌隆突过大

C. 系带附丽接近牙槽嵴顶
D. 松软牙槽嵴
E. 唇颊沟过浅

**241.** 对于该患者上颌义齿无需进行缓冲的区域是
A. 上颌隆突　B. 切牙乳突
C. 后堤区　D. 牙槽嵴上骨尖
E. 颧突

(242~244 共用题干)

患者，男，68 岁。因上前牙缺失影响美观就诊。检查：$\underline{1|1}$ 缺失，牙槽嵴中度吸收，唇侧组织倒凹明显。余留牙未见明显异常。患者选择可摘局部义齿修复。

**242.** 该患者缺失牙的肯氏分类应为
A. 第一类第一亚类
B. 第一类第二亚类
C. 第三类第一亚类
D. 第四类
E. 第四类第一亚类

**243.** 确定义齿就位道时，模型的倾斜方向是
A. 向前倾斜　B. 向后倾斜
C. 向左倾斜　D. 向右倾斜
E. 不需要倾斜

**244.** 该义齿设计的类型是
A. 黏膜支持式
B. 牙支持式
C. 混合支持式
D. 牙支持式或黏膜支持式
E. 以上均可

(245~247 共用题干)

患者，女，35 岁。因右上前牙不美观就诊。检查：$\underline{1|}$ 远中牙色充填物，边缘继发龋坏，叩痛（-），不松动，牙龈无红肿。X 线片示：$\underline{1|}$ 根充物恰填，根尖未见低密度影像。患者要求全瓷冠修复 $\underline{1|}$。

**245.** $\underline{1|}$ 牙体预备时，唇侧肩台的宽度一般应为
A. 0.5mm　B. 1.0mm
C. 1.5mm　D. 2.0mm
E. 2.5mm

**246.** 为保证美观和冠边缘的强度，牙体颈缘一般应预备成
A. 刃状边　B. 锐角
C. 直角　D. 大于 135°的斜面
E. 羽状边

**247.** 全瓷冠与金属烤瓷冠相比，其优点是
A. 半透明性更佳　B. 无颈部灰染
C. 无金属过敏　D. 组织相容性好
E. 以上都对

(248~250 共用题干)

患者，男，68 岁。因拔牙后 3 个月要求镶牙就诊。检查：$\overline{21|156}$ 缺失，缺牙区牙槽嵴轻度吸收。$\overline{6|}$、$\overline{7|}$ 间无明显邻接关系，食物嵌塞明显。

**248.** 该患者缺失牙的肯氏分类应为
A. 第一类第一亚类
B. 第二类第一亚类
C. 第三类第一亚类
D. 第三类第二亚类
E. 第四类第一亚类

**249.** 在进行模型观测时，将模型向后倾斜，可以使 $\overline{|7}$ 颊侧形成
A. Ⅰ型观测线，卡臂尖应向近中
B. Ⅰ型观测线，卡臂尖应向远中
C. Ⅱ型观测线，卡臂尖应向近中
D. Ⅱ型观测线，卡臂尖应向远中
E. Ⅲ型观测线，卡臂尖应向近中

**250.** 两侧卡环类型最适宜的是
A. $\overline{7|}$ 三臂卡环
B. $\overline{|7}$ 圈形卡环

C. ⌈4 RPI 卡环组

D. 76⌉ 联合卡环

E. 以上均对

（251～253 共用题干）

患者，男，78 岁。因旧义齿戴用不适要求重新修复就诊。检查：全口无牙颌，上颌牙槽嵴中度吸收，下颌牙槽嵴重度吸收。下颌左侧颊系带附着于牙槽嵴顶上。

**251.** 下颌左侧颊系带附丽较低的原因是

A. 年龄较大

B. 软组织萎缩

C. 软组织炎症

D. 牙槽骨不断吸收

E. 𬌗关系改变

**252.** 牙槽嵴吸收的影响因素有

A. 缺牙原因　　B. 缺牙时间

C. 骨质密度　　D. 全身健康

E. 以上都对

**253.** 为提高义齿的固位力，下颌牙槽骨最适宜的处理是

A. 牙槽骨修整术　　B. 颊沟加深术

C. 颊系带成形术　　D. 牙槽骨加高术

E. 以上都对

（254～256 共用题干）

患者，女，35 岁。因左上前牙不美观就诊。检查：⌊1 远中有充填物，充填物变色，边缘欠密合，叩痛（-），不松动，冷诊正常，牙髓电活力测验示：⌊1 有活力，对照牙有活力。患者要求烤瓷冠修复⌊1。

**254.** 为保证美观和切端强度，切端牙体预备量一般应为

A. 0.5mm　　B. 1.0mm

C. 2.0mm　　D. 2.5mm

E. 3.0mm

**255.** 关于牙体预备，下列描述正确的是

A. 预备 135°角肩台

B. 可设计为金属颈圈

C. 轴面聚合度不超过 10°

D. 设计为龈上肩台

E. 肩台宽度 2.0mm

**256.** 对于该患者⌊1 烤瓷全冠粘接时，最佳的粘接剂是

A. 氧化锌丁香油水门汀

B. 磷酸锌水门汀

C. 聚羧酸锌水门汀

D. 玻璃离子水门汀

E. 树脂水门汀

（257～259 共用题干）

患者，男，75 岁。戴用上颌全口义齿、下颌可摘局部义齿 10 年，4 个月前拔除口内所有余留牙，现戴用全口总义齿。患者自觉新义齿戴用后咬颊现象明显。

**257.** 出现咬颊现象最可能的原因是

A. 人工牙排列位置与旧义齿不同

B. 垂直距离过低

C. 初戴新义齿不适应

D. 基托边缘过长

E. 义齿固位差

**258.** 为明确原因，应进行的检查是

A. 检查垂直距离

B. 检查义齿固位

C. 检查唇侧丰满度

D. 检查咬颊处上下人工牙的覆盖

E. 检查基托伸展范围

**259.** 最佳的处理方法是

A. 调磨咬颊处上牙舌尖颊斜面和下牙舌尖舌斜面

B. 调磨咬颊处上牙颊尖舌斜面和下牙舌尖颊斜面

C. 调磨咬颊处上牙颊尖舌斜面和下牙颊

尖颊斜面

D. 加高垂直距离

E. 人工后牙重新排牙

（260～262共用题干）

患者，男，72岁。上下牙列缺失，行全口义齿修复。义齿戴用1周后复诊，自诉牙床疼痛无法戴用义齿，检查：$\overline{87654|45678}$ 处牙槽嵴黏膜大范围充血糜烂，压痛（+），右侧上颌结节颊侧有一溃疡，大小约2mm×2mm。

**260.** 下颌牙槽嵴黏膜出现压痛最可能的原因是

A. 基托边缘过长

B. 咬合关系不良

C. 牙槽嵴黏膜过敏

D. 垂直距离恢复过低

E. 初戴义齿不适应

**261.** 上颌结节颊侧黏膜溃疡的处理方法是

A. 调𬌗　　B. 组织面缓冲

C. 义齿重衬　　D. 重新制作义齿

E. 暂不处理

**262.** 上颌义齿容易出现压痛、产生溃疡的部位还有

A. 后堤区　　B. 上唇系带处

C. 颊系带处　　D. 上颌隆突

E. 以上都对

（263～265共用题干）

患者，女，45岁。$\overline{|6}$ 残冠，根管治疗后2周无不适，计划行金属烤瓷全冠修复。

**263.** 患者牙体预备时，舌侧边缘位置及形态最佳的是

A. 龈下直角肩台　　B. 龈下无角肩台

C. 龈上直角肩台　　D. 龈上无角肩台

E. 以上均可

**264.** 最合适的模型材料是

A. 普通石膏　　B. 硬石膏

C. 超硬石膏　　D. 无水石膏

E. 以上均可

**265.** 暂时冠修复时所用的粘接剂是

A. 树脂水门汀

B. 玻璃离子水门汀

C. 聚羧酸锌水门汀

D. 非丁香酚氧化锌水门汀

E. 氧化锌丁香油水门汀

（266～271共用题干）

患者，男，65岁。因左下后牙冷热刺激疼痛且伴有自发疼痛2周就诊。检查：$\overline{|7}$ 牙体未见龋坏，近中边缘嵴见隐裂纹，叩痛（±），不松动，牙龈无明显红肿。冷诊示：$\overline{|7}$ 疼痛明显，去除刺激后疼痛不能缓解。X线片示：$\overline{|7}$ 根尖周未见明显低密度影像。

**266.** 该患者的诊断是

A. 急性牙髓炎　　B. 牙本质敏感

C. 急性牙周炎　　D. 急性牙龈炎

E. 牙体磨耗

**267.** 该患牙首选的治疗方案是

A. 调𬌗观察

B. 根管治疗

C. 直接全冠修复

D. 根管治疗后全冠修复

E. 拔除

**268.** 患牙治疗完成前，为防止牙齿劈裂，可以保护患牙的措施是

A. 嘱患者勿用患侧咬物

B. 患牙降低咬合

C. 临时冠修复患牙

D. 患牙粘接带环

E. 以上均对

**269.** 若该患牙临床冠较短，𬌗面重度磨耗，则最适宜的修复体类型是

A. 镍铬合金铸造全冠

B. 金合金铸造全冠

C. 镍铬合金烤瓷冠

D. 金合金烤瓷冠

E. 树脂全冠

**270.** 为增强修复体的固位，下列说法错误的是

A. 预备轴沟

B. 减小预备体轴面聚合度

C. 冠边缘预备在龈缘以上

D. 修复体粘接面粗化处理

E. 选用高强度粘接剂

**271.** 若全冠制作完成后，在口内试戴时，发现冠与牙体组织之间不密合，探针可探入边缘，模型上见间隙涂料盖过肩台，正确的处理方法是

A. 选用磷酸锌水门汀粘接剂

B. 选用玻璃离子水门汀粘接剂

C. 选用树脂水门汀粘接剂

D. 调磨全冠组织面

E. 重新采印制作

(272～275 共用题干)

患者，男，65 岁。上下牙列缺失，行全口义齿修复。戴用全口义齿 1 周后复诊，自述义齿容易松动脱落。

**272.** 在采集患者相关病史时，应重点询问的是

A. 是否有疼痛

B. 何时义齿松动

C. 松动程度如何

D. 过去是否戴过义齿

E. 是否能吃饭

**273.** 对该患者检查的首要步骤是

A. 先检查咬合关系

B. 先检查静止状态固位力

C. 先让患者咀嚼食物

D. 先让患者大张口

E. 先让患者说话发音

**274.** 如果患者自述仅在吃东西时义齿易松动脱位，则下一步的检查应是

A. 义齿的咬合

B. 基托边缘

C. 人工牙排列

D. 基托磨光面外形

E. 系带缓冲情况

**275.** 如果患者自述仅在打哈欠时义齿易松动脱位，则下一步的检查不包括

A. 义齿边缘伸展

B. 义齿磨光面外形

C. 人工牙排列

D. 系带缓冲情况

E. 义齿咬合关系

(276～278 共用题干)

患者，女，30 岁。2|2 为锥形牙，牙体完好，近远中面与邻牙有 1mm 间隙。

**276.** 为改善上前牙美观，最佳的修复方案是

A. 树脂贴面　　B. 瓷贴面

C. 金属烤瓷全冠　　D. 全瓷冠

E. 桩核冠

**277.** 在修复治疗过程中，可能会引起远期牙龈退缩，修复体边缘暴露的操作是

A. 使用排龈膏排龈

B. 使用排龈线排龈

C. 牙体预备至龈下 2mm

D. 使用硅橡胶采印

E. 戴暂时修复体

**278.** 若患者 2| 唇倾明显，影响美观，则适宜的修复方法是

A. 树脂贴面

B. 瓷贴面

C. 金属烤瓷全冠

D. 纤维桩核＋金属烤瓷全冠

E. 金属铸造桩核＋金属烤瓷全冠

（279～283共用题干）

患者，男，65岁。因拔牙后3个月要求镶牙就诊。检查：7621|67 缺失，拔牙窝已愈合，牙槽嵴丰满，余留牙咬合关系良好。患者选择可摘局部义齿修复。

**279.** 为恢复良好的咀嚼功能，人工后牙应选择

A. 解剖式牙　B. 半解剖式牙

C. 非解剖式牙　D. 无尖牙

E. 以上均可

**280.** 若患者前牙缺牙间隙大于对侧同名牙，则在排牙时人工前牙可以

A. 适当倾斜　B. 与邻牙重叠

C. 适当扭转　D. 加大唇面突度

E. 减径

**281.** 在义齿初戴时出现就位困难，则下列可能的原因不包括

A. 基托进入组织倒凹区

B. 印模不准确

C. 石膏模型变形

D. 卡环过松

E. 支架变形

**282.** 患者戴用义齿一周后复诊，自诉咬下唇。其原因可能是

A. 前牙覆盖过大

B. 前牙覆盖过小

C. 初戴义齿不适应

D. 义齿固位差

E. 垂直距离过高

**283.** 可摘局部义齿修复后1个月，2| 人工牙脱落，下列可能的原因不包括

A. 前牙缺牙间隙大

B. 人工牙与基托树脂间有杂质

C. 人工牙盖嵴部没有进行粗化

D. 义齿摔破

E. 人工牙与基托树脂接触面过小

（284～289共用题干）

患者，男，40岁。6| 缺失，要求固定义齿修复。

**284.** 决定其能否行固定桥修复的因素不包括

A. 邻牙牙周支持能力

B. 邻牙牙冠大小、形态

C. 邻牙的位置

D. 咬合关系

E. 患者的性别

**285.** 如果 5| 牙根较短，支持力不足，则固定桥的最佳设计是

A. 增加 4| 作基牙的双端固定桥

B. 增加 8| 作基牙的双端固定桥

C. 5| 处为活动连接体的半固定桥

D. 7| 作基牙的单端固定桥

E. 7| 与 8| 作基牙的单端固定桥

**286.** 如果 7| 近中倾斜，倾斜牙作为固定桥基牙的最大障碍是

A. 倾斜度

B. 难以获得共同就位道

C. 牙周组织应力集中

D. 采印精确度差

E. 石膏模型易变形

**287.** 若选用 7| 作为基牙，其倾斜度不能超过

A. 10°　B. 20°

C. 30°　D. 40°

E. 50°

**288.** 固定桥的桥体龈端设计常用的是

A. 鞍式桥体

B. 盖嵴式桥体

C. 改良盖嵴式桥体

D. 卫生桥桥体

E. 悬空式桥体

**289.** 若患者戴用固定桥1年后复诊，固定桥修复体脱落，则下列可能的原因除外的是

A. 基牙预备聚合度过大

B. 基牙继发龋

C. 基牙临床冠短

D. 基牙咬合创伤

E. 两端固位体固位力不平衡

（290～293 共用题干）

患者，男，67 岁。口内仅余 $\overline{4321|1234}$。计划行上颌全口义齿、下颌可摘局部义齿修复。

**290.** 影响上颌义齿固位的因素有

A. 颌骨的解剖形态

B. 黏膜的性质

C. 基托边缘的伸展范围

D. 唾液的流动性

E. 以上均对

**291.** 若下颌缺牙区牙槽嵴重度吸收，呈薄刃状。$\overline{4|4}$ 牙体完整，不松动。则基牙 $\overline{4|4}$ 的卡环类型最好设计为

A. 三臂卡环　　B. RPA 卡环组

C. RPI 卡环组　　D. 对半卡环

E. 圈形卡环

**292.** 初戴上下义齿，做前伸运动时仅前牙接触而后牙不接触，则应首先调磨

A. 上切牙切缘

B. 下切牙切缘

C. 上切牙舌斜面和下切牙唇斜面

D. 上切牙舌斜面

E. 下切牙唇斜面

**293.** 患者戴用义齿 1 周后复诊，检查：$\underline{|6}$ 处牙槽嵴黏膜有溃疡，大小约 1mm×1mm，压痛（+），可触及小骨尖，下列处理正确的是

A. 暂不处理，继续观察

B. 缓冲相应基托组织面

C. 重衬相应基托组织面

D. 磨短相对基托边缘

E. 重新采印制作

（294～296 共用题干）

患者，女，30 岁。24 残冠，已完善根管治疗。

**294.** 不影响修复体设计和选择的是

A. 剩余牙体量　　B. 牙周状况

C. 咬合关系　　D. 邻牙龋坏

E. 美观要求

**295.** 若患牙完成根管治疗 1 周，叩痛（+），X 线片示根尖周大面积低密度影像，则可以开始修复的时机是

A. 观察 3 天，无叩痛

B. 观察 1 周，无叩痛

C. 观察 3 个月以上，无叩痛，根尖周低密度影像范围减小

D. 立即行根尖手术，观察 3 个月

E. 至少观察 1 年以上

**296.** 若 3 个月后患牙 X 线片显示根尖周低密度影像范围减小，且无叩痛，但腭尖折断，缺损断面齐龈，颊侧牙体组织完整，则适宜的修复方案是

A. 树脂充填

B. 烤瓷全冠修复

C. 金属桩核＋烤瓷冠修复

D. 纤维桩＋树脂核＋树脂冠修复

E. 纤维桩＋树脂核＋全瓷冠修复

## 四、案例分析题

（297～301 共用题干）

患者，女，77 岁。上下牙列缺失，要求全口义齿修复。检查：上下无牙颌，上颌牙槽嵴中度吸收，下颌牙槽嵴重度吸收，呈刃状。上下颌间关系正常，舌体肥大，黏膜较薄。

**297.** 关于黏膜组织与全口义齿固位的关系描述正确的是

A. 黏膜越薄，固位越好

B. 黏膜越厚，固位越好

C. 黏膜厚度适宜，固位较好
D. 固位与黏膜性质无关
E. 固位与黏膜性质有关
F. 基托与黏膜越密合，固位越好

**298.** 在全口义齿初戴时发现下颌义齿明显后退，其原因可能是
A. 人工牙排列不当
B. 垂直距离过高
C. 垂直距离过低
D. 基托边缘过短
E. 基托边缘过长
F. 确定颌位关系时下颌前伸
G. 印模不准确

**299.** 若重新确定颌位关系，验证水平颌位关系是否正确的方法是
A. 颞肌收缩力度检查
B. 面部比例是否协调
C. 开口度大小
D. 息止㕮间隙大小
E. 口唇闭合形态
F. 髁突撞击力检查

**300.** 患者戴用义齿 2 周后复诊，自述下牙床弥散性疼痛，其可能的原因是
A. 牙槽嵴条件差
B. 垂直距离过高
C. 咬合不平衡
D. 基托边缘过长
E. 基托边缘过短
F. 基托与黏膜不密合

**301.** 经检查义齿咬合关系、基托密合性、垂直距离等均良好，则对于上题出现的疼痛，应进行的处理是
A. 人工牙减径
B. 人工牙减数
C. 减小牙尖斜度
D. 基托组织面加软衬
E. 调磨基托边缘
F. 重新制作义齿
G. 调㕮

（302～306 共用题干）

患者，女，70 岁。上下牙列缺失，旧义齿戴用不适，计划重新全口义齿修复。

**302.** 患者初诊时，检查内容主要有
A. 颌面部外形
B. 颞下颌关节
C. 上下颌弓位置关系
D. 颌弓大小
E. 上下牙槽嵴形态
F. 舌的位置和大小
G. 唾液分泌情况
H. 旧义齿检查

**303.** 若该患者全口旧义齿固位较差，口内黏膜大范围充血水肿，则制取印模应
A. 可立即采印
B. 停戴旧义齿 3 天后采印
C. 停戴旧义齿 1 周后采印
D. 停戴旧义齿 2 周后采印
E. 停戴旧义齿 1 月后采印
F. 服用抗生素 1 周后采印

**304.** 在排牙过程中，为达到美观效果，下列说法正确的是
A. 牙弓型与颌弓型协调
B. 根据面型选牙
C. 上尖牙顶连线通过切牙乳突中点
D. 切端略磨平
E. 参照旧义齿
F. 体现患者的个性

**305.** 患者戴义齿后出现下颌牙槽嵴黏膜疼痛现象，可能的原因是
A. 基托组织面有小瘤

B. 颌位关系不正确

C. 左侧人工后牙有早接触

D. 左侧人工后牙覆盖过小

E. 印模不准确

F. 石膏模型不准确

G. 基托边缘过短

**306.** 义齿戴用 1 周后复诊，检查发现下颌隆突处黏膜破溃，压痛明显，余处黏膜未见明显异常。此时最佳的处理方法是

A. 暂不处理，继续观察

B. 进行调殆

C. 下颌隆突处基托组织面重衬

D. 下颌隆突处基托组织面缓冲

E. 下颌隆突处基托边缘磨短

F. 重新制作义齿

（307 ~310 共用题干）

患者，男，75 岁。上下牙列缺失，要求全口义齿修复。

**307.** 在排牙过程中，上颌第一磨牙排列的位置正确的是

A. 牙颈部向颊侧倾斜

B. 牙颈部向远中倾斜

C. 颊尖离开殆平面

D. 颊尖在殆平面上

E. 近中舌尖离开殆平面

F. 近中舌尖在殆平面上

G. 远中舌尖离开殆平面

H. 远中舌尖在殆平面上

I. 舌尖对准下颌牙槽嵴顶线

**308.** 在初戴义齿时，检查发现息止殆间隙约 2mm，侧方殆时两侧后牙颊尖有干扰，则正确的处置是

A. 重做下颌义齿，降低垂直距离

B. 重做下颌义齿，升高垂直距离

C. 重做上颌义齿，降低垂直距离

D. 重做上颌义齿，升高垂直距离

E. 调磨上颌后牙颊尖舌斜面

F. 调磨下颌后牙颊尖舌斜面

G. 重排人工牙，重新确定颌位关系

**309.** 给予患者的戴牙指导中，说法正确的是

A. 初戴义齿会有异物感

B. 先吃较软食物

C. 可用前牙切咬大块食物

D. 可用后牙咀嚼食物

E. 睡觉时应不佩戴义齿

F. 义齿不戴时泡在清水中

G. 可单侧咀嚼食物

**310.** 若患者戴用 1 年后，全口义齿基托折裂，其可能的原因是

A. 咬合干扰

B. 基托过薄

C. 牙槽嵴吸收

D. 垂直距离过低

E. 基托与黏膜不密合

F. 基托边缘过短

（311 ~314 共用题干）

患者，女，70 岁。上下牙列缺失，行全口义齿修复。戴用全口义齿 1 周后复诊，自述戴牙后进食感觉咀嚼无力。

**311.** 出现咀嚼无力可能的原因是

A. 系带处缓冲不足

B. 垂直距离过低

C. 基托边缘过长

D. 基托边缘过短

E. 关节功能紊乱

F. 咬合关系错误

**312.** 确定垂直距离过低的方法不包括

A. 面部外形观察法

B. 参考旧义齿

C. 哥特氏弓描记法

D. 息止颌位法

E. 面部比例等分法

F. 吞咽咬合法

G. 参照拔牙前记录

**313.** 如果该患者确定为垂直距离过低，其还可能有的症状是

A. 面部表情紧张　B. 颏唇沟变深

C. 颏唇沟变浅　D. 颏部皮肤皱缩

E. 口角下垂　F. 面容苍老

G. 口唇闭合困难　H. 人工牙撞击

**314.** 下一步的处理方法是

A. 观察，不处理

B. 人工牙加高咬合

C. 基托组织面重衬

D. 修改殆面形态

E. 调磨基托边缘

F. 重新制作

（315 ~ 317 共用题干）

患者，男，46 岁。因右上后牙冠修复后咬合不适 1 个月，自发疼痛 1 周就诊。检查：6| 金属冠修复，754| 牙体完整，未见明显异常。

**315.** 为明确病因，下列对 6| 的进一步检查不需要的是

A. 牙髓电活力测试

B. 叩诊检查

C. 松动度检查

D. 牙周检查

E. 修复体检查

F. X 线片检查

**316.** 牙周检查发现 6| 和 7| 间牙龈乳头红肿出血，则应考虑

A. 6| 远中龈沟内有残余粘接剂

B. 6| 远中轴面外形恢复不良

C. 6| 修复体远中有悬突

D. 6| 修复体远中边缘过长

E. 6| 修复体远中表面粗糙

F. 6| 和 7| 间邻接关系不良

G. 6| 和 7| 外展隙形态不佳

**317.** 进一步检查确定 6| 和 7| 间无邻接关系，则最佳的治疗方案是

A. 牙龈冲洗上药

B. 牙周刮治

C. 7| 近中制作嵌体恢复邻接关系

D. 7| 近中树脂充填恢复邻接关系

E. 7| 全冠修复

F. 拆除 6| 金属冠重新修复

（318 ~ 322 共用题干）

患者，男，50 岁。因拔牙后 3 个月要求镶牙就诊。检查：76521|678 缺失，8| 不松动，余牙无明显异常。

**318.** 该患者缺失牙的肯氏分类应为

A. 第一类第一亚类

B. 第一类第二亚类

C. 第二类第一亚类

D. 第二类第二亚类

E. 第二类第三亚类

F. 第三类第一亚类

G. 第三类第二亚类

H. 第三类第三亚类

**319.** 若 8| 为近中倾斜，则适合的卡环类型为

A. 联合卡环　B. 三臂卡环

C. 环形卡环　D. 圈形卡环

E. 倒钩卡环　F. 对半卡环

G. 连续卡环　H. 延伸卡环

**320.** 若患者舌系带附丽较高，则义齿的大连接体应选择

A. 舌杆　B. 双舌杆

C. 舌板　D. 颊杆

E. 唇杆　F. 腭板

**321.** 患者戴用义齿 3 天后复诊，自诉义齿摘

戴困难，其原因可能是

A. 初戴义齿不适应

B. 卡环过紧

C. 基托进入倒凹

D. 基托过厚

E. 基托过薄

F. 基托边缘过短

G. 基托与组织不密合

**322.** 为解决该患者义齿摘戴困难，有效的措施是

A. 嘱患者多戴用适应

B. 调整卡环

C. 调磨进入倒凹的基托

D. 基托边缘磨薄

E. 修改殆面形态

F. 组织面重衬

G. 重新制作

（323～326 共用题干）

患者，男，45 岁。左上后牙隐裂致急性牙髓炎，完善根管治疗后，检查发现咬合紧，磨耗重，临床牙冠较短。

**323.** 该患牙的最佳处理方法是

A. 树脂充填　B. 银汞合金充填

C. 玻璃离子充填　D. 嵌体修复

E. 金属全冠修复　F. 烤瓷全冠修复

**324.** 为增强金属全冠的固位力，可采用的措施包括

A. 增加辅助固位形

B. 减小轴面聚合度

C. 适当加宽肩台宽度

D. 使用树脂粘接剂

E. 修复体粘接面喷砂处理

F. 边缘制作成直角肩台

G. 利用倒凹固位

**325.** 铸造金属全冠试戴时就位良好，咬合适合，但粘接完成后检查存在咬合高点，可能的原因不包括

A. 全冠就位时粘接剂已开始固化

B. 粘接剂调和太稠

C. 粘接剂调和太稀

D. 全冠粘接面放置粘接剂太多

E. 全冠粘接时就位方向不对

F. 咬棉卷加压时未咬紧

**326.** 医生未能及时发现铸造金属全冠粘接后的咬合高点，患者如未得到及时处理，在使用中可能发生的问题包括

A. 患牙继发龋坏

B. 患牙咬合疼痛

C. 患牙松动

D. 对颌牙咬合疼痛

E. 对颌牙松动

F. 颞下颌关节紊乱病

（327～331 共用题干）

患者，女，70 岁。上下牙列缺失，要求全口义齿修复。既往多次全口义齿修复，均戴用不适。检查：上下无牙颌，上颌牙槽嵴中度吸收，下颌牙槽嵴重度吸收，呈薄刃状。上颌牙弓窄于下颌牙弓，舌体肥大，黏膜较薄，下颌呈习惯性前伸。旧义齿固位差，咬合关系不稳定。

**327.** 关于制取印模的说法正确的是

A. 无需功能整塑

B. 需制作个别托盘

C. 用一次印模法

D. 用二次印模法

E. 用有孔托盘

F. 制取功能性印模

**328.** 确定咬合关系时要注意的事项正确的是

A. 帮助患者下颌后退

B. 垂直距离不要恢复太高

C. 分析旧义齿咬合关系不稳定的原因

D. 使用下颌运动轨迹描记仪协助确定

E. 使用哥特式弓确定咬合关系

F. 反复多次核对，以免有误

**329.** 排牙时要注意的事项包括

A. 前牙排成反𬌗

B. 后牙采用交叉排牙法

C. 后牙可减数

D. 后牙可减径

E. 后牙可使用半解剖式牙

F. 达到平衡𬌗

**330.** 如果患者戴用新义齿一周后自觉使用良好，仅在上颌腭中缝处有压痛感，最可能的原因是

A. 咀嚼效率不高

B. 上颌隆突缓冲不够

C. 上颌基托后缘过长

D. 上颌基托后缘过厚

E. 上颌基托后缘过短

F. 咬合关系不佳

G. 义齿性口炎

**331.** 若出现上述压痛情况，最好的处理方法是

A. 重新制作　　B. 组织面重衬

C. 重新排牙　　D. 局部缓冲

E. 调𬌗　　F. 磨短基托后缘

G. 磨薄基托后缘

（332～336 共用题干）

患者，男，52 岁。因上前牙缺失影响美观就诊。检查：1|1 缺失。|2 松动Ⅲ°，叩痛（－）。|3 近中邻面龋坏，探诊不敏感，不松动，牙龈无红肿。咬合关系正常。

**332.** 在修复前需要首先进行的治疗是

A. 拔除 |2　　B. 余留牙调𬌗

C. |3 龋坏治疗　　D. 牙周洁治

E. 服用抗生素　　F. 口腔卫生宣教

**333.** 拔除患牙 |2 后，上颌缺失牙的肯氏分类是

A. 第一类第一亚类

B. 第一类第二亚类

C. 第二类第一亚类

D. 第二类

E. 第三类第一亚类

F. 第三类

G. 第四类

**334.** 若患者选择固定义齿修复，则正确的设计是

A. 以 2|3 为基牙固定桥修复

B. 以 32|3 为基牙固定桥修复

C. 以 2|34 为基牙固定桥修复

D. 以 32|34 为基牙固定桥修复

E. 以 432|34 为基牙固定桥修复

F. 种植义齿修复

**335.** 若患者选择上颌固定桥修复，修复 3 个月后出现牙龈出血，复诊检查固位体颈部有牙石，则导致牙龈出血可能的原因是

A. 基牙受力过大

B. 口腔卫生较差

C. 修复体外形不佳

D. 修复体边缘与基牙不密合

E. 修复体边缘过长

F. 咬合早接触

G. 邻接关系差

**336.** 若检查修复体外形良好、光滑、边缘密合、无悬突，则该患者需要的治疗是

A. 暂不处理　　B. 服用抗生素

C. 全口洁治　　D. 牙周冲洗

E. 牙周上药　　F. 拆除固定桥

（337～339 共用题干）

患者，男，66 岁。因戴用下颌假牙牙床

疼痛3日就诊。检查：$\overline{8765|5678}$ 缺失，牙槽嵴中度吸收，表面黏膜充血，压痛（+）。下颌可摘局部义齿修复，义齿摘戴无困难，且固位稳定性良好。上颌为天然牙，均不松动。咬合关系良好。

**337.** 引起患者牙槽嵴黏膜疼痛的原因最可能的是

A. 基托过厚　　B. 基托边缘过短
C. 咬合力过大　　D. 卡环过紧
E. 卡环过松　　F. 人工牙覆盖过小

**338.** 为缓解疼痛，正确的处理方法是

A. 磨短过长基托
B. 磨除进入组织倒凹的基托
C. 减小义齿受力
D. 缓冲基托组织面
E. 调磨对颌牙
F. 调整卡环

**339.** 如果患者在咀嚼食物过程中感觉义齿有翘动现象，临床进一步的检查包括

A. 卡环固位有无松动
B. 卡环体与基牙有无早接触
C. 卡环数量是否恰当
D. 卡环分布是否恰当
E. 卡环臂是否过低
F. 基托面积是否合适

（340~342共用题干）

患者，女，68岁。上下牙列缺失，行全口义齿修复。义齿戴用1周后复诊，患者自觉上嘴唇处疼痛，且左侧咬食物时假牙脱落并伴有咬颊。检查：上唇系带处可见溃疡，大小约1mm×1mm。正中咬合时，咬合关系良好。$\frac{7}{7}\Big|$ 对应颊黏膜处可见血泡，大小约3mm×3mm。

**340.** 导致上唇系带处疼痛的原因是

A. 上唇系带过长
B. 上唇系带过短
C. 基托在上唇系带处过厚
D. 基托在上唇系带处过薄
E. 基托在上唇系带处过长
F. 基托在上唇系带处过短
G. 基托在上唇系带处不密合

**341.** 左侧咬食物时义齿脱落，则应该选磨

A. 左侧上后牙颊尖
B. 左侧上后牙舌尖
C. 左侧下后牙颊尖
D. 左侧下后牙舌尖
E. 左侧上后牙中央窝
F. 左侧下后牙中央窝

**342.** 导致右侧颊部出现血泡最可能的原因是

A. 义齿固位力差
B. 右侧人工牙覆盖过小
C. 右侧人工牙覆盖过大
D. 右侧基托边缘过长
E. 右侧基托边缘过短
F. 基托磨光面外形不佳
G. 右侧基托边缘过薄

（343~345共用题干）

患者，男，52岁。因右下后牙食物嵌塞3个月就诊。检查：$\overline{6|}$ 近中牙体缺损约1/4，牙色充填物，边缘密合，缺损基本齐龈，叩痛（-），不松动。$\overline{5|}$ 与 $\overline{6|}$ 间食物嵌塞明显，牙龈红肿。X线片示：$\overline{6|}$ 根充物恰填，根尖周未见低密度影像，牙槽骨无明显吸收。计划 $\overline{6|}$ 行烤瓷冠修复。

**343.** 对于 $\overline{6|}$ 牙体预备描述正确的是

A. 应预备出足够的修复空间
B. 各轴面去除倒凹
C. 两邻面应完全平行
D. 制备龈上肩台
E. 制备龈下肩台
F. 肩台宽度为1.0mm

G. 肩台连续光滑

H. 各轴线角圆钝

**344.** 在牙体预备后未戴烤瓷冠之前，需要戴用暂时冠的目的是

A. 保护基牙

B. 维持基牙位置稳定

C. 恢复牙列完整

D. 防止基牙移位

E. 恢复一定咀嚼功能

F. 诊断作用

**345.** 对于烤瓷冠的粘接下列说法正确的是

A. 应先去尽暂时冠粘接剂

B. 清洁修复体组织面

C. 基牙75%酒精消毒

D. 粘接剂凝固后去除多余材料

E. 粘接完成后再次进行咬合检查

F. 粘接完成后不可再调𬌗

（346～348 共用题干）

患者，男，30 岁。因左上前牙外伤后冷热刺激痛 3 日就诊。检查：⌊1 牙体约 1/3 冠折，远中断面至龈下 2mm，已露髓，叩痛（+），不松动，牙龈红肿。X 线片示：⌊1 根尖周未见明显低密度影像。⌊2 近中龋坏，探诊正常，叩痛（－），不松动。X 线片示：⌊2 根尖周未见明显低密度影像。前牙深覆𬌗。

**346.** 在⌊1 修复前需要进行的治疗是

A. 脱敏治疗　　B. 充填治疗

C. 邻牙去腐充填　　D. 根管治疗

E. 邻牙根管治疗　　F. 冠延长术

**347.** 对于该患牙最适宜的修复体类型是

A. 贴面　　B. 嵌体

C. 高嵌体　　D. 3/4 冠

E. 金属冠　　F. 全瓷冠

**348.** 在设计修复体唇侧龈缘位置时需要考虑的因素是

A. 患牙牙根长度　　B. 修复体的固位

C. 美观　　D. 患牙的牙周情况

E. 邻牙的颜色　　F. 咬合力大小

（349～351 共用题干）

患者，男，35 岁。因左上后牙冷热敏感 1 个月就诊。检查：⌊6 近中邻面龋坏，探诊敏感，叩痛（－），不松动，牙龈无红肿。牙髓电活力测验示：⌊6 有活力，对照牙有活力。

**349.** 若⌊6 去净腐质后，未露髓，为恢复较好的邻接关系，最佳的修复方式是

A. 玻璃离子充填

B. 树脂充填

C. Ag－Hg 合金充填

D. 嵌体

E. 烤瓷金属全冠

F. 全瓷冠

G. 铸造金属全冠

**350.** 若患者选择做嵌体修复，则该嵌体属于

A. 单面嵌体　　B. MO 嵌体

C. DO 嵌体　　D. MOD 嵌体

E. 多面嵌体　　F. 嵌体冠

**351.** 在嵌体牙体预备过程中正确的做法是

A. 去净病变腐质

B. 邻面扩展至自洁区

C. 边缘离开咬合接触点

D. 制备倒凹固位形

E. 制备良好的抗力形

F. 制备良好的固位形

（352～354 共用题干）

患者，男，50 岁。因左下后牙根管治疗后要求修复就诊。检查：⌈6 残冠，仅剩余颊面及近中面牙体，白色暂封物在，叩痛（－），不松动，牙龈无红肿。⌈5 𬌗面白色暂封物在，颊侧颈部楔状缺损，断面位于龈上，叩痛（－），不松动，牙龈无红肿。

**352.** ⌈6 进行修复过程中，可以增加基牙抗力的是

A. 做预防性扩展

B. 去除薄壁弱尖

C. 预备龈下肩台

D. 制作桩核修复

E. 修复体有足够的厚度

F. 保证修复体质量

**353.** 若⌈5 选择全冠修复，则下列说法正确的是

A. 牙体缺损处用磷酸锌水门汀充填即可

B. 保留楔状缺损作为固位洞形

C. 冠修复前需树脂充填楔状缺损

D. 颊侧冠边缘与树脂充填体平齐

E. 颊侧冠边缘位于树脂充填体上

F. 颊侧冠边缘位于健康牙体组织上

**354.** 在⌈56 冠修复后，应达到的咬合标准是

A. 达到平衡𬌗

B. 𬌗力方向接近于牙长轴

C. 无早接触点

D. 前伸及侧方𬌗无𬌗干扰

E. 修复体可适当减径

F. 修复体可适当减小牙尖斜度

（355～357 共用题干）

患者，女，60 岁。$\overline{8765|5678}$ 缺失，余留牙未见明显异常。设计为金属支架可摘局部义齿修复。

**355.** 基牙 $\overline{4|4}$ 预备时应制备

A. 近远中支托窝　B. 近中支托窝

C. 远中支托窝　D. 近中导平面

E. 远中导平面　F. 舌侧导平面

G. 颊侧导平面

**356.** 如果在基牙上设计 RPA 卡环组，则圈形卡环臂的坚硬部分应位于基牙的

A. 颊侧近中

B. 颊侧远中

C. 观测线上缘

D. 观测线上方的倒凹区

E. 观测线下方的倒凹区

F. 观测线下方的非倒凹区

**357.** 在义齿设计时，为了减小游离端牙槽嵴负担，可采用的措施是

A. 增加食物溢出沟

B. 减小人工牙颊舌径

C. 减少人工牙数目

D. 减小基托面积

E. 扩大基托面积

F. 增加人工牙牙尖斜度

G. 减小人工牙牙尖斜度

H. 无咬合接触

（358～360 共用题干）

患者，女，40 岁。因上前牙变色不美观就诊。检查：1⌋ 牙体已变色，近中大面积充填物，边缘欠密合，继发龋坏，缺损基本齐龈，叩痛（－），不松动，牙龈无红肿。X 线片示：1⌋ 根充物恰填，根尖未见低密度影像，牙槽骨无明显吸收。前牙浅覆𬌗、浅覆盖。计划 1⌋ 行金属桩核烤瓷冠修复。

**358.** 在桩核冠修复中，下列描述正确的是

A. 桩的长度应大于临床冠长度

B. 至少保留根尖处 4mm 根充物

C. 桩的直径为根的直径的 2/3

D. 桩在牙槽骨内的长度大于根在牙槽骨内长度的 1/2

E. 桩的形态取决于根的形态

F. 桩的长度越长越好

G. 桩的长度应适宜

**359.** 对于该患者烤瓷冠牙体预备过程中正确的是

A. 切端预备约 2mm 间隙

B. 制备龈上肩台

C. 制备直角肩台

D. 肩台宽度为 1.0mm

E. 轴线角要圆钝

F. 两邻面𬌗向聚合角 2°~5°

**360.** 在对患者进行比色时，下列描述正确的是

A. 最好在自然光下

B. 最好在白炽灯下

C. 以灰色为背景

D. 以黑色为背景

E. 比色时间越长越好

F. 在正午时间干扰最少

G. 去除影响比色的饰品

(361~363 共用题干)

患者，男，70 岁。因拔牙后 3 个月要求镶牙就诊。检查：全口无牙颌，上下颌牙槽嵴中度吸收。颌间距离正常。唾液量适中，较黏稠。

**361.** 对于唾液的质与量与总义齿固位的关系，下列描述正确的是

A. 唾液流动性小，增强固位作用

B. 唾液流动性大，增强固位作用

C. 唾液分泌量少，增强固位作用

D. 唾液分泌量多，增强固位作用

E. 唾液黏稠度低，增强固位作用

F. 唾液黏稠度高，增强固位作用

**362.** 关于制取印模，下列描述正确的是

A. 需制作个别托盘

B. 制取功能性印模

C. 肌肉功能整塑只能由医生完成

D. 肌肉功能整塑可由患者自主完成

E. 保持托盘在口内稳定的位置

F. 适当扩大印模面积

G. 印模面积越大越好

**363.** 在确定颌位关系过程时，下列方法不用于确定水平颌位关系的是

A. 哥特式弓描记法

B. 面部外形观察法

C. 后牙咬合法

D. 卷舌后舔法

E. 吞咽咬合法

F. 息止颌位法

(364~366 共用题干)

患者，男，65 岁。上下牙列缺失，全口义齿修复。在义齿初戴时，患者自觉上颌义齿前后翘动，并伴疼痛。

**364.** 上颌义齿前后翘动的支点位置是

A. 颊系带

B. 唇系带

C. 颧突

D. 后堤区

E. 软腭

F. 上颌隆突

G. 切牙乳突

**365.** 对于疼痛部位的处理方法是

A. 观察，暂不处理

B. 调𬌗

C. 组织面缓冲

D. 组织面重衬

E. 磨短基托边缘

F. 重新制作义齿

**366.** 对基托组织面进行缓冲的目的是

A. 防止出现压痛

B. 防止阻碍发音

C. 防止压迫黏膜组织

D. 防止基托翘动

E. 防止黏膜炎症

F. 防止义齿脱位

(367~369 共用题干)

患者，女，39 岁。因上前牙折断 3 个月要求修复就诊。现病史：患者 3 个月前因外伤致左上前牙折断，期间无明显自发性疼痛，因影响美观，要求修复。检查：$\underline{|1}$ 切角缺损，

未探及露髓孔，探诊稍敏感，叩痛（-），不松动，牙龈轻度红肿。余牙未见明显异常。

**367.** 在修复前应进行的检查和治疗工作是

A. 前牙区根尖片

B. ⌊1 根管治疗

C. 告知患者修复材料

D. 告知患者修复费用

E. 牙周洁治

F. 必要时取研究模型

**368.** 若患者选择烤瓷冠修复⌊1，则牙体预备要求正确的是

A. 切端磨除 2mm

B. 唇面磨除 2mm

C. 牙体预备一次完成

D. 牙体预备分次完成

E. 唇面为直角肩台

F. 唇面肩台宽 1mm

G. 唇面龈边缘在龈沟底

**369.** 下列关于金瓷冠瓷层的描述正确的是

A. 不透明瓷至少 0.5mm

B. 体瓷厚度一般为 0.5mm

C. 烤瓷合金热膨胀系数小于瓷热膨胀系数

D. 烤瓷合金热膨胀系数大于瓷热膨胀系数

E. 瓷烧结次数增加而瓷的热膨胀系数不变

F. 瓷烧结次数增加则瓷的热膨胀系数增加

G. 瓷烧结次数增加则瓷的热膨胀系数降低

（370 ~ 372 共用题干）

患者，女，58 岁。上下牙列缺失，计划全口义齿修复。

**370.** 影响全口义齿稳定性的因素包括

A. 咬合关系

B. 排牙位置

C. 基托磨光面外形

D. 基托边缘伸展

E. 黏膜的性质

F. 唾液的质与量

**371.** 关于下颌印模边缘的描述错误的是

A. 充分让开系带

B. 与运动时的黏膜皱襞相贴合

C. 下缘止于下颌舌骨嵴上方

D. 远中舌侧缘向远中伸展到下颌舌骨后间隙

E. 后缘盖过磨牙后垫

F. 不应妨碍口底和舌运动

**372.** 对全口义齿唇颊侧基托边缘描述正确的是

A. 越厚越好　　B. 越薄越好

C. 呈圆钝形　　D. 伸展到唇颊沟

E. 越过唇颊沟　　F. 离开唇颊沟

（373 ~ 376 共用题干）

患者，男，62 岁。因拔牙后 3 个月要求镶牙就诊。检查：口内仅余留 48，不松动。上下牙槽嵴轻度吸收，颌间距离正常。

**373.** 在上颌义齿需要缓冲的区域是

A. 切牙乳突　　B. 上颌隆突

C. 颧突　　D. 后堤区

E. 牙槽嵴上骨尖　　F. 唇系带

G. 颊系带

**374.** 下颌可摘局部义齿修复，若 48 正位萌出，无倾斜，则放置卡环类型最好为

A. RPI 卡环组　　B. RPA 卡环组

C. 对半卡环　　D. 三臂卡环

E. 回力卡环　　F. 圈形卡环

G. 倒钩卡环

**375.** 嘱患者戴用义齿一周后，需复诊调殆，其原因是

A. 加强义齿固位

B. 基托下沉

C. 义齿咬合平衡已建立

D. 义齿基托边缘位置可确定

E. 患者已适应新义齿

F. 患者可用新义齿进食

**376.** 若患者1周后复诊时自述戴上颌义齿较恶心，可能的原因是

A. 颌位关系有误

B. 上颌基托后缘过长

C. 上颌基托后缘过厚

D. 垂直距离过高

E. 垂直距离过低

F. 义齿固位欠佳

G. 初戴不适应

(377～379共用题干)

患者，男，50岁。因右下后牙假牙破损1个月就诊。检查：47临床冠短，有金属冠修复，边缘密合，𬌗面破损，暴露牙体组织，叩痛（-），不松动，PD：2～3mm，牙龈稍红肿，牙石（+）。X线片示47根充物恰填，根尖周未见低密度影像，牙槽骨无明显吸收。

**377.** 对于该患牙下一步的治疗是

A. 拆除重做　　B. 树脂充填

C. 玻璃离子充填　　D. 龈上洁治

E. 龈下刮治　　F. 重新根管治疗

G. 拔除患牙　　H. 根面平整

**378.** 重新制作时，为增加修复体固位，下列设计错误的是

A. 轴面聚合度小于10°

B. 制备箱型固位形

C. 采用树脂粘接剂

D. 冠边缘位于龈下

E. 制备钉洞固位形

F. 制备倒凹固位形

**379.** 如果要减小47冠修复后所受的咬合力，可采用的方法是

A. 减小近远中径　　B. 减小颊舌径

C. 脱离咬合接触　　D. 减小牙尖斜度

E. 加大外展隙　　F. 加大邻间隙

# 第三章　牙体牙髓病学

## 一、A1 型题

1. 同侧上、下颌存在可疑牙髓源性痛牙时，如果常规牙髓活力测试无法明确诊断牙髓状态，为进行鉴别可采用的方法是

A. 牙髓电活力测试法

B. 龋染色法

C. X 线片法

D. 选择性麻醉法

E. 以上均正确

2. 下列属于直接盖髓术的适应证的是

A. 继发龋

B. 机械性露髓，穿髓孔直径 1mm

C. 可复性牙髓炎

D. 外伤性露髓，穿髓孔直径小于 0.5mm

E. 去腐未净露髓，穿髓孔直径 1mm

3. 下列选项属于Ⅴ类洞充填备洞要求的是

A. 严格的抗力形

B. 适当的固位形

C. 必须制备鸠尾固位

D. 严格的底平壁直，点线角圆钝

E. 窝洞口小底大

4. 对于根尖发育完成的恒牙，牙外伤最容易造成牙髓坏死的是

A. 嵌入型脱位　　B. 部分脱位

C. 牙震荡　　D. 冠折

E. 发生于根尖 1/3 的根折

5. 下列不属于根管治疗适应证的是

A. 牙髓坏死的患牙

B. 已有牙髓病变的牙隐裂患牙

C. 可复性牙髓炎的患牙

D. 慢性根尖周炎的患牙

E. 牙周 - 牙髓联合病变的患牙

6. 下列关于深龋的诊断，最重要的是

A. 探诊窝洞的深度

B. 患牙对叩诊检查的反应

C. 牙周探诊的深度

D. 龋坏的发生位置

E. 患牙对温度测试的反应

7. 关于牙齿内吸收，下列描述错误的是

A. 根尖 X 线片上见髓腔内局限性不规则的膨大透射影像

B. 叩诊疼痛明显

C. 牙髓温度测试多为同对照牙或迟钝

D. 牙冠出现小范围的暗黑色区域

E. 牙冠呈现粉红色

8. 下列关于牙骨质龋的说法，错误的是

A. 牙骨质龋累及牙本质即为中龋

B. 常发生于牙龈严重退缩，牙根面自洁作用较差的患牙

C. 在靠近釉牙骨质界处，牙骨质龋会很快波及其下方的牙本质

D. 其龋损过程与牙本质龋相同

E. 单纯的牙骨质龋在临床上常无法检测到

9. 下列选项中引起根尖周炎症的因素是

A. 牙髓失活剂封药时间过长

B. 根管牙胶充填材料超充填

C. 根管治疗不完善

D. 次氯酸钠根管冲洗液溢出根尖孔

E. 以上都是

**10.** 下列关于根管冲洗液的说法，错误的是

A. 17% 的 EDTA 溶液可以有效去除根管内壁玷污层

B. 5.25% 的次氯酸钠溶液可以有效溶解根管内的软组织碎屑

C. 对于迁延不愈的根尖周炎症，可以使用医用酒精溶液进行根管冲洗

D. 使用过氧化氢进行根管冲洗时，有产生气泡将细菌和碎屑推出根尖孔的风险

E. 5.25% 的次氯酸钠溶液可以配合超声荡洗针头进行超声荡洗

**11.** 盖髓剂应具备的特性不包括

A. 对感染坏死的牙髓组织有修复再生作用

B. 药效稳定持久

C. 对牙髓组织无毒性

D. 具有杀菌或抑菌效果

E. 渗透作用较强

**12.** 可复性牙髓炎安抚治疗后的复诊时间为

A. 24 小时　　B. 3 天

C. 1 ~ 2 周　　D. 1 个月

E. 半年

**13.** 关于急性龋的说法，不正确的是

A. 此种龋多见于儿童或青年人

B. 病变组织颜色较浅，呈浅棕色

C. 牙髓组织极快形成修复性牙本质或形成较多，牙髓组织不易受到感染

D. 质地较软而且湿润，很容易用挖器剔除

E. 病变进展较快

**14.** 下列患者中，不能做牙髓电活力测试的是

A. 心肌梗死患者

B. 心力衰竭患者

C. 高血压患者

D. 心脏瓣膜病患者

E. 装有心脏起搏器的患者

**15.** 下列脱敏治疗可以使牙本质小管的直径变小的是

A. 0.76% 单氟磷酸钠凝胶

B. 75% 氯化锶甘油

C. 38% 氟化氨银饱和小棉球

D. 激光脱敏

E. 碘化银

**16.** 牙根纵裂多发生于

A. 前牙　　B. 尖牙

C. 前磨牙　　D. 第一磨牙

E. 第二磨牙

**17.** 下列不属于牙髓感染途径的是

A. 牙周途径　　B. 血源途径

C. 冠方牙髓暴露　　D. 牙本质小管

E. 牙髓淋巴管

**18.** 下列关于试验性备洞的说法中，正确的是

A. 钻磨时最好使用冷却水降温

B. 使用牙钻磨除牙釉质组织

C. 钻磨前需使用局部麻醉

D. 增加对牙髓的热刺激以辅助诊断

E. 是牙髓活力判定的首选方法

**19.** 可疑患牙有金属烤瓷全冠时，下列方法可以有效判断牙髓活力的是

A. 使用小冰棒进行牙髓温度测试

B. 使用热牙胶棒进行牙髓温度测试

C. 使用牙髓活力电测试

D. 使用选择性麻醉法

E. 使用试验性备洞法

**20.** 关于选择性麻醉的说法，下列正确的是

A. 两颗可疑痛源牙均位于上颌，则应对位置相对靠前的牙齿进行麻醉

B. 两颗可疑痛源牙均位于上颌，则应对位置相对靠后的牙齿进行麻醉

C. 两颗可疑痛源牙均位于上颌，对麻醉牙齿的位置无要求
D. 以上说法都不正确
E. 以上说法都正确

**21.** 早期龋的非手术治疗中，浸润治疗的适应证是
A. 窝沟的早期龋
B. 窄而深的窝沟
C. 光滑面或邻面早期龋
D. 对侧同名牙患龋或有患龋倾向的磨牙及前磨牙
E．殆面有充填体，但同时存在窄而深的窝沟者

**22.** 关于充填术治疗龋病后的并发症，下列除外的是
A. 意外穿髓
B. 充填后疼痛
C. 充填体折断、脱落
D. 牙齿折裂
E. 继发龋

**23.** 融合牙最常见于
A. 正常牙与额外牙　B. 上颌切牙
C. 上颌乳切牙　D. 下颌切牙
E. 下颌乳切牙

**24.** 下列失活剂在恒牙的封药时间为1周的是
A. 多聚甲醛　B. 亚砷酸
C. 金属砷　D. 三氧化二砷
E. 以上都不是

**25.** 在进行根尖诱导成形术治疗时，常用的诱导药物为
A. 氧化锌丁香油水门汀
B. 亚砷酸
C. 磷酸锌粘固剂
D. 氢氧化钙类制剂
E. 碘仿糊剂

**26.** 龋病属于的类型是
A. 急性间歇性破坏
B. 慢性可逆性破坏
C. 慢性进行性破坏
D. 慢性间歇性破坏
E. 急性进行性破坏

**27.** 下列检查方法可以辅助邻面早期龋检查的是
A. 探查　B. 牙线
C. 温度测试　D. 叩诊
E. 视诊

**28.** 关于浅龋的表现，下列说法正确的是
A. 牙髓温度测试无反应
B. 遇酸甜刺激痛
C. 遇冷热刺激痛
D. 进食物时激发痛
E. 患者无症状

**29.** 对于临床检查不易查出的继发龋，为明确诊断可以使用下列方法进一步检查的是
A. 探诊　B. 温度测试
C. X线　D. 染色法
E. 麻醉法

**30.** 在诊断邻面龋的各种方法中，最准确的是
A. 温度刺激试验　B. 染色法
C. 视诊　D. 探诊
E. 咬合翼片

**31.** 遗传性牙本质发育不全属于
A. 常染色体显性遗传病
B. 特殊携带基因导致的病变
C. 传染性疾病
D. 感染性疾病
E. 常染色体隐性遗传病

**32.** 下列关于牙髓塑化治疗的说法正确的是
A. 根管内的牙髓组织无需去除
B. 仅需去净根管口及根管上1/3的牙髓

组织

C. 根管内的牙髓需要尽可能去净

D. 根管内的牙髓必须全部去净

E. 可以保留根尖1/3的牙髓组织

**33.** 下列关于根管口的说法，正确的是

A. 牙髓腔和根管系统的交界处

B. 开髓洞口

C. 根管系统在根尖区的开口

D. 根尖三角区在根尖的开口

E. 侧支根管的开口

**34.** 下列根管充填材料不具有消毒和抑制细菌生长作用的是

A. 氧化锌碘仿糊剂

B. 传统牙胶

C. 牙髓塑化液

D. 氢氧化钙糊剂

E. 碘仿氢氧化钙糊剂

**35.** 临床上樟脑酚可用于根管消毒，其成分为

A. 樟脑、苯酚

B. 樟脑、对氯苯酚、乙醇

C. 樟脑、乙醇

D. 樟脑、对氯苯酚、甲醇

E. 樟脑、苯酚、乙醇

**36.** 对牙髓组织具有安抚作用的深窝洞垫底材料是

A. 氧化锌丁香油水门汀

B. 手调拌型玻璃离子

C. 光固化玻璃离子

D. 磷酸锌粘固剂

E. 聚羧酸盐水门汀

**37.** 使用复合树脂材料进行充填时，下列不能作为复合树脂垫底材料的是

A. 氧化锌丁香油水门汀

B. 手调拌型玻璃离子

C. 光固化玻璃离子

D. 流体树脂

E. 光固化氢氧化钙材料

**38.** 牙髓坏死的病因不包括

A. 各型牙髓炎

B. 规范的龋齿充填术

C. 外伤打击

D. 过度手术切割产热

E. 化学刺激

**39.** 下列关于副根管的说法，最正确的是

A. 相邻两个主根管之间呈水平方向走行的交通支

B. 根管在根尖部均匀的分为2支

C. 在根尖部根管分为许多细小分支

D. 发自髓室底或根管的细小分支，穿过牙本质和牙骨质与牙周膜相连通

E. 相邻两个主根管之间呈峡状的交通结构

**40.** 可以作为髓腔炎症感染磨牙根分叉区域的管道是

A. 主根管　　B. 副根管

C. 根尖三角区　　D. 根尖分歧

E. 牙本质小管

**41.** 下列关于牙髓坏死说法错误的是

A. 患牙一般没有自觉症状

B. 牙冠变色，呈暗红色或灰黄色，失去光泽

C. 坏死的牙髓不易被细菌所感染

D. 叩诊同正常牙或不适感

E. X线片显示患牙根尖周影像无明显异常

**42.** 在牙髓治疗的过程中，局部浸润麻醉适用的情况除外的是

A. 上颌前牙　　B. 下颌切牙

C. 上颌前磨牙　　D. 下颌第一磨牙

E. 乳牙

**43.** 下列有关氢氧化钙糊剂的说法，正确的是

A. 遇水才能发生固化

B. 对X射线有阻射作用

C. 对细菌有较强的抑制作用

D. 可以作为恒牙的永久性根管充填材料

E. 操作中如不慎超出根尖孔将会永久存在，无法被吸收

**44.** 牙髓治疗过程中施行无痛技术时，不能采用牙周韧带内注射方法的是

A. 患有牙髓炎而采用其他麻醉方法效果不佳者

B. 患有根尖周炎而采用其他麻醉方法效果不佳者

C. 血友病患者

D. 疼痛牙根确定

E. 严重牙周病患牙

**45.** 下列关于使用氢氧化钙糊剂根管内封药，操作不当的是

A. 封药时可放入根管上段，依靠挥发对根管下段进行消毒

B. 封药时应注意不能超出根尖孔

C. 封药时间至少要达到1周

D. 使用螺旋输送器或手用锉导入根管内

E. 恒牙根管永久性充填前需要全部取出

**46.** 下列不符合根尖切除术适应证的是

A. 只能用于前牙、前磨牙，磨牙无法进行根尖切除术

B. 根管治疗失败而无法除去原有根管充填物或已做桩冠的患牙

C. 根管弯曲、狭窄或根管器械折断在根管内堵塞不通的患牙

D. 根尖折断已形成慢性根尖周炎的患牙

E. 慢性根尖周炎合并难以取出的超充根充材料

**47.** 对牙根未发育完全的牙经诱导成形术后，牙根发育状况不正确的是

A. 根尖继续发育、管腔缩小，根尖封闭

B. 根管腔无变化，根尖封闭

C. X线片上未显示牙根发育，单根管内探测有阻力，说明根尖处有钙化屏障

D. X线片上见髓腔内有局限性对称不规则的透射影，严重者可见髓腔壁被穿通，甚至出现根折线

E. X线片上见钙化屏障在根端1/3处形成

**48.** 下列有关根面龋的说法，错误的是

A. 老年人好发根面龋

B. 根面龋常发生在牙龈退缩的牙骨质面

C. 根面龋缺损处着色明显，边界清晰

D. 首选能够释放氟化物的玻璃离子体进行修复

E. 改善唾液流率，增加唾液缓冲能力能够预防根面龋的发生

**49.** 下列关于牙隐裂的治疗方案，说法错误的是

A. 隐裂纹仅在釉质内，用酸蚀法和釉质粘接剂光固化处理

B. 隐裂纹达牙本质浅层，可沿裂纹处备洞，光固化复合树脂粘接修复

C. 隐裂纹达牙本质中、深层，出现可复性牙髓炎或牙髓炎症状，咬楔测验阳性，可酌情行间接盖髓术或牙髓治疗

D. 隐裂纹达牙髓腔，出现牙髓炎、牙髓坏死或根尖周炎症状，咬合痛明显。此种患牙经治疗后牙齿容易劈裂，建议截根术、牙半切除术或拔除

E. 患牙因隐裂而劈裂，可出现牙周－牙髓联合病变症状。可酌情行截根术、牙半切除术或拔除

**50.** 洞底剩余牙本质厚度（RDT）为多少时，牙髓炎症严重，可出现化脓灶和细菌，局部的反应性牙本质较少，而刺激性牙本质较多

A. RDT≥2mm
B. 0.5mm＜RDT≤1mm
C. 0.25mm＜RDT≤0.5mm
D. RDT≤0.25mm
E. RDT＜0.1mm

**51.** 牙根纵裂的主要诊断依据是
A. 咬硬物史
B. 咀嚼疼痛
C. 探及深及根尖的细窄牙周袋
D. 牙齿松动
E. X线片

**52.** 关于深龋的窝洞充填，下列说法正确的是
A. 采用银汞合金充填术时，沟槽、倒凹等辅助固位形的制作一般在垫底前完成
B. 近髓的深窝洞可使用银汞合金直接充填修复
C. 近髓窝洞可使用磷酸锌粘固剂垫底后银汞合金修复
D. 洞深超过窝洞标准深度，但未近髓时可采用单层垫底
E. 聚羧酸盐粘固剂可以用于直接盖髓和间接盖髓

**53.** 下列情况适宜做牙髓塑化治疗的是
A. 乳牙和年轻恒牙
B. 根尖发育完成的后牙牙髓炎
C. 完全钙化不通的根管
D. 准备进行桩核修复的根管
E. 年轻人根尖发育完成的前牙

**54.** 下列关于酸蚀症说法错误的是
A. 是因长期接触酸或酸酐造成的
B. 其直接病因为酸或酸酐对牙体组织的脱矿作用
C. 酸蚀物质主要包括外源性酸和内源性酸
D. 严重的工业酸牙酸蚀症患者还可能出现口腔症状及全身症状
E. 临床表现一般不形成牙体组织实质性缺损

**55.** 使用手调拌型玻璃离子水门汀进行充填修复时，应在充填后多长时间内完成外形修整
A. 0.5分钟
B. 1.0分钟
C. 2.0分钟
D. 3.0分钟
E. 4.0分钟

**56.** 橡皮障隔湿的应用场景不包括
A. 深龋窝洞预备
B. 复合树脂充填
C. 根管治疗
D. 根尖手术
E. 嵌体粘接

**57.** 橡皮障隔离的意义不包括
A. 提供有效的术野隔湿
B. 对烤瓷冠修复体的边缘提供良好保护
C. 牵拉软组织
D. 防止误吞，保护软组织
E. 隔离口腔感染

**58.** 下列不能作为牙髓温度测验的冷测工具的是
A. 冰棒
B. 三用枪
C. 干冰
D. 氯乙烷
E. 1，1，1，2-四氟乙烯

**59.** 下列关于标准化ISO根管器械的说法，错误的是
A. 每一器械的标准化号码以器械尖端直径（mm）乘以100来表示
B. ISO15号的器械手柄颜色是白色
C. ISO30号的器械尖端直径为0.30mm

D. 60号以后，每增大一号，锉的直径就增加0.05mm

E. 器械的工作端长度均为16mm

**60.** 关于牙内陷，正确的是

A. 牙齿钙化前，成釉器表面向内卷叠引起

B. 牙齿发育期间，成釉器形态分化异常引起

C. 牙蕾发生内陷、卷曲，分裂形成的

D. 两个正常分开的牙蕾合并在一起

E. 轻度牙内陷可以不处理

**61.** 关于间接盖髓术的适应证，下列不正确的是

A. 深龋

B. 因深龋引起的可复性牙髓炎

C. 活髓牙牙体全冠预备后

D. 龋洞深，偶有自发痛

E. 因外伤冠折未露髓

**62.** 15号ISO标准器械距离尖端16mm处的直径D16为

A. 0.40mm　　B. 0.42mm

C. 0.47mm　　D. 0.52mm

E. 0.57mm

**63.** 下列关于常见的变异根管及多根管说法错误的是

A. 下颌切牙以单根管为主，亦有两个根管，其中常遗漏舌侧根管

B. 下颌前磨牙的根管解剖形态存在变异，少数有双根管，也有可能存在三根管

C. 上颌第一磨牙$MB_2$的发生率约为60%，临床上常有遗漏

D. 若下颌第一磨牙远中根有两个根管，则近中根一般只有一个根管

E. 下颌第二磨牙C形根管发生率高，远中根管与近颊根管可相连呈C形，常引起高度重视，而近舌根管临床上易遗漏

**64.** 下列根管器械中，横截面可为三角形的是

A. K型扩孔钻　　B. K型根管锉

C. H型根管锉　　D. R型根管锉

E. 光滑髓针

**65.** 下列关于H型根管锉的说法，错误的是

A. 工作刃断面为逗点状

B. 即便在直根管中也不适用于去除大量牙本质

C. 在根管内只能做上下提拉的动作

D. 可用于根管内旧充填物和棉捻的去除

E. 与K型根管器械相比，H锉不易预弯

**66.** 以下不属于窝洞固位形的是

A. 侧壁固位　　B. 倒凹固位

C. 鸠尾固位　　D. 梯形固位

E. 阶梯结构

**67.** 下列关于K型根管锉的说法，错误的是

A. 制作方法为不锈钢丝拧制而成

B. 工作刃截面为四方形

C. 主要用于穿透和扩大根管

D. 螺旋刃与锉长轴角度较大，有利于进行提拉切割根管壁

E. 在根管内顺时针旋转时比逆时针更容易折断

**68.** 对正在接受根管治疗而根尖周损害还在加重的病例，可能感染的细菌是

A. 卟啉单胞菌　　B. 放线菌

C. 真杆菌　　D. 普氏菌

E. 梭形杆菌

**69.** 下列关于侧方加压技术的描述，错误的是

A. 选择的主牙胶尖应可达工作长度，在根尖部与根管壁紧密贴合

B. 选择与根管预备时主尖锉相同型号或小一号的侧压器

C. 对于弯曲根管可预弯侧压器或使用镍钛合金侧压器

D. 侧压器进入根管时在根管内旋转角度应小于120°

E. 弯曲根管内侧压器进入时在根管内旋转角度应小于90°

**70.** 下列选项与窝洞抗力形无关的是

A. 一定的洞深　B. 阶梯结构

C. 去除无机釉　D. 侧壁倒凹

E. 盒状洞形

**71.** 龋病的四联因素不包括

A. 时间　B. 唾液

C. 食物　D. 牙菌斑

E. 宿主牙

**72.** 下列关于牙髓电活力测验说法错误的是

A. 牙髓电活力测验是通过牙髓电活力测验仪来检测牙髓神经成分对电刺激的反应，主要用于判断牙髓"生"或"死"的状态

B. 若被测牙牙髓存在反应，表示牙髓还有活力

C. 若被测牙无反应，说明牙髓已坏死

D. 牙髓电活力测验结果可以作为诊断的唯一依据

E. 牙髓电活力测验仪禁用于心脏安装有起搏器的患者

**73.** 关于釉质发育不全，下列说法正确的是

A. 釉质发育不全均为牙发育过程受到某种环境因素的干扰导致的釉质结构缺陷

B. 氟牙症是一种特殊类型的釉质发育不全

C. 釉质发育不全仅由遗传基因突变导致

D. 病变局限于单个牙，不会波及全部牙齿

E. 过度的氟在牙本质发育期进入人体内，会引起氟牙症

**74.** 关于氟牙症的牙齿，下列特点正确的是

A. 乳恒牙均可发生，且发生的概率相当

B. 耐酸不耐磨

C. 耐磨且耐酸

D. 不伴有釉质的实质性缺损

E. 耐磨不耐酸

**75.** 特纳牙往往见于个别牙，下列牙齿较多见的是

A. 磨牙　B. 前磨牙

C. 尖牙　D. 切牙

E. 乳牙

**76.** 关于氟牙症，进行釉质表面酸蚀处理时，适宜的时间是

A. 10 秒　B. 30 秒

C. 60 秒　D. 2 分钟

E. 5 分钟

**77.** 牙内陷多发生于

A. 上颌侧切牙　B. 上颌中切牙

C. 上颌尖牙　D. 下颌中切牙

E. 下颌侧切牙

**78.** 下列选项中，梅毒牙特征除外的是

A. 桑葚状磨牙　B. 特纳牙

C. 蕾状磨牙　D. 半月形切牙

E. 哈钦森牙

**79.** 牙内陷最严重的是

A. 畸形舌侧窝　B. 畸形根面沟

C. 畸形舌侧尖　D. 牙中牙

E. 以上都不是

**80.** 先天性缺牙分为个别缺牙、多数缺牙和全部缺牙三种情况。个别缺牙最多见于

A. 上颌侧切牙　B. 下颌侧切牙

C. 上颌前磨牙　D. 下颌前磨牙

E. 第三磨牙

**81.** 关于釉珠的说法中，下列不正确的是
A. 是牢固附着于牙骨质表面的釉质小块
B. 大小似粟粒，呈球形
C. 多位于磨牙分叉内及其附近
D. 是菌斑滞留区，易导致牙龈炎
E. 应尽量行磨除治疗

**82.** 完全脱位的外伤牙进行再植，时间应该控制在
A. 0.5 小时以内　B. 3 小时以内
C. 4 小时以内　D. 5 小时以内
E. 6 小时以内

**83.** 根尖 1/3 折断后，对于松动而无移位患牙的处理正确的是
A. 即刻行根管治疗术
B. 无需特殊处理，定期复查
C. 牙弓夹板固定，定期复查，必要时行根管治疗术
D. 拔除患牙，修复
E. 即刻行根尖切除术

**84.** 下列不是根折的转归形式的是
A. 钙化性愈合
B. 结缔组织性愈合
C. 骨、结缔组织联合愈合
D. 断端被慢性炎症组织分开
E. 牙根吸收

**85.** 可能引起牙髓电活力测验假阳性反应的原因除外的是
A. 患者过度紧张和焦虑
B. 探头触及了牙龈或金属修复体
C. 未充分隔湿或干燥受试牙，以致电流泄漏至牙周
D. 牙齿刚受过外伤
E. 液化性坏死的牙髓传导电流至根尖周

**86.** 下列选项中急性根尖周炎疼痛症状达到最高峰的时期是
A. 根尖周脓肿期
B. 骨膜下脓肿期
C. 黏膜下脓肿期
D. 形成窦道时
E. 急性浆液性根尖周炎

**87.** 最常用的根管消毒方法是
A. 药物消毒　B. 超声消毒
C. 微波消毒　D. 激光消毒
E. 电解消毒

**88.** 根管的根尖止点距根尖的距离为
A. 1～2mm　B. 3mm
C. 1.5mm　D. 2mm
E. 0.5～1mm

**89.** 下列牙齿不易患龋的部位是
A. 邻接面　B. 边缘嵴
C. 颊侧沟　D. 殆面
E. 深窝沟

**90.** 头颈部放射治疗后的患者发生的龋损称之为
A. 静止龋　B. 深龋
C. 慢性龋　D. 猛性龋
E. 潜行性龋

**91.** 临床上判断牙髓坏死常用的方法是
A. 穿髓孔探诊　B. 试验性备洞
C. 电活力测验　D. 牙髓温度测试
E. 视诊

**92.** 急性化脓性牙髓炎特有的症状是
A. 自发性阵发性痛
B. 冷刺激缓解疼痛
C. 疼痛不能自行定位
D. 夜间疼痛加剧
E. 热刺激缓解疼痛

**93.** 制备 I 类洞，龋损发生部位描述全面的是
A. 上前牙腭面洞
B. 所有牙面发育点隙裂沟
C. 磨牙的殆面洞
D. 上前牙腭侧点隙

E. 磨牙窝沟

**94.** X 线片显示髓腔处的透射区消失，根管影像不清，则多是

A. 根管治疗后充填物

B. 伪影

C. 牙内吸收

D. 投照方向不对

E. 牙髓钙化

**95.** 关于牙髓温度测试，下列说法错误的是

A. 冷刺激低于 10℃

B. 热刺激高于 60℃

C. 正常牙髓温度测试结果为无反应

D. 正常牙髓对冷、热刺激有一定的耐受阈，对 20℃～50℃ 的水一般为无明显反应

E. 牙髓温度测试法是根据患牙对冷或者热刺激的反应来检查牙髓状态的一种方法

**96.** 窝洞分类中，以下不属于 Black 分类法中的Ⅲ类洞的是

A. 切牙的邻面洞

B. 尖牙的邻面洞

C. 前牙邻舌面洞

D. 切牙的邻切洞

E. 前牙邻唇面洞

**97.** 窝洞必须要有一定深度，使充填体有足够厚度，一般洞深要求在釉牙本质界下

A. 0.2～0.5mm　　B. 0.3～0.8mm

C. 0.5～1mm　　D. 0.5～1.5mm

E. 1～2mm

**98.** 倒凹和固位沟不宜做得太深，以避免切割过多的牙本质，一般深度为

A. 0.2mm　　B. 0.3mm

C. 0.4mm　　D. 0.5mm

E. 0.6mm

**99.** 牙震荡是

A. 牙体组织的缺损

B. 牙齿发生较大松动

C. 牙周膜的轻度损伤

D. 牙釉质的缺损

E. 牙齿发生脱位

**100.** 冠折后，进行牙的永久性修复都应在受伤后

A. 6～8 周　　B. 6～12 周

C. 2～4 周　　D. 8～16 周

E. 16～32 周

**101.** 上颌中切牙，根管多在根尖 1/3 偏向

A. 腭侧或近中　　B. 近中或远中

C. 唇侧或近中　　D. 唇侧或远中

E. 腭侧或唇侧

**102.** 上颌第一前磨牙，根管变异较复杂，双根双根管的概率最可能是

A. 26%　　B. 87%

C. 49.5%　　D. 45%

E. 24%

**103.** 上颌第一磨牙，常见 3～4 个根管，近颊出现 2 个根管的比例最接近的是

A. 20%　　B. 30%

C. 40%　　D. 70%

E. 90%

**104.** 根据 X 线检查结果，46 最可能的诊断为

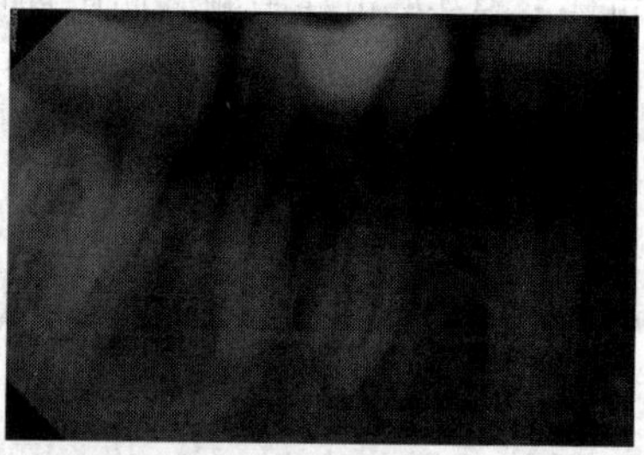

A. 急性根尖周炎

B. 慢性根尖周炎急性发作

C. 继发龋

D. 咬合创伤

E. 中央性颌骨骨髓炎

## 二、A2 型题

**105.** 患者，女，12 岁。右下后牙食物嵌塞痛 2 周，否认自发痛、夜间痛。临床检查见 46 冠部远中邻面有深大龋坏，有食物嵌塞，探诊敏感，冷测同对照牙。为促进修复性牙本质的形成，此类患者常选择的材料是

A. 氧化锌丁香油水门汀
B. 流体树脂
C. 玻璃离子水门汀
D. 氢氧化钙
E. 聚羧酸盐水门汀

**106.** 患者，女，23 岁。左下后牙冷热刺激疼痛 1 周来诊。临床检查后诊断为深龋，行复合树脂充填治疗 1 日后出现冷热刺激痛，去除刺激后疼痛立刻消失，其原因不可能为

A. 使用慢速手机去腐时，窝洞过于湿润
B. 未使用盖髓材料
C. 备洞时持续钻磨产热过多
D. 继发龋形成
E. 钻针过于钝化或过小，钻磨时间延长

**107.** 患者，男，19 岁。自觉左上后牙有洞半年，偶进食冷热食物时疼痛，否认自发性疼痛和夜间疼痛。临床检查见 25 冠部远中邻面深大龋坏，冷测迟缓性痛，局麻下去腐未净露髓，穿髓孔约 0.5mm，则此时的临床处置应为

A. 根管治疗 + 修复治疗
B. 直接盖髓术 + 复合树脂充填
C. 安抚治疗后观察
D. 牙髓切断术
E. 根尖诱导成形术

**108.** 患者，女，21 岁。自觉左下后牙有洞半月。临床检查见 36 𬌗面深大龋坏，冷测同对照牙，局麻下去净腐质后使用探针探查窝洞底部时发生露髓，穿髓孔直径约 0.3mm，此时的临床处置应为

A. 牙髓切断术　　B. 根管治疗
C. 间接盖髓术　　D. 直接盖髓术
E. 安抚后观察

**109.** 患者，男，41 岁。1 周前因右下后牙深大龋坏就诊，行间接盖髓术及复合树脂充填治疗。术后出现咬合疼痛，来诊检查见充填体边缘密合，冷测同对照牙，叩痛（±），此时合理的临床处置首先为

A. 牙齿脱敏治疗
B. 去除旧树脂充填材料，保留间接盖髓剂，重新树脂充填
C. 去除旧树脂充填材料及间接盖髓剂，安抚治疗
D. 告知患者为正常的术后反应，建议患者观察
E. 检查咬合，调磨咬合高点

**110.** 患者，男，22 岁。左下后牙自觉有洞 1 周，进食冷热酸甜食物敏感。临床检查见 36 𬌗面龋损，冷测同对照牙，叩痛（-），不松动，牙龈无异常，去腐后见窝洞底部达牙本质浅层。此时的治疗方案应为

A. 再矿化治疗
B. 窝沟封闭
C. 复合树脂充填
D. 氧化锌丁香油水门汀充填
E. 间接盖髓术 + 复合树脂充填

**111.** 患者，女，21 岁。右下后牙食物嵌塞痛半月，有冷热刺激痛，否认自发痛。临床检查见 46 冠部远中邻面有深大龋坏，可见食物嵌塞，龋洞内探痛（+），叩痛（-）。当前为明确患牙诊断，进行患牙治疗，下列需要明确的主要问题为

A. 龋洞发生的位置

B. 龋坏组织量

C. 牙周状况

D. 腐质的颜色和质地

E. 牙髓的状态

**112.** 患者，女，28 岁。上前牙外伤 2 小时。经过临床检查，患牙诊断为 21 牙震荡，则下列说法正确的是

A. 患牙异常松动，但无移位

B. 测试牙髓活力异常，则应立即根管治疗

C. 叩痛（+ +）

D. 可不做特殊处理，定期复查

E. 需固定牙齿并调整咬合

**113.** 患者，女，19 岁。右下后牙冷热刺激性疼痛 1 周。检查见 45 船面牙色充填材料在位，边缘密合未见龋坏。颊侧牙颈部龋损累及牙本质深层，冷测同对照牙，叩痛（-），颊侧牙龈轻度红肿，未探及牙周袋及附着丧失。则该患牙的临床诊断应为

A. 继发龋　　B. 再发龋

C. 可复性牙髓炎　　D. 楔状缺损

E. 牙本质过敏症

**114.** 患者，男，29 岁。上前牙外伤 3 小时。临床检查见 11 牙冠在冠颈部 1/3 折断，折断脱落的牙冠部分碎裂，牙髓腔暴露，穿髓孔直径 2.5mm，牙龈有渗血，松动Ⅰ度，无移位。X 线片示 11 牙根在牙槽窝内正常位置，且未见折裂影像，牙周膜间隙未见异常。此时 11 的临床处置应为

A. 直接粘接折断牙冠后观察

B. 根管治疗术 + 修复治疗

C. 一次性根管治疗 + 修复治疗

D. 活髓切断术 + 修复治疗

E. 直接盖髓术 + 复合树脂充填

**115.** 患者，男，36 岁。左下后牙进食冷热食物时疼痛 2 周。临床检查见 37 颊侧牙颈部凹形缺损累及牙本质中层，探诊敏感，冷测同对照牙，叩痛（-），不松动，牙龈无异常。则该患牙的治疗方案为

A. 诊室脱敏治疗

B. 复合树脂充填术

C. 调𬌗

D. 不做治疗，定期复查

E. 嘱患者使用脱敏牙膏

**116.** 患者，女，25 岁。因右下后牙自觉有洞伴冷热敏感来诊，检查见 46 𬌗面龋坏，去净腐质后见窝洞底部位于牙本质中层。则该患牙的最佳治疗方案是

A. 银汞合金充填

B. 聚羧酸盐粘固剂垫底后银汞合金充填

C. 磷酸锌粘固剂垫底后银汞合金充填

D. 玻璃离子充填

E. 氧化锌丁香油水门汀垫底后银汞合金充填

**117.** 患者，女，33 岁。2 年前因右下后牙自觉有洞来诊，行间接盖髓术和复合树脂充填治疗。1 周前出现进食冷热食物疼痛，临床检查见 46 𬌗面牙色充填材料部分脱落，充填体边缘见龋损，冷测同对照牙，叩痛（-）。则该患牙最可能的临床诊断为

A. 继发龋

B. 牙体缺损

C. 可复性牙髓炎

D. 慢性牙髓炎

E. 慢性牙髓炎急性发作

**118.** 患者，女，28 岁。外伤致上前牙脱位 5 小时，脱位牙于牛奶中保存。临床检查见 21 完全脱位，牙体完好。此时 21 的临床处置应为

A. 21 牙再植后松牙固定，2 周后根管治疗
B. 搔刮 21 牙槽窝后缝合止血
C. 21 即刻体外根管治疗，处理根面及牙槽窝，患牙再植后固定
D. 搔刮 21 牙槽窝，21 牙再植后松牙固定，2 月后根管治疗
E. 21 体外清理根面后再植固定，1 个月后复诊牙髓活力

**119.** 患者，女，23 岁。1 周前因左下后牙楔状缺损行复合树脂充填术，近 3 日来自觉左下后牙遇冷热刺激时疼痛明显。临床检查见 35，36 颊侧牙颈部牙色充填材料在位，充填体边缘未见龋损；35 冷测疼痛明显，去除刺激后疼痛持续一段时间，36 冷测疼痛，刺激去除后疼痛持续数秒后消失。则针对 35 和 36 当前最可能的处置分别为

A. 35 根管治疗，36 根管治疗
B. 35 重新树脂充填，36 重新树脂充填
C. 35 根管治疗，36 安抚
D. 35 重新树脂充填，36 安抚
E. 35 安抚，36 重新树脂充填

**120.** 患者，女，23 岁。主诉近 1 个月来右侧后牙自发性疼痛，近 3 日来疼痛加重，出现放射性疼痛。1 年前右上后牙曾外院治疗。临床检查见 15 颊侧牙颈部充填材料在位，充填体边缘密合，未见龋损，热测加重疼痛，冷测缓解疼痛，叩痛（±）；17 颊侧牙颈部牙色充填材料在位，充填体边缘可见线形龋损，冷测一过性敏感，叩痛（－）。则主诉患牙最可能的诊断为

A. 15 可复性牙髓炎
B. 17 继发龋
C. 15 慢性牙髓炎
D. 15 慢性牙髓炎急性发作
E. 17 可复性牙髓炎

**121.** 患者，男，52 岁。左下后牙冷热疼痛 1 周，加重 1 日，出现自发痛，影响夜间睡眠，并放射至左侧头面部。临床检查见 36 牙体完好，冷测敏感，叩痛（±），松动Ⅰ度，根分叉Ⅳ度病变，PD：2 ~ 6mm。X 线片显示，36 未见根尖周低密度影像，根分叉区牙槽骨吸收至根尖 1/3。则 36 最可能的诊断为

A. 慢性牙髓炎
B. 急性牙髓炎
C. 逆行性牙髓炎
D. 慢性根尖周炎
E. 急性根尖周炎

**122.** 患者，女，32 岁。1 周前右上后牙因楔状缺损行复合树脂充填治疗，近 3 天出现右上后牙冷热激发疼痛。临床检查见 15 颊侧牙颈部牙色充填材料完全脱落，探诊敏感，冷测轻度疼痛，刺激去除后疼痛持续数秒消失，叩痛（－）；16 颊侧牙颈部牙色充填材料完好，充填体边缘未见龋坏，冷测一过性敏感，叩痛（－）。则 15 和 16 的诊断分别为

A. 15 继发龋，16 可复性牙髓炎
B. 15 可复性牙髓炎，16 可复性牙髓炎
C. 15 楔状缺损，16 慢性牙髓炎急性发作
D. 15 咬合创伤，16 慢性牙髓炎急性发作
E. 15 可复性牙髓炎，16 继发龋

**123.** 患者，女，71 岁。左下后牙冷热激发疼痛半月。临床检查见 36 䶩面重度磨耗，牙本质深层暴露，未探及穿髓孔，冷测引起剧烈疼痛，刺激源去除后疼痛持续，叩痛（±），无松动。则该患牙当前的治疗为

A. 牙齿脱敏治疗　B. 根管治疗
C. 牙髓切断术　D. 调𬌗
E. 牙冠修复

**124.** 患者，女，51 岁。左下后牙咀嚼食物酸痛无力半月，否认磨牙症。临床检查见 36 𬌗面磨耗，牙本质暴露，探诊敏感，未探及穿髓孔，牙髓温度测试同正常牙，叩痛（-），无松动。则该患牙当前的治疗为
A. 安抚　B. 根管治疗
C. 牙齿脱敏治疗　D. 牙冠修复
E. 调𬌗

**125.** 患者，男，41 岁。左下后牙充填修复五年后出现冷热刺激疼痛，偶有自发性隐痛。临床检查见 36 𬌗面银汞合金充填体部分脱落，充填体周边可见继发龋坏，冷测迟缓性痛，叩痛（±），不松动。X 片显示 36 冠方高密度充填影像下方有低密度影像近髓腔。导致患者出现上述症状的原因是
A. 窝洞制备时的产热刺激
B. 窝洞消毒时的化学刺激
C. 充填治疗后继发龋进展
D. 充填前没有垫底
E. 充填前没有行盖髓术

**126.** 患者，男，25 岁。外伤致上前牙脱位 15 分钟，脱位牙含于患者舌下。临床检查见 11 完全脱位，邻牙牙冠完好，11 脱位牙无冠折，整体完好。此时 11 的临床处置正确的是
A. 生理盐水冲洗脱位牙及牙槽窝，复位后固定，定期复查
B. 体外完成根管治疗后，再植并固定
C. 搔刮牙槽窝，牙再植后松牙固定，1 月后根管治疗
D. 体外轻轻搔刮根面后再植固定，1 个月后复诊检测牙髓活力
E. 搔刮牙槽窝后缝合止血

**127.** 患者，男，20 岁。上前牙外伤 2 小时。临床检查见 11 伸长，部分脱位，邻牙牙冠完好。X 线片显示 11 根尖部牙周膜间隙明显增宽。此时 11 的临床处置应为
A. 即刻松牙固定术
B. 局麻下复位，松牙固定后定期复查
C. 局麻下复位，1 周后根管治疗
D. 牙拔除术
E. 局麻下复位，复位后即刻进行根管治疗

**128.** 患者，女，39 岁。术前通过 X 线片检查初步诊断 37 深龋，在进行去腐的过程中发生穿髓，穿髓孔大小为 0.4mm，穿髓孔周围软腐质尚未去除干净，下列说法正确的是
A. 术前诊断有误
B. 去腐前未能使用龋显示剂
C. 备洞时操作不当
D. 在近髓处去腐时未使用挖匙
E. 应进行直接盖髓术

**129.** 患者，女，26 岁。左上后牙有洞 1 个月。临床检查见 26 𬌗面深大龋坏，未探及露髓孔，温度测试时，热刺激引发剧痛，刺激去除后疼痛仍持续一段时间，则该患牙的诊断为
A. 可复性牙髓炎　B. 深龋
C. 牙髓坏死　D. 慢性牙髓炎
E. 慢性牙髓炎急性发作

**130.** 患者，女，17 岁。昨日左下前磨牙区进食后出现剧烈锐痛，无咬硬物史，初步临床检查 34，35 未见龋坏，叩痛（-），牙龈无明显红肿。此时进一步检查应特别注意

A. 检查是否存在牙隐裂
B. 检查是否有畸形中央尖折断
C. 拍摄根尖片检查根尖周情况
D. 进行叩诊检查
E. 进行牙髓电活力测试

**131.** 患者，女，17 岁。进行口腔卫生检查时发现左下第二前磨牙殆面存在圆钝的畸形中央尖，则对此的临床处置正确的为
A. 观察，可不做临床处理
B. 调磨对颌牙
C. 将此畸形中央尖一次性磨除后行盖髓治疗
D. 多次少量磨除此畸形中央尖并辅以脱敏治疗
E. 根管治疗

**132.** 患者，男，18 岁。右下后牙肿痛伴松动半年，临床检查见 45 殆面有黑点，叩痛（±），松动Ⅲ度，近中及远中探及牙周袋 PD：4mm，颊侧牙龈红肿，未扪及波动感。X 线片显示 45 牙根发育不足，根长约为 44 根长的 1/2，根尖周可见低密度影。则此牙齿的临床处置应为
A. 根管治疗 + 牙周治疗
B. 根尖屏障术 + 牙周治疗
C. 根尖诱导成形术 + 牙周治疗
D. 患牙拔除术
E. 根尖屏障术 + 松牙固定术

**133.** 患者，男，32 岁。左上前牙痛半月。临床检查见 21 冠方龋损累及髓腔，根尖部瘘管，X 线片显示 21 根尖部暗影，在根管治疗中使用次氯酸钠冲洗液。下列对次氯酸钠溶液根管冲洗效果描述错误的是
A. 具有广谱杀菌能力，可以杀灭金黄色葡萄球菌
B. 其灭菌作用的主要活性形式是次氯酸
C. 具有强烈的溶解生活或坏死组织的能力
D. 具有溶解根管壁胶原组织的能力
E. 一种强还原剂，广泛应用于日常的环境消毒

**134.** 患者，女，27 岁。右下后牙咬合疼痛半月。临床检查见 46 残冠，牙髓腔暴露，颊侧根尖部牙槽黏膜有窦道。根管治疗时使用次氯酸钠溶液进行根管冲洗，则关于次氯酸钠溶液根管冲洗时，需注意的是
A. 在根管内需要加压冲洗
B. 根管冲洗的浓度为 10% ~30%
C. 超声荡洗可以增强次氯酸钠溶液的清理效果
D. 对粪肠球菌没有杀灭效果
E. 对皮肤、黏膜安全，无腐蚀性

**135.** 患者，男，32 岁。左上后牙肿痛半月。临床检查见 26 残冠，牙髓腔暴露，颊侧根尖部牙槽黏膜可见窦道。根管治疗时使用次氯酸钠溶液进行根管冲洗，则下列关于次氯酸钠溶液根管冲洗描述错误的是
A. 高浓度次氯酸钠溶液根管冲洗推荐使用橡皮障隔离
B. 严禁在根管内进行加压冲洗
C. 温度对次氯酸钠的杀菌效果有影响
D. 对于严重的根尖周感染，可以将冲洗液注射入根尖周组织进行冲洗
E. 临床上常用 0.5% ~5.25% 浓度的次氯酸钠进行根管冲洗

**136.** 患者，女，45 岁。右下后牙肿痛半月。临床检查后主诉牙诊断为 47 慢性根尖周炎。根管治疗时使用次氯酸钠溶液进行根管冲洗，则下列关于次氯酸钠溶液根管冲洗效果描述正确的是

A. 冲洗针头越粗越有利于冲洗液的充分冲洗
B. 冲洗针头需要卡住根尖区进行加压冲洗
C. 冲洗针头越细，临床推注冲洗液的所需力量越小
D. 每更换一支预备器械都需要使用冲洗液进行冲洗
E. 使用高浓度冲洗时对口腔黏膜和皮肤安全

**137.** 患者，男，54岁。右下后牙肿痛半月。检查后主诉牙诊断为46慢性根尖周炎，X线片显示46近中根严重弯曲，远中根较为宽直。根管治疗中准备超声荡洗，则下列不符合超声荡洗的描述的是
A. 可以清理针头冲洗中难以清理的区域，如侧支根管和峡区
B. 和次氯酸钠溶液一起使用可以增加根管清理效果
C. 对于直根管可以进入根尖1/3区域
D. 安全高效，不会造成根管穿孔或台阶
E. 弯曲根管中使用时需要预弯

**138.** 患者，男，35岁。右上前牙肿痛半年，X线片见11根尖大面积暗影，临床诊断为11慢性根尖周炎，根管预备完成后见根尖区有少量脓性渗出，诊间根管内行氢氧化钙封药，下列说法错误的是
A. 氢氧化钙的生物相容性好，使用安全
B. 氢氧化钙具有广谱抗菌性，可以杀灭粪肠球菌
C. 根管内的封药时间一般为1~2周
D. 长时间氢氧化钙封药需要定期换药
E. 应该避免氢氧化钙进入根尖周组织

**139.** 患者，女，45岁。右下后牙根管治疗中遇根管钙化阻塞，使用17%的EDTA辅助C先锋锉进行根管疏通。下列关于EDTA的说法，错误的是
A. 是一种螯合剂
B. 与次氯酸钠配合交替冲洗根管可以促进次氯酸钠的杀菌效果
C. 具有良好的杀菌效果
D. 可以与玷污层中的无机成分发生化学反应
E. 根管中长期放置EDTA会造成牙本质壁强度下降，有发生穿孔的风险

**140.** 患者，男，62岁。右下后牙肿痛半年。临床检查见46残冠，牙髓腔暴露，叩痛（++）。X线片见46近中根及远中根根尖暗影。根管治疗中使用氯己定冲洗液进行根管冲洗和消毒，下列关于氯己定根管冲洗液的说法，错误的是
A. 不具有广谱抗菌特性
B. 口腔临床常用2%质量浓度的氯己定葡萄糖酸盐水溶液
C. 不具备去除玷污层的能力
D. 冲洗根管后可以起到持久杀菌的作用
E. 不会产生细菌耐药

**141.** 患者，女，56岁，因右下后牙咬合痛1日来诊，有轻微钝痛。临床检查见46𬌗面深大龋坏，探痛（-），温度测试无反应，叩痛（+），松动Ⅰ度，近中探及牙周袋PD：5mm，牙周袋无脓液溢出，牙龈稍红肿，无明显扪痛，无波动感。X线片检查见46近中牙槽骨角形吸收至根中1/3，根尖区未见暗影。则46的临床诊断最可能为
A. 慢性牙周炎，深龋
B. 慢性牙髓炎急性发作，急性牙周脓肿
C. 急性根尖周炎浆液期，慢性牙周炎
D. 急性根尖周炎骨膜下脓肿期，牙周脓肿
E. 慢性根尖周炎，慢性牙周炎

142. 患者右下后牙肿痛半月，近日有自发性、剧烈持续的跳痛和患牙伸长感。临床检查见47残冠，叩痛（+++），松动Ⅱ度，根尖部牙龈潮红，无明显肿胀，根尖区扪诊疼痛；48垂直位，冠部远中牙龈覆盖，可探及盲袋，内有少量食物残渣，冠周牙龈无红肿及溢脓。可扪及右侧下颌下淋巴结肿大。X线片显示47根尖区未见暗影，48未见明显异常影像。则该患者的主诉诊断应为

A. 48智齿冠周炎

B. 47急性根尖周炎

C. 47慢性根尖周炎急性发作

D. 48阻生牙

E. 中央型颌骨骨髓炎

143. 患者左上后牙肿痛3周，自诉患牙近3日有持续性、搏动性跳痛，全身稍感乏力。临床检查见26冠部远中深大龋坏累及牙髓腔，探痛（-），叩痛（+++），松动Ⅲ度，牙龈红肿，颊侧移行沟变平，压痛明显，扪诊深部有波动感。检测体温37.8℃，末梢血白细胞计数$10\times10^9$/L，左侧颌下淋巴结肿大。则该患牙的最可能的病程阶段为

A. 急性根尖周炎根尖脓肿期

B. 牙槽骨骨膜炎

C. 急性根尖周炎黏膜下脓肿期

D. 中央型颌骨骨髓炎

E. 败血症

144. 患者左上后牙肿痛2月余，曾有搏动性跳痛，全身乏力病史。临床检查见26冠部远中深大龋坏累及牙髓腔，探痛（-），叩痛（++），松动Ⅰ度，根尖部牙龈呈半球形隆起，波动感明显。X片显示26根尖未见暗影，则该患牙本次的临床处置错误的是

A. 开髓疏通根管

B. 全身抗炎治疗

C. 口服止痛药

D. 脓肿切开引流

E. 根管预备扩大根管后，更方便引流

145. 患者主诉右上前牙牙龈反复肿痛1月。临床检查：12牙冠未见龋损及隐裂纹，冷测无反应，叩痛（++），颊侧根尖区牙龈有窦道形成，舌侧舌隆突下方见一沟深达牙龈下，舌侧探及牙周袋深达8mm。根尖X线片显示12根尖区暗影，边缘模糊不清。导致该主诉牙出现症状的原因为

A. 咬合创伤

B. 牙根纵裂

C. 慢性牙周炎

D. 畸形根面沟

E. 畸形中央尖

146. 患者下前牙反复肿痛半年。该患牙五年前曾行牙冠修复治疗。临床检查见32烤瓷冠修复，唇侧根尖区牙龈见窦道形成。X线片见32高密度根管桩影像达根长2/3，牙根壁薄弱，根尖区根管内高密度充填材料致密但根尖欠填，根尖低密度影像大小为2mm×1.5mm。则该患牙的最佳临床处置应为

A. 拔除术

B. 拆除牙冠及根管桩后行根管再治疗

C. 根尖手术

D. 瘘管冲洗上药

E. 瘘管搔刮术

147. 患者用门牙咬硬物后部分充填材料脱落，X线片检查结果如下，首要考虑的诊断是

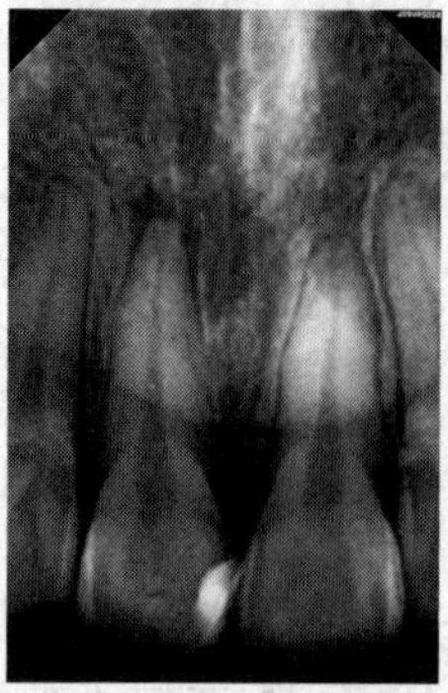

A. 继发龋　　B. 咬合创伤

C. 再发龋　　D. 慢性牙髓炎

E. 慢性根尖周炎

**148.** 患者，女，35岁。1年前因左下前牙变色就诊，诊断为33慢性根尖周炎。X线片显示33根尖暗影，边界清晰。经过根管治疗后一年复诊时，X线片显示根管恰填，根尖区暗影，边界清晰，面积未见减小。CBCT检查未见根管遗漏。则此时合理的临床治疗策略应为

A. 根管再治疗

B. 根尖手术

C. 拔除患牙

D. 瘘管冲洗上药

E. 瘘管搔刮术

**149.** 某患者的患牙诊断为32慢性根尖周炎，并行根管治疗术，术中可见根管内大量脓液渗出，根管治疗后一年复诊，见32患牙根尖区有窦道，X线片可见根管恰充填，根尖区暗影未减小。CBCT检查见32舌侧根管遗漏，则此时合理的临床治疗策略应为

A. 根管再治疗　　B. 根尖手术

C. 拔除患牙　　D. 瘘管冲洗上药

E. 瘘管搔刮术

**150.** 患者因左下前牙根尖区有瘘管就诊。X线片显示33根尖暗影，诊断为33慢性根尖周炎，行根管治疗。在术中测根长为23mm，根管预备时将30号0.06锥度的镍钛器械折断于根尖区无法取出或建立旁路，X线片见折断器械高密度影像长度为2mm，折断器械尖部距离根尖约2mm，此时合理的临床计划为

A. 充填折断器械上段根管，根尖手术

B. 拔除患牙

C. 瘘管搔刮术

D. 瘘管冲洗上药

E. 充填折断器械上段根管

**151.** 患者左上后牙根管治疗后三年，近一周自觉肿痛。临床检查见26金属冠，颊侧根尖窦道形成。CBCT检查显示26近中颊根有遗漏根管，未见根管桩影像和根管折裂影像。则此时26最佳的临床处置为

A. 根管再治疗

B. 根尖手术

C. 全身抗炎治疗

D. 瘘管搔刮术

E. 截根术

**152.** 患者因左下后牙慢性根尖周炎而行根管治疗，术中发生了髓室底穿孔，穿孔大小约为0.5mm×0.8mm，则该穿孔的最佳修补策略为

A. 即刻止血后行MTA修补术

B. 即刻止血后行复合树脂修补术

C. 穿孔处封氢氧化钙糊剂2周后复诊行复合树脂修补术

D. 穿孔处封氢氧化钙糊剂2周后复诊行MTA修补术

E. 根管治疗完成后行MTA修补术

**153.** 患者右上第一磨牙因慢性根尖周炎需要进行根管治疗。术前X线片检查见近中颊根重度弯曲，根管预备中使用10号K锉疏通近中颊侧根管达工作长度，继续

使用手用K锉15号和20号进行预备，在使用20号K锉预备时发现无法到达工作长度，检查所使用器械未发现异常，则最可能的原因为

A. 近频根管根尖段存在钙化

B. 根管锉选择不当

C. 未使用H锉

D. 根管的根尖段有台阶形成

E. 近频根根尖孔未发育完全

**154.** 患者，21岁。2小时前因摔倒致上前牙外伤，临床检查见21切缘比11短约2mm，未见冠折，叩痛（+），无松动，牙龈轻度红肿，龈沟渗血。X线片显示根尖区牙周膜间隙消失。则该患牙的治疗应为

A. 复位固定后直接根管治疗

B. 待其自然萌出后观察

C. 待其自然萌出后根管治疗

D. 复位后固定，2周后酌情根管治疗

E. 拔除

## 三、A3/A4型题

（155～157共用题干）

患者，男，35岁。右下后牙自发痛3日，临床检查可见46深大龋坏，龋洞探痛明显，温度测试表现为快速而剧烈的疼痛，叩痛（±），牙龈轻度红肿，探及附着丧失2～3mm。

**155.** 最可能的诊断是

A. 慢性牙髓炎急性发作+慢性牙周炎

B. 可复性牙髓炎+慢性龈炎

C. 逆行性牙髓炎+慢性牙周炎

D. 慢性根尖周炎+慢性牙周炎

E. 慢性根尖周炎+慢性龈炎

**156.** 如果拍摄46根尖片，最可能见到的影像学表现是

A. 冠方低密度影累及牙髓腔，近中牙根根尖周大面积低密度影像

B. 冠方低密度影累及牙髓腔，根管影像异常增宽

C. 冠方低密度影累及牙髓腔，牙槽骨吸收达根颈1/3

D. 冠方未见低密度影，根分叉区病变

E. 冠方未见低密度影，根管影像异常增宽

**157.** 46需要进行的治疗为

A. 间接盖髓治疗+牙周治疗

B. 直接盖髓治疗+复合树脂充填术

C. 根管治疗+牙周治疗

D. 拔除术+修复治疗

E. 牙髓安抚治疗+牙周治疗

（158～160共用题干）

患者，女，27岁。1周来自觉左侧后牙咀嚼食物时不适，饮用冷水时引起疼痛。近3日出现夜间疼痛的症状，影响睡眠，可引起半侧头面部放射状疼痛，疼痛无法定位。检查发现左上第二磨牙有殆面深龋洞；左下第一磨牙有远中邻殆面深龋洞，有食物残渣嵌塞。

**158.** 根据患者的疼痛性质，主诉牙最可能的诊断是

A. 龈乳头炎

B. 三叉神经痛

C. 急性牙髓炎

D. 急性根尖周炎

E. 慢性根尖周炎急性发作

**159.** 为了确定患者主诉牙位，首先要做的检查为

A. 视诊

B. 叩诊

C. 牙周探诊

D. 牙髓电活力测试

E. 牙髓温度测试

**160.** 若牙髓温度测试及 X 线片检查后，仍无法明确主诉患牙，下列可以进行进一步鉴别的方法是

A. 牙髓电活力测试

B. 试验性备洞

C. X 线片

D. 选择性麻醉

E. 牙髓温度测试

(161～163 共用题干)

患者，男，49 岁。右下后牙轻微咬合痛 1 周，偶有进食冷热食物时疼痛，无夜间疼痛，口服止痛药后症状有所缓解。临床检查见 45 远中邻殆面大面积牙色材料充填体，边缘探及少量黑色龋损，冷测迟缓性痛。X 线片显示 45 冠部及根管上段可见高密度充填物影像，根管中下段影像清晰且未见高密度充填物影像，根尖区未见暗影。

**161.** 该患牙最可能的初步诊断是

A. 慢性牙髓炎急性发作

B. 慢性根尖周炎

C. 继发龋

D. 残髓炎

E. 牙髓坏死

**162.** 下列对明确该患牙的诊断最有价值的是

A. 牙髓活力电测试

B. 根管内探痛

C. 牙髓温度测试

D. 根尖区扪诊

E. 叩诊

**163.** 针对主诉患牙的当前治疗方案为

A. 完善根管治疗

B. 完善根尖外科手术

C. 降低咬合后观察

D. 去除旧充填体重行复合树脂充填治疗

E. 牙冠修复

(164～166 共用题干)

患者，女，65 岁。左上后牙自发性疼痛 2 日，伴夜间痛，进食热食疼痛加重，含冰水时疼痛可以缓解。口内检查见 26 近中邻殆面深大龋洞，探痛（－），未探及露髓孔，叩痛（±），远中牙龈乳头红肿，探诊出血。27 冠部殆面磨耗，探痛（－），叩痛（－），牙龈乳头红肿，探诊出血。28 殆面牙冠大面积龋损，探痛（－），叩痛（－），无松动。

**164.** 为明确诊断，应该首先进行的检查是

A. 牙髓活力电测试

B. 试验性备洞

C. 选择性麻醉

D. 牙髓温度测试

E. X 线片

**165.** 热诊示：26 敏感，27 正常，28 无反应。主诉患牙的首要诊断应为

A. 26 慢性牙髓炎急性发作

B. 26 急性根尖周炎

C. 28 牙髓坏死

D. 28 深龋

E. 26，27 急性龈乳头炎

**166.** 此时为缓解主要疼痛，应该对主诉牙进行的临床处置为

A. 麻醉下开髓引流

B. 冠周冲洗治疗

C. 拔除患牙

D. 全身抗炎治疗

E. 嘱患者口服止痛药，待疼痛缓解后复诊

(167～169 共用题干)

患者，女，29 岁。主诉右下后牙咬合痛半月，临床检查见 45 殆面有椭圆形黑色圆环，中央有黑点，颊侧牙颈部见凹形缺损达牙本质中层，探痛（－），PD：2～5mm，冷测无反应，叩痛（＋），不松动，根尖区牙龈见

窦道。

**167.** 该患牙引起根尖感染最可能的原因是

A. 楔状缺损引发的髓腔暴露

B. 畸形中央尖折断

C. 牙隐裂

D. 咬合创伤

E. 牙周－牙髓联合病变

**168.** 为了明确治疗方案还需要进行的检查为

A. 咬合关系检查

B. 光纤透照检查

C. X线片检查

D. 牙髓电活力测试

E. 翻瓣探查

**169.** 关于该患牙的治疗原则，下列说法正确的是

A. 根尖未发育完全时，应行拔除术

B. 根尖发育完全时，行根尖屏障术

C. 根尖未发育完全时，行根尖手术封闭根尖

D. 根尖未发育完全时，行根尖诱导成形术

E. 根尖未发育完全时，行根尖屏障术

(170～173共用题干)

患者，男，35岁。上前牙唇侧牙龈反复肿包就诊，曾有长时间冷热刺激痛及自发痛史，否认牙外伤史。临床检查见12牙冠变色，唇面无龋坏，舌面舌侧窝可见深凹陷，有龋坏达龈下约0.5mm，表面可见食物残渣残留，PD：2～3mm，电活力测试结果（患牙12:80，对照牙22：19），叩痛（+），无明显松动，唇侧根尖处黏膜见窦道，舌侧牙龈稍红肿。口腔卫生良好，软垢（－），牙石（－）。

**170.** 为确诊需要补充的检查为

A. X线片　　B. 温度测试试验

C. 染色法　　D. 咬诊

E. 选择性麻醉法

**171.** 若X线片示12根尖区见2mm×2mm大小透射影像，未见根折影像，牙槽嵴顶无明显破坏影像，此患者的正确诊断为

A. 急性牙髓炎

B. 慢性牙髓炎

C. 慢性根尖周炎急性发作

D. 慢性根尖周炎

E. 牙周炎

**172.** 此患者的病因是

A. 牙变色　　B. 畸形舌侧窝

C. 𬌗创伤　　D. 牙中牙

E. 牙外伤

**173.** 此患牙的治疗为

A. 龈下刮治　　B. 根管治疗

C. 龈上洁治　　D. 充填治疗

E. 拔除患牙

(174～177共用题干)

患者，女，20岁。要求前牙美容修复。患者自述从小牙齿不好，其母亲的牙齿也有类似的情况。临床检查见全口牙齿牙冠呈微黄色，釉质缺损较严重，均有Ⅰ～Ⅱ度磨耗，探痛（－），温度测试正常。

**174.** 根据信息，该患者最可能的诊断为

A. 四环素牙

B. 釉质发育不全

C. 遗传性乳光牙本质

D. 氟斑牙

E. 牙本质过敏

**175.** 此病可能的病因是

A. 遗传性疾病

B. 幼时长期服用四环素类药物

C. 饮水中氟含量过高

D. 幼时严重营养障碍

E. 磨损所致

**176.** 关于该病常见的临床表现，错误的是

A. 发生严重的咀嚼磨损
B. 髓腔变大
C. 牙冠呈微黄色半透明，光照下呈现乳光
D. 牙本质暴露
E. 在乳牙列，全部牙冠可被磨损至龈缘

**177.** 此患者的治疗方案可选择
A. 根管治疗后冠修复
B. 冠修复
C. 脱敏治疗
D. 树脂充填
E. 牙齿漂白

（178～183共用题干）

患者，女，25岁。要求前牙美容修复，牙齿无咬合异常及疼痛不适。临床检查见：11、21、13、23、31、32、33、41、42、43切缘及部分牙尖釉质呈线性缺损，周边釉质有蜂窝状缺损，颜色呈浅黄褐色，牙体质硬。16、26、36、46 𬌗面部分牙体有釉质缺损。前后牙咬合关系正常，全口卫生状况良好。

**178.** 该患者合理的诊断为
A. 釉质发育不全　B. 四环素牙
C. 氟斑牙　D. 磨损
E. 遗传性牙本质发育不全

**179.** 引发该疾病的局部因素是
A. 内分泌失调
B. 母体的疾病
C. 婴儿的疾病
D. 严重营养障碍
E. 乳牙根尖周严重感染

**180.** 关于该疾病的描述错误的是
A. 乳牙列、恒牙列均可发生
B. 成组、左右对称出现釉质发育不全
C. 临床按病损程度可将其分为轻症和重症
D. 轻症患牙一般无自觉症状
E. 前牙和前磨牙是最常受侵犯的牙齿

**181.** 根据临床检查可知，推断此患者发育障碍的时间是
A. 出生后第1年内
B. 出生后第1年末或第2年初
C. 出生后第2～3年
D. 出生后第3年
E. 出生后第4年

**182.** 关于釉质发育不全的防治说法错误的是
A. 补充维生素D和矿物质
B. 进行防龋处理
C. 光固化树脂修复
D. 烤瓷冠修复
E. 烤瓷贴面修复

**183.** 患者提出不想磨除过多牙体组织，不考虑过多的花费，对于该患者合理的修复方案是
A. 烤瓷冠修复
B. 烤瓷贴面修复
C. 纳米树脂贴面美容修复
D. 牙齿漂白
E. 釉质微磨除

（184～185共用题干）

患者，男，56岁。1年前因龋坏行树脂充填治疗，现自觉牙劈裂松动。临床检查见左上颌第一磨牙的近中邻𬌗面大面积充填体，近中舌尖劈裂至龈下2～3mm，劈裂块松动Ⅰ度，余牙不松动，叩痛（±），牙龈稍红肿。

**184.** 此患者牙劈裂的原因最可能是
A. 材料选择不当
B. 垫底物太薄
C. 未去净龋坏组织
D. 充填时操作问题

E. 剩余近中舌侧壁过薄，牙体抵抗力不足

**185.** 关于该牙的下一步治疗方案正确的是

A. 去除旧充填体后重新充填

B. 重新备洞充填或嵌体修复

C. 充填后冠修复

D. 拔除劈裂片后冠延长术后重新修复

E. 拔除患牙

（186～188 共用题干）

患者，男，65 岁，主诉为左上后牙部分崩落伴咬合疼痛 1 周，否认自发痛、夜间痛，左上后牙 5 年前曾于外院进行过治疗。

**186.** 为明确主诉诊断，最需要做的检查是

A. 拍摄头颅侧位片

B. 全口曲面断层片

C. 根尖片

D. 牙髓电活力测试

E. 根尖区扪诊

**187.** 临床检查发现 26 冠方牙色充填材料部分崩落，颊侧可探及窄而深的牙周袋 PD：7mm，BI＝4，水平向叩痛（＋）；25 颊侧牙颈部充填材料部分脱落，探诊敏感，冷测同对照牙。X 线片显示 26 根管内高密度充填影像，恰填，近中颊根根尖区可见“J”形骨吸收暗影，其余牙根根尖周未见明显异常影像；25 根尖周未见低密度影像。则 26 最可能的诊断为

A. 慢性根尖周炎

B. 慢性牙髓炎急性发作

C. 牙根纵裂

D. 慢性根尖炎

E. 牙周－牙髓联合病变

**188.** 26 最可能的治疗方案是

A. 根管再治疗　　B. 牙周治疗

C. 截根术　　D. 牙冠修复

E. 根尖手术

（189～191 共用题干）

患儿，女，7 岁。上前牙外伤半小时。临床检查见 11 近中切角缺损，髓角暴露，穿髓孔直径为 1mm，叩痛（＋＋），不松动。

**189.** 关于患牙 11 的检查，下列说法错误的是

A. 牙根未完全形成的年轻恒牙在正常情况下，也可能出现牙髓电活力测试无反应

B. 外伤后的牙髓可能暂时性感觉丧失，牙髓电活力测试无反应

C. 牙外伤后牙髓电活力检查结果可能不准确，所以初次就诊不需要检查牙髓状态

D. 牙外伤或软组织损伤产生的疼痛均可能对牙髓状态的判断产生干扰

E. X 线片检查是必要的

**190.** X 线片检查见 11 未见根折、移位等，牙根尚未发育完成，则此时首选的治疗方案为

A. 安抚

B. 根管治疗＋修复治疗

C. 根尖诱导成形术

D. 牙髓切断术

E. 根尖屏障术

**191.** 如果牙髓切断术失败且牙根尚未发育完成，则可选的后续治疗方案为

A. 根管治疗

B. 牙髓塑化治疗

C. 根尖诱导成形术

D. 再次行牙髓切断治疗

E. 拔除术

（192～194 共用题干）

患儿，男，8 岁。上前牙外伤半小时。临床检查见 11 近中切角缺损，髓角暴露，穿髓孔直径为 0.4mm，不松动。

**192.** 为明确该患牙是否发生根折，应该做的检查是

A. 叩诊

B. 牙齿松动度检查

C. 牙周探诊

D. X线片检查

E. 光纤透照法

**193.** X线片检查见11根尖发育完成，根尖未见暗影，则11当前的合理治疗方案应为

A. 直接盖髓术

B. 根管治疗+修复治疗

C. 根尖诱导成形术

D. 牙髓切断术

E. 根尖屏障术

**194.** 进一步临床检查见21临床牙冠变短，叩痛（+），不松动，X线片见21根尖区牙周膜间隙消失。则21的治疗方案应为

A. 复位后松牙固定

B. 对症处理，继续观察，任其自然萌出

C. 复位后2周行根管治疗

D. 拔除术

E. 松牙固定+根管治疗

（195~196共用题干）

患者，男，46岁。1周前行左下后牙银汞充填术，术后自觉咬合疼痛，近3日来左侧后牙区出现自发痛、夜间痛和冷热激发痛，疼痛无法定位。临床检查发现36殆面银汞合金充填体，冷测和热测均同对照牙，叩痛（+），无松动，牙龈未见异常。

**195.** 导致36咬合痛的原因，最可能为

A. 慢性根尖炎

B. 急性根尖炎

C. 可复性牙髓炎

D. 慢性牙髓炎急性发作

E. 咬合创伤

**196.** 36的临床处置应为

A. 牙冠修复

B. 去除旧充填体，盖髓后复合树脂充填

C. 去除旧充填体，安抚治疗

D. 调整咬合

E. 根管治疗

（197~199共用题干）

患者，男，46岁。1周前因深龋行左下后牙银汞充填术，术后自觉咬合疼痛，出现冷热激发痛。临床检查发现37殆面银汞合金充填体，冷测一过性敏感，叩痛（+），无松动，牙龈未见异常。

**197.** 导致37出现一过性敏感的原因不可能为

A. 使用磷酸锌粘固剂单层垫底

B. 备牙过程中持续钻磨

C. 操作过程中水冷却不足

D. 银汞合金充填前未做垫底

E. 殆面存在咬合高点

**198.** 经查阅患者上次治疗病历得知，37去腐后见窝洞达牙本质深层，行磷酸锌粘固剂覆盖洞底，聚羧酸盐粘固剂双层垫底后银汞合金充填。根据当前的临床检查，37应诊断为

A. 可复性牙髓炎

B. 慢性牙髓炎

C. 深龋

D. 慢性根尖周炎

E. 慢性牙髓炎急性发作

**199.** 根据当前的临床检查，37合理的临床处置为

A. 去除旧充填材料，安抚

B. 调咬合

C. 去除旧充填材料，复合树脂充填

D. 根管治疗

E. 嘱患者观察，不适随诊

## 四、案例分析题

（200～203 共用题干）

患者，女，25 岁。3 个月前因食物嵌塞引发疼痛就诊，诊断为深龋，行复合树脂直接粘接修复术，术后患者一直有冷热刺激敏感症状，1 日前充填体脱落。口内可见：16 近中邻 𬌗 面牙体缺损。

**200.** 充填体脱落的可能原因有

A. 窝洞制备缺陷
B. 洞缘未在自洁区
C. 垫底材料过厚
D. 充填体存在高点
E. 咬合关系异常
F. 术中未进行有效隔湿
G. 邻面充填体与邻牙接触不良

**201.** 患者术后出现冷热刺激敏感的原因有可能是

A. 有遗漏的龋洞
B. 垫底不完善
C. 术前误诊
D. 垫底材料选择不当
E. 备洞过程中的机械刺激
F. 未对患牙进行修形和抛光

**202.** 若确定术前诊断正确，下一步处理方法正确的是

A. 安抚治疗
B. 牙髓治疗
C. 超短波理疗
D. 全冠修复
E. 症状消失后再修复
F. 脱敏治疗

**203.** 为避免充填体再次脱落，设计鸠尾固位，下列说法正确的是

A. 是一种机械固位，多用于双面洞
B. 鸠尾峡的位置应在轴髓线角的内侧
C. 后牙鸠尾的宽度一般为所在颊舌尖间距的 1/4～1/3
D. 由鸠尾峡和膨大的尾部组成
E. 防止充填修复体从垂直方向的脱落
F. 在预备鸠尾时应顺 𬌗 面的窝洞扩展，避开牙尖、嵴和髓角

（204～210 共用题干）

患者，女，35 岁，右上后牙偶有食物嵌入洞内疼痛 6 月余，偶冷热刺激敏感，无自发痛。口内见 16 近中邻 𬌗 面、远中邻 𬌗 面龋坏，叩痛（–）。

**204.** 下列可能的诊断是

A. 可复性牙髓炎　B. 急性牙髓炎
C. 慢性牙髓炎　D. 深龋
E. 釉质发育不全　F. 浅龋

**205.** 进一步检查，邻面龋坏探诊敏感，进行牙髓温度测试，冷测法时下列说法正确的是

A. 冰棒放于患牙的颊面颈 1/3
B. 冰棒放于患牙的舌面颈 1/3
C. 冰棒放于患牙的颊面中 1/3
D. 冰棒放于患牙的舌面中 1/3
E. 先测可疑患牙再测对照牙
F. 先测对照牙再测可疑患牙

**206.** 16 冷测结果同对照牙，刺激进入龋洞引起剧烈疼痛，去除后即刻消失，则 16 诊断为

A. 可复性牙髓炎　B. 急性牙髓炎
C. 慢性牙髓炎　D. 深龋
E. 釉质发育不全　F. 浅龋

**207.** 此病例可能的治疗方法有

A. 安抚治疗　B. 根管治疗
C. 窝沟封闭　D. 药物治疗
E. 垫底，树脂充填　F. 间接盖髓术

**208.** 窝洞预备时，下列操作正确的是

A. 去净龋坏组织
B. 对于近髓深龋洞，若去腐过程中预计露髓，可采取二次去腐法
C. 慢速手机钻磨时要保持术区干燥
D. 钻磨过程中不可使用锐利器械
E. 持续操作，并用冷水冷却
F. 做预防性扩展

**209.** 治疗该牙齿的过程中，容易意外穿髓的部位是
A. 近中颊侧髓角　B. 近中舌侧髓角
C. 远中颊侧髓角　D. 远中舌侧髓角
E. 以上都不是　F. 以上都是

**210.** 备洞过程中，造成健康牙髓意外暴露的原因有
A. 操作粗糙
B. 髓腔解剖结构变异
C. 对髓腔的解剖不熟悉
D. 预备洞形时，为了获得盒状洞形，将深窝洞磨平
E. 使用器械不当
F. 使用锐利器械

（211～215 共用题干）

患者，男，18岁。1小时前受到暴力打击，1颗门牙脱落，在基层医院指导下，口含脱落牙就诊。患者神清，无头晕、恶心。上唇皮肤及黏膜均有部分擦伤、肿胀。22完全脱落，牙槽窝空虚，牙龈出血。21部分脱出牙槽窝，向腭侧偏近中移位明显，叩痛（+），无松动，龈沟出血，牙髓电活力测试无反应；11未见明显牙体缺损及裂纹，无移位，叩痛（+），松动Ⅱ°，龈沟渗血，牙髓电活力测试无反应。X线示：21牙周一侧部分间隙增宽，根尖部分空虚影像；11牙周间隙稍增宽。

**211.** 关于该病例的诊断正确的是
A. 21嵌入性脱位　B. 11牙半脱位
C. 21侧方脱位　D. 11牙震荡
E. 上唇擦伤　F. 21牙半脱位
G. 22牙脱臼

**212.** 下列对患牙的治疗计划正确的是
A. 11牙弓夹板固定
B. 21复位后牙弓夹板固定
C. 调整咬合
D. 11、21牙弓夹板固定1周后行根管治疗
E. 待21自然萌出
F. 21拔除患牙后再即刻植入
G. 定期复查牙髓活力
H. 22根管治疗后行再植术
I. 22再植术后监测牙髓活力

**213.** 对于22牙槽窝处理正确的是
A. 生理盐水冲洗牙槽窝
B. 去除牙槽窝内血凝块，避免影响牙根就位
C. 搔刮牙槽窝内壁，形成新鲜血液
D. 如伴有牙槽窝骨壁骨折，可轻轻复位
E. 如伴有牙槽窝骨壁骨折，务必住院手术复位固定
F. 清除牙槽窝内折裂骨片或其他异物

**214.** 22诊断为牙脱臼，患牙就诊前的保存方式，除了含在口内，下列方式正确的是
A. 即刻冲洗异物后放回原位
B. 干净纸巾包好
C. 矿泉水
D. 牛奶
E. 生理盐水
F. 纯净水
G. 干净塑料袋

**215.** 22经过治疗后，可能发生的并发症有
A. 牙髓坏死
B. 牙髓腔变窄或消失
C. 牙根外吸收

D. 边缘性牙槽突吸收

E. 牙内吸收

F. 牙根纵裂

（216～220 共用题干）

患者，女，25 岁。近 1 周来左侧后牙自发性疼痛。

**216.** 需考虑的鉴别诊断有

A. 三叉神经痛

B. 急性上颌窦炎

C. 龈乳头炎

D. 慢性牙髓炎急性发作

E. 深龋

F. 髓石

**217.** 患者无法明确患牙疼痛位置，自觉疼痛尖锐且剧烈。左上后牙 2 年前曾进行充填治疗。否认食物嵌塞史。否认全身系统疾病。仍需进一步鉴别诊断的有

A. 三叉神经痛

B. 急性上颌窦炎

C. 龈乳头炎

D. 慢性牙髓炎急性发作

E. 深龋

F. 髓石

**218.** 26，27 牙冠均可见充填体，左侧其余牙未见异常，口腔卫生尚可，未见牙龈充血红肿，还需进行的口腔检查有

A. X 线片检查　B. 探诊

C. 叩诊　D. 温度测试

E. 扪诊　F. 电活力测试

**219.** 口内检查 26 冷测敏感，叩痛（±），PD：2～3mm，无疼痛扳机点，疼痛与体位无关。考虑诊断为

A. 三叉神经痛

B. 急性上颌窦炎

C. 龈乳头炎

D. 慢性牙髓炎急性发作

E. 深龋

F. 髓石

**220.** 此患者后续的治疗计划可能的是

A. 冠修复　B. 桩冠修复

C. 拔除患牙　D. 活髓切断术

E. 尝试根管治疗

（221～224 共用题干）

患者，女，55 岁。左下后牙牙龈反复肿痛 1 年，偶进食酸软不适。3 日前因左下后牙肿痛加重就诊。

**221.** 主诉中牙龈肿痛常见的疾病有

A. 牙周脓肿　B. 根尖周脓肿

C. 深龋　D. 牙本质过敏症

E. 白血病　F. 急性牙髓炎

G. 智齿冠周炎

**222.** 37 近中邻𬌗面见银汞充填体，边缘继发龋坏，𬌗面磨耗，牙本质暴露，颊侧根尖区牙龈红肿明显，移行沟变浅，扪诊深部有波动感，压痛明显。36 𬌗面磨耗，牙本质暴露，颊侧根尖区牙龈稍红肿，扪诊不适，无波动感。否认发热等全身症状，否认其他系统疾病。为进一步明确诊断，需进行的检查有

A. 选择性麻醉法　B. 牙髓温度测试

C. 咬诊法　D. X 线检查

E. 牙髓电活力测试　F. 叩诊

G. 探诊　H. 松动度检查

**223.** 进一步检查，37 叩痛（+++），松动Ⅲ度，牙髓电活力测试（37：80，对照牙 47：19），温度测试无反应，PD：2～4mm；36 叩痛（-），不松动，牙髓电活力测试（患牙 36：20，对照牙 46：19），温度测试正常，𬌗面探诊探及敏感点，PD：2～3mm。X 线片示：37 根尖周牙槽

骨显现大面积透射影像，形态不规则，牙槽骨嵴未见明显破坏；36根尖周未见明显异常影像，牙槽骨嵴未见明显破坏。关于此病例的主诉牙诊断正确的是

A. 37根尖周肉芽肿，36牙本质过敏症
B. 37急性牙周脓肿，36慢性根尖周炎
C. 37急性根尖周脓肿，36急性根尖周炎
D. 37慢性根尖周炎急性发作，36慢性牙髓炎
E. 37慢性根尖周炎急性发作，36牙本质过敏症
F. 37急性牙周脓肿，36牙本质过敏症

**224.** 37应急处理的注意事项包括

A. 局部浸润麻醉要避开牙龈肿胀部位
B. 正确开髓并尽量减少钻磨震动
C. 避免过多使用器械扩大清理根管
D. 用过氧化氢溶液和次氯酸钠交替冲洗
E. 开放引流，待急性炎症消退后再做常规根管治疗
F. 尽量减少就诊次数，一次性根管治疗
G. 若扪及牙龈波动感，则需做脓肿切开引流

（225~227共用题干）

患者，男，45岁。右上后牙冷热刺激痛6月余，偶尔咬物出现剧烈疼痛。口内检查：16未见明显龋坏，腭侧远中舌沟似见细小裂纹，不松动，PD：2~3mm，牙龈无明显红肿。余牙未见明显异常。

**225.** 为明确诊断，还应进行的检查有

A. 咬诊　　B. X线片检查
C. 牙髓温度测试　　D. 牙髓电活力测试
E. 显微镜检查　　F. 染色检查
G. 叩诊

**226.** 补充检查记录：远中腭尖叩痛（+），咬楔测验阳性，冷测迟钝，显微镜下可见腭侧远中沟隐裂纹，X线片可见腭侧根尖区牙周膜影像增宽，牙槽嵴顶无明显吸收影像。根据以上信息，可能的诊断有

A. 慢性牙髓炎　　B. 牙隐裂
C. 慢性根尖周炎　　D. 慢性牙周脓肿
E. 牙根纵裂　　F. 可复性牙髓炎

**227.** 对患牙16的治疗方法有

A. 调磨牙尖斜面　　B. 降低咬合
C. 牙冠粘带环　　D. 根管治疗
E. 全冠修复　　F. 嵌体修复

（228~231共用题干）

患者，女，15岁。1年前左下后牙曾出现过冷热刺激痛，近日出现咬合痛及自发性钝痛，否认全身症状。

**228.** 根据上述资料，为明确诊断，还应进行的检查有

A. 电活力测试　　B. X线检查
C. 叩诊　　D. 染色法
E. 咬诊　　F. 视诊
G. 扪诊　　H. 探诊
I. 松动度检查

**229.** 口内见：35 𬌗面畸形中央尖折断后的痕迹，牙冠变色，PD：2~3mm，牙髓电活力测试（患牙35：80，对照牙45：17），叩痛（++），不松动，颊侧根尖部牙龈稍红肿，扪诊不适，无波动感。X线片示35根尖孔闭合，根尖周未见明显低密度影。诊断及分期正确的是

A. 急性根尖周炎，骨膜下脓肿期
B. 急性根尖周炎，根尖脓肿期
C. 慢性根尖周炎急性发作，浆液期
D. 牙周脓肿，骨膜下脓肿期
E. 急性根尖周炎，浆液期
F. 慢性根尖周炎急性发作，骨膜下脓肿期
G. 慢性根尖周炎急性发作，根尖脓肿期
H. 牙髓坏死，浆液期

**230.** 根据临床检查，患牙诊断为35急性根尖周炎，则下列处理方式正确的是

A. 开髓，大量冲洗液反复冲洗，清理坏死牙髓

B. 疏通根管，引流渗出物

C. 开放髓腔引流渗出物，2~3日后复诊

D. 根管预备后封抑菌抗炎消毒药

E. 一次性根管充填

F. 开放髓腔，待急症缓解后拔除

G. 给予镇痛药物，缓解疼痛

H. 必要时给予抗生素

**231.** 对患牙35进行根管治疗过程中，下列操作正确的是

A. 从䴘面中央窝偏颊侧处平行于牙长轴钻入，稍做颊舌向扩展

B. 从䴘面中央窝偏舌侧处平行于牙长轴钻入，稍做颊舌向扩展

C. 下颌前磨牙多数可探及1个根管

D. 下颌前磨牙多数可探及2个根管

E. 入口洞形是近远中径略长的椭圆形或卵圆形

F. 入口洞形是颊舌径略长的椭圆形或卵圆形

G. 髓腔顶要揭净，全部根管口暴露到由洞口可直视

H. 通畅锉可直线进入根管，到达根尖部

（232~236共用题干）

患者，女，38岁。左上后牙2周前曾于外院行"根管治疗"，经治疗后，患牙仍有冷热刺激痛，遂来我院继续诊治。口内见：27䴘面暂封体，边缘密合性差，近中邻面腐质未去净。X线片示27根管内有充填物影像。去除暂封体，根管内探痛。

**232.** 若外院诊治无误，患牙冷热刺激痛的原因不可能是

A. 暂封体密合性不良

B. 近中邻面腐质未去净

C. 暂封体材料选择不对

D. 有遗漏的龋洞

E. 根管内有残髓

F. 有遗漏根管

**233.** 根据上述信息，对患牙27处置正确的是

A. 无痛局麻

B. 去净腐质

C. 制作假壁

D. 橡皮障隔离

E. 拔髓

F. 一次性根管治疗

G. 去除根管内旧充填物

**234.** 患牙27在根管治疗过程中，关于根管冲洗下列说法正确的是

A. 根管机械预备过程中，在根管放入任何器械之前，都要确保髓腔和根管内充满冲洗剂

B. 在确定工作长度时，根管内需要保持干燥

C. 冲洗器的针头必须插入根尖区

D. 机械预备的每个步骤都要配合根管冲洗

E. 条件允许时，冲洗剂可在根管内留置一定时间（10~30分钟），以便充分消毒根管

F. 根管冲洗无需过于频繁，只需每次冲洗剂量大些

**235.** 根管治疗过程中，试尖时主牙胶尖不能达到工作长度的常见原因和处理对策正确的是

A. 根管内形成台阶时，需要用大号锉用力疏通台阶处，重新预备根管

B. 根管内形成台阶时，需要用小号锉预弯后寻找路径，重新预备根管

C. 根尖1/3到根中1/3缺乏合适的锥度，需重新预备根管

D. 根管有弯曲时，根据弯曲方向，预弯牙胶尖

E. 弯曲根管被拉直，工作长度丧失，需要重新确定工作长度

F. 牙胶尖过粗，需重新预备根管

G. 根尖部被牙本质碎屑堵塞，可用小号H锉将堵塞的牙本质碎屑弄松，再冲洗去除

**236.** 关于根管治疗术失败的疗效评定标准，正确的是

A. 无症状和体征、咬合有轻度不适，X线片显示根尖周透射区变化不大

B. 有较明显的症状和体征

C. 不能行使正常咀嚼功能

D. X线片显示根尖周透射区变大或治疗前根尖周无异常者治疗后出现了透射区

E. 根管治疗后未行冠修复

F. X线片显示充填物距根尖端超过0.5mm

(237～244共用题干)

患者，女，61岁。因牙变色就诊。

**237.** 临床上导致牙变色的疾病有

A. 氟牙症　B. 龋病

C. 外源性着色　D. 釉质发育不全

E. 牙髓坏死　F. 四环素牙

**238.** 询问病史，患者2年前曾治疗左下后牙，饮水及进食无不适，无自发性疼痛。口内检查：36𬌗面见树脂充填体，充填体边缘牙组织着色变软，𬌗面窝沟黑褐色，可卡住探针，温度测试结果正常，叩痛(－)，不松动。37𬌗面窝沟黑褐色，近远中沟明显，可卡住探针尖，温度测试结果正常，叩痛(－)，无松动。根据以上信息，可初步诊断为

A. 36继发龋　B. 36再发龋

C. 36深龋　D. 37窝沟龋

E. 37深龋　F. 37中龋

**239.** 36产生继发龋的原因可能有

A. 菌斑局部滞留

B. 不使用牙线

C. 龋坏组织未去除干净，感染继续发生

D. 修复材料与牙体组织存在微细间隙

E. 修复体边缘或窝洞边缘发生破裂

F. 应力疲劳

**240.** 常见的致龋微生物包括

A. 变形链球菌　B. 乳杆菌

C. 放线菌　D. 伴放线聚集杆菌

E. 中间普氏菌　F. 牙龈卟啉单胞菌

**241.** 关于糖引起龋病的相关说法，以下观点正确的是

A. 蔗糖被认为具有最强的致龋性

B. 口腔内许多细菌可代谢糖产酸

C. 糖不经口摄入也会加速致龋

D. 木糖醇不致龋

E. 蔗糖经过细菌代谢时产酸

F. 木糖醇经过细菌代谢时不产酸

**242.** 若37去腐后达牙本质浅层，则下列说法可能正确的是

A. 37浅龋

B. 37中龋

C. 需要垫底后行复合树脂修复术

D. 行复合树脂修复术

E. 预备窝洞为Ⅰ类洞

F. 预备窝洞为Ⅴ类洞

**243.** 37诊断为中龋，病理学上所观察到的龋损牙本质存在的四个区域是

A. 坏死崩解层　B. 细菌侵入层

C. 病损体部　D. 脱矿层

E. 暗层　F. 透明层

G. 表层

**244.** 若37复合树脂充填修复3日后出现咬合痛，与温度刺激无关，则下列原因错误的是

A. 𬌗面充填体存在高点

B. 复合树脂粘接修复时牙本质过度酸蚀

C. 备洞未去净龋坏组织

D. 充填体边缘不密合

E. 备洞时操作不当

F. 充填材料过硬

(245～251 共用题干)

患者，男，55 岁。全口大部分牙齿进食酸软不适半年，尤其是遇冷水及吃甜食时酸痛明显，咬硬物无力，无自发痛及咬合痛。口内见全口牙齿𬌗面及切缘不同程度磨损，多数后牙牙本质外露，临床牙冠变短，无明显龋坏及裂纹，叩痛（－），不松动，否认特殊饮食及工作环境。

**245.** 根据以上信息，为明确诊断需进行的检查有

A. 电活力测试　B. 试验性备洞
C. 探诊　D. 染色法
E. 温度测试　F. 麻醉法

**246.** 若全口多数牙𬌗面牙本质暴露处，探诊可探及多个敏感点且无牙髓病变。追问病史，有夜磨牙史。关于患牙的诊断，下列正确的是

A. 磨损　B. 牙本质敏感症
C. 酸蚀症　D. 牙外吸收
E. 牙隐裂　F. 深龋
G. 磨耗

**247.** 磨损可引起的并发症有

A. 牙本质过敏症

B. 食物嵌塞

C. 牙髓和根尖周病

D. 颞下颌关节功能紊乱综合征

E. 𬌗创伤

F. 创伤性溃疡

**248.** 关于磨损的防治原则正确的是

A. 改变不良咬合习惯

B. 调磨高耸牙尖和锐利边缘

C. 改善刷牙方法

D. 有食物嵌塞者，应恢复正常的接触关系和重建𬌗面溢出沟

E. 预防性牙髓治疗，全冠修复

F. 磨损引起的牙本质过敏症可行脱敏治疗

G. 个别牙重度磨损且与对颌牙之间存在空隙，可采用充填治疗或高嵌体、全冠恢复咬合

**249.** 以下关于牙本质敏感症说法正确的是

A. 一种酸痛的症状

B. 其特点为发作迅速、疼痛尖锐、时间短暂

C. 常常伴有自发性疼痛

D. 可发现在一个或多个牙上

E. 其对机械刺激最敏感

F. 牙本质敏感症是一种独立的疾病

G. 可伴或不伴牙本质暴露

**250.** 关于牙本质敏感症的治疗原则正确的是

A. 用药物脱敏剂

B. 用激光治疗

C. 症状明显者，可采用充填修复、冠修复或根管治疗等方法处理

D. 避免医源性破坏牙体硬组织

E. 嘱以脱敏牙膏刷牙

F. 可用树脂粘接剂脱敏

**251.** 下列可作为药物脱敏剂的是

A. 氯仿　B. 氟化物
C. 氯化锶　D. 氟化铵银
E. 碘化银　F. 氢氧化钙
G. 牙本质粘接剂

(252～256 共用题干)

患者，女，28 岁。因牙齿颜色异常，影响美观就诊。

**252.** 口内检查见：全口牙面呈轻度白垩状，散在云雾状，边界不清楚，部分牙齿有浅黄色斑条，则还应补充询问的既往

史是
A. 母亲妊娠期疾病史
B. 母亲妊娠期服药史
C. 婴幼儿时期疾病史
D. 外伤史
E. 婴幼儿时期服药史
F. 在高氟地区生活史

**253.** 患者有高氟区生活史，诊断为氟斑牙，关于氟斑牙的临床表现说法正确的是
A. 患牙具有对称性
B. 临床上常按其程度而分为白垩型、着色型、缺损型3种类型
C. 若长期生活在高氟区，乳牙及恒牙发生概率相当
D. 对摩擦的耐受性弱，但对酸蚀的抵抗力强
E. 严重的慢性氟中毒患者，可有骨骼增殖性变化
F. 由于血钙与氟结合，形成不溶性的氟化钙，可引起肌痉挛、虚脱和呼吸困难，甚至死亡

**254.** 关于氟斑牙的病因说法正确的是
A. 一般认为水中含氟量0.7～1ppm为宜
B. 饮用水是摄入氟的一个最大来源
C. 氟主要损害釉质发育期牙胚的成釉细胞
D. 7岁后才迁入高氟区者也有可能出现氟牙症
E. 氟牙症表面釉质呈多孔性，易于吸附外来色素（如锰、铁化合物）而产生氟斑
F. 2岁后搬离高氟区，氟牙症可表现在前牙和第一恒磨牙

**255.** 进一步检查，上颌中切牙唇面有小块黄褐色斑，牙面均无实质性缺损。则上颌中切牙首选的治疗方法是
A. 脱色　　B. 磨除
C. 贴面　　D. 全瓷冠
E. 烤瓷冠　　F. 复合树脂

**256.** 乳牙氟斑牙少见的原因有
A. 乳牙发育期在胚胎期
B. 乳牙发育期在哺乳期
C. 氟无法通过胚胎屏障
D. 胎盘屏障功能有限度
E. 婴幼儿时期喝水少
F. 大部分婴幼儿不缺钙

（257～261共用题干）

患者，女，30岁。左下后牙食物嵌塞2年余，口内见：全口牙列灰暗色，后牙有局部釉质缺损，探诊正常，35远中邻𬌗面龋深达髓腔，叩痛（±），远中牙龈乳头退缩，探诊易出血。

**257.** 为明确诊断，还需询问的病史有
A. 母亲妊娠期服药史
B. 母亲哺乳期服药史
C. 是否有冷热刺激疼痛史
D. 是否有自发痛、夜间痛史
E. 幼儿时期服药史
F. 在高氟区生活史

**258.** 为明确诊断，还需进行的检查有
A. 电活力测试　　B. 试验性备洞
C. 牙胶示踪法　　D. 染色法
E. 温度测试　　F. X线片检查

**259.** 若患者自述其母亲在妊娠期曾服用四环素类药物，且X线片见35根尖周圆形透射区，直径约8mm×6mm，边界清晰有白线围绕，合理的诊断是
A. 35慢性牙髓炎
B. 35慢性根尖脓肿
C. 35慢性根尖囊肿
D. 四环素牙
E. 35慢性根尖炎急性发作
F. 氟牙症

**260.** 关于四环素牙的说法正确的是
A. 服用正常量的四环素就可以发生四环素牙
B. 一般来说前牙比后牙着色明显
C. 恒牙着色比乳牙明显
D. 牙着色程度与四环素的种类、剂量和给药次数有关
E. 初呈黄色，在阳光照射下则呈明亮的黄色荧光，以后逐渐由黄色变成棕褐色或深灰色
F. 切牙的唇面最先变色
G. 越在婴幼儿早期用药，牙本质的着色越近釉牙本质界，染色越重
H. 牙齿染色可以随着代谢逐渐消失

**261.** 四环素牙可采用的治疗方法有
A. 漂白脱色法　B. 烤瓷冠修复
C. 全瓷冠修复　D. 贴面修复
E. 脱敏治疗　F. 颜色浅可不治疗

（262～266 共用题干）

患者，男，60 岁。左侧上后牙刷牙酸痛不适 6 月余，近 1 周来冷水引起疼痛，偶有自发痛、夜间痛影响睡眠，并引起半侧头面部痛，疼痛不能定位。检查见：23、26 唇颊面颈部浅凹形缺损，缺损达牙本质浅层，探诊稍敏感。24、25 颊面颈部楔状缺损，深达牙本质深层，探诊敏感。

**262.** 若 25 冷测敏感，23、24、26 冷测正常，则诊断正确的是
A. 24 急性牙髓炎
B. 24 楔状缺损
C. 23 楔状缺损
D. 26 楔状缺损
E. 25 急性牙髓炎
F. 24 慢性牙髓炎急性发作

**263.** 关于楔状缺损的临床特点及并发症说法正确的是
A. 多见于中年以上患者的前磨牙
B. 缺损的两个斜面粗糙，易于堆积菌斑
C. 多发生在唇、颊面的牙颈部
D. 缺损严重时甚至导致牙齿横折
E. 可出现牙本质过敏症状
F. 深及牙髓时可引起牙髓病、根尖周疾病的相应症状
G. 缺损较重的患牙常有 1°～2°的功能动度和侧方工作侧𬌗干扰
H. 年轻患者患牙可有𬌗干扰

**264.** 该患者的后续治疗计划应为
A. 25 牙髓治疗
B. 25 桩冠修复
C. 24 树脂充填
D. 23 树脂充填
E. 26 树脂充填
F. 24 垫底后树脂充填

**265.** 关于上颌前牙因楔状缺损引发牙髓炎或根尖周疾病，行根管治疗时，做法错误的是
A. 楔状缺损部位已经穿通髓腔，可从缺损处制备进入髓腔的洞型
B. 切牙的舌面窝髓壁薄，可以从舌面窝向牙颈部方向钻入
C. 切牙的髓腔形态与切牙的外形基本一致，可以从切端开始向牙根方向钻入
D. 能进入髓腔的任何一个部位都可以
E. 因牙颈部已有缺损，从切牙唇侧钻入
F. 从牙颈部缺损处截断牙冠，进入根管

**266.** 关于楔状缺损的防治原则正确的是
A. 调除患牙的𬌗干扰
B. 纠正偏侧咀嚼习惯
C. 使用正确刷牙方法
D. 纠正口腔内酸性环境
E. 用弱酸性含漱液漱口
F. 颈部龋损尽早修复

# 第四章　牙周病学

## 一、A1/A2 型题

**1.** 累及两个及以上牙面的牙周袋是

A. 多面袋　　B. 双面袋

C. 复合袋　　D. 复杂袋

E. 骨上袋

**2.** 膜龈联合指的是

A. 边缘龈和龈乳头之间的交界处

B. 边缘龈和附着龈之间的交界处

C. 附着龈和龈乳头之间的交界处

D. 附着龈和牙槽黏膜之间的交界处

E. 牙槽嵴顶与龈沟之间的交界处

**3.** 牙周翻瓣术做内斜切口时，刀片与牙面呈

A. 10°　　B. 15°

C. 30°　　D. 45°

E. 60°

**4.** 关于附着丧失，下列说法错误的是

A. 正常牙龈附着于釉牙骨质界处，若不能探到釉牙骨质界，则无附着丧失

B. 牙周袋深度相同，临床附着丧失程度一定相同

C. 有无附着丧失是区分牙周炎与牙龈炎的重要指标

D. 牙周炎时因有附着丧失，则能探到釉牙骨质界

E. 探诊深度相同，临床附着丧失程度不一定相同

**5.** 附着水平所指的距离是

A. 龈缘——釉牙骨质界

B. 牙颈部——袋（沟）底

C. 龈缘——袋（沟）底

D. 釉牙骨质界——袋（沟）底

E. 牙颈部——釉牙骨质界

**6.** 垂直骨吸收形成窄而深的骨下袋，治疗方法应为

A. 植骨术

B. 侧向转位瓣术

C. 引导性组织再生术

D. 游离龈移植术

E. 不做处理

**7.** 下列不会引起药物性牙龈肥大的是

A. 苯妥英钠　　B. 环孢素

C. 硝苯地平　　D. 维拉帕米

E. 对乙酰氨基酚

**8.** 下列疾病常伴剧烈疼痛的是

A. 牙龈纤维瘤病　　B. 妊娠期龈炎

C. 青春期龈炎　　D. 慢性牙周炎

E. 急性龈乳头炎

**9.** 临床上，慢性牙周炎的病损往往具有部位特异性，下列相关说法错误的是

A. 牙石的分布与牙槽骨吸收的严重性分布一致

B. 上前牙以及下颌第一磨牙牙石最多

C. 一般而言，牙槽骨的吸收邻间区重于颊舌侧

D. 下前牙区的牙槽骨破坏重于上前牙区

E. 慢性牙周炎和侵袭性牙周炎中，下颌骨吸收重于上颌骨

**10.** 引起牙齿松动的因素不包括

A. 牙槽骨吸收
B. 殆创伤
C. 牙周韧带急性炎症
D. 牙周袋形成
E. 牙根吸收

11. 健康的龈沟探诊深度是
A. 不超过0.5mm　B. 不超过1mm
C. 不超过2mm　D. 不超过2～3mm
E. 不超过4mm

12. 关于牙周病的医源性因素，下列选项除外的是
A. 冠桥及银汞充填体的悬突边缘
B. 正畸矫治器的佩戴
C. 修复体的外形突度过大
D. 陶瓷修复体
E. 设计不良的局部义齿

13. 下列关于牙周袋的分类正确的是
A. 骨上袋是假性牙周袋，而骨下袋是真性牙周袋
B. 骨下袋形成时，牙槽骨构成了牙周袋壁的一部分
C. 骨上袋形成时，牙周袋的袋底位于牙槽嵴顶的根方，牙槽骨一般呈水平型吸收
D. 复杂袋是累及两个以上的牙面的牙周袋
E. 复合袋是同一牙位中，同时具有骨上袋及骨下袋

14. 青春期龈炎的好发部位是
A. 前牙唇侧牙龈乳头和龈缘
B. 前牙舌侧牙龈乳头和龈缘
C. 前磨牙颊侧牙龈乳头和龈缘
D. 前磨牙舌侧牙龈乳头和龈缘
E. 磨牙颊侧牙龈乳头和龈缘

15. 牙槽骨破坏严重，仅存一侧骨壁，这种骨下袋称为
A. 一壁骨袋　B. 二壁骨袋
C. 三壁骨袋　D. 四壁骨袋
E. 混合骨袋

16. 当探诊出血沿牙龈缘扩散时，出血指数记为
A. 1　B. 2
C. 3　D. 4
E. 5

17. 下列疾病患者临床上可以进行牙周喷砂抛光的是
A. 呼吸系统疾病
B. 血液系统疾病
C. 高血压
D. 电解质平衡紊乱
E. 糖尿病

18. 下列不会导致牙龈颜色变化的是
A. 吸烟
B. 慢性铅中毒
C. 牙龈黑色素沉着
D. 扁平苔藓
E. 常食酱油等颜色较深的食物

19. 松动度检查中，松动Ⅱ度是指
A. 松动幅度在1mm以内
B. 松动幅度在1～2mm之间
C. 松动幅度在2mm以上
D. 出现垂直向松动
E. 一般生理动度

20. 妊娠期龈炎的症状达到高峰的时间为
A. 妊娠初期
B. 妊娠2～3个月
C. 妊娠4～6个月
D. 妊娠8个月
E. 分娩后2个月

21. 下列不属于急性坏死性溃疡性龈炎临床表

现的是

A. 个别牙龈乳头顶端出现坏死性溃疡，表面覆有灰白色坏死物

B. 牙龈乳头中央凹陷如火山口状

C. 病变可沿牙龈边缘向邻牙牙龈扩展，龈缘如“虫蚀状”

D. 龈乳头被严重破坏后可与龈缘成一直线，如刀切状

E. 附着龈可见大面积坏死性溃疡

**22.** 下列不属于急性龈乳头炎临床表现的是

A. 探针易出血　B. 自发痛

C. 冷热刺激痛　D. 夜间痛

E. 叩痛

**23.** 关于艾滋病患者下列说法错误的是

A. 30%的艾滋病首先在口腔出现症状

B. 线形牙龈红斑为艾滋病独有的临床表现

C. 坏死性溃疡性牙周炎

D. 口腔毛状白斑

E. Kaposi 肉瘤

**24.** 下列情况不需要进行牙周翻瓣术的是

A. 经基础治疗后牙周袋在5mm以内，且探诊出血者

B. 牙周袋底超过膜龈联合，不宜做牙周袋切除者

C. 有骨下袋形成，需做骨修整或需进行植骨者

D. 牙周－牙髓联合病变，需直视下平整根面，并暴露根分叉

E. 刮治术无效的病变范围广泛的牙周袋

**25.** 菌斑性龈炎的特点不包括

A. 重症者可累及附着龈

B. 龈袋可超过3mm

C. 有轻度的附着丧失

D. 牙龈红肿

E. 触碰时易出血

**26.** 下列关于牙龈瘤的说法错误的是

A. 发生在牙龈的炎症反应性瘤样增生物

B. 来源于牙周膜和牙龈的结缔组织

C. 主要见于牙龈乳头部位

D. 容易复发

E. 属于良性肿瘤

**27.** 下列不属于PLS临床表现的是

A. 皮损及牙周病变常在4岁前共同出现

B. 患儿智力及身体发育异常

C. 乳牙萌出后即有深牙周袋

D. 恒牙萌出后按序发生牙周破坏

E. 手掌、足底、膝部及肘部局限性的过度角化

**28.** 关于真性牙周袋，下列说法正确的是

A. 与结合上皮的位置向根方增殖有关

B. PD≥5mm

C. PD＞4mm，未探及釉牙骨质界

D. PD≥3mm，未见结合上皮的位置向根方增殖

E. PD≥3mm，无附着丧失

**29.** 判断牙周炎的重要指征是

A. 龈沟深度超过3mm

B. 有附着丧失

C. 牙龈红肿

D. 牙龈出血

E. 牙龈乳头增生

**30.** 患牙牙周袋深度达膜龈联合，则应采用的最佳治疗方法是

A. 牙龈切除术　B. 翻瓣术

C. GTR　D. 牙冠延长术

E. 膜龈手术

**31.** 下列疾病中因内分泌的改变而导致牙龈组织对局部微量刺激反应加重的是

A. 青春期龈炎

B. 急性龈乳头炎

C. 慢性龈炎

D. 急性坏死性龈炎

E. 药物性牙龈增生

**32.** 下列属于急性坏死溃疡性龈炎（ANUG）特点的是

A. 多发生于儿童和老年人

B. 龈乳头和龈缘突发坏死，且发展迅速

C. 病损常见位于后牙区

D. 早期可出现牙齿明显松动

E. 一般不伴疼痛

**33.** 关于牙周－牙髓联合病变的治疗原则，下列说法错误的是

A. 需要尽快查清感染源，首先治疗原发病变

B. 不可同时进行牙周、牙髓治疗

C. 死髓牙必须做牙髓治疗，同时配合牙周治疗

D. 较重的牙周病变同时牙髓活力异常的患牙，应牙周治疗的同时做牙髓治疗

E. 逆行性牙髓炎，牙周病变重且不易彻底控制炎症的可直接拔除患牙

**34.** 不是牙周病局部促进因素的是

A. 牙菌斑　　B. 牙石

C. 食物嵌塞　　D. 殆创伤

E. 不良修复体

**35.** 牙周炎症最易始发的部位

A. 膜龈联合　　B. 牙龈缘

C. 附着龈　　D. 龈乳头

E. 龈谷

**36.** 下列属于“假性牙周袋”的是

A. 探诊深度4mm，附着丧失0.5mm

B. 探诊深度2mm，附着丧失2mm

C. 探诊深度1mm，附着丧失3mm

D. 探诊深度4mm，附着丧失0mm

E. 探诊深度3mm，附着丧失2mm

**37.** 关于生物学宽度的定义，下列正确的是

A. 生物学宽度指龈沟底与牙槽嵴顶之间约2mm的恒定距离。它包括结合上皮（宽约0.97mm）及结合上皮的根方和牙槽嵴顶之间的纤维结缔组织（宽约1.07mm）

B. 生物学宽度指龈缘与釉牙本质界之间约2mm的恒定距离。它包括结合上皮（宽约0.97mm）及结合上皮的根方和牙槽嵴顶之间的纤维结缔组织（宽约1.07mm）

C. 生物学宽度指龈缘与龈沟底之间约2mm的距离。它包括结合上皮（宽约0.97mm）及结合上皮的根方和牙槽嵴顶之间的纤维结缔组织（宽约1.07mm）

D. 生物学宽度指龈缘与牙槽嵴顶之间约2mm的恒定距离。它包括结合上皮（宽约0.97mm）及结合上皮的根方和牙槽嵴顶之间的纤维结缔组织（宽约1.07mm）

E. 生物学宽度指龈沟底与釉牙本质界之间约2mm的距离。它包括结合上皮（宽约0.97mm）及结合上皮的根方和牙槽嵴顶之间的纤维结缔组织（宽约1.07mm）

**38.** 下列条件不适合进行松牙固定的是

A. 外伤引起的有保留价值的松动牙

B. 牙齿松动Ⅲ度，牙槽骨吸收达根尖1/3

C. 口腔卫生保持良好

D. 牙周手术前固定患牙

E. 牙周炎症已基本控制者

**39.** 患者，女，26岁。最近半个月发现牙龈肿胀增生，牙龈柔软脆弱，易出血。下列最不可能的诊断是

A. 妊娠期龈炎　　B. 牙龈纤维瘤病
C. 慢性龈炎　　D. 白血病
E. 浆细胞性龈炎

**40.** 患者，女，37 岁。牙龈突发疼痛 3 日。检查个别牙龈乳头有灰白色坏死，如诊断为坏死性溃疡性龈炎，则患者最不可能出现的症状是
A. 低热
B. 身体抵抗力下降
C. 颌下淋巴结肿大
D. 口腔黏膜有出血和瘀斑
E. 腐败性口臭

**41.** 患者，女，36 岁。慢性牙周炎患者，牙周探针检查时可以颊舌水平向穿透左下第二磨牙的根分叉区，根分叉处有牙龈完全覆盖。下列手术中不可能采用的是
A. 隧道成形术　　B. 植骨术
C. 分根术　　D. 根向复位瓣术
E. 牙半切除术

**42.** 患者，男，37 岁。5 年前左下后牙劈裂拔除后行种植义齿修复，近 1 个月左下种植体牙龈反复肿胀出血，伴种植体周袋溢脓。检查探诊深度≥6mm，BOP（+），X 线片示骨吸收 2～3mm，则下列治疗方案正确的是
A. CISI－A 方案：机械治疗
B. CISI－A＋B 方案：机械治疗＋应用氯己定
C. CISI－A＋B＋C 方案：机械治疗＋应用氯己定＋全身抗生素
D. CISI－A＋B＋C＋D 方案：机械治疗＋应用氯己定＋全身抗生素＋手术治疗
E. 拔除种植体，控制感染后重新植入

**43.** 患者，男，45 岁。右下后牙冷热刺激痛 2 周，自发痛、夜间痛 2 日。检查：右下第一磨牙牙体完好，松动Ⅱ度，牙根暴露约 4mm，颊侧牙周袋深约 5mm，冷测敏感。X 线片示：右下第一磨牙牙槽骨角形吸收至根尖 1/3，根分叉区可见骨密度减低影像，根尖周未见明显异常。最有可能的诊断
A. 急性牙髓炎　　B. 急性根尖炎
C. 慢性牙周炎　　D. 逆行性牙髓炎
E. 𬌗创伤

**44.** 患者，女，26 岁。主诉：双侧后牙咀嚼无力。口内检查见全口口腔卫生尚可，菌斑、牙石等刺激物不多，全口多牙松动Ⅰ～Ⅱ°，X 线片示全口牙槽骨均有明显吸收。初步印象为侵袭性牙周炎，为明确诊断需考虑下列因素，除外的是
A. 严重的错𬌗　　B. 全身疾病
C. 不正规正畸史　　D. 牙周炎治疗史
E. 月经期情况

**45.** 患者，男，25 岁。口腔内上下前牙的牙龈乳头缺失，牙龈呈“反波浪状”，牙间乳头处颊舌侧牙龈可从牙面分开，无牙龈坏死物存在，则最可能的诊断是
A. 疱疹性龈口炎
B. 中性粒细胞缺乏引起龈坏死
C. 慢性龈缘炎
D. 慢性坏死性龈炎
E. 龈乳头炎

**46.** 患者，女，26 岁。妊娠 5 个月。下中切牙唇侧牙龈乳头增大 2 个月，呈紫红色，容易出血。最有可能的诊断是
A. 纤维性牙龈瘤　　B. 牙龈癌
C. 化脓性肉芽肿　　D. 妊娠性龈瘤
E. 牙周脓肿

**47.** 对于已经确诊为慢性牙周炎的 45 岁患者，治疗程序的第一阶段是牙周基础治疗，下

列错误的是

A. 口腔卫生宣教

B. 洁治和根面平整

C. 拔除无保留价值的患牙

D. 机械治疗前调整咬合，有利于患牙的牙周健康

E. 必要时可全身应用抗生素

**48.** 患者，男，17 岁。诊断为局限型侵袭性牙周炎，下列相关说法错误的是

A. X 线片可见第一磨牙呈水平型骨吸收

B. 牙周组织破坏程度与局部刺激物的量不成正比

C. 病程进展很快

D. 可能有家族遗传史

E. 最少波及两个恒牙，其中一个为第一磨牙

**49.** 某患者右上 6 颊侧牙龈椭圆形肿胀，扪诊有波动感，袋深 8mm。若该患者诊断为急性牙周脓肿，则下列治疗措施不正确的是

A. 彻底刮除龈下牙石，去除刺激因素

B. 切开引流

C. 局部牙周袋内用药

D. 生理盐水冲洗脓腔

E. 必要时全身抗生素 + 支持疗法

**50.** 患者，女，15 岁。双侧下颌第一磨牙松动Ⅱ度，牙周袋较浅，袋内检出大量 Aa 菌，下列用于患牙的辅助药物治疗最有效的是

A. 多西环素　　B. 螺旋霉素

C. 万古霉素　　D. 青霉素

E. 卡那霉素

**51.** 患者，女，47 岁。右上后牙进食后胀痛不适半年，近期左侧偏侧咀嚼。检查发现 16 无松动，16 远中边缘嵴与 17 近中边缘嵴高度相差 2mm，两牙间牙龈乳头稍退缩，牙龈颜色暗红。X 线片显示 16 远中牙槽嵴顶吸收。若诊断为局限型慢性牙周炎，则最可能的原因是

A. 不良刷牙习惯　　B. 食物嵌塞

C. 创伤　　D. 偏侧咀嚼

E. 以上都不是

**52.** 患者，女，40 岁。因左下后牙肿包疼痛 4 日就诊。口内视诊：36 𬌗面有深大龋坏达髓腔，颊侧牙龈肿包，扪及波动感。若 36 不松动，牙髓电活力测试证实牙髓无活力，颊侧可探及窄而深的牙周袋，袋内溢脓，X 线片未见明显牙槽骨吸收，根尖周膜间隙增宽。则关于患牙下列说法正确的是

A. 牙髓感染来源的牙周 – 牙髓联合病变

B. 牙周 – 牙髓联合病变中的牙周病引起牙髓坏死

C. 逆行性牙髓炎

D. 牙周病变和牙髓病变共存

E. 牙周脓肿

**53.** 某患者左下后牙 X – ray 显示牙槽骨吸收达根长的 1/2，则该患者骨吸收程度为

A. Ⅰ度　　B. Ⅱ度

C. Ⅲ度　　D. Ⅳ度

E. Ⅴ度

**54.** 患者，男，16 岁。口腔卫生差，牙面可见大量软垢及牙石，牙龈红肿明显。如果软垢覆盖了 1/3 ~ 2/3 的齿面，软垢指数为

A. 0　　B. 1

C. 2　　D. 3

E. 4

**55.** 患者，女，15 岁。临床检查记录软垢指数，分别检查的牙齿是

A. 16、11、26、31 舌面和 36、46 唇颊面

B. 16、11、26、31 唇颊面和 36、46 舌面

C. 16、21、26、41 唇颊面和 36、46 舌面
D. 16、21、26、41 舌面和 36、46 唇颊面
E. 16、11、26、21 唇颊面和 36、46 舌面

**56.** 患者，男，14 岁。发现全口牙龈增生 1 年，诊断为牙龈纤维瘤病，关于该病下列描述错误的是
A. 可覆盖牙冠 2/3 以上
B. 牙齿可发生移位
C. 不影响牙齿萌出
D. 偶会有疼痛
E. 增生牙龈可呈颗粒状

**57.** 患者，男，42 岁。上颌第一磨牙反复肿痛，曾有冷热激发痛。检查患牙完好，牙髓温度活力测试结果迟钝，牙龈肿胀流脓，牙周袋探诊深度 6mm，X 线片示根分叉区见低密度影像。下列最可能的治疗方案是
A. 根管治疗与牙周治疗同时进行
B. 先行根管治疗后牙周治疗
C. 先行牙周治疗后根管治疗
D. 牙周治疗
E. 不处理

**58.** 患者，男，28 岁。近 3 个月有明显牙龈出血，有注射海洛因及不洁性行为史。体检显示，牙龈颜色在距龈缘 2mm 内呈鲜红色，探诊易出血，并检出少量牙龈结石。首要考虑的诊断是
A. 梅毒　　B. 青春期龈炎
C. 艾滋病　　D. 药物性龈炎
E. 坏死性溃疡性龈炎

**59.** 患者，男，22 岁。近半年发现咬苹果时牙龈有少量出血，不伴疼痛。检查：PD 普遍 2～3mm，无附着丧失，下前牙牙龈乳头普遍红肿。此患者诊断为
A. 龈乳头炎　　B. 青春期龈炎
C. 菌斑性龈炎　　D. 慢性牙周炎
E. 急性坏死性龈炎

**60.** 患者，男，45 岁。左上第一磨牙颊部牙龈肿包伴疼痛 2 日，若诊断为急性牙周脓肿，与牙槽脓肿进行鉴别诊断，不正确的是
A. 牙髓活力　　B. 牙周袋的存在
C. 是否有龈下牙石　　D. X 线片
E. 叩痛程度

**61.** 患者，女，31 岁。主诉：全口牙龈增生 1 个月，颜色暗红色发绀，影响进食，牙龈易出血。1 个月前喉咙痛，伴发热，近 2 周乏力，局部淋巴结肿大，体重下降 5kg，为了明确诊断，接下来最合适的措施是
A. 龈上洁治＋龈下刮治
B. 细菌学涂片
C. 血常规及血涂片检查
D. 拍摄 X 线片
E. 切除部分增生牙龈，同期行组织活检

**62.** 患者，女，35 岁。左上后牙牙龈肿胀、疼痛 2 日。经检查 27 腭侧牙龈呈卵圆形红肿，有波动感，诊断为急性牙周脓肿，此患者首诊时选择的治疗措施不包括
A. 无望保留的牙，予以拔除
B. 切开引流
C. 局部牙周袋内用药
D. 抗生素或支持疗法
E. 0.12% 氯己定含漱液含漱 3 天

**63.** 患者，男，18 岁。上前牙区牙龈肥大。上颌窦炎病史。抗炎治疗中，无其他特殊用药史。牙龈肥大的病因考虑为
A. 口呼吸　　B. 药物性龈增生
C. 刷牙方式不正确　　D. 口腔卫生不良
E. 创伤

**64.** 患者，女，27岁。妊娠期第6个月，半年来牙龈逐渐增大，刷牙容易出血。关于治疗，下列说法错误的是

A. 动作轻巧地进行牙周洁治，去除局部刺激因素

B. 口腔卫生指导

C. 受性激素影响分娩后病变一般会退缩

D. 若经过牙周治疗后，牙龈仍未减小，则需尽早手术切除

E. 若患者长期不治疗可引发附着丧失

**65.** 患者，男，25岁。主诉：右下后牙突然自发性疼痛1天。检查：右下后牙可见局部牙龈乳头肿胀，压痛。如果诊断为急性龈乳头炎，最好的治疗方法是

A. 牙髓治疗

B. 牙周－牙髓联合治疗

C. 调𬌗

D. 除去大块牙石，3% $H_2O_2$ 溶液冲洗

E. 洁治＋抗生素

**66.** 患者，男，42岁。主诉：右下后牙牙龈肿胀不适，伴出血一个月，1个月前47曾行Ⅱ类洞银汞充填术。临床检查：47近中邻𬌗面可见大面积银汞充填材料，近中龈乳头呈球形肥大，质地松软，探诊出血，血常规正常。则治疗前应首先检查的是

A. 上唇发育不足

B. 内分泌的影响

C. 药物的影响

D. 口呼吸

E. 银汞充填是否存在悬突

**67.** 患者，女，48岁。自觉右上后牙冷热敏感半年，偶尔进食后疼痛。近2日出现自发性疼痛和夜间疼痛。检查：16𬌗面深大龋坏，叩痛（±），不松动，冷测敏感，牙周袋内可探及根分叉形态，颊舌侧牙龈稍退缩。X线片显示根分叉区未见明显骨密度减低影像。下列治疗方法一定错误的是

A. 根管治疗

B. 翻瓣术

C. 龈上洁治

D. 龈下刮治＋根面平整

E. 根向复位瓣

## 二、A3/A4型题

（68～70共用题干）

患者，男，35岁。主诉：全口牙龈肿胀，不易止血1周。近来常感乏力，体温升高，自用抗生素未好转。双侧颊黏膜散在瘀斑，全口牙龈肿大，发绀，龈缘可见坏死组织及持续少量渗血，口腔卫生欠佳，牙石（＋）～（＋＋）。

**68.** 此时应采取的措施是

A. 去除大块牙结石

B. 3%过氧化氢溶液冲洗＋碘制剂

C. 压迫或药物止血，必要时可放牙周塞治剂

D. 口腔宣教

E. 暂缓观察

**69.** 若经过血细胞检查及血涂片检查，发现血细胞数目异常，则下列说法错误的是

A. 可明确诊断为白血病

B. 应进一步血液科进行骨髓穿刺检查

C. 此时切忌手术或活组织检查

D. 若全身状态允许，必要时只可轻柔地进行简单的洁治

E. 在急性期不进行牙周治疗

**70.** 若牙龈局部发生坏死或脓肿，下列说法错误的是

A. 脓肿初期禁忌切开

B. 待脓肿扪及波动感，尽快切开引流

C. 脓液形成时可局部穿刺抽吸脓液

D. 可用3%过氧化氢轻轻清洗坏死龈缘

E. 牙龈坏死，局部可敷上碘制剂

(71～74共用题干)

患者，女，56岁，以牙龈肥大，刷牙出血2年为主诉就诊。高血压病史3年。口腔检查：全口牙龈乳头肥大增生，呈球状突起，覆盖部分牙面1/3～2/3，色深红，质地松软。否认全身症状。

**71.** 下列首要询问的病史是

A. 是否自发出血

B. 是否有萌出困难史

C. 是否有家族史

D. 是否有长期服药史

E. 是否有吸烟史

**72.** 若患者长期服用治疗高血压药物2年半，最可能的诊断为

A. 糖尿病型牙周炎　B. 增生性牙周炎

C. 牙龈纤维瘤病　D. 药物性牙龈肥大

E. 维生素C缺乏症

**73.** 引起此患者牙龈增生的药物可能是

A. 苯妥英钠　B. 环孢霉素

C. 硝酸异山梨酯　D. 硝苯地平

E. 利血平

**74.** 经过基础治疗后，牙龈肥大仍没有完全消退，需进行手术治疗，以下说法错误的是

A. 牙龈增生的患牙经基础治疗后牙龈仍肥大、增生，或有假性牙周袋，需采用手术方法重建正常的牙龈外形

B. 无附着丧失的牙龈肥大、增生的患牙则可采用牙龈切除术来消除肥大、增生的牙龈

C. 牙龈肥大、增生的患牙同时伴有牙槽骨垂直吸收及角化龈过窄，则应采用翻瓣术来治疗

D. 牙龈肥大、增生的患牙同时伴有附着丧失，牙槽骨垂直吸收及角化龈过窄，则应采用牙龈切除术来消除肥大、增生的牙龈

E. 牙龈肥大、增生的患牙同时伴有附着丧失，牙槽骨水平吸收，有足够的角化龈宽度，则可采用牙龈切除术来消除肥大、增生的牙龈

(75～78共用题干)

患者，男，16岁。身体健康，6个月前因全口牙龈增生外院行全口牙龈切除术，病历显示术前牙龈覆盖牙冠1/2～3/4，增生在上颌磨牙的腭侧较重。近日因复发而就诊，口腔卫生一般，牙石（+），软垢（+）。无全身系统疾病，有家族史。

**75.** 此患者的最可能的诊断为

A. 青春期龈炎　B. 慢性龈炎

C. 牙龈纤维瘤病　D. 牙龈瘤

E. 药物性龈增生

**76.** 该病的病因最可能的是

A. 遗传因素　B. 性激素波动

C. 药物作用　D. 菌斑作用

E. 病毒因素

**77.** 关于该病与药物性龈增生的鉴别诊断，下列说法错误的是

A. 后者主要累及龈缘和龈乳头，一般不波及附着龈

B. 前者可同时波及龈乳头、游离龈及附着龈

C. 后者牙龈一般覆盖牙冠1/3左右

D. 后者有长期服药史

E. 前者牙龈常覆盖牙冠的1/2以上

**78.** 关于该疾病治疗方法错误的是

A. 青春期后再行手术

B. 消除炎症

C. 可采用内斜切口式的翻瓣术兼做牙龈切除

D. 牙龈增生过厚过大的可先水平龈切除

再采用内斜切口

E. 服用激素药物

(79～81 共用题干)

患者，女，55 岁。牙龈刷牙出血 3 年。患者 3 年来牙龈偶尔刷牙及咬硬物时出血，每日刷牙一至两次，否认疼痛不适，今要求治疗就诊。检查：牙列不齐，全口牙石（+）～（++），菌斑Ⅱ°，牙龈乳头红肿，探诊出血，探诊深度3～4mm，未探及釉牙骨质界。

**79.** 最可能的诊断是

A. 慢性龈炎　B. 妊娠期龈炎

C. 坏死性龈炎　D. 慢性牙周炎

E. 侵袭性牙周炎

**80.** 此时对该患者的治疗方法应为

A. 洁治术　B. 刮治术

C. 根面平整　D. 口服替硝唑

E. 袋壁搔刮

**81.** 下列关于治疗的说法错误的是

A. 彻底去除造成菌斑滞留和刺激牙龈的因素

B. 为消除牙龈炎症时，可口服抗生素

C. 对于牙龈炎症较重的患者，可配合局部药物治疗

D. 菌斑性龈炎是可逆的，容易复发

E. 去除病因的同时，应对患者进行椅旁口腔卫生指导

(82～85 共用题干)

患者，男，57 岁。主诉双侧下后牙松动 3 个月，咬合疼痛 1 周。患者 3 个月前发现双侧下后牙松动不适，刷牙时出血，否认疼痛等症状，近期松动的症状有所增加。有吸烟史。每天吸烟 10 支左右。检查：口腔卫生差，牙石（++）～（+++）度，36、46 牙松动Ⅱ度，叩痛（+），牙龈肿胀，探诊易出血，牙周袋溢脓。X 线显示牙槽骨普遍水平吸收到根尖 1/3 区。

**82.** 若患者患有糖尿病，但近期未监测血糖。下列正确的处理方式是

A. 立刻进行彻底的洁治、刮治，以尽快消除局部刺激

B. 可先做应急处理，在明确血糖情况后再进一步治疗

C. 先请内科医生全面检查、治疗糖尿病

D. 糖尿病患者可常规做牙周治疗

E. 开始治疗牙周炎，同期治疗糖尿病

**83.** 对该糖尿病患者进行牙周治疗时，不是必须明确的是

A. 糖尿病诊断类型和患病时间长短

B. 血糖控制水平

C. 糖尿病并发症史

D. 目前用药及治疗史

E. 糖尿病家族史

**84.** 关于糖尿病与牙周病之间的关系，下列错误的是

A. 糖尿病会引起牙周炎

B. 糖尿病主要影响牙周炎的发病和严重程度

C. 糖尿病患者牙周病的患病风险增加

D. 患有牙周病时血糖控制会更难

E. 患牙周疾病会增加糖尿病并发症

**85.** 该糖尿病患者的牙周治疗最好应该安排在何时服用降糖药后

A. 上午早饭后　B. 上午早饭前

C. 中午饭前　D. 中午饭后

E. 下午

(86～89 共用题干)

患者，男，26 岁。主诉：牙龈剧烈疼痛伴自动出血 3 天。检查：腐败性口臭，多个牙的牙龈乳头尖端消失变平，下切牙的龈缘虫蚀状坏死，有灰白膜覆盖。

**86.** 下列选项中，该病最可能的诊断是
A. 慢性牙周炎
B. 菌斑性龈炎
C. 急性坏死性溃疡性龈炎
D. 疱疹性龈口炎
E. 侵袭性牙周炎

**87.** 对明确诊断最有帮助的辅助检查是
A. 细菌学涂片检查
B. 血常规检查
C. 曲面断层片
D. 咬合检查
E. 组织病理检查

**88.** 导致该病的主要病原微生物为
A. 伴放线聚集杆菌
B. 牙龈卟啉单胞菌
C. 放线菌
D. 直肠弯曲菌
E. 梭形杆菌和螺旋体

**89.** 该疾病采取下列治疗措施错误的是
A. 去除坏死组织
B. 3%过氧化氢溶液擦洗、含漱
C. 口腔卫生指导
D. 必要时全身药物治疗
E. 立即行洁治、刮治术及牙龈成形术，去除刺激因素

(90～93共用题干)

患者，男，27岁。牙龈明显疼痛5天。检查见个别下前牙牙龈乳头表面有灰白色假膜，将表面假膜擦去，呈鲜红色，触之易出血，口腔有腐败性口臭。

**90.** 若确诊为坏死性溃疡性龈炎，与该龈病损有关的微生物除了梭形杆菌和螺旋体外，还有
A. 中间普氏菌
B. 伴放线聚集杆菌
C. 牙龈卟啉单胞菌
D. 福赛坦氏菌
E. 黏性放线菌

**91.** 下列关于该病的易感因素错误的是
A. 致病微生物
B. 已患有菌斑性龈炎或牙周炎
C. 精神紧张
D. 免疫功能下降
E. 饮酒

**92.** 局部治疗方法正确的是
A. 彻底去除牙石等刺激因素
B. 局部用3%过氧化氢溶液擦洗及含漱
C. 暂时不可去除坏死组织
D. 局部使用糖皮质激素制剂
E. 该病有自限性，无需特殊处理，7～10天可自愈

**93.** 在局部处理的同时，最佳的全身用药是
A. 四环素　　B. 青霉素
C. 金霉素　　D. 卡那霉素
E. 甲硝唑

(94～96共用题干)

一位确诊为慢性牙周炎的患者，2个月前已完成第一阶段的牙周基础治疗，现需进入第二阶段手术治疗。

**94.** 若检查前牙时牙周袋深5mm、探诊出血、牙槽骨水平吸收、骨形态尚可，应选择的手术方式是
A. 冠向复位瓣术
B. 改良Widman术
C. 植骨术
D. 翻瓣术+骨成形术
E. 引导性组织再生术

**95.** 若左下第二磨牙远中可探及窄而深的牙周袋，X线片示患牙远中牙槽骨角形吸收，曾拔除左下智齿，则应选择的手术方式是

A. 根向复位瓣术

B. 改良 Widman 术 + 骨成形术

C. 牙龈切除术

D. 远中楔形瓣切除术

E. 引导性组织再生术

**96.** 若发现下颌后牙Ⅱ度根分叉病变，牙龈退缩，附着龈较窄，X 线片显示根分叉区低密度影，应选择的手术方式是

A. 根向复位瓣术 + 骨成形术

B. 牙周袋搔刮术 + 改良 Widman 术

C. 改良 Widman 术

D. 植骨术

E. 引导性组织再生术

（97 ~ 100 共用题干）

患者，女，30 岁。主诉：刷牙出血半年。检查：口腔卫生欠佳，牙石（+），色素（+），不松动，牙龈红肿，牙周探诊深度普遍 3 ~ 4mm，探诊极易出血。经期正常，否认全身系统疾病。

**97.** 若未探及釉牙骨质界，X 线片显示牙槽嵴顶处白线清晰连续。该病最可能的诊断是

A. 慢性牙周炎　　B. 慢性龈炎

C. 妊娠期龈炎　　D. 急性龈乳头炎

E. 侵袭性牙周炎

**98.** 若可探及釉牙骨质界，X 线片可见牙槽嵴顶处骨白线模糊，则最可能的诊断是

A. 慢性牙周炎　　B. 慢性龈炎

C. 妊娠期龈炎　　D. 急性龈乳头炎

E. 侵袭性牙周炎

**99.** 若患牙牙龈退缩，探诊深度 4mm，测得釉牙骨质界至其冠方龈缘的距离为 2mm，则临床附着丧失是

A. 2mm　　B. 3mm

C. 4mm　　D. 5mm

E. 6mm

**100.** 若患牙牙龈退缩至釉牙骨质界根方，探诊深度 3mm，测得釉牙骨质界至其根方龈缘距离为 1mm，则临床附着丧失是

A. 2mm　　B. 3mm

C. 4mm　　D. 5mm

E. 6mm

（101 ~ 105 共用题干）

患者，男，55 岁。全口牙出现松动 5 年，近一年双侧下后牙明显松动影响咀嚼而就诊。吸烟史 20 余年，无牙周治疗史，无全身症状，否认全身系统疾病。检查：口腔卫生差，全口牙龈暗红色，退缩明显，牙石（+ +）~（+ + +），色素（+ + +），37、47 牙体完好，叩痛（-），松动Ⅲ度，牙龈红肿，未见窦道，未扪及波动感，探及深达根尖的牙周袋，未见脓液溢出。

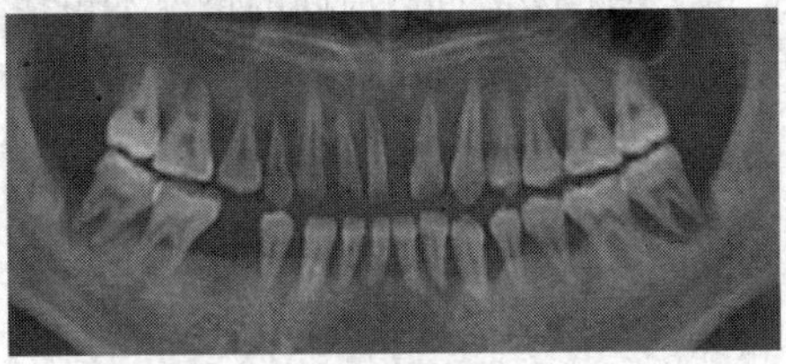

**101.** 曲面断层检查结果如上图，最可能的诊断是

A. 侵袭性牙周炎

B. 中央性颌骨骨髓炎

C. 慢性牙周炎

D. 根尖周囊肿

E. 牙周脓肿

**102.** 为患者制订治疗计划，下列说法错误的是

A. 治疗计划包括重建和维护口腔健康的一整套过程

B. 拔除治疗无望及不利于整体治疗计划的患牙

C. 与患者讨论，选择患者能接受的合理、可行的治疗方案

D. 告知患者菌斑控制的方法及其在治疗过程中的重要性

E. 医生可以直接替患者选择最有利于患者口腔健康的方案

**103.** 患者经过第一阶段基础治疗后，在全口牙周炎症控制的条件下，进行修复治疗的时间为

A. 1.5 个月　B. 3 个月

C. 6 个月　D. 8 个月

E. 12 个月

**104.** 经牙周系统治疗后，嘱该患者下次进行牙周维护治疗的时间间隔为

A. 1 个月　B. 2～3 个月

C. 6 个月　D. 12 个月

E. 24 个月

**105.** 需要缩短复查间隔时间的情况不包括

A. 牙石形成较快

B. 探诊深度 >5mm

C. 探诊后出血的位点≥20%

D. 某些部位多次检查后始终出血

E. 根分叉病变难清洁者

（106～108 共用题干）

患者，女，45 岁。患牙牙龈红肿 1 年。患牙 X 线显示牙根周围的白色阻射线消失。

**106.** 这表明有破坏的组织是

A. 牙本质　B. 牙骨质

C. 牙周膜　D. 牙槽骨

E. 牙龈组织

**107.** 关于牙槽骨 X 线片描述正确的是

A. X 线片能够清晰显示牙齿四周的骨质破坏

B. X 线片能准确表现出牙槽骨吸收的实际情况

C. 正常嵴顶距釉牙骨质界的距离约为 0.5mm

D. 正常嵴顶距釉牙骨质界的距离约为 2.5mm

E. 骨量减少 30% 以上方可在 X 线片上显示出来

**108.** X 线上判断牙槽骨高度降低的标准是牙槽嵴顶

A. 到釉牙骨质界平齐

B. 到釉牙骨质界小于 1mm

C. 到釉牙骨质界小于 2mm

D. 到釉牙骨质界大于 2mm

E. 到釉牙骨质界大于 3mm

（109～113 共用题干）

患者，男，57 岁。临床检查后诊断为慢性牙周炎，第一阶段基础治疗后 6～8 周复诊对治疗反应及疗效进行评价。

**109.** 对牙周组织状况进行再评估，除外

A. 牙周袋探诊深度

B. 探诊出血情况

C. 牙龈及牙槽骨形态

D. 菌斑控制情况

E. 食物嵌塞情况

**110.** 若患者进行第二阶段手术治疗，使用电刀切龈时严禁触及牙面和根面，原因是

A. 可造成组织缺损

B. 可刺激骨组织造成骨坏死

C. 可造成软组织坏死

D. 可刺激牙髓造成牙髓病变

E. 可引起牙槽骨坏死

**111.** 若患者进行第二阶段手术治疗，行牙周翻瓣术时，患者多个牙的颊、舌两侧龈瓣复位高度不一致，应选用的缝合方法是

A. 悬吊缝合

B. 单侧连续悬吊缝合

C. 锚式缝合

D. 间断缝合

E. 褥式缝合

**112.** 若患者进行第二阶段手术治疗，行牙周翻瓣术时，两牙之间有较大缝隙或龈乳头较宽时，应采用的缝合方法是

A. 牙间间断缝合　B. 间断缝合

C. 悬吊缝合　D. 锚式缝合

E. 水平褥式缝合

**113.** 关于第四阶段牙周支持治疗（SPT）说法错误的是

A. SPT在基础治疗结束后应立即开始

B. 有牙列或种植牙存在时，应定期并终身进行检查

C. 并非所有牙龈炎都会进展为牙周炎，所以牙龈炎一般来说无需接受SPT

D. SPT必要性的原因之一是深牙周袋或根分叉病变在接受治疗后，袋深处或根分叉死角仍存在慢性炎症

E. SPT可以将治疗的缺陷或遗漏部分逐渐暴露出来

（114～117共用题干）

患者，女，21岁。因咀嚼不适就诊，否认全身系统疾病史，经检查诊断为侵袭性牙周炎。

**114.** 该疾病最主要的致病细菌是

A. 变形链球菌

B. 伴放线聚集杆菌

C. 牙龈卟啉单胞菌

D. 黏性放线菌

E. 金黄色葡萄球菌

**115.** 下列体征最不可能出现的是

A. 牙齿松动Ⅰ度～Ⅱ度

B. 牙龈退缩

C. 牙龈呈实质性增生

D. 𬌗创伤

E. 根分叉病变

**116.** 一位实习医生在对这名患者进行牙周检查时，探得36近中舌侧位点探诊深度为5mm，但教师检查发现该位点的实际探诊深度为7mm。下列因素可影响此学生的准确性，除外的是

A. 龈下牙石　B. 探诊的角度

C. 探测的位置　D. 探诊的力量

E. 牙面软垢量

**117.** 该患者完成治疗后，复诊间隔时间应为

A. 半个月　B. 1～2个月

C. 2～3个月　D. 3～6个月

E. 6～12个月

（118～122共用题干）

患者，男，56岁。主诉全口牙齿松动两年。检查见全口口腔卫生欠佳，牙石（+++），牙龈普遍萎缩、红肿溢脓，探诊出血。X线片示：全口牙槽骨吸收至根中1/3。

**118.** 治疗方案为先进行牙周基础治疗，下列说法错误的是

A. 口腔卫生宣教

B. 洁治和根面平整

C. 拔除无保留价值的患牙

D. 咬合创伤的牙可先调𬌗

E. 必要时可全身应用抗生素

**119.** 如果患者行龈上洁治术，一般将全口牙分成的区段共

A. 2个　B. 4个

C. 6个　D. 8个

E. 以上均可

**120.** 患者行超声龈上洁治术过程中，下列操作错误的是

A. 调节机器功率大小应根据牙石厚薄而定

B. 超声波洁牙机工作头的前端以与牙面

小于15°角接触牙石下方

C. 工作尖只能振击在牙石上，不可用于烟斑上，以免损伤牙面

D. 超声波洁牙机工作头的前端轻轻以与牙面平行的角度接触牙石下方

E. 洁治完成后，对细小或邻面的牙石可以采用手用器械刮除

**121.** 当对患者行龈下刮治术放入器械时，工作端平面与牙根面之间形成的角度是

A. 40°　　B. 60°

C. 80°　　D. 90°

E. 0°

**122.** 当对患者行根面平整时，"短距离刮、连续刮"要求

A. 每一下刮治动作不能间断

B. 每一下刮治动作要有重叠

C. 器械刮治时应用指力

D. 刮治频率要快速

E. 以上都是

(123～125 共用题干)

患者，女，28岁。自觉口臭，刷牙出血，口内检查牙石（++），牙龈红肿，探诊易出血。

**123.** 若诊断为慢性牙周炎，采用手工龈上洁治术，下列做法错误的是

A. 改良握笔法

B. 工作刃顶端紧贴牙面进入

C. 以探查的动作放置于牙石表面

D. 工作面角度与牙面成80°左右

E. 层层刮削牙石

**124.** 患者龈上洁治术后的处理，下列除外的是

A. 用尖探针检查牙石是否去净

B. 用3%过氧化氢溶液冲洗牙周袋

C. 局部上药

D. 根面脱敏

E. 检查牙龈是否损伤

**125.** 若选用 Gracey 刮治器进行龈下刮治和根面平整，下列关于 Gracey 刮治器的特点错误的是

A. 有牙位特异性

B. 有牙面特异性

C. 偏侧刃缘

D. 刃面与器械颈部呈70°角

E. 长而凸的外侧刃缘为非工作缘

(126～128 共用题干)

患者，女，45岁。长期生活无法自理，家属陪同就诊。主诉：牙龈反复肿痛2个月。口内情况如图，口腔卫生差，多牙牙周袋溢脓，无自发出血。

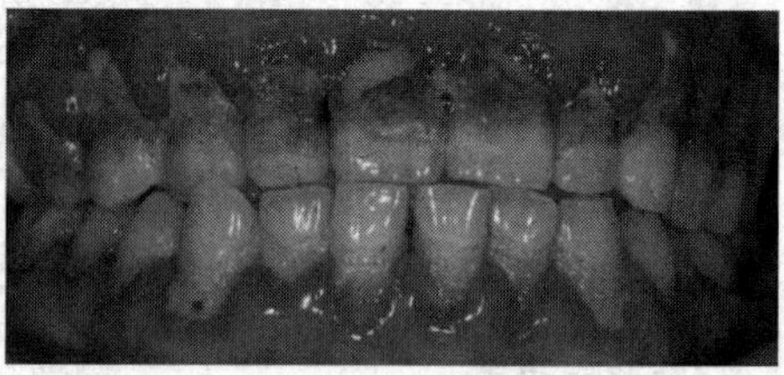

(彩图见书末附图1)

**126.** 若患者否认精神类疾病，可配合治疗，则下列做法错误的是

A. 进一步询问全身病史

B. 对患者及家属进行口腔卫生指导

C. 常规口腔检查

D. 解释治疗计划

E. 建议用药保守治疗

**127.** 若患者患有高血压，则与牙龈增生肥大最有关的可能是

A. 长期服用布洛芬

B. 长期服用硝苯地平

C. 长期服用吲哚美辛

D. 长期服用苯妥英钠

E. 长期服用环霉菌素

**128.** 若患者要求单纯药物治疗，则下列说法错误的是

A. 单纯的药物治疗不是治疗牙周疾病的主要途径

B. 药物治疗作为牙周机械治疗的辅助手段

C. 药物治疗可控制急性感染

D. 药物治疗可彻底杀灭病原微生物

E. 药物治疗可调节宿主的防御机能

(129～131 共用题干)

患者，男，48 岁。主诉左上后牙松动 2 年。现病史：全口牙龈出血 10 年，左上后牙反复肿痛、松动 2 年，近半年松动加重就诊。吸烟 10 年。检查：口腔卫生差，牙石（＋）～（＋＋），牙龈颜色普遍暗红，牙龈退缩，前牙牙龈乳头圆钝，龈缘红肿。25 叩痛（－），松动Ⅲ度，PD：7～10mm；26 叩痛（－），松动Ⅰ度，PD：3～5mm；27 残根，伸长，无对船牙，松动Ⅰ度；15 船面缺损部位可见部分充填物残留，叩痛（－），松动Ⅲ度，PD：4～8mm；37 远中深牙周袋，可探及牙石及阻生牙；47 远中食物嵌塞。曲面断层检查结果如图所示。

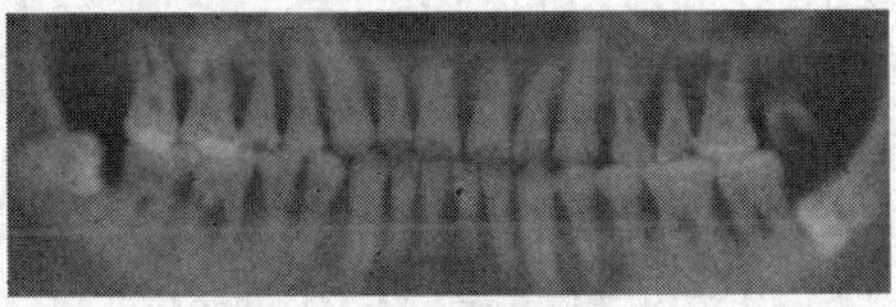

**129.** 若患者否认全身系统疾病，诊断为慢性牙周炎，则对于该患者的第一阶段治疗计划错误的是

A. 拔除 15、25、27

B. 因 38、48 埋伏过深，可选择观察保守治疗

C. 洁治、刮治、根面平整

D. 口腔卫生指导

E. 劝导患者戒烟

**130.** 若患者不予治疗，慢性牙周炎发展到晚期的伴发症状，下列除外的是

A. 牙松动、移位，龈乳头退缩造成食物嵌塞

B. 继发船创伤

C. 牙龈退缩使牙根暴露，对温度敏感，发生根面龋坏

D. 牙周溢脓

E. 龈乳头溃疡糜烂，伴有疼痛

**131.** 若患者曾发生脑血管意外（卒中），则下列注意事项错误的是

A. 卒中后半年内一般不做牙周治疗

B. 卒中半年后可进行短时间的牙周治疗

C. 对焦虑患者可使用少量镇静剂

D. 卒中患者常口服抗凝药，一般不可进行牙周治疗，以免出现出血问题

E. 有卒中病史的患者注意控制感染，可预防中风的再复发

(132～136 共用题干)

患者，女，55 岁。主诉口臭、刷牙出血 5 年，近期自觉牙齿松动、咀嚼无力。否认全身系统疾病及全身症状。

**132.** 下列可能造成牙齿松动的原因不包括

A. 牙周韧带炎症　　B. 船创伤

C. 牙槽骨吸收　　D. 夜磨牙

E. 牙根纵裂

**133.** 对患者进行牙周检查，需要准备的特殊器械为

A. 口镜、探针、镊子

B. 牙周探针、牙髓电活力仪、薄蜡片

C. 牙周探针、牙胶棒、牙线、染色剂

D. 牙周探针、牙线、咬合纸、薄蜡片

E. 牙周探针、咬合纸、牙髓电活力仪

**134.** 用牙周探针对患牙进行牙周探诊，可明确的内容除外的是

A. 牙周袋形状
B. 探诊深度
C. 邻面龋
D. 牙石的分布和量
E. 根面的解剖形态

**135.** 下列关于牙周探诊的方法错误的是
A. 改良握笔式握持探针
B. 探诊要有稳定的支点
C. 探诊力量 20～25g
D. 探针要与牙体长轴平行，紧贴牙面进入
E. 以滑动的方式移动探针，避免损伤软组织

**136.** 若患牙存在咬合创伤，下列可能的表现除外的是
A. 持续性咬合不适
B. 牙齿松动或移位
C. 牙面重度磨耗
D. 咬合时牙齿震颤
E. X 线片见牙周膜间隙楔形增宽及硬骨板模糊或消失等

（137～142 共用题干）

患者，女，47 岁。诊断为慢性牙周炎。

**137.** 若患者牙槽骨破坏吸收形成骨下袋，下列预后最好的是
A. 一壁骨袋
B. 二壁骨袋
C. 三壁骨袋
D. 四壁骨袋
E. 混合骨袋

**138.** 若患者一患牙牙根四周均为垂直吸收形成的骨下袋，牙根位于骨下袋中央，骨壁与牙根不贴合。则此牙周袋属于
A. 一壁骨袋
B. 二壁骨袋
C. 三壁骨袋
D. 四壁骨袋
E. 混合骨袋

**139.** 在进行牙周基础治疗后 2 个月复诊进行再评估。若患者探诊患牙牙周袋 > 5mm，且探诊后出血，口腔卫生差，牙面有牙石及软垢，牙龈稍红肿。则下列说法错误的是
A. 牙周洁治同时进行牙周手术
B. 下一步拟行基础治疗
C. 需加强菌斑控制
D. 患者不重视或不能进行良好的菌斑控制，不应进行手术治疗
E. 良好的菌斑控制是牙周手术成果的决定性因素之一

**140.** 若患者探诊患牙牙周袋 > 5mm，且探诊后出血，口腔卫生尚可，拟行翻瓣术，下列手术过程中需要注意的原则错误的是
A. 翻开黏骨膜瓣时避免过度压迫软组织、避免龈瓣撕裂
B. 用干纱布擦拭干净血液，保持术中视野清晰
C. 术中冲洗用无菌生理盐水
D. 暴露的骨面要保持湿润
E. 缝合时软组织瓣应将骨面完全覆盖

**141.** 患者多牙进行翻瓣术，其中最后一个磨牙的远中楔形瓣最好选用的缝合方式是
A. 锚式缝合
B. 连续悬吊缝合
C. 间断缝合
D. 悬吊缝合
E. 褥式缝合

**142.** 若患者翻瓣术后复诊，多长时间之内不能探测牙周袋
A. 4 周
B. 6 周
C. 8 周
D. 12 周
E. 24 周

（143～146 共用题干）

患者，52 岁。右上第一磨牙与第二磨牙食物嵌塞 1 年余。

**143.** 对患牙进一步检查，下列选项除外的是
A. 不良修复体或充填体
B. 接触关系

C. 牙冠外形

D. 对殆牙齿情况

E. 咬合力量的测定

**144.** 若患者属于垂直型食物嵌塞，且邻面接触关系正常时，下列消除食物嵌塞的方法错误的是

A. 重建食物溢出沟

B. 调磨充填式牙尖

C. 调磨边缘嵴

D. 加大外展隙

E. 冠修复

**145.** 患者后磨牙不均匀磨耗，非功能尖形成高陡尖锐的牙尖，导致咬合创伤，下列操作错误的是

A. 调磨高陡非功能牙尖

B. 减小殆面的颊舌径

C. 采用砂石轮磨改时钻速要快

D. 应间断磨改

E. 一次少量磨牙

**146.** 若患者个别牙正中殆位有早接触点，非正中殆位时正常，则应调磨

A. 颊尖　　B. 舌尖

C. 颊斜面　　D. 殆窝

E. 舌斜面

（147～149 共用题干）

患者，女，28 岁。慢性牙周炎患者，龈上洁治后进行龈下刮治术及根面平整术。

**147.** 若患者第一磨牙近中面龈下有牙石，行龈下刮治选用的 Gracey 刮治器是

A. #5/6　　B. #7/8

C. #9/10　　D. #11/12

E. #13/14

**148.** 若患者尖牙远中有龈下牙石，行龈下刮治选用的 Gracey 刮治器是

A. #5/6　　B. #7/8

C. #9/10　　D. #11/12

E. #13/14

**149.** 临床工作中龈下刮治时，不常用的 Gracey 刮治器是

A. #5/6　　B. #7/8

C. #9/10　　D. #11/12

E. #13/14

（150～154 共用题干）

患者，男，49 岁。主诉牙龈出血 2 年。经临床检查确诊为慢性牙周炎。

**150.** 主要致病菌是

A. 伴放线聚集杆菌

B. 牙龈卟啉单胞菌

C. 福赛坦氏菌

D. 变形链球菌

E. 中间普氏菌

**151.** 患者在接受牙周机械治疗同时辅助使用药物治疗，下列局部用药较全身用药的优势除外的是

A. 牙周局部药物浓度高

B. 用量少

C. 可避免全身用药的诸多副作用

D. 不易产生耐药菌

E. 可全口含漱，作用范围大

**152.** 下列选项中患者可长期应用的抗菌斑局部含漱用药是

A. 碘伏　　B. 氯己定

C. 过氧化氢溶液　　D. 碘甘油

E. 甲硝唑复方含漱剂

**153.** 若患者使用氯己定作为局部用药，浓度范围为

A. 0.11%～0.1%

B. 0.12%～0.2%

C. 0.1%～1.0%

D. 0.1%～0.2%

E. 1% ~1.5%

**154.** 若机械治疗后，用过氧化氢溶液冲洗牙周袋，适宜的浓度为

A. 0.5%　　B. 1.0%

C. 1.5%　　D. 2.0%

E. 3%

(155 ~158 共用题干)

患者，女，44 岁。主诉：上前牙松动、牙间隙增宽 2 年余。患者 20 年来刷牙时牙龈经常出血，2 年来上前牙明显松动，牙间隙明显增宽，影响美观；近期刷牙时感觉右上后牙疼痛；用横刷法刷牙，1 次/日，1 分钟/次。检查：口腔卫生差，全口牙石（++），软垢（+++），牙龈呈暗红色，肿胀，探诊易出血，探诊深度普遍 3 ~8mm；11、21 间牙间隙明显增宽，松动Ⅱ度；15、16 颈部轻度楔形缺损，叩痛（-），松动Ⅰ度，冷测正常。X 线片显示全口牙槽骨普遍吸收达根中 1/3 ~根尖 1/3。

**155.** 若诊断为慢性牙周炎，其治疗目标不包括

A. 去除病因、消除炎症

B. 恢复软组织及骨的生理外形

C. 恢复功能和美观

D. 保持长久疗效

E. 维持现有的牙周组织

**156.** 若对患者进行牙周基础治疗，错误的是

A. 保留所有牙齿

B. 洁治、刮治及根面平整

C. 劝导患者戒烟

D. 调𬌗

E. 暂时性松牙固定

**157.** 若该患者 16 长期存在咬合高点，形成𬌗创伤，关于𬌗创伤与牙周炎的关系不正确的是

A. 单纯短期的𬌗创伤不会引起牙周袋也不会引起或加重牙龈的炎症

B. 创伤会增加牙的动度，但动度增加并不是诊断𬌗创伤的唯一指征

C. 当长期的𬌗创伤伴随严重的牙周炎或明显的局部刺激因素时，会加重牙周袋和牙槽骨吸收

D. 自限性牙松动在没有牙龈炎症的情况下，不造成牙周组织的破坏

E. 在牙周炎的治疗中，为避免牙槽骨加速吸收，消除𬌗创伤是第一位

**158.** 若通过选磨法消除创伤性𬌗，下列早接触点的选磨原则错误的是

A. 正中𬌗有早接触，非正中𬌗协调，前牙应调磨相对应的舌窝

B. 正中𬌗协调，非正中𬌗不协调，在前牙应调磨下颌牙唇面

C. 正中𬌗和非正中𬌗不协调，在前牙应调磨下前牙切缘

D. 正中𬌗协调，非正中𬌗不协调，在磨牙应调磨上磨牙颊尖斜面

E. 正中𬌗协调，非正中𬌗不协调，在磨牙应调磨下磨牙舌尖斜面

(159 ~161 为共用题干)

患者，男，38 岁。右下后牙冷热刺激痛 2 周，自发痛 2 日。检查：46 牙冠未见缺损，松动Ⅱ度，温度测试激发痛，牙龈退缩至根分叉冠方，牙周探诊可水平探入根分叉至另一侧，在患牙颊侧可探及深达根尖的牙周袋。47 颊面龋坏，松动Ⅰ度，PD：2 ~5mm，温度测试正常，牙龈退缩。X 线片示 46 根分叉区透射影，牙槽骨吸收至根尖 1/3；47 牙槽骨吸收至根中 1/3。

**159.** 主诉牙最可能的诊断是

A. 47 龋病

B. 46 慢性牙周炎

C. 47 慢性牙周炎

D. 46 牙周 - 牙髓联合病变

E. 46 急性牙髓炎

**160.** 依据骨吸收的区域占牙根长度的比例，该患牙牙槽骨吸收属于

A. Ⅰ度　　B. Ⅱ度

C. Ⅲ度　　D. Ⅳ度

E. Ⅴ度

**161.** 患牙根分叉病变属于

A. Ⅰ度　　B. Ⅱ度

C. Ⅲ度　　D. Ⅳ度

E. Ⅴ度

## 三、案例分析题

(162 ~ 166 共用题干)

患者，女，29 岁。因右上后牙胀痛不适 3 日就诊。

**162.** 下列可能的诊断为

A. 急性牙髓炎

B. 菌斑性龈炎

C. 急性龈乳头炎

D. 坏死性溃疡性龈炎

E. 牙髓坏死

F. 急性上颌窦炎

**163.** 询问病史，患者 3 日前使用牙签剔右上后牙后出现胀痛不适，否认全身症状。患者所指处见 15、16 牙完好，叩痛 ( + )，PD：2 ~ 3mm，其间牙龈乳头红肿，触痛 ( + )，余牙无不适。根据题干描述，最可能诊断为

A. 急性牙髓炎

B. 菌斑性龈炎

C. 急性龈乳头炎

D. 坏死性溃疡性龈炎

E. 牙髓坏死

F. 急性上颌窦炎

**164.** 关于龈乳头炎，引起该疾病的病因还可能有

A. 食物嵌塞

B. 义齿卡环设计不当

C. 邻面龋损

D. 充填体悬突

E. 病毒感染

F. 过硬食物刺伤

G. 过敏反应

**165.** 临床检查最可能的发现是

A. 牙龈探诊易出血

B. 牙齿磨耗

C. 牙龈乳头出现坏死

D. 牙龈乳头红肿

E. 龈缘出现溃疡

F. 轻度叩痛

G. 触痛

H. 冷热刺激痛

**166.** 该病变的治疗包括

A. 去除局部刺激因素

B. 消除急性炎症

C. 局部使用抗菌消炎药物

D. 积极采用全身治疗

E. 龈下刮治

F. 口腔卫生宣教

(167 ~ 171 共用题干)

患者，男，40 岁。因牙龈肥大就诊。

**167.** 该患者可能的诊断有

A. 牙龈瘤

B. 遗传性牙龈纤维瘤病

C. 药物性龈增生

D. 增生性龈炎

E. 白血病的牙龈病损

F. 青春期龈炎

G. 浆细胞性龈炎

H. HIV相关性龈炎

I. 妊娠期龈炎

**168.** 患者近两年逐渐出现牙龈肥大，有癫痫病史，长期苯妥英钠用药史。否认自发性出血，否认家族史。检查：全口牙龈增生，前牙区较重，牙龈乳头呈球状增大，普遍色红，质地坚韧，其中下前牙龈乳头稍红肿，质地稍松软，覆盖牙面1/3以上。口腔卫生一般，牙石（+），探及少量龈下牙石。最可能的诊断是

A. 牙龈瘤

B. 遗传性牙龈纤维瘤病

C. 药物性龈增生

D. 增生性龈炎

E. 白血病的牙龈病损

F. 青春期龈炎

G. 浆细胞性龈炎

H. HIV相关性龈炎

I. 妊娠期龈炎

**169.** 关于该病的致病因素及增生程度的影响因素，下列有关的是

A. 牙菌斑　　B. 遗传因素

C. 服药时间　　D. 服药剂量

E. 服用苯妥英钠　　F. 牙石

G. 年龄

**170.** 该疾病可采取的治疗措施是

A. 洁治

B. 刮治

C. 手术治疗

D. 酌情更换药物

E. 调殆

F. 全身维生素C支持疗法

G. 局部药物治疗

H. 口腔卫生宣教

**171.** 经过基础治疗后，牙龈肥大仍没有完全消退，若要进行牙龈切除术和成形术，则以下说法不正确的是

A. 基础治疗后，牙周炎症消除后再手术

B. 麻药可注射到需手术切除的病变牙龈上

C. 术前应对手术切口进行标记

D. 切口位置应位于标记点冠方1~2mm

E. 切龈时刀刃斜向根方，与牙长轴呈45°角

F. 切龈时一次切到牙面，避免反复切割

（172~176共用题干）

患者，女，45岁。经期正常。主诉：下颌牙龈肿大半年余，近5日疼痛明显就诊。检查：45残冠，近中牙龈乳头见一直径约1cm大小的肿物，表面可见溃疡。口腔卫生欠佳，牙石（+）。

**172.** 下列可能的诊断有

A. 牙龈癌

B. 牙龈瘤

C. 急性龈乳头炎

D. 妊娠瘤

E. 牙龈纤维瘤病　　F. 浆细胞性龈炎

**173.** 若该病变经组织病理学检查诊断为肉芽肿性牙龈瘤，则以下符合该诊断病理特点的是

A. 有许多新生的毛细血管及成纤维细胞

B. 纤维组织少，有较多炎症细胞浸润

C. 血管多，似血管瘤

D. 血管间纤维组织有水肿及黏液性变，伴有炎性细胞浸润

E. 纤维束内可有钙化或骨化发生

F. 纤维性增生为主

174. 若诊断为牙龈瘤，则以下说法正确的是
A. 局部刺激因素可导致该病发生
B. 该病来源于牙周膜及牙龈的结缔组织
C. 是一种真性肿瘤
D. 术后易复发
E. 发病率无性别差异
F. 好发于唇颊侧牙龈乳头

175. 若诊断为牙龈瘤，该病变可出现的表现有
A. 肿块呈圆形或椭圆形，大小不一
B. 表面可呈分叶状或菜花状
C. 肿块可带蒂或无蒂
D. X 线可见骨质吸收
E. 牙齿可松动移位
F. 病变严重时 X 线可见截根样吸收

176. 若对该患者行手术切除病变，术后需使用牙周塞治剂。下列关于牙周塞治剂的作用，说法正确的是
A. 保护创面　B. 止血
C. 止痛　D. 固定
E. 杀菌　F. 促进愈合

（177～181 共用题干）

患者，女，19 岁。因“门牙牙缝大，影响美观”就诊。

177. 门牙牙缝变大可能的原因有
A. 上唇系带附丽过低
B. 上唇系带附丽过高
C. 额外牙
D. 牙槽骨吸收致牙松动移位
E. 龋坏
F. 牙龈乳头退缩
G. 牙龈红肿
H. 牙外伤

178. 口内情况如图所示，上唇系带附丽正常。为明确诊断，应进行的检查有

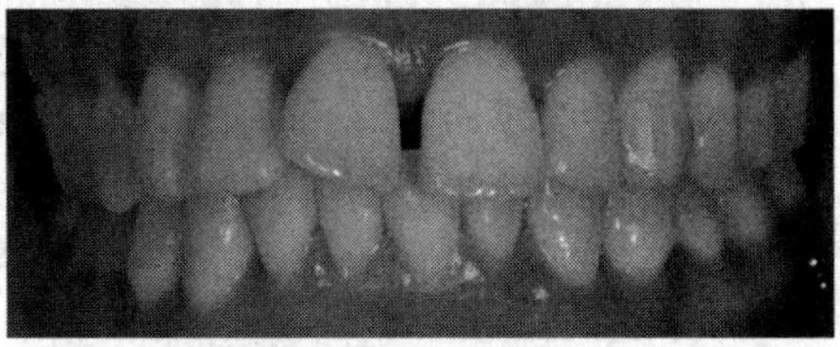

（彩图见书末附图 2）

A. 询问家族史
B. 询问正畸治疗史
C. 询问牙周系统治疗史
D. 询问外伤史
E. 探诊
F. X 线检查
G. 松动度检查
H. 咬诊
I. 牙髓电活力测试
J. 牙髓温度测试

179. 患者否认治疗史、外伤史，未曾进行牙周治疗，父母均佩戴假牙。对比一年前照片，患者的切牙发生了明显移位。曲面断层片示：未见额外牙，牙槽骨呈混合型骨吸收，第一磨牙可见典型的“弧形吸收”。则下列治疗方法正确的是
A. 龈上洁治
B. 龈下刮治
C. 根面平整
D. 必要时牙周手术
E. 定期复查
F. 具有自限性，不治疗也可自愈
G. 局部用药
H. 全身用药

180. 关于应用抗菌药物，下列观点正确的是
A. 对机械治疗有辅助作用
B. 可改变龈下菌群的组成
C. 检测明确龈下菌斑微生物，有针对性地选用药物

D. 为最大程度发挥药物作用，可在治疗后立即口服阿莫西林和甲硝唑
E. 龈下清创术后在深牙周袋内放入缓释的抗菌制剂有良好疗效
F. 药物能够促进牙槽骨再生

**181.** 全身药物治疗的最佳选择
A. 螺旋霉素 + 阿莫西林
B. 螺旋霉素 + 红霉素
C. 糠甾醇片
D. 阿莫西林
E. 头孢
F. 螺旋霉素 + 甲硝唑
G. 甲硝唑 + 阿莫西林

（182 ~ 186 共用题干）

患者，男，17岁。主诉：牙齿咀嚼不适1月。检查：上切牙唇侧移位，切牙牙冠未见缺损，牙周袋深4 ~ 5mm，松动Ⅰ ~ Ⅱ°；第一磨牙牙周袋深5 ~ 6mm，松动Ⅰ°；余牙未见明显异常。口腔卫生尚可。否认既往牙周治疗史。

**182.** 为明确诊断，可对该患者采取的辅助检查为
A. 肝功能检查　B. 脱落细胞检查
C. 影像学检查　D. 传染病学检查
E. 微生物学检查　F. 血糖检查

**183.** 若病变基本对称存在，波及所有切牙和第一磨牙。X线片显示上下切牙牙槽骨水平吸收至根颈1/3 ~ 根中1/3，第一磨牙牙槽骨呈垂直吸收。则该病最可能的诊断是
A. 慢性牙周炎
B. 慢性龈炎
C. 局限型侵袭性牙周炎
D. 广泛型侵袭性牙周炎
E. 根分叉病变
F. 重度牙周炎

**184.** 患牙诊断为侵袭性牙周炎，与慢性牙周炎的鉴别要点正确的是
A. 前者发病率较后者低
B. 前者病变进展更迅速
C. 两者均多见于30岁以下
D. 前者口腔卫生状况相对较好
E. 两者牙周袋均多为深袋
F. 两者均晚期发生牙松动
G. 两者均预后较差

**185.** 目前对该病的病因及危险因素的说法正确的是
A. 病因已明确
B. 某些特定微生物感染
C. 单一细菌引起
D. 机体防御能力缺陷
E. 吸烟
F. 遗传基因
G. 激素水平

**186.** 下列治疗计划错误的是
A. 彻底清除感染源
B. 洁治、刮治和根面平整是必不可少的
C. 单靠机械刮治不易彻底清除入侵的细菌
D. 基础治疗后2周复查
E. 不可使用翻瓣术等
F. 松动牙在炎症消除后可行松牙固定术
G. 牙周情况稳定后可行正畸治疗

（187 ~ 194 共用题干）

患者，女，38岁。2个月前因慢性牙周炎进行牙周基础治疗，今按约复诊。否认全身系统疾病。检查：口腔卫生尚可，牙石（ - ），36冠修复，边缘密合、无悬突，叩痛（ ± ），颊侧牙龈稍红肿，探诊稍出血，探针可探入根分叉内，未贯通。X线检查：36牙根分叉区骨密度减低，牙槽骨吸收至根颈1/3，根尖周

未见低密度影。

**187.** 该病的发病因素可能是

A. 菌斑微生物　　B. 殆创伤

C. 釉珠　　D. 副根管

E. 管间吻合　　F. 深龋

G. 错颌畸形

**188.** 为明确具体治疗方案，需要考虑的因素有

A. 垂直向骨破坏程度

B. 水平向骨破坏程度

C. 邻面骨嵴顶高度

D. 牙周袋的深度

E. 附着龈宽度

F. 牙松动度

G. 菌斑控制能力

H. 患者经济能力

**189.** 若患牙颊侧探及6mm深牙周袋，不松动，该病变可能的治疗方法有

A. 龈上洁治、龈下刮治、根面平整术

B. 引导性组织再生术（GTR）

C. 拔除术

D. 截根术

E. 植骨术

F. 牙半切除术

**190.** 此病变的治疗目的是

A. 美观

B. 消除感染

C. 使根分叉区充分暴露，以利菌斑控制

D. 形成利于菌斑控制的生理外形

E. 去除不易清洁部位的牙石、菌斑等局部刺激因素

F. 利于牙骨质形成

G. 争取有一定程度的牙周组织再生

**191.** 患者术前必要的化验检查包括

A. 凝血功能　　B. 血常规

C. 传染病筛查　　D. 尿常规

E. 便常规　　F. 甲状腺功能

**192.** 若进行GTR，常规操作要点正确的是

A. 切口设计保证黏骨膜瓣在复位后完全覆盖创口

B. 翻起全厚瓣的范围比缺损区大2~3mm

C. 彻底根面清创，清除缺损区肉芽组织

D. 修剪好的膜边缘应超过骨缺损边缘至少3~4mm

E. 膜固定后，复位龈瓣必须将膜完全覆盖

F. 若龈瓣不能将膜完全覆盖，则应做龈瓣的根向复位

G. 龈乳头处做垂直褥式缝合或改良褥式缝合

**193.** 若患者需要联合植骨术，可选用的材料有

A. 自体骨　　B. 异体骨

C. 异种骨　　D. 羟基磷灰石

E. CGF　　F. 胶原蛋白膜

**194.** 若该患者已完善相关治疗，告知其定期牙周维护。下列属于牙周维护治疗主要内容的是

A. 评估及更新全身病史

B. 评估及更新口腔病史

C. 松动度检查

D. 咬合关系及相关因素

E. 探诊深度

F. 根分叉病变

G. 附着丧失

H. 探诊出血

I. X线片检查

J. 菌斑控制状况

（195~198共用题干）

患儿，男，12岁。主诉：牙龈肿胀2月。检查：全口牙列不齐，口腔卫生欠佳，牙石（+），下前牙拥挤，唇侧牙龈肿大明显，龈

乳头呈球状突起，覆盖牙冠唇侧1/3～1/2。无自发出血，无全身症状。

**195.** 最可能的诊断为

A. 侵袭性牙周炎

B. 妊娠期龈炎

C. 药物性牙龈增生

D. 青春期龈炎

E. 增生性龈炎

F. PLS

**196.** 下列可能与患者牙龈肥大有关的因素是

A. 口呼吸

B. 吐舌习惯

C. 激素水平的改变

D. 牙齿排列不齐

E. 刷牙不认真

F. 吸烟

G. 咬笔

**197.** 下列属于该疾病临床表现的是

A. 边缘龈和龈乳头均可发生炎症

B. 牙龈呈暗红色

C. 质地松软，易出血

D. 可形成龈袋

E. 可伴牙齿松动

F. 牙周袋溢脓

**198.** 下列可能的治疗措施正确的是

A. 牙周基础治疗

B. 教会患者正确控制菌斑的方法

C. 调节激素水平

D. 改正不良习惯

E. 炎症消退后牙龈形态未恢复正常者，行牙龈切除术和牙龈成形术

F. 进行牙龈切除术

（199～203共用题干）

患者，女，47岁。3天来右上后牙区牙龈肿痛。检查：全口口腔卫生欠佳，牙石（++），色素（+），牙龈边缘充血水肿，14颊侧牙龈半球形突起。

**199.** 为明确诊断需要进行的检查有

A. 牙周探诊

B. 视诊脓肿部位

C. 牙齿松动度检查

D. 殆力测试

E. 牙髓活力测试

F. X线检查

G. 扣诊

**200.** 若诊断为急性牙周脓肿，则以下诊断依据可能正确的是

A. 有深牙周袋及附着丧失

B. 牙髓有活力

C. 牙体完好

D. 脓肿部位靠近龈缘

E. 牙齿松动明显

F. 有牙槽骨吸收

G. 白细胞轻度增多

H. 局部淋巴结肿大

**201.** 如果患牙治疗不彻底转为慢性牙周脓肿，关于治疗下列说法正确的是

A. 可在牙周洁治基础上直接行牙周手术

B. 只能进行非手术治疗

C. 可根据情况做脓肿切除术或翻瓣术

D. 需要切开引流

E. 在正规治疗和维护下可能保留多年

F. 只能拔除患牙

**202.** 若患牙需行翻瓣术彻底清除根面的菌斑和牙石，下列关于翻瓣术说法正确的是

A. 牙周翻瓣术是应用最广泛的牙周手术

B. 翻瓣术的主要治疗对象之一是牙周袋

C. 主要的翻瓣术包括改良Widman翻瓣术、根向复位瓣术、嵴顶原位复位瓣术等

D. 沟内切口是翻瓣术最关键的切口

E. 沟内切口是第一切口

F. 外斜切口是翻瓣术最重要的切口

G. 切口分为水平切口和垂直切口

**203.** 内斜切口的优点有

A. 切除袋内壁的上皮和炎症组织

B. 切除部分袋壁，使牙周袋变浅

C. 保留角化龈

D. 消除张力，充分暴露骨面

E. 龈瓣边缘薄，易贴附骨面和牙面

F. 获得良好的牙龈外形

G. 减小牙龈退缩和根面暴露程度

（204~208共用题干）

患者，男，45岁。因右上后牙松动1年就诊。患者近10年来刷牙出血，1年前发现右上后牙松动，否认疼痛不适。检查：全口牙龈红肿，牙石（+）~（++），探诊出血，16、17松动Ⅱ°。

**204.** 若患牙牙周基础治疗2月后，16、17考虑行翻瓣术，则患牙可能存在的问题是

A. 基础治疗后牙周袋深仍在5mm及以上，且探诊后出血

B. 牙周袋底超过膜龈联合

C. 仍存在附着丧失

D. 骨下袋

E. 根分叉病变伴深牙周袋

F. 牙周-牙髓联合病变

**205.** 内斜切口是翻瓣术最关键的切口，以下说法正确的是

A. 一般在距离龈缘0.5~2mm进刀

B. --般刀片与根面成20°角左右

C. 切入的角度及具体位置应根据不同的手术目的而调整

D. 切入的角度及具体位置应根据牙龈厚度及龈瓣的复位位置做调整

E. 改良Widman翻瓣术切口靠近龈缘

F. 根向复位瓣术中切入位置在骨嵴顶略冠方

G. 嵴顶原位复位瓣术时切入位置在骨嵴顶略冠方

H. 若牙龈肥厚增生，切口距龈缘远些，切入角度大些

**206.** 关于翻瓣术，常用的缝合方式包括

A. 牙间间断缝合

B. 悬吊缝合

C. 水平褥式缝合

D. 锚式缝合

E. 8字缝合

F. 荷包缝合

**207.** 牙周手术后复诊，牙周情况好转，关于患牙的牙周病系统治疗正确的是

A. 牙周手术后才可以进入牙周维护期

B. 复诊间隔一般3个月，不超过6个月

C. 自我保健意识差者，最好1~2个月复诊一次

D. 定期进行专业维护，以减少牙周炎的复发

E. 炎症消除后再调𬌗，消除个别牙早接触

F. 牙周维护治疗指患者自行控制菌斑预防牙周炎复发

G. 牙周炎复发的患者应立即中断维护治疗，重新制定治疗方案

**208.** 进入牙周维护期，一般至少半年复查一次。下列情况需要1~3个月复查的是

A. 口腔卫生不良

B. 存在较深牙周袋

C. 超过20%的牙周袋探诊出血

D. 牙周手术未能改善牙周组织状况

E. 咬合异常

F. 吸烟

G. 正畸治疗中

H. 糖尿病

(209～212 共用题干)

患者，女，43 岁。因牙龈红肿出血就诊，自述一年前上前牙因外伤冠折在外院行上前牙冠修复，自戴牙冠起，牙龈经常反复红肿、出血。检查：11 全冠修复，远中舌侧冠边缘位于龈下 2mm，11 与 12 间舌侧龈乳头红肿，探诊出血。X 线片示 11 远中牙槽骨嵴顶硬骨板消失，根管充填完善。

**209.** 若 11 修复体边缘密合，无悬突，则下列最可能的治疗方案是

A. 拆除不良修复体　B. 牙龈成形术
C. 冠延长手术　D. 牙周基础治疗
E. GBR　F. GTR
G. 膜龈手术　H. 根尖手术

**210.** 若患牙检查发现冠边缘不密合，拆除不良修复体后择期进行了冠延长手术，关于术后组织愈合问题，下列说法正确的是

A. 一般术后 2～3 个月牙周组织愈合
B. 一般术后 4～6 周牙周组织愈合
C. 一般术后 4～6 周龈缘位置基本稳定
D. 术后 6 周龈缘位置不会再变化
E. 术后 2 个月龈缘位置不会再变化
F. 术后龈缘的变化只可能有牙龈退缩

**211.** 关于术后冠修复的时机，下列说法正确的是

A. 术后 4～6 周才可戴临时冠
B. 术后 1～2 周可戴用临时冠
C. 永久修复体制作应在 3 个月后
D. 永久修复体制作应在 6 周以后
E. 永久修复体制作应在 6 个月后
F. 美容修复体制作至少在术后 2 个月
G. 美容修复体制作至少在术后 6 个月

**212.** 修复体边缘位置设定，下列说法正确的是

A. 龈沟深度 = 1.5mm，可将冠边缘放在龈缘下 0.5mm
B. 龈沟深度 < 1.5mm，可将冠边缘放在龈缘下 1mm
C. 龈沟深度 < 1.5mm，可将冠边缘放在龈沟一半处
D. 龈沟深度 = 2mm，可将冠边缘放在龈沟一半处
E. 龈沟深度 = 2mm，可将冠边缘放在龈缘下 0.5mm
F. 龈沟深度 > 2mm，采用龈切术使龈沟降到 1.5mm 以下，将冠边缘放在龈缘下 1mm

(213～217 共用题干)

患者，男，53 岁。刷牙出血 10 年。2 年前发现全口多牙松动不适，近来自觉松动症状加重，要求治疗而就诊。检查：口腔卫生差，牙石（+）～（+++），松动Ⅰ～Ⅱ度，牙周袋普遍深 4～7mm，牙龈暗红色，探诊易出血。X 线示：全口牙槽骨普遍吸收至根中 1/3～根尖 1/3。

**213.** 若诊断为慢性牙周炎，关于牙周基础治疗，下列说法错误的是

A. 牙周基础治疗的目的是消除致病因素，控制炎症，中止疾病发展
B. 包括 OHI、龈上洁治、龈下刮治和根面平整等
C. 控制菌斑的方法有机械和化学的方法，其中机械清除菌斑效果最确切
D. 药物治疗不属于牙周基础治疗
E. 牙线是最常推荐使用的清除邻面菌斑的方法
F. 当菌斑百分率小于 20% 则认为菌斑基本被控制
G. 牙间隙增大者可以用牙签清洁邻面菌

斑和根分叉区

H. 氯己定溶液对真菌和病毒没有杀灭作用

**214.** 患牙46松动Ⅱ度，牙周袋＞6mm，牙龈退缩1～3mm，关于对患牙进行的治疗，下列说法正确的是

A. 通过机械治疗完全可以彻底清除菌斑等局部刺激因素

B. 机械治疗辅助药物治疗可以防止疾病复发

C. 药物治疗可辅助杀灭机械治疗无法达到部位的微生物

D. 可以单独使用药物治疗替代机械治疗

E. 药物治疗可调节宿主的防御能力，阻断疾病发展

F. 牙周机械治疗后，舌背等处存在的牙周致病微生物会重新定植在牙面或牙周袋内，需要药物辅助治疗

**215.** 关于药物治疗的原则，下列说法正确的是

A. 遵照循证医学原则，合理使用药物

B. 用药前要清除牙石，破坏菌斑生物膜结构

C. 尽量采用全身给药途径会有更好的疗效

D. 避免耐药菌的产生

E. 尽量经过细菌学检查及药敏试验后选择适宜抗生素

F. 用药尽量排除患者用药禁忌

**216.** 如果患者右上后牙出现食物嵌塞，下列治疗方法正确的是

A. 重建食物溢出沟

B. 恢复牙尖高度

C. 调整边缘嵴

D. 加大外展隙

E. 缩小外展隙

F. 缩小过宽的邻面接触区

G. 加大过宽的邻面接触区

H. 拔牙

**217.** 患者经过牙周基础治疗后进行牙周维护治疗，下列说法错误的是

A. 1～2年进行一次复查、复诊

B. 将临床评估结果与前一次结果对比

C. 每隔6～12个月拍摄X线片检测牙槽骨变化

D. 牙周维护应终身维持

E. 口腔卫生宣教

F. 若牙周炎复发，更应积极进行维护治疗

（218～222共用题干）

患者，男，62岁。因牙松动就诊。

**218.** 可能的诊断为

A. 急性根尖周炎

B. 急性颌骨骨髓炎

C. 急性创伤性根周膜炎

D. 牙外伤

E. 牙周炎

F. 牙龈炎

G. 急性牙髓炎

H. 颌骨囊肿

**219.** 询问病史得知，患者口内多个牙松动3年，无外伤史，无全身系统疾病，无全身症状，有吸烟史，则可能的诊断为

A. 急性根尖周炎

B. 急性颌骨骨髓炎

C. 急性创伤性根周膜炎

D. 牙外伤

E. 牙周炎

F. 牙龈炎

G. 急性牙髓炎

H. 颌骨囊肿

**220.** 患者 1 年前曾于外院进行牙周治疗，具体不详。检查：口腔卫生差，牙石（+）~（++），牙龈颜色暗红，探诊出血，全口普遍牙周探诊深度 >6mm，松动Ⅰ~Ⅲ度，曲面断层检查结果如图。则最可能诊断为

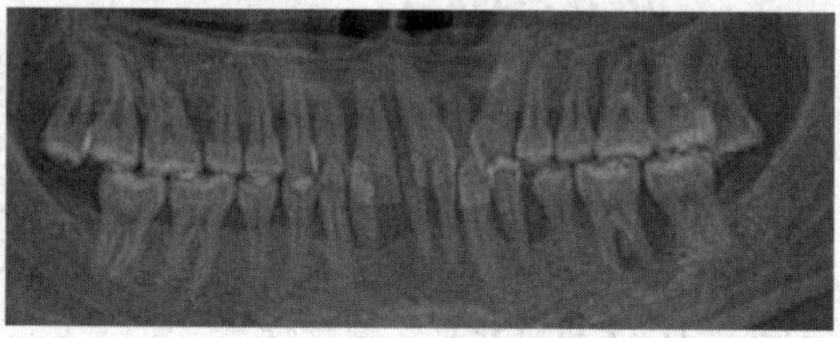

A. 轻度牙周炎　　B. 中度牙周炎
C. 重度牙周炎　　D. LAgP
E. GAgP　　F. PLS

**221.** 下列关于患牙牙槽骨吸收的说法正确的是

A. 同一牙的不同部位或牙面，可存在不同形式的牙槽骨吸收
B. 水平型吸收多形成骨上袋
C. 垂直型吸收多形成骨下袋
D. 角形骨破坏说明一定存在咬合创伤
E. 牙槽骨吸收最初 X 线表现为骨嵴顶硬骨板消失或模糊呈虫蚀状
F. 骨嵴顶到釉牙骨质界的距离超过 3mm 则牙槽骨发生吸收
G. 发生凹坑状吸收时，颊舌侧骨质仍保留

**222.** 针对该患者的治疗正确的是

A. 尽早拔除无法保留的患牙
B. 龈上洁治、龈下刮治和根面平整
C. 口腔卫生指导，嘱患者戒烟
D. 药物治疗
E. 牙周治疗前需调𬌗，以使增加𬌗的稳定性
F. 直接行牙龈切除术和成形术
G. 修复缺失牙

（223 ~ 228 共用题干）

患者，女，42 岁。因牙龈出血就诊。

**223.** 为明确诊断，下列需要询问的病史有

A. 牙龈出血的范围和时间
B. 有无全身系统疾病
C. 是否妊娠期
D. 是否月经正常
E. 是否服用抗凝药物
F. 是否自动出血，能否止住
G. 牙龈出血量
H. 有无肿胀疼痛
I. 询问全身症状
J. 吸烟史

**224.** 询问病史，患者刷牙时伴牙龈出血 2 年，可自行止血。否认全身系统疾病及特殊用药史，否认妊娠期。检查：全口牙龈肿胀充血，质地松软，牙普遍松动Ⅰ~Ⅱ度，牙周袋普遍深 4 ~ 6mm，探诊出血。X 线片检查结果如图。则最可能的诊断是

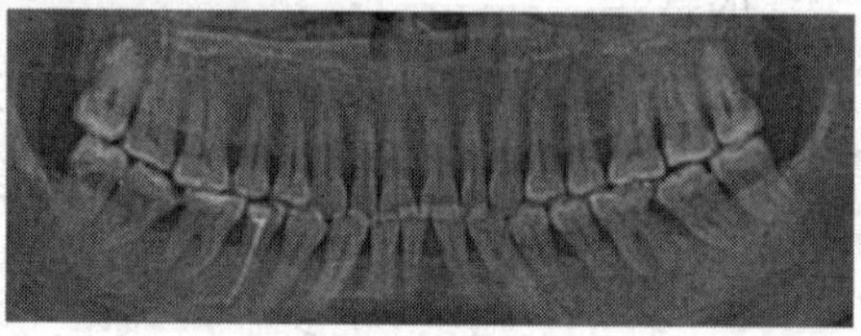

A. 青春期龈炎
B. 妊娠期龈炎
C. 慢性龈炎
D. 慢性牙周炎
E. 急性坏死性溃疡性龈炎
F. 急性坏死性溃疡性牙周炎

**225.** 若患者口腔卫生较差，临床检查记录软垢指数，则下列正确的是

A. 用探针划过牙面来判断菌斑和软垢量
B. 分别检查每个牙的颊、舌侧两个面
C. 检查 16、11、26 和 31 的唇颊面，36、46 的舌面

D. 检查16、11、26和21的唇颊面，36、46的舌面
E. 检查16、11、26和21的唇颊面，31、46的舌面
F. 每个牙面软垢记分的总和除以受检牙面，即为该个体的软垢指数分值
G. 软垢指数在0.0~0.6，说明口腔健康
H. 软垢指数在0.7~1.8，说明口腔清洁情况一般
I. 软垢指数在1.9~3.0，说明口腔清洁情况差

**226.** 若患者进行牙周基础治疗后，需行改良Widman翻瓣术，则正确切口包含
A. 内斜切口　B. 沟内切口
C. 牙间切口　D. 纵形切口
E. 直角切口　F. 外斜切口

**227.** 改良Widman翻瓣术的手术特点正确的是
A. 内斜切口位置尽量靠近龈缘
B. 内斜切口位置靠近牙槽嵴顶冠方
C. 黏骨膜瓣的翻瓣仅需达牙槽嵴顶水平
D. 黏骨膜瓣的翻瓣需达牙槽嵴顶根方
E. 一般需要修整牙槽骨外形，以形成生理的形态
F. 一般不做骨修整
G. 复位后龈瓣边缘仅需覆盖牙槽嵴顶

**228.** 翻瓣术后疼痛可能的原因是
A. 牙周塞治剂过度伸展
B. 术中过多暴露骨面
C. 术中骨面过于干燥
D. 手术时间过长
E. 感染
F. 术后当天刷牙
G. 过早冰敷
H. 形成溃疡

（229~232共用题干）

患者，男，65岁。因下前牙松动2年就诊。经临床检查，诊断为慢性牙周炎。

**229.** 如果患者患有心血管疾病，戴有心脏起搏器，治疗应注意的是
A. 只能用药物含漱控制菌斑
B. 应内科医师会诊后制定治疗计划
C. 一般禁用超声洁牙机
D. 超声洁牙后服用抗生素
E. 超声洁牙前服用抗生素
F. 龈上洁治前应当使用抗菌药物
G. 龈下洁治后应当用盐酸米诺环素软膏上药

**230.** 关于心血管疾病患者的牙周治疗原则，下列说法正确的是
A. 病史采集要尽量完整
B. 与内科医生密切合作，商讨治疗方案
C. 不稳定性心绞痛患者不可进行过多的牙周治疗
D. 高血压患者进行牙周治疗必须征得内科医生同意
E. 高血压患者血压异常时都不可进行牙周治疗
F. 脑血管意外患者1年内不可以进行牙周治疗
G. 脑血管意外患者禁止进行牙周治疗

**231.** 患者在下列情况下禁止进行超声洁治或喷砂的是
A. 结核　B. 乙肝抗原阳性
C. HIV感染　D. 哮喘
E. 支气管炎　F. 慢性肺病
G. 心内膜炎患者　H. 血液透析患者

**232.** 若该患者确诊为糖尿病患者，关于牙周治疗的注意事项，下列说法正确的是
A. 治疗前必须了解血糖水平
B. 如果血糖控制差，禁止进行治疗

C. 患者空腹血糖6.1~7.0mmol/L，HbA1c 6.5~7.5%，尽量采用非手术治疗

D. 患者空腹血糖>7.0mmol/L，HbA1c>7.5%，则可进行非手术治疗，预防性使用抗生素

E. 空腹血糖>11.4mmol/L，只处理急症，预防性使用抗生素

F. 血糖控制差，大量使用胰岛素的患者，不建议进行牙周手术

# 第五章 口腔黏膜病学

## 一、A1/A2 型题

1. 复发性疱疹性口炎最常见的部位是

A. 舌背　　B. 硬腭

C. 口底　　D. 唇

E. 牙龈

2. 复发性唇疱疹愈合后的表现为

A. 愈合后肯定留瘢痕

B. 愈合后肯定有色素沉着

C. 愈合后肯定留瘢痕，有色素沉着

D. 愈合后留瘢痕，肯定无色素沉着

E. 愈合后不留瘢痕，可有色素沉着

3. 口腔黏膜最常见的病毒感染是

A. 水痘－带状疱疹病毒

B. HSV

C. 轮状病毒

D. 柯萨奇病毒

E. HPV

4. 不属于口腔单纯疱疹传播途径的是

A. 唾液

B. 胎儿经产道感染

C. 飞沫

D. 疱疹液

E. 输血

5. 引起人类念珠菌病的主要微生物是

A. 白色念珠菌、光滑念珠菌、类星形念珠菌

B. 白色念珠菌、光滑念珠菌、热带念珠菌

C. 白色念珠菌、类星形念珠菌、高里念珠菌

D. 白色念珠菌、克柔念珠菌、热带念珠菌

E. 白色念珠菌、近平滑念珠菌、热带念珠菌

6. 关于念珠菌病分型描述错误的是

A. 伪（假）膜型念珠菌病

B. 急性红斑型念珠菌病

C. 慢性红斑型念珠菌病

D. 慢性增殖型念珠菌病

E. 急性增殖型念珠菌病

7. 原发性疱疹性口炎的发病过程不包括

A. 前驱期　　B. 水疱期

C. 静止期　　D. 糜烂期

E. 愈合期

8. 下列疾病可同时出现皮肤病损的是

A. 地图舌　　B. 红斑

C. 白斑　　D. 鹅口疮

E. 扁平苔藓

9. 关于扁平苔藓的描述错误的是

A. 与多种致病因素相关

B. 是口腔黏膜病中发病率最高的

C. 好发生于中年人

D. 病损可单独或者同时发生于皮肤及黏膜

E. 发病率仅次于复发性阿弗他溃疡

10. 扁平苔藓的预防原则是

A. 保持口腔卫生

B. 预防和治疗系统性疾病

C. 调节精神状态，缓解焦虑

D. 去除局部刺激

E. 以上均正确

11. 扁平苔藓最典型的口腔黏膜病损是
A. 扁平丘疹 B. Wickham纹
C. 蝴蝶斑 D. 靶形红斑
E. 溃疡

12. 口腔扁平苔藓典型的皮肤病损是
A. 扁平的多角形丘疹
B. Wickham纹
C. 蝴蝶斑
D. 靶形红斑
E. 溃疡

13. 口腔扁平苔藓病损有哪种表现时需进行组织活检
A. 舌背丝状乳头、菌状乳头萎缩
B. 唇红部有网状或环状白色条纹
C. 牙龈乳头、附着龈充血
D. 软腭黏膜呈现灰白色网状花纹
E. 舌腹部充血糜烂，有自发性疼痛

14. 萎缩型扁平苔藓的病损表现为
A. 上皮萎缩变薄
B. 白色病损周围黏膜充血
C. 有充血性红斑
D. 可有烧灼感或刺痛感
E. 以上都是

15. 口腔白斑病的定义正确的是
A. 以白色为主的损害
B. 不能被擦去
C. 癌前病变
D. 临床和组织病理学不能被诊断为其他疾病
E. 以上都是

16. 关于地图舌的治疗下列描述错误的是
A. 一般无明显不适感，无需治疗
B. 经有效沟通，消除患者心理因素
C. 勿进食辛辣等刺激性食物
D. 如有念珠菌感染，采取局部抗真菌治疗
E. 手术切除病损

17. 口腔黏膜病损表现为白色斑块，高出黏膜表面，且质地略硬，较粗糙，表面有刺状突起。该病变符合口腔白斑的哪种临床分型
A. 均质型 B. 颗粒型
C. 疣状型 D. 溃疡型
E. 萎缩型

18. 口腔白斑易发生恶变的部位是
A. 颊黏膜 B. 口底
C. 唇黏膜 D. 牙龈黏膜
E. 腭黏膜

19. 下列有关口腔白斑的描述错误的是
A. 去除刺激因素后消失的白色斑块不属于白斑
B. 发生在口底、舌腹的白斑容易癌变
C. 均质型白斑恶变低于非均质型
D. 患者年龄小，白斑癌变率高
E. 白斑是癌前病变

20. 有关口腔扁平苔藓和白斑鉴别诊断的描述错误的是
A. 口腔扁平苔藓发病部位常呈对称分布，白斑常为单一分布
B. 口腔扁平苔藓的病变多为白色条纹，白斑多为不规则斑块
C. 口腔扁平苔藓可伴有皮肤损害，白斑无皮肤损害
D. 口腔扁平苔藓一定不会癌变，白斑会癌变
E. 口腔扁平苔藓可出现上皮基底层液化变性，白斑无此病理变化

21. 发生口腔黏膜损害最多的天疱疮类型是
A. 寻常型 B. 增殖型
C. 红斑型 D. 落叶型
E. 以上都不对

**22.** 下列关于天疱疮描述正确的是

A. 是一种自身免疫性疾病

B. 变态反应性疾病

C. 炎症

D. 病情较轻

E. 病变仅发生在口腔黏膜上

**23.** 关于义齿性口炎下列描述正确的是

A. 下颌易发生义齿性口炎

B. 男性患者较多见

C. 又称慢性红斑型念珠菌病

D. 一定并发唇或口角损害

E. 又称急性红斑型念珠菌口炎

**24.** 不属于天疱疮临床表现的是

A. 疱壁薄

B. 揭皮试验阳性

C. 周缘扩展现象

D. 愈后不留瘢痕

E. 愈后留瘢痕

**25.** 不属于口腔念珠菌病易感因素的是

A. 婴幼儿和老年人为念珠菌感染的好发人群

B. 口腔念珠菌能否致病，取决于念珠菌的毒力、数量、入侵途径与机体的适应性、抵抗力等因素

C. 长期应用广谱抗生素或糖皮质激素者易感染念珠菌

D. 头颈部放疗后易伴发口腔念珠菌病

E. 女性发病率高于男性

**26.** 预后最差的天疱疮类型是

A. 寻常型　　B. 增殖型

C. 红斑型　　D. 落叶型

E. 以上都不对

**27.** 不伴有皮肤病损的疾病是

A. 天疱疮　　B. 扁平苔藓

C. 红斑狼疮　　D. 带状疱疹

E. 口腔白斑

**28.** 下列关于黏膜类天疱疮的描述错误的是

A. 是一种自身免疫性疾病

B. 曾称瘢痕性类天疱疮病

C. 可伴有眼部损害

D. 病理变化为棘层松解

E. 无棘层松解，形成上皮下疱

**29.** 天疱疮做组织活检的部位应选择

A. 病变中心

B. 病变边缘，上皮完整处

C. 糜烂面上

D. 病变假膜处

E. 病变无上皮处

**30.** 黏膜类天疱疮口腔损害最常见于

A. 唇黏膜　　B. 颊黏膜

C. 牙龈　　D. 硬腭

E. 软腭

**31.** 不符合天疱疮和黏膜类天疱疮区别的描述是

A. 前者是变态反应性疾病，后者是自身免疫性疾病

B. 前者是自身免疫性疾病，后者是变态反应性疾病

C. 两者都是自身免疫性疾病

D. 前者可出现皮肤损害，后者病损仅发生在口腔黏膜

E. 后者可出现皮肤损害，前者病损仅发生在口腔黏膜

**32.** 直接免疫荧光法检测天疱疮时，沉积在棘细胞层间的主要抗体是

A. IgA　　B. IgD

C. IgM　　D. IgE

E. IgG

**33.** 下列药物不属于治疗复发性阿弗他溃疡的局部用药的是

A. 氯己定溶液
B. 曲安奈德软膏
C. 重组人表皮生长因子
D. 胸腺素
E. 西地碘片

**34.** 可能引起慢性唇炎的因素不包括
A. 舔唇　B. 气候干燥
C. 遗传因素　D. 长期心情烦躁
E. 风吹

**35.** 不属于梅毒临床表现的是
A. 硬下疳　B. 淋巴结肿大
C. 梅毒黏膜斑　D. 树胶肿
E. 卡波西肉瘤

**36.** 下列病变属于三期梅毒口腔损害的是
A. 唇硬下疳
B. 舌白斑、舌炎和树胶肿
C. 结节性梅毒疹
D. 哈钦森牙
E. 桑葚牙

**37.** 地图舌多发生于
A. 儿童　B. 中青年
C. 成人　D. 老年
E. 女性

**38.** 沟纹舌的治疗方法不包括
A. 消除患者恐惧心理
B. 软毛刷清洁舌沟纹
C. 手术治疗
D. 氯己定漱口液保持口腔卫生
E. 冷冻治疗

**39.** 关于大疱性类天疱疮和黏膜类天疱疮说法正确的是
A. 前者临床较常见
B. 前者尼氏征阳性，后者尼氏征阴性
C. 前者尼氏征阴性，后者尼氏征阳性
D. 均为尼氏征阴性
E. 均为尼氏征阳性

**40.** 不属于梅－罗综合征临床特征的是
A. 肉芽肿性唇炎
B. 复发性面瘫
C. 裂舌
D. 贝尔面瘫
E. 复发性口面部肿胀

**41.** 慢性非特异性唇炎指
A. 肉芽肿性唇炎　B. 慢性唇炎
C. 腺性唇炎　D. 光线性唇炎
E. 浆细胞性唇炎

**42.** 毛状白斑多见于
A. 儿童　B. 青年
C. 中年　D. 男同性恋者
E. 女同性恋者

**43.** 有关卡波西肉瘤的临床特征描述错误的是
A. 罕见的恶性肿瘤
B. 对 HIV 具有诊断意义
C. 单个或多个褐色、紫色的斑块或结节
D. 初期病变平伏，逐渐发展高出黏膜
E. 最常见的部位是舌部

**44.** 关于念珠菌唇炎描述正确的是
A. 唇红黏膜干燥、脱屑、黏膜充血发红明显
B. 唇红部反复糜烂，渗出明显，结痂剥脱
C. 唇部可见白色网状损害，易充血糜烂
D. 中央萎缩凹陷，周围呈放射状排列的白色短条纹
E. 可见珠光白色条纹

**45.** 患儿，男，1 个月。舌黏膜出现散在乳白色斑点，质地柔软，用力可擦掉，周围黏膜充血红肿。患儿烦躁哭闹、哺乳困难，该病最可能是
A. 疱疹性口炎　B. 手足口病

C. 白斑　　D. 鹅口疮
E. 扁平苔藓

**46.** 患者，女，65岁。因口干不适1月就诊，全口义齿佩戴3月余，夜间仍佩戴，否认全身系统疾病，否认过敏史。检查见上颌硬腭黏膜红肿发亮，可见散在白色或黄色斑点状假膜。涂片发现念珠菌孢子及菌丝，念珠菌培养结果为阳性。该病例的诊断是

A. 鹅口疮　　B. 疱疹性口炎
C. 白斑　　D. 义齿性口炎
E. 扁平苔藓

**47.** 患者，男，83岁。因口角张口疼痛1月就诊，患者全口义齿10年未更换。口腔检查见双侧口角皲裂，表面覆有薄痂，张口疼痛，咬合垂直距离过短。未见其他的皮肤及黏膜病损，该疾病最可能是

A. 口腔扁平苔藓
B. 复发性阿弗他溃疡
C. 念珠菌口角炎
D. 义齿性口炎
E. 唇疱疹

**48.** 患者，男，52岁。唇黏膜出现多个白色病变，大小不一，多数椭圆形，少数白色条纹呈放射状。病变局限在唇红，未累及唇周皮肤。半年前患者父母相继去世。诊断为扁平苔藓，该疾病与盘状红斑狼疮的鉴别不正确的是

A. 两者均有上皮不全角化
B. 两者均有棘层萎缩
C. 两者均有基底细胞液化变性
D. 两者均有固有层炎症细胞浸润
E. 两者均有胶原纤维变性、分解断裂

**49.** 患者，女，56岁。右侧舌缘处有一白色斑块，不能被擦去，与其相对应的磨牙牙尖锐利。调磨锐利牙尖后斑块未消退。有关该病例的病理变化描述不正确的是

A. 上皮过度角化
B. 棘层松解
C. 粒层明显
D. 固有层炎症细胞浸润
E. 上皮钉突伸长变粗

**50.** 患者，女，14岁。唇部干燥、发痒1年就诊。上下唇红部干燥、开裂，表面鳞屑密集成片。唇部水肿、发痒。患者有咬唇、舔唇习惯。春季和冬季病变反复。否认全身系统疾病，否认其他不适症状。该病例的主要病因考虑是

A. 病毒感染　　B. 药物过敏
C. 日晒　　D. 舔唇、咬唇
E. 细菌感染

**51.** 患者，女，25岁。唇部发痒4月就诊。上下唇红部轻度水肿，表面散在白色鳞屑。有唇部干燥、发痒症状。患者习惯性揉搓唇部。否认吸烟、饮酒，否认全身系统疾病，否认其他不适症状。该病例局部治疗的方法不适当的是

A. 涂抹阿昔洛韦软膏
B. 涂抹金霉素软膏
C. 涂抹氟轻松软膏
D. 涂抹醋酸曲安奈德软膏
E. 涂抹复方金霉素软膏

**52.** 患者，女，28岁。唇部糜烂3月就诊。检查上下唇红部糜烂，渗出明显，表面黄色结痂较厚。唇红部肿胀、发痒，张口疼痛加重。否认吸烟、饮酒，否认全身系统疾病，否认其他不适症状。该病例唇部湿敷不适当的是

A. 0.1%依沙吖啶湿敷
B. 2%碳酸氢钠湿敷
C. 3%硼酸溶液湿敷

D. 5%生理盐水湿敷

E. 双花液湿敷

**53.** 患儿，男，6岁。舌部红色斑片3月就诊。检查舌背部有不规则红色斑片，黏膜充血发红，舌乳头萎缩，表面光滑。周围有黄白色条状带，舌乳头增生。病变与正常黏膜分界明显。病变不时更换位置。无明显不适症状。该病例可诊断为

A. 光滑舌　　B. 镜面舌

C. 地图舌　　D. 草莓舌

E. 沟纹舌

**54.** 患者，男，40岁。舌部裂隙2月就诊。检查舌背中心处有多条裂纹，深且长，无出血。周边散在短而浅的沟纹。患者无明显症状。该疾病可诊断为

A. 光滑舌　　B. 镜面舌

C. 沟纹舌　　D. 草莓舌

E. 地图舌

**55.** 患者，女，28岁。舌部沟纹1年就诊。检查舌背中线处有一纵行裂隙，长约15mm，深2mm。该疾病与舌开裂性创伤的区别是

A. 前者无创伤史，后者常有创伤史

B. 前者常无自觉症状但可有疼痛，后者疼痛明显

C. 前者舌黏膜连续性完整，后者舌黏膜连续性中断

D. 前者无出血，后者有渗血

E. 以上均是

**56.** 患者，女，50岁。上腭有弥散性红斑，可见单个水疱形成，水疱破裂后残留白色疱膜。伴有面部皮肤张力性水疱损害，尼氏征阴性。该疾病最可能是

A. 变态反应性疾病

B. 自身免疫性疾病

C. 真菌感染

D. 念珠菌感染

E. 细菌感染

**57.** 患者，男，70岁。下颌前牙颊侧牙龈鲜红，糜烂，呈剥脱性损害，可见一直径5mm的水疱，疱壁厚，尼氏征阴性。伴有面部及头皮皮肤张力性水疱损害，揭皮试验阴性。该疾病与天疱疮的区别是

A. 前者尼氏征阴性，后者尼氏征阳性

B. 前者无棘层松解，后者有棘层松解

C. 前者水疱壁较厚，后者水疱壁薄

D. 前者形成上皮下疱，后者形成上皮内疱

E. 以上均正确

**58.** 患者，女，53岁。下唇大面积糜烂3个月，发病早期出现多个大小不等的水疱，疱壁很薄，疱破后遗留糜烂面，四周可见残留疱壁。尼氏征阳性。最有可能的诊断是

A. 类天疱疮　　B. 天疱疮

C. 扁平苔藓　　D. 多形性红斑

E. 白斑

**59.** 患者，男，48岁。下颌前牙颊侧牙龈糜烂4个月，呈剥脱样改变，周边残留较薄疱壁，用镊子轻轻牵拉疱壁，糜烂面扩大。用手推压周围正常黏膜，表层可脱落。该病例的典型病理变化是

A. 上皮过度正角化

B. 棘层增生

C. 棘层松解

D. 基底细胞液化变性

E. 结缔组织胶原纤维变性

**60.** 患者，男，45岁。腭部溃疡2月余。病变初始为硬腭、软硬腭交界处的小结节，突出黏膜表面。后期增大糜烂、溃疡，组织破坏严重，影响患者吞咽。患者自诉10

年前曾与梅毒患者有性接触史。该病损属于

A. 先天梅毒　　B. 一期梅毒

C. 二期梅毒　　D. 三期梅毒

E. 潜伏梅毒

## 二、A3/A4 型题

(61 ~ 63 共用题干)

患儿，女，1 岁。因口腔黏膜起水疱、疼痛不适 3 天就诊。口腔检查上颌腭侧牙龈见成簇的小水疱、溃疡，黏膜广泛充血水肿，一周前曾发热，流涎，影响进食。

**61.** 如患儿口腔后部及手掌脚掌处无水疱、红斑等异常损害，该患者最可能的临床诊断是

A. 鹅口疮

B. 手足口病

C. 多形性红斑

D. 急性疱疹性龈口炎

E. 疱疹性咽峡炎

**62.** 关于该病说法错误的是

A. 该病有自限性

B. 发病前常有接触疱疹患者局部病损的病史

C. 不治疗，一周左右也可很快自愈

D. 口腔各部位、口唇周围均可能出现成簇的小水疱

E. 目前尚缺乏有效的抗病毒药物或疫苗

**63.** 关于该疾病的防治说法错误的是

A. 疼痛严重者，可局部用止疼剂漱口或擦洗

B. 可用抗菌漱口液消除或预防继发感染

C. 多休息，多饮水，合理补充维生素 B 和 C 等

D. 应避免接触其他儿童

E. 目前可注射 HSV 疫苗预防病毒感染

(64 ~ 66 共用题干)

患者，女，38 岁。因左侧上唇缘处破溃 3 日就诊，检查左侧上唇唇红与皮肤交界处皮肤红肿，唇红糜烂，初始病损区有刺痛、发胀、痒感，1 天后出现成簇的粟粒大小水疱，后破溃结痂。近期有感冒史。以往该处曾多次出现类似症状。

**64.** 该患者最可能的临床诊断是

A. 念珠菌性唇炎　　B. 慢性唇炎

C. 天疱疮　　D. 带状疱疹

E. 复发性唇疱疹

**65.** 治疗该疾病的首选药物是

A. 红霉素　　B. 制霉菌素

C. 阿昔洛韦　　D. 曲安奈德

E. 视黄酸

**66.** 为防止该病复发，患者需注意的情况不包括

A. 消除紧张情绪，注意放松心情

B. 局部涂抹唇膏保护创面

C. 更换牙刷

D. 注意防晒，防吹风，预防感冒等

E. 多吃新鲜蔬菜水果

(67 ~ 69 共用题干)

患者，男，55 岁。因右侧头面部大片水疱、右侧口腔黏膜水疱、溃疡 5 天来诊。临床检查右侧面颊部皮肤见大片水疱，部分破溃糜烂、结痂。耳部皮肤见成簇水疱，口腔内右侧颊黏膜、牙龈、舌背及舌腹有大面积溃疡、糜烂，黏膜充血明显。牙龈、腭黏膜见成片的小溃疡，黏膜广泛充血水肿，伴有右侧牙齿疼痛，影响进食。左侧皮肤及口腔黏膜无异常。一周前出现低热、乏力症状。

**67.** 本病例最可能的诊断是

A. 鹅口疮　B. 手足口病
C. 多形性红斑　D. 疱疹性口炎
E. 带状疱疹

**68.** 引起本病的病因是
A. 单纯疱疹病毒
B. 水痘 - 带状疱疹病毒
C. 柯萨奇病毒
D. 轮状病毒
E. HPV

**69.** 对该疾病描述正确的是
A. 是一种超敏反应
B. 损害可以越过头面部中线
C. 最常见发生于胸腹或腰部
D. 最常见发生于三叉神经分布
E. 不会累及面神经

(70 ~ 71 共用题干)

患儿，男，3 岁。口腔及咽喉部疼痛 3 天就诊。检查：下唇黏膜见小水疱，硬腭部见红色丘疹，疼痛明显，影响进食。手掌、足底也可见红色丘疹。

**70.** 本病例最可能的诊断是
A. 鹅口疮　B. 手足口病
C. 多形性红斑　D. 疱疹性口炎
E. 带状疱疹

**71.** 引起本病的微生物是
A. 单纯疱疹病毒
B. 水痘 - 带状疱疹病毒
C. 柯萨奇病毒
D. HPV
E. 轮状病毒

(72 ~ 74 共用题干)

患者，男，47 岁。近 1 个月牙龈大面积糜烂，糜烂面周边见残留疱壁。检查时用探针可伸入糜烂面周边，无疼痛，轻轻提起，发现糜烂面的范围变大。

**72.** 该疾病最有可能的诊断是
A. 类天疱疮　B. 天疱疮
C. 扁平苔藓　D. 多形性红斑
E. 白斑

**73.** 为明确诊断需做的检查是
A. 血生化　B. 组织活检
C. MRI　D. 细菌培养
E. 造影

**74.** 治疗该疾病的首选药物是
A. 四环素　B. 环磷酰胺
C. 泼尼松　D. 氯己定漱口液
E. 利多卡因

(75 ~ 79 共用题干)

患者，女，62 岁。下颌牙龈出现水疱 3 个月。检查：下颌磨牙区颊侧牙龈糜烂红肿，呈剥脱状，曾出现水疱，疱壁较厚，疱破后留下红色溃疡面，尼氏征阴性，眼睑粘连。

**75.** 该疾病最有可能是
A. 天疱疮　B. 黏膜类天疱疮
C. 多形性红斑　D. 糜烂型扁平苔藓
E. 复发性阿弗他溃疡

**76.** 为明确诊断，下列说法正确的是
A. 仍需要组织病理学检查和直接免疫荧光检查
B. 牙龈呈剥脱性龈炎样损害已经可以确诊
C. 尼氏征阴性已经可以确诊
D. 睑 - 球粘连已经可以确诊
E. 现有临床表现已经可以明确诊断

**77.** 病变进行组织活检的病理变化为
A. 上皮完整
B. 上皮下疱形成
C. 结缔组织表面平滑
D. 无棘层松解
E. 以上表现均是

**78.** 采用直接免疫荧光法检查病损区可见

A. 棘细胞间抗体网状沉积

B. 基底膜区有一连续的荧光带

C. 颗粒层有一连续的细长荧光带

D. 颗粒层细胞间抗体网状沉积

E. Tzanck 细胞

**79.** 若已确诊为黏膜类天疱疮，下列关于治疗的描述错误的是

A. 消除口腔局部刺激因素，保持口腔卫生

B. 口腔黏膜局部糜烂者可采用糖皮质激素减轻炎症

C. 眼部病损尽早到眼科就诊

D. 若伴有皮肤病损，需皮肤科诊治

E. 无严重全身反应的患者，可不采用糖皮质激素

（80 ~ 83 共用题干）

患者，男，29 岁。右舌溃疡 1 月余。检查：右舌侧缘见一直径约 15mm 的溃疡，表面可见灰白色假膜，溃疡边缘微隆起，触之基底微硬。舌活动正常，未扪及肿大淋巴结。

**80.** 若溃疡疼痛不明显，与其对应的下颌磨牙有尖锐的牙尖，该病例首要考虑诊断为

A. 腺周口疮

B. 创伤性溃疡

C. 轻型复发性阿弗他溃疡

D. 重型复发性阿弗他溃疡

E. 疱疹样复发性阿弗他溃疡

**81.** 若患者疼痛明显，口内未发现局部刺激因素，则该病例最可能诊断为

A. 腺周口疮

B. 创伤型溃疡

C. 轻型复发性阿弗他溃疡

D. 口炎型口疮

E. 疱疹样复发性阿弗他溃疡

**82.** 关于该病例下列说法错误的是

A. 可采用局部与全身相结合的方法加以治疗

B. 如长期不愈合需组织病理检查

C. 具有自愈性，可以不治疗

D. 加强心理疏导，缓解紧张

E. 可累及黏膜下层腺体及腺周组织

**83.** 腺周口疮与创伤型溃疡的区别错误的是

A. 前者溃疡深在，后者溃疡深浅不一

B. 前者有周期性复发特点，后者没有

C. 前者形状规则，后者形状与机械性刺激相符合

D. 前者有自限性，后者无自限性

E. 前者是小唾液腺坏死，后者是慢性炎症

（84 ~ 86 共用题干）

患者，女，35 岁。口腔溃疡反复发作 3 年余，近 10 天发作频繁。检查：舌背及舌腹部黏膜见多个小溃疡，直径 1 ~ 2mm，散在分布，周围黏膜充血红肿，疼痛明显。伴头痛，低热，淋巴结肿大，未发现皮肤损害。

**84.** 该疾病最可能被诊断为

A. 疱疹性咽峡炎

B. 口腔单纯疱疹

C. 多形性红斑

D. 急性疱疹性龈口炎

E. 疱疹样阿弗他溃疡

**85.** 该疾病与急性疱疹性龈口炎的区别错误是

A. 前者病损为散在小溃疡，无发疱期，后者先出现成簇小水疱，破裂后形成表浅溃疡，可融合

B. 前者有周期性复发特点，后者为急性发作

C. 前者无皮肤损害，后者可伴发皮肤损害

D. 前者多见于中青年，后者多见于婴

幼儿

E. 前者全身反应较重，后者较轻

**86.** 治疗本病例不能采用的局部药物是

A. 地塞米松溃疡贴

B. 0.1%依沙吖啶液

C. 西地碘片

D. 阿昔洛韦

E. 利多卡因凝胶

(87～89 共用题干)

患者，女，45 岁。上下唇红部脱屑 2 月余。唇红部干燥、开裂、脱屑。

**87.** 该疾病不可能的诊断是

A. 干燥综合征

B. 慢性光线性唇炎

C. 念珠菌性唇炎

D. 慢性脱屑性唇炎

E. 盘状红斑狼疮

**88.** 患者不伴有口干、眼干等症状，无暴晒史，念珠菌涂片阴性。该病例最可能被诊断为

A. 干燥综合征

B. 慢性光线性唇炎

C. 念珠菌性唇炎

D. 慢性脱屑性唇炎

E. 以上均有可能

**89.** 该病例的首要治疗措施是

A. 戒除咬唇、舔唇习惯

B. 忌食辛辣刺激食物

C. 避免风吹

D. 涂抹润唇膏

E. 以上措施均是

(90～92 共用题干)

患者，男，22 岁。上下唇红脱屑 2 月余。近期下唇红病变严重，反复糜烂、渗出明显、形成黄色结痂。伴有出血时形成血痂，继发感染时形成脓痂。结痂脱落后，患者自觉肿胀发痒，常舔唇，唇红部反复糜烂、渗出、结痂。唇红部肿胀、增生。

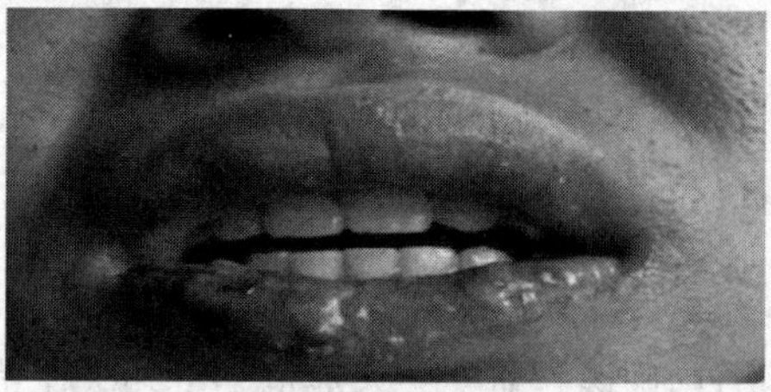

（彩图见书末附图 3）

**90.** 该疾病有可能诊断为

A. 盘状红斑狼疮

B. 慢性糜烂性唇炎

C. 多形性红斑

D. 扁平苔藓

E. 以上均有可能

**91.** 患者病变仅累及唇红部，不伴有其他部位的口腔及皮肤病变。该病例最可能被诊断为

A. 盘状红斑狼疮

B. 慢性糜烂性唇炎

C. 多形性红斑

D. 扁平苔藓

E. 以上均有可能

**92.** 该病例的主要治疗手段是

A. 抗生素软膏涂抹

B. 激素软膏涂抹

C. 润唇膏涂抹

D. 戴口罩

E. 唇部湿敷

(93～95 共用题干)

患儿，男，10 岁。因食用刺激性食物后舌部疼痛明显就诊，检查见舌背病损的中央区舌乳头萎缩，周边舌乳头呈白色，两者界限清晰。

**93.** 若病损位置和形态不断变化，该病例最可能诊断为

A. 扁平苔藓　　B. 灼口综合征

C. 舌乳头炎　　D. 地图舌
E. 念珠菌性口炎

**94.** 若诊断为地图舌，则病理变化描述错误的是
A. 病变区舌乳头消失
B. 病变区上皮表层剥脱
C. 病变区棘层变薄
D. 病变区基底层剥脱
E. 病变区基底层完整

**95.** 若病损中央萎缩区不明显，而周边区条带状损害由细小白纹构成，无昼夜间游走变位特征，该病例可诊断为
A. 扁平苔藓　　B. 灼口综合征
C. 舌乳头炎　　D. 地图舌
E. 念珠菌性口炎

（96～97 共用题干）

患者，女，38 岁。口腔溃疡、阴部溃疡反复发作 1 年。检查：左唇内侧见单个圆形溃疡，无明显疼痛。2 月左右自愈，后又复发。外阴有多个小溃疡，疼痛明显。

**96.** 诊断该疾病还需要进一步询问
A. 外伤史
B. 口腔卫生维护情况
C. 有无不洁性生活史
D. 发热情况
E. 糖尿病史

**97.** 若该病诊断为梅毒，则下列说法错误的是
A. 可母婴传播
B. 共用针头注射药物可传播
C. 多数患者通过性接触传播
D. 由苍白密螺旋体感染引起
E. 感染 HIV 的患者，发病风险降低

（98～100 共用题干）

患者，女，62 岁。舌部白色病变 2 月余就诊。检查：两侧舌腹部、右侧颊黏膜见多个白色病损，质地柔软。

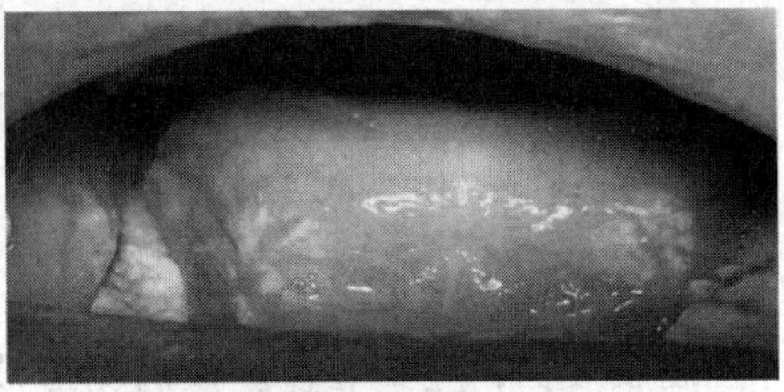

（彩图见书末附图 4）

**98.** 该病例有可能被诊断为
A. 扁平苔藓　　B. 白斑
C. 念珠菌性口炎　　D. 白色角化症
E. 以上均有可能

**99.** 若涂片法提示真菌阴性，那么该病例可排除
A. 扁平苔藓　　B. 白斑
C. 念珠菌性口炎　　D. 白色角化症
E. 白色水肿

**100.** 若组织活检提示该病例基底细胞液化变性，固有层有密集淋巴细胞浸润带，那么该病例的治疗方法错误的是
A. 注意消除局部刺激因素，如烟酒、牙石、尖锐牙尖等
B. 病损局限且无症状者，局部用药
C. 病损局限但有症状者，局部用药
D. 损害较严重者局部和全身联合用药
E. 注意控制继发感染

（101～103 共用题干）

患者，男，60 岁。舌部白色斑块 6 个月就诊。检查：舌背黏膜散在白色斑块，大小不一，形状不规则，质地柔软，无明显不适。

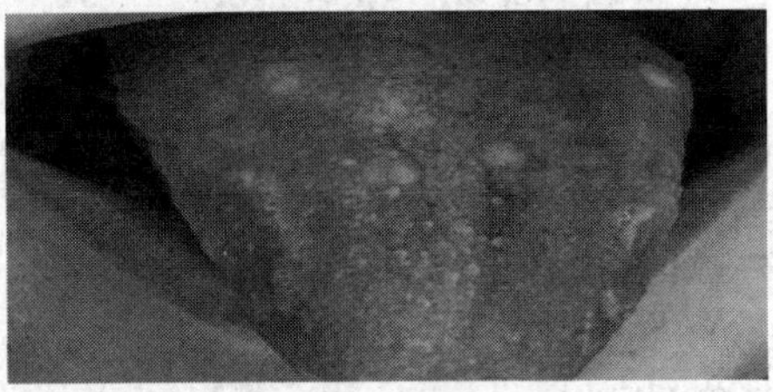

（彩图见书末附图 5）

**101.** 该病例有可能被诊断为

A. 扁平苔藓　B. 白斑
C. 念珠菌性口炎　D. 白色角化症
E. 以上均有可能

**102.** 该患者手背皮肤见多个扁平的丘疹，突出皮肤表面，呈紫红色。该病例可被诊断为

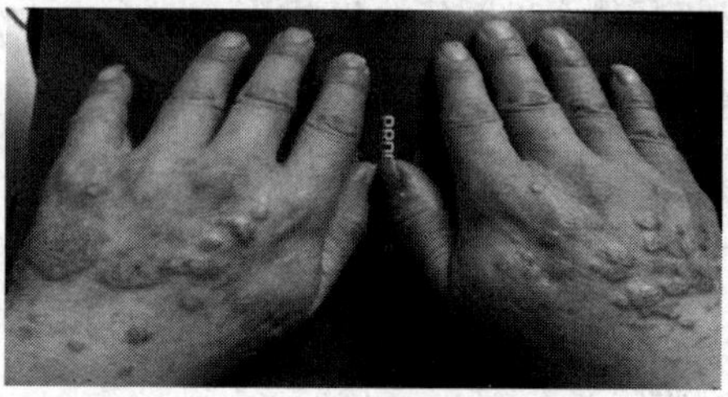

（彩图见书末附图6）

A. 念珠菌性口炎　B. 白斑
C. 扁平苔藓　D. 白色角化症
E. 以上均有可能

**103.** 引起该疾病的因素不包括

A. 免疫因素　B. 精神因素
C. 遗传因素　D. 感染因素
E. 创伤

（104～106共用题干）

患者，男，52岁。口底白色斑块3月余就诊。检查：口底见一个白色斑块，椭圆形，直径约6mm，突出黏膜，表面糜烂，疼痛明显。有20年吸烟史。

**104.** 若组织活检为上皮增生，伴有不全角化，棘层增厚，上皮钉突伸长变粗，固有层有炎症细胞浸润。该病例最有可能是

A. 创伤性溃疡　B. 白斑
C. 扁平苔藓　D. 白色角化症
E. 念珠菌性口炎

**105.** 该病例属于的类型是

A. 斑块型　B. 糜烂型
C. 颗粒型　D. 疣状型
E. 溃疡型

**106.** 该病例的治疗方法是

A. 视黄酸　B. 烧灼刮除
C. 手术切除　D. 放疗、化疗
E. 冷冻治疗

## 三、案例分析题

（107～111共用题干）

患者，女，34岁。发现口腔黏膜白色病损一周。

**107.** 该疾病可能的诊断是

A. 白色角化症　B. 白色水肿
C. 念珠菌性口炎　D. 白斑
E. 扁平苔藓　F. 球菌性口炎
G. 梅毒黏膜斑

**108.** 进一步检查，发现舌及软腭表面有白色病损，质地柔软，周围黏膜充血红肿，相对区域未见不良修复体或锐利牙尖等。患者否认吸烟、饮酒、咀嚼槟榔、不洁性交史等病史。该疾病可能的诊断是

A. 白色角化症　B. 白色水肿
C. 念珠菌性口炎　D. 白斑
E. 扁平苔藓　F. 球菌性口炎
G. 梅毒黏膜斑

**109.** 进一步检查，若白色病损易拭去，遗留出血糜烂面，伴区域淋巴结肿大，体温升高。则最可能诊断为

A. 白色角化症
B. 白色水肿
C. 假膜型念珠菌性口炎
D. 白斑
E. 扁平苔藓
F. 球菌性口炎
G. 梅毒黏膜斑

**110.** 若诊断为念珠菌性口炎，采用涂片法直接镜检可见

A. 螺旋体　　B. 细菌
C. 孢子和菌丝　　D. 包涵体
E. 白细胞　　F. 金黄色葡萄球菌
G. 梭形杆菌

**111.** 若诊断为念珠菌性口炎，常采用的治疗方法是

A. 2% ~4% 碳酸氢钠溶液
B. 视黄酸
C. 利福平
D. 0.2% 氯己定
E. 阿昔洛韦
F. 制霉菌素
G. 氟康唑
H. 维生素 C

（112 ~114 共用题干）

患者，女，62 岁。下颌磨牙颊侧黏膜白色病损 1 月，不影响进食。进一步检查，发现白色病损周围黏膜糜烂、充血，有白色放射状条纹，两侧黏膜均有相似病损。

**112.** 该疾病最有可能的诊断是

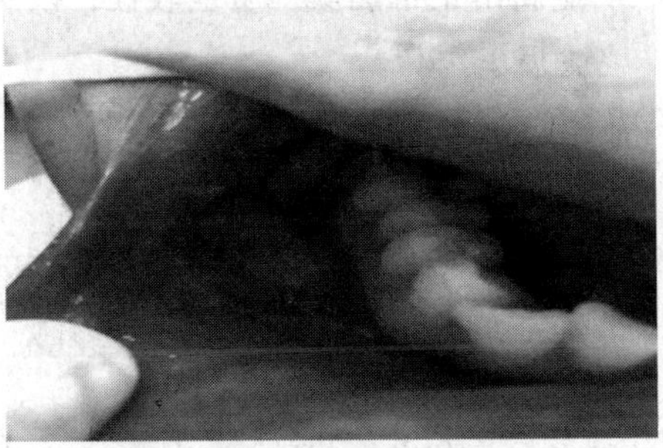

（彩图见书末附图 7）

A. 疱疹性口炎
B. 复发性阿弗他溃疡
C. 红斑
D. 白斑
E. 口腔扁平苔藓
F. 多形性红斑
G. 白色角化症
H. 白塞病

**113.** 为了明确诊断，进行组织活检，符合该疾病的病理变化为

A. 上皮不全角化
B. 固有层有密集淋巴细胞浸润
C. 棘层松解，上皮内疱
D. 上皮钉突不规则延长
E. 上皮表面过度角化，且多为正角化
F. 基底细胞液化变性
G. 上皮下血管扩张，可见玻璃栓塞

**114.** 治疗该疾病的药物和方法可选择

A. 心理治疗　　B. 视黄酸类药物
C. 雷公藤　　D. 阿昔洛韦
E. 糖皮质激素　　F. 氯雷他定
G. 转移因子

（115 ~119 共用题干）

患者，男，58 岁。发现右侧舌腹部约 2cm 白色斑块 1 年余，与其对应处有活动义齿。

**115.** 该疾病可能的诊断是

A. 白色角化症
B. 天疱疮
C. 口腔扁平苔藓
D. 念珠菌病
E. 白斑
F. 疱疹性口炎

**116.** 进一步检查，发现该白色斑块表面有皲裂，突出黏膜表面，触之质软，略有粗糙感，不能被擦去。为明确诊断，下列做法正确的是

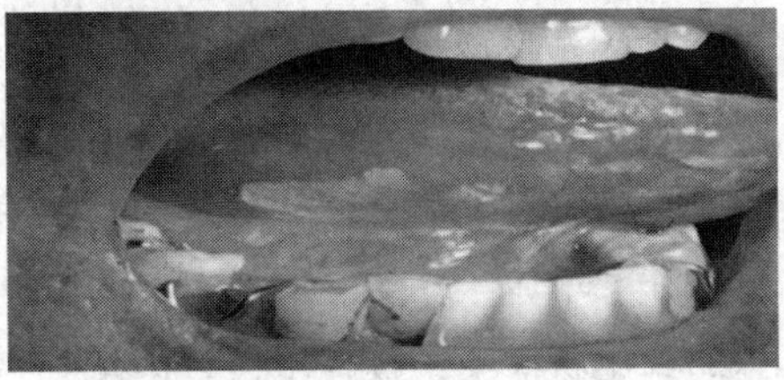

（彩图见书末附图 8）

A. 询问是否吸烟、饮酒、咀嚼槟榔
B. 去除活动义齿刺激因素，观察病损变化
C. 念珠菌涂片检查
D. 询问全身系统疾病及传染病史
E. 直接手术切除
F. 少食刺激性食物

**117.** 若患者念珠菌阳性，否认吸烟、饮酒、咀嚼槟榔；否认全身系统疾病及传染病史；去除活动义齿刺激因素，病损未消退，明确诊断该疾病需要采用的方法是
A. X 线
B. 生化检测
C. 组织活检
D. 免疫荧光检测
E. 细菌培养
F. 免疫球蛋白抗体检测
G. 抗“O”抗体检测

**118.** 若确诊为白斑，则病理变化的是
A. 上皮过度角化
B. 棘层松解
C. 粒层明显
D. 固有层炎症细胞浸润
E. 上皮钉突伸长变粗
F. 固有层有淋巴细胞浸润
G. 上皮表面过度角化，且多为正角化
H. 基底细胞液化变性

**119.** 若该疾病突然出现疼痛、糜烂、面积增大等现象，可能发生的病理变化是
A. 基底细胞极性改变，上皮层次紊乱，出现一层以上基底样细胞
B. 上皮钉突呈滴状，核浆比例增加，核分裂增加
C. 细胞核浓染，核仁增大，细胞黏着力下降
D. 上皮钉突不规则延长
E. 固有层有密集淋巴细胞浸润
F. 棘层松解，上皮内疱
G. 细胞多形性、异形性，在棘细胞层中单个或成团细胞角化
H. 上皮过度增生

（120 ~ 124 共用题干）

患者，女，64 岁。左侧上颌颊侧及舌侧牙龈有片状灰白色病变，触之略粗糙，该病变不能被擦掉，未见局部刺激因素，无其他不适。否认咀嚼槟榔，否认家族史及全身系统疾病。

**120.** 该疾病最可能被诊断为
A. 白斑
B. 口腔扁平苔藓
C. 白色角化症
D. 慢性盘状红斑狼疮
E. 白色水肿
F. 白塞病
G. 白色海绵状斑痣

**121.** 进一步检查，发现病变表面呈刺状突起，明显高出正常黏膜，质地较硬，该病变考虑属于

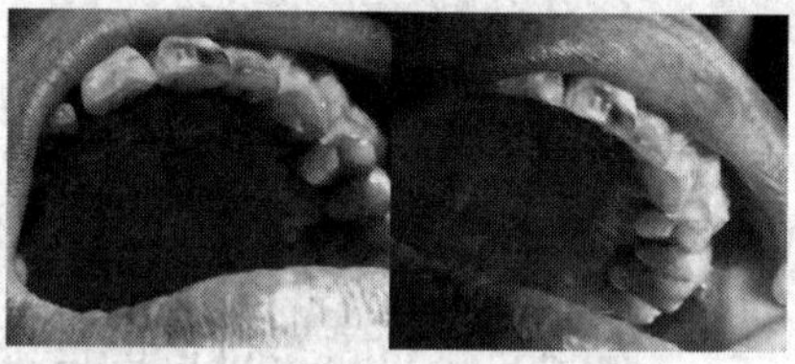

（彩图见书末附图 9）

A. 均质型白斑　B. 非均质型白斑
C. 斑块状　D. 疣状
E. 皱纹纸状　F. 颗粒状
G. 溃疡状

**122.** 为进一步明确诊断，可选择的方法是
A. CT　B. 组织活检
C. 血常规　D. 细菌培养
E. 血生化　F. 脱落细胞检查

G. 甲苯胺蓝染色　H. X线

**123.** 下列可能为该疾病病因的有

A. 吸烟　B. 饮酒

C. 咀嚼槟榔　D. 感染

E. 微循环改变　F. 遗传易感因素

G. 维生素缺乏

**124.** 下列情况癌变倾向较大，应密切随访观察，必要时多次活检的是

A. 长期吸烟

B. 不吸烟

C. 女性

D. 白斑病损面积大于200mm²的患者

E. 白斑病损面积大于100mm²的患者

F. 病程较长者

G. 伴有上皮异常增生者，程度越重越易癌变

(125～130共用题干)

患者，男，50岁。口腔溃疡7天，疼痛明显，影响进食。

**125.** 该疾病有可能被诊断为

A. 疱疹性咽峡炎

B. 疱疹性口炎

C. 多形性红斑

D. 创伤性溃疡

E. 复发性阿弗他溃疡

F. 白斑

G. 白塞病

H. 扁平苔藓

**126.** 若想明确诊断，需询问的病史内容包括

A. 精神、心理因素

B. 局部创伤史

C. 眼部病史、外生殖器溃疡史

D. 皮肤有无病变

E. 有无发热、起疱病史

F. 有无反复发作病史

G. 有无不良习惯如吸烟、咀嚼槟榔等

**127.** 患者自诉口腔溃疡反复发作10余年，近3个月发作频繁，无发热史，溃疡1～2周可自愈，不留瘢痕。检查发现舌背、两侧颊黏膜、牙龈有散在分布的溃疡，数目不多，直径5～8mm，表面凹陷，周围黏膜充血红肿，疼痛明显。该疾病最可能诊断为

A. 疱疹性咽峡炎

B. 疱疹性口炎

C. 多形性红斑

D. 创伤性溃疡

E. 轻型复发性阿弗他溃疡

F. 重型复发性阿弗他溃疡

G. 白塞病

H. 疱疹样复发性阿弗他溃疡

**128.** 目前研究认为可能与该疾病有关的因素是

A. 免疫因素　B. 遗传因素

C. 心理压力　D. 创伤因素

E. 感染因素　F. 消化道疾病

G. 月经周期　H. 营养缺乏

**129.** 治疗该疾病的药物和方法可选择

A. 利多卡因凝胶

B. 西地碘片

C. 氯已定

D. 地塞米松局部封闭

E. 激光治疗

F. 阿昔洛韦

G. 视黄酸

H. 沙利度胺

**130.** 下列不属于该疾病治疗目的的是

A. 消除致病因素　B. 减轻症状

C. 缩短病程　D. 控制复发

E. 缓解病情　F. 彻底治愈

（131～136 共用题干）

患者，男，33 岁。上唇红部圆形斑块 2 月。

**131.** 该疾病可诊断为

A. 复发性疱疹性口炎
B. 口腔扁平苔藓
C. 慢性盘状红斑狼疮
D. 白斑
E. 接触性口炎
F. 梅毒
G. 药物过敏性口炎
H. 以上均有可能

**132.** 诊断该疾病需进一步了解的内容是

A. 创伤史
B. 特殊用药史
C. 不洁性生活史
D. 可疑物质接触史
E. 吸烟等不良习惯
F. 发热、起疱史
G. 其他部位有无病变

**133.** 口腔检查：上唇红圆形斑块表面有黄色结痂，破溃时糜烂，形成溃疡，边界清楚，周边组织隆起，触之较硬，无明显疼痛。患者自诉有不洁性生活史。为明确诊断首先应进行的实验室检查是

A. 血常规　B. 头颈部彩超
C. 梅毒螺旋体检查　D. 念珠菌检查
E. 组织活检　F. CT
G. HIV 检查

**134.** 引起该疾病的微生物是

A. 奋森螺旋体　B. 梅毒螺旋体
C. 梭形杆菌　D. HIV
E. HPV　F. 苍白密螺旋体
G. HSV

**135.** 该疾病唇部的病变称为

A. 腺周口疮　B. 唇疱疹
C. 天疱疮　D. 唇硬下疳
E. 红斑狼疮

**136.** 治疗该疾病的首选药物是

A. 糖皮质激素　B. 青霉素
C. 阿昔洛韦　D. 视黄酸
E. 利多卡因　F. 制霉菌素

（137～139 共用题干）

患者，男，22 岁。舌部白色斑块 3 月余，无明显体重减轻，无发热、腹泻等不适症状。

**137.** 该疾病可能是

A. 口腔念珠菌病　B. 创伤性溃疡
C. 毛状白斑　D. 树胶肿
E. 白斑　F. 梅毒黏膜斑
G. 口腔扁平苔藓　H. 白色角化症

**138.** 若检查：双侧舌缘可见灰白色斑块，累及舌背黏膜，呈毛绒状，不能擦去。患者自诉曾有同性性接触史，否认吸烟及咀嚼槟榔病史。该病例最可能为

A. 金黄色葡萄球菌感染
B. 疱疹病毒感染
C. HIV 感染
D. HPV 感染
E. 细菌感染
F. 不明病因
G. 梅毒螺旋体感染
H. 念珠菌感染

**139.** 该病例口腔病损的治疗方法是

A. 抗真菌治疗　B. 手术切除
C. 阿昔洛韦治疗　D. 糖皮质激素
E. 抗生素治疗　F. 激光治疗
G. 视黄酸

（140～143 共用题干）

患者，女，49 岁。口腔多处黏膜发现白色病损 2 月余。检查：硬腭、软腭、舌、口底

黏膜表面白色膜状物，可擦去，暴露红色糜烂面，轻度出血。颈部、腋下、腹股沟淋巴结肿大，伴有食欲下降、体重减轻症状。

**140.** 患者自诉几年前曾有卖血行为，否认吸毒史，否认其他疾病史。为了明确诊断，进一步检查应做

A. 梅毒血清学检查
B. HIV 检测
C. 脑脊液检测
D. 淋巴细胞活检
E. 基因检测
F. 涂片及分离培养检查
G. 血生化检查

**141.** 若患者涂片检查可见念珠菌的菌丝和孢子，培养为白色念珠菌感染，HIV 抗体阳性。则关于诊治该疾病，下列说法错误的是

A. 可诊断为艾滋病
B. 尚需要进一步检查 $CD4^+$ T 淋巴细胞计数才可明确诊断
C. 该阶段还不具有传染性
D. 需注意休息，加强营养，避免传染他人
E. 需抗真菌治疗
F. 高效抗逆转录病毒治疗
G. 心理治疗
H. 免疫调节治疗
I. 支持与对症治疗

**142.** 艾滋病患者发生下列情况可引起疾病传播的是

A. 性接触
B. 使用同一个注射器
C. 怀孕
D. 面对面说话
E. 哺乳
F. 握手
G. 礼节性接吻
H. 共同进餐

**143.** 和该疾病相关的口腔表现不包括

A. 口腔念珠菌病　B. 组织胞浆菌病
C. 卡波西肉瘤　D. 非霍奇金淋巴瘤
E. 天疱疮　F. 唾液腺疾病
G. 多形性红斑

# 第六章　儿童口腔医学

## 一、A1 型题

**1.** 不符合乳牙外伤诊治原则的是

A. 在处理乳牙外伤时，应考虑该牙替换的时间

B. 年龄较小的患儿，不能很好地控制他们的行为，必要时应在镇静下治疗

C. 不同外伤类型，乳牙牙根的移位方向不同，对恒牙的影响不同

D. 对于乳牙外伤的治疗，无需考虑干预治疗对恒牙的影响

E. 乳牙牙髓坏死的危险性和恒牙萌出障碍发生的可能性都与外伤的类型有关

**2.** 混合牙列阶段是

A. 6 个月 ~6 岁　　B. 6 ~ 10 岁

C. 6 ~ 12 岁　　D. 12 ~ 15 岁

E. 12 ~ 18 岁

**3.** 关于乳牙咬合完成期乳牙列的变化描述错误的是

A. 5 ~ 6 岁时，随着下颌牙弓向前下方生长，乳切牙呈对刃骀或浅覆骀覆盖关系

B. 乳牙咬合完成期的咬合关系相对比较稳定

C. 乳牙建骀初期，上下乳磨牙同名牙尖相对，后期逐渐建立中性关系

D. 3 ~ 6 岁乳牙列中出现的生理性间隙称为灵长间隙

E. 下颌乳尖牙与第一乳磨牙之间的间隙称为灵长间隙

**4.** 第一恒磨牙牙胚的钙化完成时间是

A. 胚胎 6 个月

B. 出生时

C. 2 ~ 3 岁

D. 4 ~ 5 岁

E. 6 岁

**5.** 下列关于咬合发育的描述，不正确的是

A. 上下切牙的替换方式相同，均为恒切牙向唇侧移位萌出

B. 恒切牙萌出初期，可能出现轻度的拥挤

C. 剩余间隙的存在有利于第一恒磨牙建立正常的咬合关系

D. 第一恒磨牙建骀初期是尖对尖的远中咬合关系

E. 第二恒磨牙和前磨牙建骀后，骀高度增加，前牙深覆骀改善

**6.** 下列不属于儿童口腔辅助检查方法的是

A. X 线检查　　B. 龋活跃性检测

C. 牙髓状态检测　　D. 模型分析

E. 探诊

**7.** 口腔流行病学调查时常采用两位数牙位记录法表示各牙，54 是

A. 右上乳尖牙

B. 右上第一乳磨牙

C. 右下第一乳磨牙

D. 左上第一乳磨牙

E. 左下第一乳磨牙

**8.** 关于乳牙牙冠外形的描述，下列说法错误的是

A. 乳牙牙冠近远中径较小，高度较高

B. 第二乳磨牙牙冠形态和第一恒磨牙相似
C. 乳牙牙颈部缩窄明显
D. 乳磨牙殆面的牙尖和发育沟比较复杂，且小窝多
E. 除乳磨牙外，乳牙牙冠的外形基本类似其继承恒牙

**9.** 第一乳磨牙的牙根开始吸收的时间是
A. 2~3 岁　　B. 3~4 岁
C. 4~5 岁　　D. 3~6 岁
E. 7~8 岁

**10.** 下列不属于年轻恒牙特点的是
A. 是指已经萌出，但形态、结构上尚未完全形成和成熟的恒牙
B. 恒牙一般在牙根形成 1/3 左右时开始萌出
C. 在萌出 2~3 年后牙根达到应有的长度
D. 需要 3~5 年根尖发育完成
E. 大部分恒牙萌出后达殆平面需 7~12 个月

**11.** 通过 X 线片观察牙齿钙化过程，牙根形成 2/3，牙齿大部分已在牙龈黏膜下，或已经暴露在口腔内，该阶段属于恒牙钙化的
A. 第 6 阶段　　B. 第 7 阶段
C. 第 8 阶段　　D. 第 9 阶段
E. 第 10 阶段

**12.** 乳牙的萌出顺序是
A. A-B-C-D-E
B. A-C-B-D-E
C. B-A-C-D-E
D. A-B-D-C-E
E. A-C-B-E-D

**13.** 关于多生牙的描述，下列说法不正确的是
A. 多生牙常发生于上颌前牙区
B. 多见于乳牙列，较少见于混合牙列
C. 可位于颌骨的任何部位，可萌出于口腔内，也可埋伏于颌骨内
D. 常导致正常恒牙发育和萌出障碍
E. 形态变异多

**14.** 下列描述属于混合性牙瘤的是
A. X 线表现为阻射团块
B. 牙齿组织有序排列，解剖上与牙齿相似
C. 多发生于尖牙和切牙区
D. 上颌比下颌多见
E. X 线表现为小的牙齿样结构

**15.** 下列关于畸形中央尖的描述错误的是
A. 最多出现于上颌第二前磨牙，其次为下颌第一前磨牙、下颌第二前磨牙、上颌第一前磨牙
B. 可单发或者多发，常见左右侧同名牙对称性发生
C. 一般 1~3mm，大部分结构为釉质，中央为薄层牙本质，可有髓角突入
D. 通常无临床症状
E. 治疗方法有预防性充填法和中央加固法

**16.** 由于乳牙的慢性根尖周感染导致的继承恒牙釉质发育不全称为
A. 牙本质发育不全
B. 氟牙症
C. Turner 牙
D. 梅毒牙
E. 哈钦森牙

**17.** 口内全部乳牙已完成替换，除第三磨牙外，全部恒牙均已萌出，部分恒牙牙根尚未完全形成。此时处于牙列发育的
A. 乳牙列阶段
B. 混合牙列阶段
C. 年轻恒牙列阶段
D. 咬合完成前期

E. 咬合完成期

18. 下列不属于乳牙拔除适应证的是
A. 局部根尖周组织有急性化脓性炎症
B. 残冠、残根，已无法再修复的乳牙
C. 近生理性替换时的露髓牙，乳牙牙根吸收1/3以上
D. 乳牙因外伤无法保留者
E. 影响恒牙正常萌出的乳牙

19. 下列关于乳恒牙临床鉴别的描述不正确的是
A. 乳牙萌出早易磨耗，故切端、牙尖磨耗明显
B. 乳牙牙冠高度短，近远中径相对较大
C. 乳牙色白，恒牙微黄，更有光泽
D. 乳牙牙冠近颈部1/3处突出明显、颈部收缩
E. 以同名相比，乳牙比恒牙大

20. 下列不属于乳前牙反𬌗的治疗方法的是
A. 上颌𬌗垫活动矫治器
B. W腭弓矫治器
C. 调磨乳尖牙
D. 下颌斜面导板
E. 上颌前方牵引器

21. 下列关于儿童恒牙根折的描述正确的是
A. 近冠1/3根折的牙齿预后较好
B. 根中1/3折断的牙齿一般固定1～2周
C. 根尖1/3折断的牙齿，无明显咬合创伤时，也需要固定
D. 根尖1/3折断的牙齿预后较好
E. 根尖1/3折断的牙齿一般常规需要根管治疗

## 二、A2型题

22. 患儿，男，出生10天。出生时下前牙区已存在一颗牙齿。临床检查右下切牙区有一颗乳牙，松动Ⅲ度，牙龈略红。下列处理方式正确的是
A. 拔除　　B. 根管治疗
C. 局部涂氟　　D. 松牙固定
E. 酌情观察

23. 患儿，男，5岁。左下后牙急性疼痛，阵发痛及夜间痛，疼痛无法定位。检查发现74远中邻𬌗面大面积龋坏，冷刺激疼痛，叩痛（-）。下列治疗方法正确的是
A. 拔除　　B. 间接牙髓治疗
C. 直接盖髓术　　D. 根管治疗
E. 干髓术

24. 患儿，女，11岁。全口牙龈颜色苍白，累及龈缘、龈乳头、附着龈，质地中等硬度。检查牙龈出血倾向明显，不易止血。应进一步进行的检查是
A. X线片　　B. 曲面断层
C. CBCT　　D. 血常规检查
E. 超声检查

25. 患儿，女，12岁。牙龈肿大3月余，有慢性鼻炎病史。检查发现上前牙牙龈增生至牙冠中1/3，牙龈质地中等，色偏红，探诊未见明显出血。下列诊断正确的是
A. 青春期龈炎　　B. 增生性龈炎
C. 牙龈纤维瘤　　D. 肉芽肿型牙龈瘤
E. 血管型牙龈瘤

26. 患儿，女，6岁半。右上前牙萌出1年，左上前牙未萌出。无系统性疾病及家族遗传病史。检查61邻面龋，松动Ⅱ度。X线片示61牙根吸收约1/2，根尖未见明显异常。11、21牙根形成1/3。正确的诊断是
A. 21萌出困难
B. 61慢性根尖周炎
C. 11早萌

D. 21 迟萌

E. 61 乳牙滞留

27. 患儿，男，12 岁。左下后牙肿痛。临床检查发现 34 未见明显龋坏，可见畸形中央尖折断，颊侧牙龈红肿，叩痛（+ +）。X 线片示 34 根尖呈喇叭口状。接诊医生对其进行开髓引流，下一步的治疗方案是

A. 拔髓术

B. 根尖诱导成形术

C. 干髓术

D. 直接盖髓术

E. 根管治疗术

28. 患儿，女，2 个月。体温 39°C，哭闹烦躁。检查右眶下区红肿，累及右上牙龈、硬腭黏膜。最有可能的诊断是

A. 新生儿颌骨骨髓炎

B. 痈

C. 颌骨囊肿继发感染

D. 眶下间隙感染

E. 边缘性颌骨骨髓炎

29. 患者，男，15 岁。23 牙冠缺损，牙髓暴露。X 线检查显示 23 根尖已发育完全。下列治疗方案应选择

A. 活髓切断术 + 临时冠修复（18 岁后更换永久冠）

B. 根管治疗术 + 冠修复

C. 根管治疗术 + 临时冠修复（18 岁后更换永久冠）

D. 活髓切断术 + 冠修复

E. 根管治疗术 + 桩核冠修复

30. 患者，男，16 岁。左上后牙遇冷水疼痛 2 周，无自发痛、夜间痛。检查发现 26 远中邻𬌗面深龋，叩痛（-）。下列诊断中最不可能的是

A. 慢性牙髓炎　　B. 急性牙髓炎

C. 深龋　　D. 可复性牙髓炎

E. 龈乳头炎

31. 患儿，女，10 岁。一年前因外伤致上前牙冠折，曾有自发痛病史，服用止痛药后缓解，未行专科治疗，近日唇侧牙龈红肿来诊。应进行的最重要的检查是

A. 松动度检查　　B. 温度测试

C. 叩诊　　D. 牙周探诊

E. X 线检查

32. 患者，男，16 岁。左下后牙自发痛 3 日。检查发现 35 𬌗面有椭圆形深色环，中央见黑色点状结构。未见明显松动，冷刺激疼痛明显，叩痛（+）。其病因为

A. 畸形中央尖　　B. 磨耗

C. 隐裂　　D. 咬合创伤

E. 龋坏

33. 患儿，女，6 岁。右上后牙疼痛 1 日，冷刺激一过性疼痛，食物嵌塞痛，无自发痛或夜间痛。临床检查 55 远中邻𬌗面龋坏，未探及穿髓孔，叩痛（-）。其最可能的诊断是

A. 急性牙髓炎

B. 慢性增生性牙髓炎

C. 慢性溃疡性牙髓炎

D. 深龋

E. 慢性闭锁性牙髓炎

34. 患儿，女，12 岁。左上前牙迟萌。检查：11、12、22 萌出，21 未萌，11 与 22 间间隙缩小。X 线检查可见 21 牙胚，牙根基本形成。应选择的治疗方案是

A. 切龈助萌

B. 21 正畸牵引

C. 酌情观察

D. 扩展 11、22 间隙

E. 扩展 11、22 间隙 +21 正畸牵引

**35.** 患儿，男，7岁。1小时前外伤致上前牙冠折。检查发现11近中切角处缺损，探及髓角，疼痛明显。与其预后无关的是

A. 年龄
B. 盖髓剂的厚度
C. 牙髓暴露的类型
D. 牙髓暴露的位置
E. 牙髓暴露的范围

**36.** 患儿，男，出生3日后，家长发现患儿牙龈上长出数个白色类似牙齿样的组织。临床检查下颌牙槽嵴顶黏膜上有数个米粒大小的白色球状物。应选择的处理方式是

A. 拔除　　B. 酌情观察
C. 局部涂氟　　D. 根管治疗
E. 抗炎治疗

**37.** 患儿，女，8岁。左上后牙食物嵌塞痛1周，无自发痛或夜间痛。临床检查示26近中邻𬌗面深龋，探诊敏感，叩痛（-）。X线检查显示26牙冠有大面积低密度影，近髓，根尖未完全闭合。应选择的治疗方案是

A. 深龋再矿化　　B. 直接盖髓术
C. 活髓切断术　　D. 根管治疗术
E. 间接盖髓术

**38.** 患儿，男，6岁。左上乳前牙牙龈反复肿痛3月余，近日发现唇侧牙龈肿包。临床检查见61龋坏，探及穿髓孔，叩痛（++），X线检查示61根尖少量吸收，根尖周可见低密度影。21牙根形成1/3。首选的治疗方案是

A. 酌情观察　　B. 拔除治疗
C. 牙周治疗　　D. 根管治疗
E. 口服抗炎药

**39.** 患儿，男，8岁。两周前因骑自行车不慎摔倒，磕伤左上门牙。受伤当时疼痛明显，后自行缓解，近日喝水时刺激痛明显。临床检查发现21牙冠1/2近远中向折断，髓腔完全暴露，牙髓呈淡粉色并增生。X线检查显示21牙根发育不完全，未见明显根折影像。下列可选择的治疗方案中不正确的是

A. 活髓切断术+定期复查+牙根形成后后续治疗
B. 牙髓摘除术+根尖屏障术+根尖闭合后后续治疗
C. 牙髓摘除术+根尖诱导成形术+根尖闭合后继续后续治疗
D. 牙髓摘除术+血管再生术+根尖闭合后继续后续治疗
E. 根管治疗术

**40.** 患儿，男，3岁。半年前牙齿偶有进食时疼痛，2日前右侧面部肿胀，伴右下后牙自发痛，无法进食。临床检查发现85𬌗面大面积龋坏，叩痛（+），松动Ⅱ度，牙龈红肿，未扪及波动感。首次治疗最可能采取的措施是

A. 酌情观察　　B. 开髓开放
C. 牙周治疗　　D. 根管预备
E. 口服抗炎药

**41.** 患儿，女，3岁。口腔内疼痛3日，伴发热，体温38.7℃，啼哭、食欲不振。检查发现牙龈、上颚及舌背处散在分布米粒大小的水疱，周围有红晕。双手、臀部皮肤可见红色斑疹。最可能的诊断是

A. 鹅口疮　　B. 疱疹性咽峡炎
C. 疱疹性龈口炎　　D. 球菌性口炎
E. 手足口病

**42.** 患儿，女，11岁。2周前右下后牙自发痛，疼痛逐渐加重，后出现咬物痛。1周前，因出现面部肿胀于外院就诊，行“开髓引流”，结合抗炎治疗3日后疼痛缓解。

临床检查见45髓腔开放，叩痛（++），不松动，牙龈稍红肿，无窦道。X线检查显示45牙根发育不完全，喇叭口状，根尖周围硬骨板消失，见低密度影。上述病例的治疗方案应为

A. 开放消毒－根管治疗－充填治疗

B. 根尖诱导成形－充填治疗

C. 根管清理消毒－根尖诱导成形－根管治疗－充填治疗

D. 根管清理消毒－根管治疗－根尖诱导成形－充填治疗

E. 开放消毒－根尖诱导成形－根管治疗－充填治疗

**43.** 患儿，男，10岁。1小时前摔倒致左上前牙脱落。家长将牙放进牛奶中带至医院。患儿意识清晰，表情自然。临床检查发现21缺失，牙槽窝内见血凝块覆盖。21脱位牙牙齿完整，牙根发育完成。关于脱位患牙的保存条件，不正确的是

A. 矿泉水

B. 牛奶

C. 组织培养液

D. Hank平衡盐溶液

E. 细胞运送培养液

**44.** 患儿，男，13岁。1月前因交通意外致右上前牙折断，近日自觉牙齿松动，咬物疼痛。临床检查发现11唇侧牙颈部可见近远中向横折线，折裂线斜向腭侧龈下约1mm，折裂线上方牙体松动Ⅲ度，牙根未松动，叩痛（+++），牙龈红肿。X线检查示11牙颈部可见折裂线，根尖孔基本闭合，牙周膜连续，略增宽。与患者家属沟通后，选择牙根牵引+牙体修复的治疗方案，不属于该方案优点的是

A. 保留牙根

B. 就诊次数少，治疗程序简单

C. 保证牙槽嵴高度

D. 有利于18岁后永久修复

E. 兼顾美观效果

**45.** 患儿，男，21个月。5日前出现高热，精神不佳，烦躁不安。4日前拒食、哭闹。临床检查见上下牙列龈缘充血水肿，触诊出血；颊黏膜、下唇黏膜及上腭可见多处破溃面，部分覆盖假膜；软腭充血。应诊断为

A. 多形性红斑　　B. 手足口病

C. 带状疱疹　　D. 疱疹性龈口炎

E. 疱疹性咽峡炎

**46.** 患儿，男，7岁。3个月前左下后牙疼痛，近日疼痛加重，食物嵌塞疼痛明显且有牙龈出血症状。临床检查75冠部大面积龋坏，龋洞内充满息肉，牙龈未见明显异常。X线检查示75冠部有大面积低密度影达髓腔，根周膜增宽。其诊断应该是

A. 深龋

B. 慢性增生性牙髓炎

C. 慢性闭锁性牙髓炎

D. 慢性溃疡性牙髓炎

E. 急性牙髓炎

**47.** 患儿，男，4岁。2日前右下后牙疼痛，食物嵌塞疼痛，清除嵌塞食物后疼痛缓解，无自发痛、夜间痛。临床检查84远中邻𬌗面龋坏，探诊质软，叩痛（－）。X线检查示84龋坏近髓，根尖未见明显异常。临床去净腐质后探及小于1mm的穿髓孔，应进行的治疗是

A. 直接盖髓术　　B. 间接盖髓术

C. 牙髓切断术　　D. 根管治疗术

E. 充填治疗

**48.** 患儿，女，9岁。一周前发现右上前牙变色。检查11远中切角处冠折，牙本质暴

露，牙冠变色，冷测无反应，叩痛（±）。X线片示11根尖呈喇叭口状，硬骨板不连续。下列治疗中，最重要的是

A. 根管内不要封刺激性大的药物

B. 用氢氧化钙糊剂充填不要超填

C. 拔髓，不要超出根尖孔

D. 定期复查，更换糊剂

E. 彻底清除根管内感染物，消除炎症

**三、A3/A4型题**

（49～51共用题干）

患儿，男，9岁。右上第一恒磨牙牙冠倾斜，远中边缘嵴萌出，近中边缘嵴位于右上第二乳磨牙的远中牙颈部下方。X线检查显示右上第二乳磨牙远中根牙颈部区域有弧形吸收，右上第一恒磨牙近中进入吸收区。

**49.** 临床诊断可能是

A. 右上第一恒磨牙近中阻生

B. 右上第二乳磨牙牙根吸收

C. 右上第一恒磨牙牙冠倾斜

D. 右上第二乳磨牙根尖周炎

E. 右上第一恒磨牙异位萌出

**50.** 病因是

A. 第一恒磨牙牙冠较大

B. 颌骨短小

C. 上颌结节发育不足

D. 恒牙萌出角度异常

E. 以上都是

**51.** 临床处理正确的是

A. 酌情观察随访

B. 铜丝分离法

C. 拔除第二乳磨牙

D. 第一恒磨牙截冠法

E. 以上均可

（52～54共用题干）

患儿，男，6岁。半月前自觉左下后牙食物嵌塞，无自发痛等症状。临床检查发现74与75间食物嵌塞，75近中邻面龋坏。X线检查显示75牙冠有大面积低密度影近髓，根周膜连续。

**52.** 如果75探诊质软，去净腐质后发现近髓敏感，但未探到露髓孔，应采取的治疗方案是

A. 直接盖髓术

B. 深龋再矿化治疗

C. 间接盖髓术

D. 活髓切断术

E. 充填治疗

**53.** 如果75去净腐质后露髓，穿髓孔<0.5mm，可对该患牙采取

A. 活髓切断术/间接盖髓术

B. 深龋再矿化治疗/间接盖髓术

C. 活髓切断术/直接盖髓术

D. 充填治疗/直接盖髓术

E. 去髓术/间接盖髓术

**54.** 如果该患牙龋坏累及多个牙面，牙体组织的缺损面积较大，在进行牙髓治疗后，首选的修复方案是

A. 复合树脂充填

B. 银汞合金充填

C. 预成冠修复

D. 玻璃离子充填

E. 氧化锌丁香油水门汀充填

（55～57共用题干）

患儿，女，12岁。牙龈红肿一个月。临床检查发现多颗前牙及前磨牙唇颊侧牙龈乳头红肿，呈椭圆形，质地松软。

**55.** 如果牙面可见正畸矫治托槽及弓丝，口腔卫生差，探诊出血，可能的临床诊断是

A. 青春期龈炎

B. 血管型牙龈瘤

C. 纤维型牙龈瘤

D. 白血病的牙龈病损

E. 牙龈纤维瘤病

**56.** 下列治疗方案不合理的是

A. 局部用药　　B. 口腔卫生宣教

C. 牙周洁治　　D. 服用抗生素

E. 手术切除

**57.** 如果病变累及全口，牙龈颜色正常，则需鉴别诊断排除的疾病是

A. 纤维型牙龈瘤

B. 血管型牙龈瘤

C. 肉芽肿型牙龈瘤

D. 白血病的牙龈病损

E. 牙龈纤维瘤病

（58～60 共用题干）

患儿，男，12 岁。2 日前左下后牙疼痛，持续性疼痛，紧咬牙时疼痛缓解，2 周前曾有自发痛史。临床检查发现 35 无龋坏，畸形中央尖折断，松动Ⅰ度，叩痛（+），牙龈未见明显异常。X 线检查 35 根周膜增宽。

**58.** 临床诊断可能是

A. 急性根尖周炎　　B. 慢性根尖周炎

C. 急性牙髓炎　　D. 慢性牙髓炎

E. 牙髓坏死

**59.** 如果 X 线检查显示主诉牙的牙根形成 2/3，根尖呈喇叭口样。在急性症状缓解后，应采取的治疗方式为

A. 根管治疗术　　B. 安抚治疗

C. 随访观察　　D. 根尖诱导成形术

E. 去髓术

**60.** 如果采用上述治疗方式，牙根发育的状况可能为

A. 根尖继续发育，管腔缩小，根尖封闭

B. 根管腔无变化，根尖封闭

C. X 线片上未见根尖发育，根管内探测有阻力

D. X 线片上根端 1/3 处有钙化屏障

E. 以上都有可能

（61～63 共用题干）

患儿，男，9 岁。1 小时前因交通意外磕伤上前牙，疼痛明显。患儿神清气平，面部基本对称，口内检查发现 11 牙冠唇侧龈缘上方 2～3mm 处有近远中向横折线，横折线上方牙冠松动Ⅱ度，牙根未松动，触痛明显。21 近中切角缺损，暴露牙本质，未见明显松动。

**61.** 在了解病史的情况下应进行的辅助检查是

A. 牙髓感觉测试　　B. X 线片

C. 牙髓活力检测　　D. 模型分析

E. 以上均需要

**62.** 如果 X 线检查发现 21 根尖 1/3 有根折影像，临床检查无明显咬合创伤，正确的治疗是

A. 根管治疗

B. 根尖倒充填术

C. 根尖诱导术

D. 忌咬硬物 + 酌情观察

E. 固定 + 酌情观察

**63.** 如果伴发根尖或根中 1/3 的根折，那后期的转归方式是

A. 钙化性愈合

B. 结缔组织性愈合

C. 骨、结缔组织联合愈合

D. 断端被慢性炎症组织分开

E. 以上都有可能

## 四、案例分析题

（64～66 共用题干）

患儿，女，7 岁。1 周前右下后牙出现进食痛，伴随牙龈反复肿痛，近 2 日出现自发痛。临床检查显示：84 远中邻𬌗面龋坏，探

及穿髓孔，无探痛；85 近中邻殆面龋坏，84、85 间有大量食物残渣，牙龈稍红肿。

**64.** 如果 X 线检查显示 84 牙根吸收约 1/2，根分叉区有大面积低密度影，44 牙冠发育完全，牙根开始发育，对主诉牙 84 应进行的处理是

A. 根管治疗　B. 消炎观察
C. 拔除患牙　D. 拔除后酌情观察
E. 直接盖髓术　F. 间接盖髓术
G. 牙周治疗　H. 戴间隙保持器
I. 牙周翻瓣术　J. 根面平整术

**65.** 如果 85 诊断为龋病，进行直接复合树脂充填后 3 日出现疼痛，可能的原因是

A. 继发龋
B. 备洞时机械刺激
C. 深龋未垫底
D. 意外穿髓未发现
E. 充填物过高，存在早接触
F. 慢性根尖周炎

**66.** 如果检查时发现 11 与 21 间缝隙较大，应采取的措施是

A. 正畸关闭间隙
B. 制作间隙保持器
C. 观察有无唇系带位置过低
D. 橡皮圈关闭缝隙
E. CBCT 进一步检查
F. 制作功能矫治器

(67 ~ 69 共用题干)

患儿，男，8 岁。左上前牙自发痛，近 3 日咬合痛加重，临床检查发现 22 舌侧窝有深龋洞，探诊质软，叩痛（＋＋），松动Ⅱ度，牙龈红肿。X 线检查显示 22 牙根呈喇叭口状，根尖区根周膜增宽，硬骨板不连续。

**67.** 主诉牙诊断为急性根尖周炎，其病因可能是

A. 畸形舌侧窝龋坏导致牙髓感染
B. 牙周炎逆行性感染
C. 咬合创伤
D. 菌斑堆积发生龋坏致感染
E. 牙外伤
F. 血源逆行性牙髓炎
G. 牙齿磨损
H. 牙列不齐

**68.** 下列治疗方法正确的是

A. 尽快根管治疗
B. 牙髓切断术
C. 根尖诱导成形术
D. 拔除
E. 直接充填治疗
F. 间接盖髓术
G. 牙髓摘除术

**69.** 治疗的药物是

A. 玻璃离子水门汀　B. 多聚甲醛
C. 氢氧化钙　D. CP
E. Fc　F. 氧化锌水门汀
G. MTA

(70 ~ 72 共用题干)

患儿，女，9 岁。近日喝酸性饮料引发左下后牙一过性疼痛，无自发痛。临床检查发现 74 近中邻殆面龋坏，食物嵌塞，探痛（－），叩痛（－），牙龈略红肿。

**70.** 临床诊断最可能是

A. 釉质发育不全　B. 浅龋
C. 中龋　D. 深龋
E. 可复性牙髓炎　F. 慢性根尖周炎
G. 急性牙髓炎

**71.** 治疗应首选

A. 树脂充填　B. 根尖屏障术
C. 间接盖髓术　D. 根管治疗

E. 安抚治疗　　F. 活髓切断术

G. 根尖诱导成形术

**72.** 患儿所处的牙列时期是

A. 乳牙列　　B. 年轻恒牙列

C. 混合牙列　　D. 恒牙列

E. 恒牙列形成期　　F. 青少年牙列

(73～75 共用题干)

患儿，男，8 岁。右上乳牙后牙肿痛 1 周，临床检查发现 54 远中邻𬌗面龋坏，叩痛（++），松动Ⅱ度，牙龈红肿，颊侧牙龈肿包大小约 0.5cm×0.5cm，扪及波动感。X 线检查示根尖及根分歧区有大面积低密度影，恒牙胚牙囊硬骨板不连续。

**73.** 临床诊断是

A. 残冠

B. 慢性牙髓炎

C. 慢性根尖周炎急性发作

D. 深龋

E. 牙周脓肿

F. 急性牙髓炎

G. 急性根尖周炎

H. 牙周炎

I. 牙龈炎

**74.** 目前治疗首选

A. 拔除患牙

B. 树脂充填

C. 开髓开放

D. 局麻下脓肿切开

E. 口服抗生素

F. 一次性乳牙根管治疗

**75.** 治疗原则是

A. 拔除后酌情观察

B. 拔除后间隙保持

C. 保留患牙，根管治疗

D. 临时充填后酌情观察

E. 乳牙不需要治疗

F. 消炎后直接树脂充填

(76～78 共用题干)

患儿，男，11 岁。左上后牙食物嵌塞痛 6 日，吃雪糕时疼痛明显，不进食时无不适。临床检查发现 26 近中邻𬌗面龋坏，探诊质软，探痛（+），冷测正常，冷刺激入龋洞出现疼痛，刺激去除后疼痛立即消失。

**76.** 主诉牙可排除的诊断为

A. 急性牙髓炎　　B. 慢性牙髓炎

C. 浅龋　　D. 深龋

E. 继发龋　　F. 急性根尖周炎

G. 慢性根尖周炎

**77.** 最适合的治疗方案为

A. 直接用树脂充填

B. 根管治疗

C. 磷酸锌水门汀垫底＋树脂充填

D. 氢氧化钙护髓＋聚羧酸锌水门汀垫底＋树脂充填

E. 氧化锌丁香油水门汀垫底＋树脂充填

F. 磷酸锌水门汀充填

**78.** 下列操作过程中错误的是

A. 干燥窝洞时反复直接气枪喷吹

B. 充填前应护髓垫底

C. 慢钻去腐不必尖端切割

D. 应用高速涡轮机持续操作，争取一次去腐，减少刺激

E. 务必一次彻底去腐干净

F. 应用高速涡轮机无需水冷却

# 第七章　口腔预防医学

## 一、A1 型题

**1.** 关于龋病的一级预防，下列描述错误的是

A. 早诊断、早预防

B. 开展口腔健康教育

C. 适当限制食糖

D. 合理使用氟化物

E. 养成良好的口腔卫生习惯

**2.** 关于口腔癌危险因素中的不良生活方式，下列除外的是

A. 吸烟　　B. 嚼槟榔

C. 饮酒　　D. 营养缺乏

E. 运动

**3.** 每公斤体重适宜的摄氟量是

A. 0.05～0.07mg

B. 0.03～0.09mg

C. 0.2～1mg

D. 0.5～1.5mg

E. 1～2.5mg

**4.** 用来表示抽样误差大小的统计指标是

A. 平均数　　B. 标准差

C. 率　　D. 可信区间

E. 标准误

**5.** 控制菌斑的机械性措施不包括

A. 刷牙　　B. 使用牙线

C. 使用牙签　　D. 龈上洁治术

E. 氯己定含漱

**6.** 将碘伏（1∶213 稀释溶液）用于表面消毒时，推荐的接触时间为

A. 3 分钟　　B. 5～10 分钟

C. 30 分钟　　D. 1～2 小时

E. 3 小时

**7.** 对每个观察单位用定量方法测定某项指标数值的是

A. 计量资料　　B. 计数资料

C. 定量资料　　D. 定性资料

E. 等级资料

**8.** 下列不属于牙膏基本成分的是

A. 抛光剂　　B. 摩擦剂

C. 润湿剂　　D. 胶粘剂

E. 水

**9.** 下列不属于牙科常规使用的灭菌法是

A. 高压蒸汽　　B. 化学熏蒸

C. 干热灭菌　　D. 超声清洁

E. 玻璃球/盐灭菌

**10.** 患龋率的计算公式是

A. 发生新龋的人数/受检人数×100%

B. 龋、失、补牙之和/受检人数×100%

C. 龋、失、补牙面之和/受检人数×100%

D. 患龋病人数/受检人数×100%

E. 受检人群已充填牙面数/受检人群龋、失、补牙面数之和×100%

**11.** 关于口腔癌的一级预防，下列描述错误的是

A. 戒除烟草

B. 早发现、早诊断、早预防

C. 提高自我口腔保健意识

D. 病因预防

E. 避免精神过度紧张和抑郁

**12.** 高压蒸汽灭菌法是在高温下使用湿热，在高压下通过饱和蒸汽完成灭菌过程。下列不适合高温灭菌的是

A. 耐高温消毒手机

B. 玻璃杯

C. 油类、蜡类、针头

D. 优质不锈钢器械

E. 耐热塑料器械

**13.** 下列描述不属于队列研究的是

A. 其特点是从“因”到“果”，属于前瞻性研究

B. 研究期间不给予干预措施

C. 选择有特定疾病的人群作为病例组，未患该疾病的人群作为对照组

D. 选择一个尚未发生所要研究疾病的人群

E. 要观察整个病程，所以研究时间长

**14.** 下列不属于龋病流行特征的是

A. 龋病在不同地区的分布与该地区的水氟含量和经济情况有一定的关系

B. 乳牙、年轻恒牙和老年人牙龈退缩后的恒牙易感龋病

C. 在发展中国家，一般城市居民的患龋率高于农村

D. 患龋率一般与水氟浓度呈正相关

E. 糖的摄入量、摄入频率及糖加工的形式与龋病有密切关系

**15.** 下列情况不属于选择偏倚的控制方法的是

A. 提高应答率

B. 收集客观指标的资料

C. 随机分配

D. 设立对照

E. 严格诊断标准

**16.** 下列不属于氟化物的防龋机制的是

A. 能在牙齿表面形成氟化钙类物质，成为氟的储库

B. 在牙齿萌出前形成结合氟

C. 影响牙齿的形态结构

D. 氟化物能促进再矿化过程

E. 氟化物抑制龋病形成的脱矿过程

**17.** 下列不属于口腔癌的流行病学特点的是

A. 唇癌较常见

B. 男女都可发生口腔癌，但男性比女性更容易患口腔癌

C. 口腔癌的好发部位与地区、气候、种族、生活习惯等均有一定关系

D. 衡量口腔癌的患病情况多用发病率

E. 口腔癌的发生随年龄的增加而增加

## 二、A2 型题

**18.** 某县级市位于低氟区，近年来龋病患病率上升，针对社区口腔预防保健工作，为收集资料应进行

A. 口腔保健培训

B. 选择口腔预防项目

C. 口腔流行病学调查

D. 制定口腔保健计划

E. 研讨质量监控指标

**19.** 患者，男，30 岁。因刷牙出血就诊。临床检查发现 36 缺失，35 松动Ⅱ度，牙龈红肿，龈袋深度 6mm，探及龈下结石，探诊出血，使用 CPI 指数标准计分应为

A. 1　　B. 2

C. 3　　D. 4

E. 5

**20.** 某地卫生部门积极响应国家号召，对其辖区内的群众进行口腔健康普查。经统计，成年人牙周炎患病率高达 50% 以上。下列关于牙周疾病的流行特征描述错误的是

A. 牙周病在不同地区的患病情况不同，与地区之间的经济状况有一定的关系

B. 农村居民的患病程度高于城市居民
C. 全身系统疾病对牙周疾病的影响不大
D. 牙周病患病率随年龄增长而增高
E. 吸烟是牙周病的高危因素之一

**21.** 为做好社区口腔疾病的防治工作，某医院对相关社区拟进行口腔健康调查，下列不属于口腔健康调查的抽样方法的是
A. 随机抽样　B. 系统抽样
C. 个体抽样　D. 分层抽样
E. 整群抽样

**22.** 某社区医院对可能患牙周病的高风险人群进行排查，下列不属于牙周病的全身危险因素的是
A. 食物嵌塞　B. 吸烟
C. 糖尿病　D. 遗传因素
E. 宿主的免疫炎症反应

**23.** 某市计划对该市区的患龋情况进行调查，评价患龋病状况时，表示在调查期间内某一人群中患龋病的频率的指标为
A. 龋失补指数　B. 龋病发病率
C. 根龋指数　D. 龋面充填构成比
E. 患龋率

**24.** 某地对某小学1～5年级1202名学生的牙齿龋坏情况进行统计分析，在结果分析中，判断统计学有显著意义的标准是
A. $P>0.05$　B. $0.05\geqslant P>0.01$
C. $P\leqslant 0.01$　D. $0.05>P\geqslant 0.01$
E. $P<0.05$

**25.** 某市第二人民医院志愿者服务队前往市区城市广场开展“如何预防牙周病”健康宣教活动。对市民进行健康科普宣教，为来往群众进行现场讲解。下列属于牙周病一级预防的是
A. 牙周刮治
B. 口腔健康教育和指导
C. 牙周手术
D. 修复缺损牙齿，恢复口腔功能
E. 拔除患牙

**26.** 某公司准备进行一种新的口腔生物膜应用于拔牙后牙槽嵴保存的安全性和有效性临床试验，可以采用的临床试验方法是
A. 历史性对照试验
B. 非随机同期对照试验
C. 随机对照试验
D. 交叉设计临床试验
E. 序贯临床试验

**27.** 为提高基本口腔保健服务，某地区启动社区口腔保健模式。关于社区口腔卫生服务三级预防的描述，下列说法不正确的是
A. 一级预防又称病因预防，是疾病尚未发生时针对病因采取的措施
B. 二级预防又称临床前期预防，是为阻止或延缓疾病的发展而采取的措施
C. 三级预防又称临床期预防，是为了减少疾病的危害和恶化而采取的措施
D. 二级预防旨在防止伤残和促进功能恢复
E. 一级预防是预防、控制和消灭疾病的根本措施

**28.** 某三甲医院为加强医务工作者的院感意识，进行医院感染培训，下列不属于医院感染的是
A. 在医院内感染，并在医院内发病
B. 在医院外感染，在医院内发病
C. 在医院内感染，出院后发病
D. 医院工作人员在医院内获得的感染
E. 患者入院时发生的感染直接与上次住院有关

**29.** 某口腔医院的医生为一所小学内的学生进行口腔健康知识宣教，下列措施不属于龋

病的预防方法的是

A. 正确合理使用牙刷、牙膏、牙线、牙签、牙间刷

B. 控制进食糖的频率及吃糖后及时清洁口腔

C. 注意口腔保健，对患龋病的牙齿及时治疗

D. 及时进行窝沟封闭，阻止菌斑滞留及减少龋病发生率

E. 定期行牙周基础治疗

**30.** 某大学拟申请一项口腔临床试验，下列不属于口腔临床试验基本分类的是

A. 历史性对照研究

B. 非随机同期对照试验

C. 随机对照试验

D. 对照设计临床试验

E. 序贯临床试验

**31.** 某口腔诊所将使用过的牙科手机进行消毒，最常用的消毒方式为

A. 高温灭菌　　B. 浸泡灭菌

C. 超声灭菌　　D. 化学灭菌

E. 负压灭菌

**32.** 某位研究人员在设计一项随机对照临床试验，下列情况不属于其分组要求的是

A. 人为随意分组　　B. 设立对照组

C. 随机化分组　　D. 双盲法分组

E. 多盲法分组

## 三、A3/A4 型题

(33 ~35 共用题干)

某地政府对其管辖区内的饮用水含氟量进行检测，拟将饮用水的氟浓度调整到适宜浓度，以达到既能防止龋病发生，又不引起氟牙症的流行。

**33.** 饮水的适宜氟浓度一般应保持在

A. 0.3 ~0.5mg/L　　B. 0.7 ~1mg/L

C. 0.7 ~1.5mg/L　　D. 0.5 ~1.5mg/L

E. 1 ~2mg/L

**34.** 饮水氟化是将饮用水的氟浓度调整到适宜的水氟浓度，下列对于饮水氟化的说法错误的是

A. 饮用氟化水时间越早效果越好，饮用氟化水时间越长效果越好

B. 饮用氟化水对恒牙的防龋效果优于乳牙

C. 从儿童开始一直饮用氟化水，效果可持续到中年和老年

D. 饮水氟化区恒牙无龋儿童的人数是非饮水氟化区的6倍

E. 氟对光滑面龋的预防效果差于点隙窝沟龋

**35.** 机体排泄氟的主要途径是

A. 肝脏　　B. 肾脏

C. 汗腺　　D. 粪便

E. 泪液

(36 ~40 共用题干)

为进一步加大对口腔健康的援助治疗，让更多儿童获得及时的预防和治疗，某市政府为当地小学的学生免费开展口腔健康宣传，并对符合适应证的“六龄齿”实施窝沟封闭，预防龋齿。

**36.** 下列属于窝沟封闭的适应证的是

A. 牙𬌗面无深的沟裂点隙、自洁作用好

B. 患较多邻面龋损者

C. 患儿不合作，不能配合正常操作

D. 窝沟深，特别是可以卡住探针

E. 牙齿尚未完全萌出，被牙龈覆盖

**37.** 窝沟封闭酸蚀过程中使用的磷酸浓度是

A. 10% ~20%　　B. 20% ~30%

C. 30% ~40%　　D. 40% ~50%

E. 60% ~70%

**38.** 乳牙行窝沟封闭操作时，适合的酸蚀时间为

A. 10 秒　B. 20 秒
C. 30 秒　D. 1 分钟
E. 3 分钟

**39.** 窝沟封闭的操作步骤为

A. 清洁牙面、冲洗和干燥、酸蚀、涂布封闭剂、固化、检查
B. 酸蚀、清洁牙面、冲洗和干燥、涂布封闭剂、固化、检查
C. 酸蚀、清洁牙面、涂布封闭剂、冲洗和干燥固化、检查
D. 清洁牙面、酸蚀、冲洗和干燥、涂布封闭剂、固化、检查
E. 清洁牙面、冲洗和干燥、酸蚀、涂布封闭剂、检查、固化

**40.** 关于窝沟封闭的操作，下列说法错误的是

A. 首先要对牙面，特别是窝沟做彻底清洁
B. 酸蚀范围一般达到牙尖斜面的2/3，酸蚀过程中不要擦拭酸蚀牙面
C. 封闭剂固化时间一般为1~2分钟，通常调拌10~15秒
D. 光固化封闭剂不需每次涂布都调拌，可连续封闭多个牙
E. 窝沟封闭后一般不需要定期复查，可自然脱落

(41~42 共用题干)

某市口腔医院预防科在某学校开展了为期2天的口腔义诊宣教活动，旨在提升该校师生的自我口腔保健意识，逐步推进“健康中国2030目标”的实现，树立口腔疾病可防可控、重在预防的防治理念。

**41.** 巴斯刷牙法能有效清除龈缘附近及龈沟内的牙菌斑，下列关于巴斯刷牙法的描述错误的是

A. 手持刷柄，刷毛指向根尖方向
B. 刷毛与牙长轴呈60°角
C. 以短距离（2~3mm）水平颤动牙刷，勿使刷毛端离开龈沟
D. 至少颤动10次
E. 重新放置牙刷时将牙刷移至下一组2~3颗牙，注意重叠放置

**42.** 牙线是用来清洁牙齿邻面的一种有效洁牙工具，下列情况描述不正确的是

A. 牙线分为上蜡和不上蜡两种
B. 牙线适合清洁前磨牙邻面的凹陷处、根分叉区
C. 牙线可移动到牙龈沟底以清洁龈沟区
D. 使用牙线时不应强行用力，避免损伤牙周组织
E. 使用牙线进行清洁时，应上下刮动而不是前后拉锯式扯动

(43~44 共用题干)

流行病学研究按照其性质可分为观察法、实验法及理论研究等，观察法是从描述性流行病学方法发展到分析性与实验性流行病学方法的应用。

**43.** 下列属于描述性流行病学的是

A. 病例对照研究
B. 群组研究
C. 临床试验研究
D. 横断面研究
E. 前瞻性研究

**44.** 下列属于分析性流行病学的是

A. 横断面研究　B. 病例对照研究
C. 常规资料分析　D. 纵向研究
E. 回顾性研究

(45~47 共用题干)

某市为了加强市民的口腔健康观念和自我口腔保健意识，联合当地医院口腔科开展多

种形式的口腔义诊和健康宣教。

**45.** 下列不属于口腔健康教育的任务的是

A. 促进新的口腔保健措施的推广与应用

B. 深化口腔健康教育内容

C. 提高社会人群口腔预防保健的知识水平

D. 引起社会各方人员对口腔健康问题的关注

E. 达到消除牙齿龋坏的目的

**46.** 关于口腔健康教育的方法错误的是

A. 组织小型讨论会

B. 医院会诊

C. 个别交谈

D. 组织社区活动

E. 借助大众传播媒介

**47.** 不属于口腔健康教育评价的基本内容的是

A. 口腔健康意识的变化

B. 对口腔健康问题所持态度的变化

C. 口腔健康知识的变化

D. 口腔治疗操作的变化

E. 口腔健康行为的变化

(48 ~ 50 共用题干)

某幼儿园为预防龋齿，邀请该地口腔医院医生为幼儿园儿童合理使用氟化物防龋进行指导。

**48.** 如果使用 0.2% NaF 溶液含漱，其使用频率是

A. 每周一次　B. 每天一次

C. 两周一次　D. 一月一次

E. 半年一次

**49.** 如果使用 0.05% NaF 溶液含漱，其使用频率是

A. 每周一次　B. 每天一次

C. 两周一次　D. 一月一次

E. 半年一次

**50.** 如果使用氟化凝胶，下列描述不正确的是

A. 氟化凝胶建议半年使用一次

B. 氟化凝胶适用于高度易感光滑面龋的人群

C. 氟化凝胶的用量是含氟泡沫的 1/5 ~ 1/4

D. 氟化凝胶与牙列接触 4 分钟后取出托盘

E. 治疗后半小时不能漱口、喝水和进食

(51 ~ 53 共用题干)

某研究机构为配合当地口腔健康情况调查，为相关政策的制定和完善提供真实准确的参考数据，在统计局的指导下，对辖区居民进行现况调查。

**51.** 现况调查常用的方法有普查和抽样调查两种。如果采用普查的方式，下列描述不正确的是

A. 普查可以同时调查几种疾病

B. 特定时间一般较短，1 ~ 2 天或 1 ~ 2 周，大规模的普查最长不超过 2 ~ 3 个月

C. 适用于患病率较低的疾病

D. 普查的工作量大，组织工作复杂

E. 普查的同时可以普及医学科学知识的教育

**52.** 如果采用抽样调查，在调查过程中产生的变异是由于机遇不同所造成，且不能完全避免的是

A. 随机误差　B. 选择性偏倚

C. 无应答偏倚　D. 测量偏倚

E. 因检查者引起的偏倚

**53.** 如果在调查过程中样本人群的选择不是按照抽样设计的方案进行，而是随意选择导致的误差称为

A. 随机误差　B. 选择性偏倚

C. 无应答偏倚　D. 测量偏倚

E. 因检查者引起的偏倚

(54～56共用题干)

为调查某企业单位职工的牙周健康状况和牙周病患病情况，该单位计划开展口腔健康调查，根据不同需求，应使用不同的牙周健康指数。

**54.** 被世界卫生组织推荐作为牙周病流行病学调查指数的是

A. 菌斑指数

B. 简化口腔卫生指数

C. 牙龈指数

D. 社区牙周指数

E. 龈沟出血指数

**55.** 如果采用社区牙周指数，下列描述错误的是

A. 只观察牙龈情况，检查牙龈颜色和质的改变，以及出血倾向

B. 检查内容为牙龈出血、牙石和牙周袋深度

C. 检查时将CPI探针轻缓地插入龈沟或牙周袋内，探针与牙长轴平行，紧贴牙根

D. 使用CPI探针时用力不超过20g，过分用力会引起患者疼痛

E. 20岁以上者需检查10颗指数牙的牙龈出血、牙石和牙周袋情况

**56.** 如果采用OHI-S，其检查范围是

A. 检查8个牙面，16、11、26、31的唇（颊）面，36、21、41、46的舌面

B. 检查6个牙面，16、11、26、31的唇（颊）面，36、46的舌面

C. 检查10个牙面，16、13、11、25、26、31的唇（颊）面，35、36、45、46的舌面

D. 检查12个牙面，每个区段选择覆盖软垢、菌斑与牙石最多的1个唇面，1个舌（腭）面

E. 检查16个牙面，每个区段选择覆盖软垢、菌斑与牙石最多的1个唇面，1个舌（腭）面

(57～59共用题干)

某医院口腔科为该市某小学869名小学生进行口腔保健检查，主要进行龋病检查和龋病的预防项目。

**57.** 如果要反映该校学生龋病的严重程度，可采用

A. 患龋率

B. 龋失补指数

C. 龋均

D. 龋病发病率

E. 龋面均

**58.** mean DMFT是指

A. 龋均，指受检查人群中每人口腔中平均龋、失、补牙数

B. 龋面均，指受检查人群中每人口腔中平均龋、失、补牙面数

C. 龋失补指数，指龋坏未充填的牙；因龋丧失的牙；因龋已做充填的牙数

D. 乳牙龋失补指数，指乳牙龋、失、补牙数

E. 患龋率，指在调查期间内某一人群中患龋病的频率

**59.** 属于龋病三级预防的是

A. 进行口腔健康教育

B. 普及口腔健康知识

C. 早期诊断、早期处理

D. 修复缺损牙齿，恢复口腔功能

E. 窝沟封闭

(60～62共用题干)

假如为研究饮食与龋病之间的关系，设计了某项龋病研究，选取两个饮食结构不同的单位进行统计，其中一个单位餐厅的三餐饮食中常规包含甜食，另一个单位餐厅的三餐甜食摄

入很少，一年后观察两个单位员工的龋齿情况。

**60.** 上述研究属于

A. 干预实验

B. 历史性对照研究

C. 群组研究

D. 病例对照研究

E. 随机对照试验

**61.** 三餐饮食中都含甜食的单位属于

A. 暴露组　　B. 实验组

C. 对照组　　D. 非暴露组

E. 病例组

**62.** 如果选取同一单位的员工进行研究，将他们按随机化原则分为试验组和对照组后，分别给予一定的干预措施，最后比较两组试验结果。则该研究属于

A. 普查　　B. 队列研究

C. 病例对照研究　　D. 抽样调查

E. 随机对照试验

# 第八章　口腔颌面医学影像学

## 一、A1 型题

**1.** 人体内对放射线高度敏感的组织包括

A. 淋巴组织、胸腺、骨髓、性腺

B. 角膜、晶状体、结膜、皮肤、肾

C. 中枢神经系统、内分泌腺、心脏

D. 胚胎组织、软骨和骨组织

E. 下颌下腺、舌下腺、肝、肺组织

**2.** 下列措施中不能够减少患者受辐射剂量的是

A. 用摄影代替透视

B. 使用长遮线筒

C. 适当提高管电压

D. 使用持片器

E. 将射线源贴近检查部位以保证投照的准确性

**3.** 根据联合国原子辐射效应科学委员会 2008 年的报告，全球平均每人每年受到的天然本底辐射剂量约为

A. 50μSv　　B. 2.4mSv

C. 10mGy　　D. 0.1Sv

E. 0.1Gy

**4.** 锥形束 CT 相对于螺旋 CT 而言，其优点不包括

A. 空间分辨率高　　B. 辐射剂量低

C. 价格便宜　　D. 投照速度快

E. 密度分辨率高

**5.** 下列检查方式中不属于口内片的是

A. 根尖片　　B. 殆翼片

C. 上颌后部殆片　　D. 下颌横断殆片

E. 颌下腺侧位片

**6.** 分角线投照技术中的分角线指的是

A. 胶片长轴与地面的角平分线

B. 胶片长轴与 X 线中心线的角平分线

C. 胶片长轴与被照牙长轴的角平分线

D. 被照牙长轴与垂直地面长轴的角平分线

E. 被照牙长轴与 X 线中心线的角平分线

**7.** 上颌根尖片中不可能出现的颌骨正常结构是

A. 腭中缝　　B. 喙突

C. 翼板　　D. 翼腭窝

E. 颧骨

**8.** 下颌根尖片中不可能出现的颌骨正常结构是

A. 营养管　　B. 喙突

C. 颏孔　　D. 下颌下缘

E. 外斜线

**9.** 临床中诊断邻面龋最适宜的 X 线检查方式是

A. 根尖片　　B. 殆翼片

C. 曲面体层片　　D. 锥形束 CT

E. 螺旋 CT

**10.** 下图中箭头所示结构为

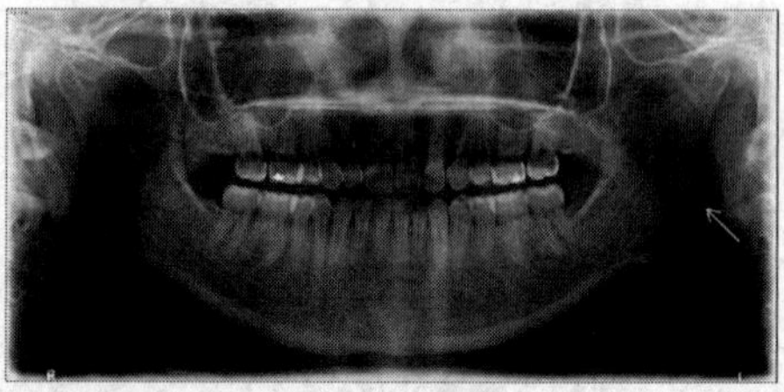

A. 翼板　　B. 颈部血管钙化

C. 脊柱椎突　　D. 茎突

E. 体外金属异物

**11.** 下图中箭头所示骨结构为

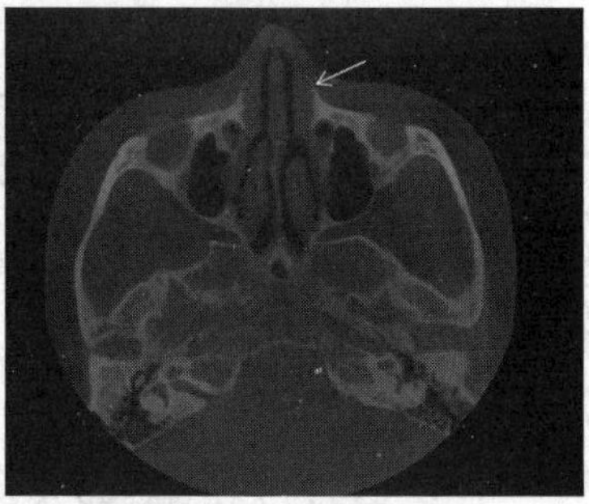

A. 鼻骨　　B. 泪骨

C. 犁骨　　D. 上颌骨

E. 颧骨

**12.** 下图中箭头所示内部走行的结构有

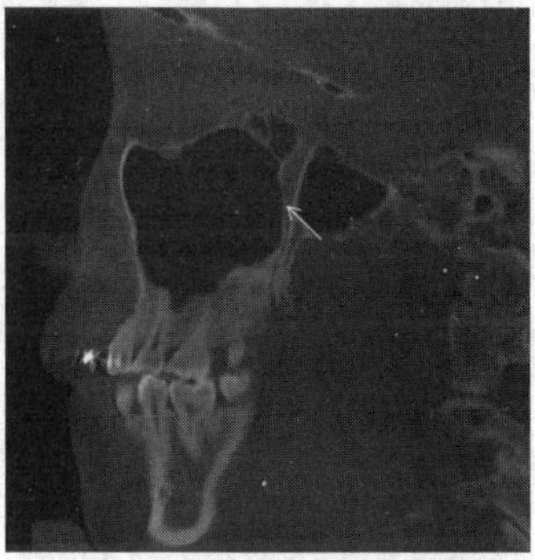

A. 腭大神经　　B. 眶下神经

C. 翼管神经　　D. 腭升动脉

E. 咽动脉

**13.** 下图中箭头所示结构为

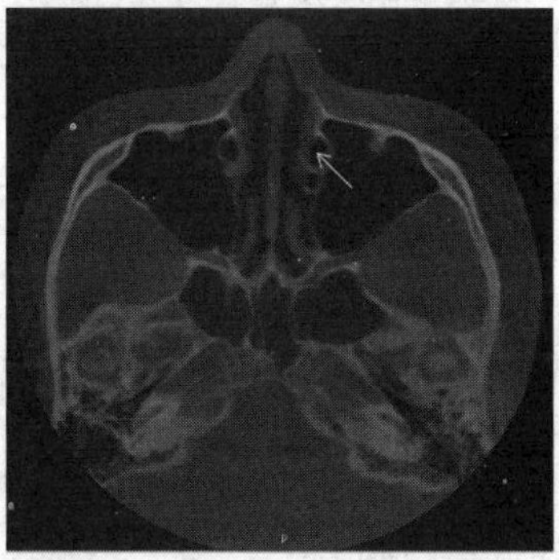

A. 上颌窦　　B. 眶下孔

C. 鼻泪管　　D. 翼腭管

E. 鼻腔

**14.** 下列情况中不可以进行涎腺造影检查的是

A. 慢性阻塞性腮腺炎

B. 腮腺良性肿瘤

C. 颌下腺导管阴性结石

D. 颌下腺化脓性炎症红肿明显

E. 外伤导致腮腺瘘

**15.** 儿童复发性腮腺炎造影检查时使用的造影剂是

A. 40% 碘化油

B. 60% 碘化油

C. 50% 泛影葡胺

D. 76% 泛影葡胺

E. 离子型/非离子型有机碘水

**16.** 腮腺肿瘤首选的检查方式是

A. 唾液腺造影

B. 曲面体层片

C. 超声

D. 锥形束 CT

E. 螺旋 CT

**17.** 下列检查方式可以判断颞下颌关节盘位置的是

A. 薛氏位　　B. 经咽侧位片

C. 曲面体层片　　D. 锥形束 CT

E. 核磁共振

**18.** 下图所示患者最有可能的诊断是

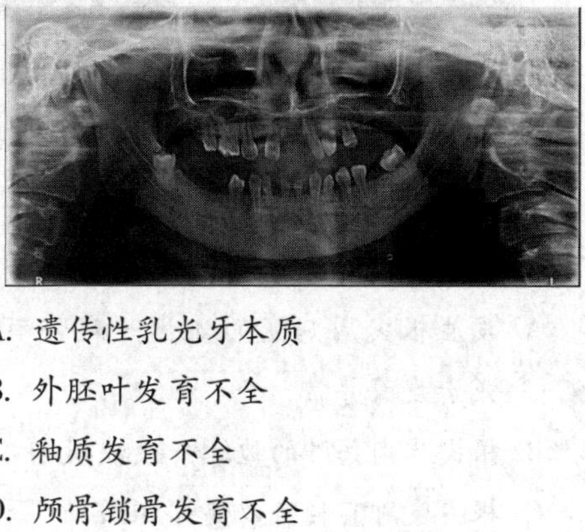

A. 遗传性乳光牙本质

B. 外胚叶发育不全

C. 釉质发育不全

D. 颅骨锁骨发育不全

E. 佝偻病

**19.** 下图根尖片中箭头所指低密度区为

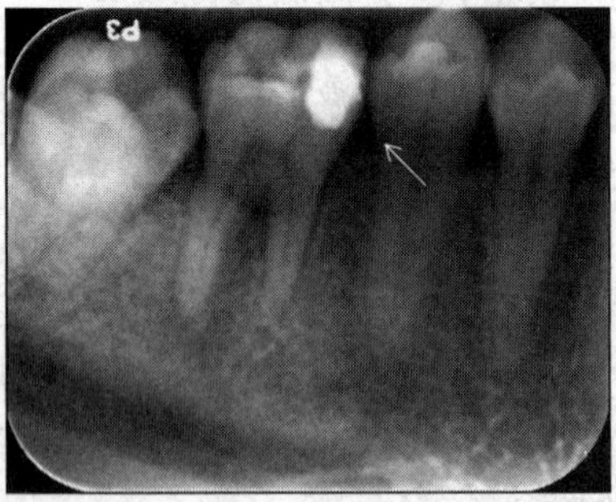

A. 浅龋　　B. 中龋

C. 深龋　　D. Burnout 征象

E. 修复体

**20.** 下列检查适用于颞下颌关节滑膜炎及关节囊炎的是

A. 关节上腔造影

B. 核磁共振

C. 许勒位片

D. 数字减影颞下颌关节造影

E. 锥形束 CT

**21.** 下图中箭头所示为

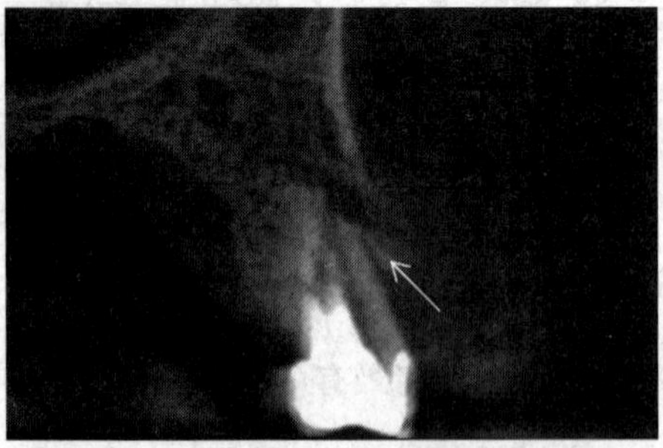

A. 根纵裂　　B. 根折

C. 牙石　　D. 牙槽突骨折

E. 不良充填体

**22.** 下列关于根尖周病变说法正确的是

A. 发生根尖周病变的牙齿一定伴有龋坏或者发育异常

B. 根尖周肉芽肿的边缘一般较模糊

C. 根尖囊肿直径可以超过 5cm

D. 根尖周脓肿能够导致颌骨膨隆

E. 根尖周囊肿的边缘一定清晰光整

**23.** 关于根尖周致密性骨炎，下列说法错误的是

A. 根尖周致密性骨炎多伴随牙根尖周的炎性病变

B. 根尖周致密性骨炎是发生在牙槽骨的炎症

C. 根尖周致密性骨炎表现为致密骨团块

D. 根尖周致密性骨炎患牙的根尖区骨小梁增粗变密

E. 根尖周致密性骨炎与正常骨之间没有明显边界

**24.** 下列疾病分类中属于化脓性颌骨骨髓炎的是

A. 婴幼儿颌骨骨髓炎

B. 慢性硬化性颌骨骨髓炎

C. Garré 骨髓炎

D. 放射性骨髓炎

E. 双膦酸盐骨髓炎

**25.** 关于牙源性中央性颌骨骨髓炎与牙源性边缘性颌骨骨髓炎的影像表现下列说法不正确的是

A. 均表现为颌骨的骨质破坏

B. 均可有死骨形成

C. 均可有骨膜反应

D. 边缘均模糊不清

E. 均好发于上颌磨牙区

**26.** 下列关于 Garré 骨髓炎说法错误的是

A. Garré 骨髓炎是一种非化脓性骨髓炎

B. Garré 骨髓炎的典型表现是骨膜成骨

C. Garré 骨髓炎可伴有死骨形成

D. Garré 骨髓炎的骨膜反应呈葱皮样表现

E. Garré 骨髓炎需与朗格汉斯组织细胞增生症相鉴别

**27.** 下颌骨骨折的好发部位不包括

A. 髁突颈部　　B. 下颌角

C. 下颌骨体部　　D. 颏孔区

E. 颏部正中

**28.** 关于颌面骨骨折，下列说法错误的是

A. 曲面体层片显示下颌骨骨折效果较上颌骨好

B. CBCT 可以较好地显示颌面骨骨折

C. 颌骨骨折多伴随咬合改变

D. 下颌骨骨折的好发部位包括髁突颈部、下颌角区、颏孔区及正中联合

E. 下颌角区骨折容易造成舌后坠，引发窒息

**29.** 下图中的骨折部位是

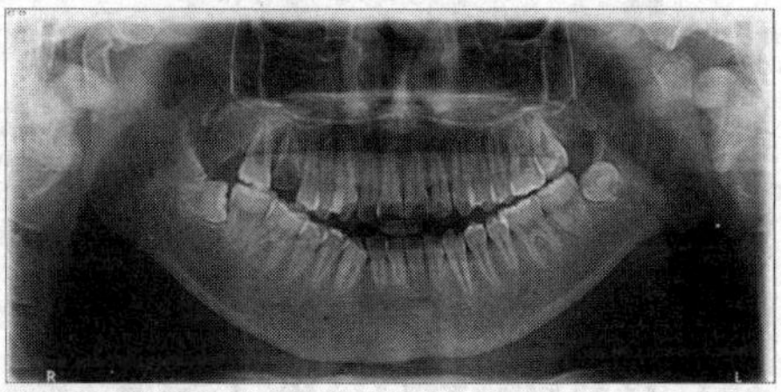

A. 左侧髁突　　B. 右侧髁突

C. 双侧髁突　　D. 颏部

E. 双侧下颌角

**30.** 下列疾病中，病变边缘有清晰骨白线的是

A. 下颌骨中央性鳞癌

B. 下颌骨海绵状血管瘤

C. 下颌骨双膦酸盐骨髓炎

D. 左下颌静止性骨腔

E. 右下颌牙源性角化囊肿伴感染

**31.** 下列病变中不属于发育性囊肿的是

A. 根侧囊肿　　B. 鼻腭管囊肿

C. 含牙囊肿　　D. 根尖囊肿

E. 切牙管囊肿

**32.** 下列不属于基底细胞痣综合征的影像表现的是

A. 多发的牙源性角化囊肿

B. 锁骨缺失

C. 大脑镰钙化

D. 蝶鞍韧带钙化及骨桥形成

E. 分叉肋

**33.** 下列不是牙源性角化囊肿和成釉细胞瘤鉴别点的是

A. 是否为多房病变

B. 是否为多发病变

C. 牙根是否有截根状吸收

D. 病变内部是否有钙化

E. 颊舌向膨隆情况

**34.** 下列关于牙骨质 – 骨结构不良说法错误的是

A. 牙骨质 – 骨结构不良是自限性疾病，无症状可以不做处理

B. 早期牙骨质 – 骨结构不良容易与根尖周病变混淆

C. 牙骨质 – 骨结构不良不会导致颌骨膨隆

D. 牙骨质 – 骨结构不良可以多发

E. 牙骨质 – 骨结构不良感染后易形成死骨

**35.** 下图所示最可能的疾病为

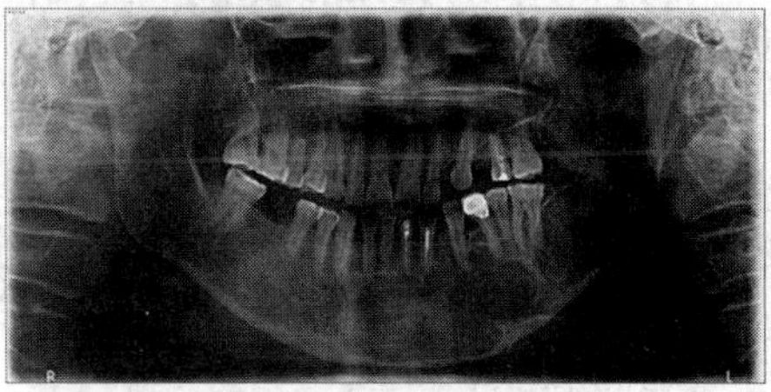

A. 成釉细胞瘤

B. 家族性巨大型牙骨质瘤

C. 巨颌症

D. 牙源性角化囊肿

E. 颌骨中央性血管畸形

**36.** 下列疾病中可以不出现高密度病变的是

A. 骨岛

B. 牙骨质－骨结构不良

C. 内生骨疣

D. 成牙骨质细胞瘤

E. 根尖周致密性骨炎

**37.** 关节薛氏位显示的是髁突的

A. 髁突外侧1/3骨质

B. 髁突内侧1/3骨质

C. 髁突前部1/3骨质

D. 髁突外侧2/3骨质

E. 髁突内侧2/3骨质

**38.** 下列疾病影像表现中无钙化表现的是

A. 牙源性角化囊肿

B. 骨化纤维瘤

C. 牙源性钙化囊肿

D. 牙源性腺样瘤

E. 牙源性黏液瘤

**39.** 下列检查方式中诊断颞下颌关节盘穿孔最有效的是

A. 薛氏位

B. 锥形束CT

C. 螺旋CT

D. 关节腔造影

E. 核磁共振

**40.** 组合牙瘤与混合牙瘤的区别是

A. 边界清晰与否

B. 内部密度高低

C. 有无牙齿形态

D. 局部骨质是否膨隆

E. 是否会造成牙齿阻生

**41.** 下列疾病X线表现中可能出现下颌神经管迂曲变形的是

A. 成釉细胞瘤

B. 骨纤维异常增殖症

C. 骨髓瘤

D. 颌骨中央性血管瘤

E. 颌骨中央性鳞癌

**42.** 下图根尖片中24恒牙胚牙根发育的分期是

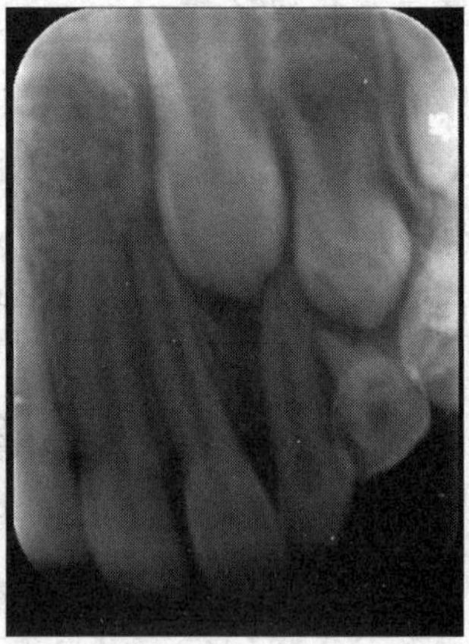

A. 5期　　B. 6期

C. 7期　　D. 8期

E. 9期

**43.** 在X线片上，患牙根侧方可见圆形低密度影像，直径小于1cm，边界清楚，无致密的硬骨板。则考虑诊断为

A. 根尖周肉芽肿　　B. 根尖周囊肿

C. 致密性骨炎　　D. 根尖脓肿

E. 残余囊肿

**44.** 下图根尖片中36近中牙根膨大，诊断为

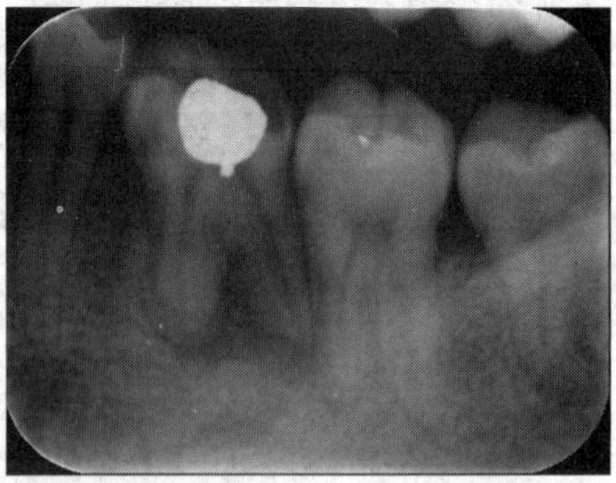

A. 成牙骨质细胞瘤

B. 牙骨质增生

C. 牙骨质－骨结构不良

D. 骨化纤维瘤

E. 釉珠

**45.** 下列不符合成釉细胞瘤恶变后X线表现

的是

A. 分隔减少

B. 颌骨膨隆明显

C. 牙根吸收明显

D. 边缘密质骨不连续

E. 边缘切迹变清晰

**46.** 下列疾病中属于牙源性恶性肿瘤的是

A. 恶性成釉细胞瘤

B. 骨肉瘤

C. 骨髓瘤

D. 颌骨中央性血管瘤

E. 牙源性纤维瘤

**47.** 下列不属于舍格伦综合征的造影表现的是

A. 主导管呈葱皮样

B. 分支导管减少

C. 末梢导管扩张

D. 腺体充盈缺损

E. 主导管迂曲扩张

**48.** 下列关于颌下腺阴性结石的说法错误的是

A. 在平片上无法显示

B. 适宜使用水溶性造影剂检查

C. 造影表现为导管内的圆形或卵圆形充盈缺损

D. 阴性结石远心端导管可能扩张

E. 主导管影像会有部分变窄，但不会中断

**49.** 下列疾病的 CT 表现中不可能与颌下腺阳性结石混淆的是

A. 茎突过长

B. 慢性硬化性颌下腺炎

C. 颈部淋巴结钙化

D. 扁桃体钙化

E. 颈部血管钙化

**50.** 下列位置中最易出现涎腺结石的部位是

A. 颌下腺导管口

B. 颌下腺导管轴柄

C. 颌下腺内主导管

D. 腮腺内主导管

E. 腮腺导管咬肌段

**51.** 下列关于儿童复发性腮腺炎造影说法错误的是

A. 主导管多无异常改变

B. 分支导管显像较少

C. 末梢导管呈点球状扩张

D. 腺体排空基本正常

E. 急性炎症期不建议做造影检查

**52.** 下列唾液腺疾病造影中有可能出现造影剂外溢的是

A. 儿童复发性腮腺炎

B. 腮腺导管阴性结石

C. 唾液腺结核

D. 慢性阻塞性腮腺炎

E. 腮腺良性肿瘤

**53.** 关于腮腺肿瘤的超声表现，下列说法错误的是

A. 超声是唾液腺肿瘤的首选检查方法

B. 超声相比 CT 有速度快、无放射损伤等特点

C. 腮腺良性肿瘤超声内部回声均匀

D. 腮腺恶性肿瘤超声后方回声增强

E. Warthin 瘤超声内部回声多呈网格状

**54.** 下列不属于颞下颌关节骨性强直影像表现的是

A. 髁突形成骨球

B. 关节窝结构清晰

C. 升支短小

D. 角前切迹加深

E. 喙突过长

**55.** 曲面体层片上不能造成恒牙胚阻生的是

A. 牙瘤

B. 含牙囊肿

C. 釉质发育不全

D. 牙源性角化囊肿

E. 颅骨锁骨发育不全

**56.** 下图根尖片中 11 恒牙胚的牙根发育期是

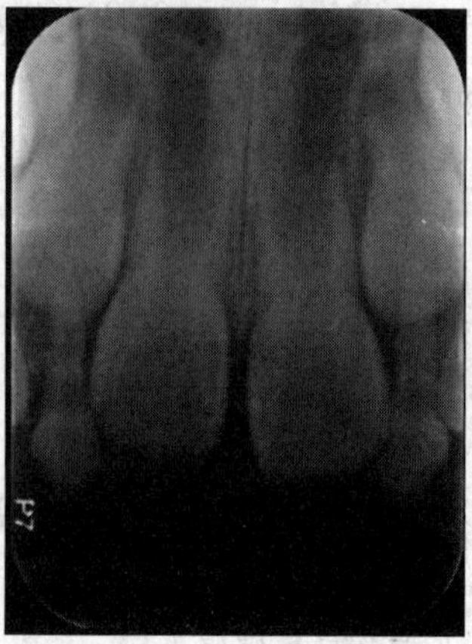

A. 5 期　　B. 6 期
C. 7 期　　D. 8 期
E. 9 期

**57.** 颧弓中断受力后形成的骨折在 CT 的轴位上类似的形状是

A. M 形　　B. N 形
C. L 形　　D. C 形
E. V 形

**58.** 颧骨颧弓骨折一般不会累及的结构是

A. 上颌骨　　B. 颧颌缝
C. 额骨　　D. 颧额缝
E. 颞骨

**59.** X 线呈低密度病变且内部可见粟粒样钙化的是

A. 牙源性角化囊肿
B. 骨化纤维瘤
C. 牙瘤
D. 牙源性腺样瘤
E. 牙源性纤维瘤

**60.** 下列疾病的影像表现中常见有分隔的是

A. 单纯性骨囊肿
B. 静止性骨腔
C. 成釉细胞瘤
D. 牙源性腺样瘤
E. 颌骨中央性鳞癌

**61.** 影像表现分隔直而细，类似“网拍状”的疾病是

A. 牙源性黏液瘤
B. 牙源性纤维瘤
C. 牙源性腺样瘤
D. 成釉细胞瘤
E. 牙源性钙化囊性瘤

**62.** 下列疾病中能造成颌骨膨隆且沿颌骨外形膨隆的是

A. 成釉细胞瘤
B. 牙源性角化囊肿
C. 颌骨硬化性骨髓炎
D. 骨纤维异常增殖症
E. 骨化纤维瘤

**63.** 下列疾病中可累及多个骨质的是

A. 牙瘤
B. 骨纤维异常增殖症
C. 成牙骨质细胞瘤
D. 成釉细胞瘤
E. 骨化纤维瘤

**64.** 下列疾病中不能通过根尖片进行诊断的是

A. 急性牙髓炎　　B. 慢性根尖周炎
C. 畸形中央尖　　D. 牙中牙
E. 牙内吸收

**65.** 下图根尖片中，牙位 25 的影像诊断为

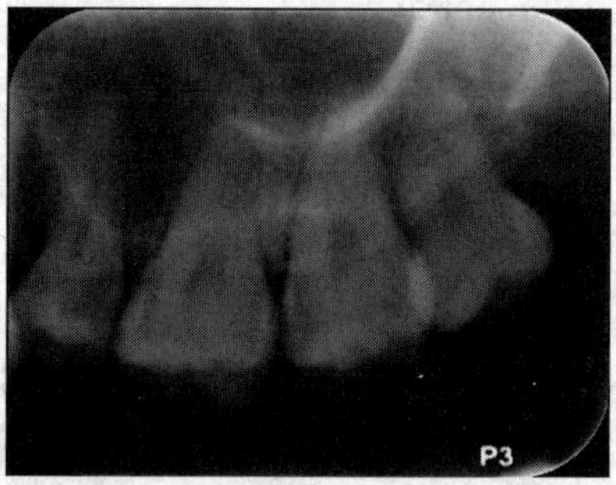

A. 中龋　　B. 深龋

C. 慢性牙髓炎　　D. 楔状缺损

E. 牙震荡

**66.** 下图根尖片中，牙位 42 的影像诊断为

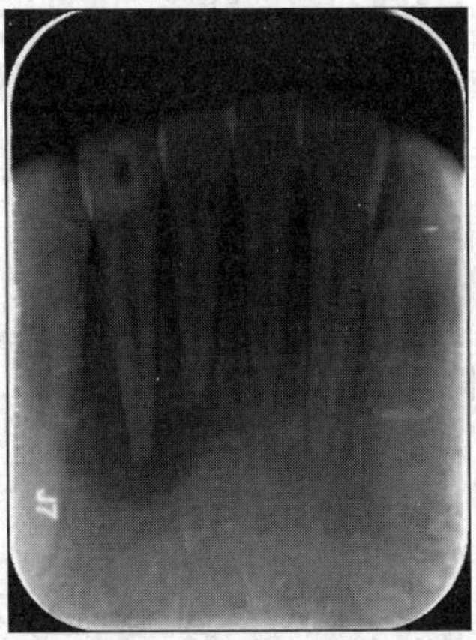

A. 根尖周脓肿　　B. 根尖周囊肿

C. 根尖周肉芽肿　　D. 畸形中央尖

E. 畸形舌侧窝

**67.** 下图根尖片中 46 牙根模糊的原因可能是

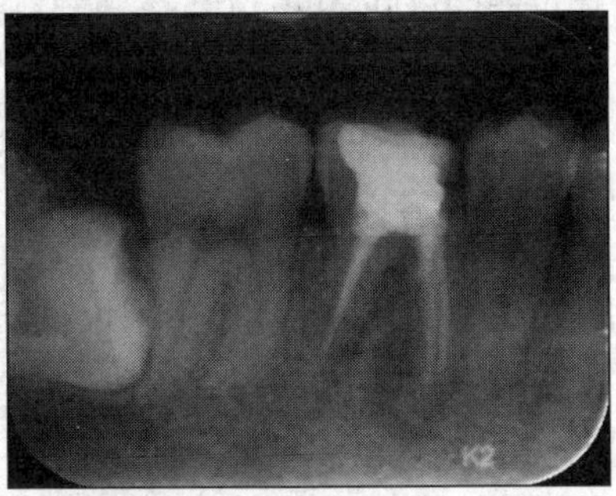

A. X 射线筒距离患者太远

B. 投照管电压过大

C. 投照管电流过大

D. IP 板未与牙齿紧贴

E. 患者牙根吸收

**68.** 下列不属于判断上下颌根尖片依据的是

A. 不同的解剖结构

B. 骨小梁形态

C. 磨牙髓腔形态

D. 牙根数目

E. 牙槽骨密度

**69.** 全口 CBCT 中最常见的出现畸形舌侧窝的牙位为

A. 上颌中切牙　　B. 上颌侧切牙

C. 上颌前磨牙　　D. 下颌前磨牙

E. 下颌尖牙

**70.** 曲面断层片中最常见的出现畸形中央尖的牙位为

A. 上颌中切牙　　B. 上颌侧切牙

C. 上颌前磨牙　　D. 下颌前磨牙

E. 下颌侧切牙

**71.** 下列不属于 Le Fort Ⅰ型骨折所累及的部位是

A. 梨状孔下部　　B. 牙槽突底

C. 上颌结节　　D. 颧骨下方

E. 翼突

**72.** 下列不属于 Le Fort Ⅱ型骨折所累及的部位是

A. 鼻根部　　B. 眶内壁

C. 眶底　　D. 颧弓

E. 翼突

**73.** 下列不属于 Le Fort Ⅲ型骨折所累及的部位是

A. 鼻根部　　B. 眶内壁

C. 颧颌缝　　D. 眶外壁

E. 翼突

**74.** 较大但正常的鼻腭管和鼻腭管囊肿易混淆，一般认为鼻腭管宽度超过多少怀疑有囊肿的可能

A. 3mm　　B. 6mm

C. 10mm　　D. 12mm

E. 15mm

**75.** 儿童未萌牙的牙冠被较大的滤泡包绕，需与早期含牙囊肿鉴别，一般冠周间隙超过多少考虑为含牙囊肿

A. 1 ~ 2mm　　B. 2. 5 ~ 3mm

C. 5 ~ 8mm　　D. 10mm

E. 12mm

**76.** 检查鳃裂瘘的瘘口位置、瘘道形成等的最佳影像检查方式是

A. 诊断丝　　B. 曲面体层片
C. 瘘道造影　　D. 螺旋 CT
E. 核磁共振

**77.** 通过 CBCT 重建的断层片显示的下列哪处位置与曲面体层片的影像相同

A. 会厌　　B. 舌骨
C. 脊柱　　D. 双侧上颌窦底
E. 中下鼻甲

**78.** 曲面体层片相比于全口根尖片的缺点是

A. 前牙区显示不清
B. 后牙区显示不清
C. 牙冠部显示不清
D. 牙根部显示不清
E. 可以观察颌骨结构

**79.** 成人标准全口根尖片一共有

A. 12 张　　B. 13 张
C. 14 张　　D. 15 张
E. 16 张

**80.** 儿童标准全口根尖片一共有

A. 9 张　　B. 10 张
C. 11 张　　D. 12 张
E. 13 张

**81.** 在成人全口根尖片中，下列牙位中单独拍摄一张的是

A. 13　　B. 25
C. 31　　D. 43
E. 47

**82.** 根尖片投照时，投照前牙时胶片边缘要高出切缘

A. 3mm　　B. 5mm
C. 6mm　　D. 7mm
E. 10mm

**83.** 下列软组织肿物中在螺旋 CT 上具有特征性密度值的是

A. 多形性腺瘤
B. 腺样囊性癌
C. 沃辛瘤
D. 脂肪瘤
E. 基底细胞腺瘤

**84.** 颌骨内最常见的感染性囊肿是

A. 根尖周囊肿
B. 牙源性角化囊肿
C. 黏液囊肿
D. 皮脂腺囊肿
E. 涎腺囊肿

**85.** 若曲面体层片中显示 12、13 间有倒梨形低密度影，边界清晰，两牙根受压移位，最可能的诊断是

A. 含牙囊肿　　B. 根尖囊肿
C. 鼻腭管囊肿　　D. 牙源性角化囊肿
E. 球状上颌囊肿

**86.** 骨结构不良分为三期，下列说法正确的是

A. 一期病变密度不均匀减低
B. 一期病变密度增高
C. 二期密度均匀增高
D. 三期密度不均匀增高
E. 三期密度均匀增高

**87.** 釉质发育不全的患牙的牙釉质在 X 线片上的表现相比正常牙釉质

A. 密度增高　　B. 密度减低
C. 密度不均匀　　D. 变薄
E. 变厚

**88.** 下列不属于遗传性乳光牙本质的 X 线特点的是

A. 牙冠磨损
B. 牙间隙大

C. 髓腔闭锁

D. 冠根交界处变窄

E. 牙冠短小而牙根粗大

**89.** 下列疾病中容易并发牙根吸收的是

A. 牙源性角化囊肿

B. 成釉细胞瘤

C. 颌骨中央性鳞癌

D. 慢性硬化性骨髓炎

E. 混合牙瘤

**90.** 下列肿物中最易伴发感染的是

A. 成釉细胞瘤

B. 骨化纤维瘤

C. 血管畸形

D. 牙源性角化囊肿

E. 成牙骨质细胞瘤

**91.** 在牙片中显示不明显的组织是

A. 牙釉质　　B. 牙本质

C. 牙骨质　　D. 牙槽骨

E. 牙髓腔

**92.** 根尖片上的骨硬板是

A. 牙槽嵴顶的影像

B. 牙本质的影像

C. 牙骨质的影像

D. 牙槽窝内壁的影像

E. 牙周膜的影像

**93.** 下列囊肿最易复发的是

A. 成釉细胞瘤

B. 牙源性角化囊肿

C. 牙源性纤维瘤

D. 根尖囊肿

E. 含牙囊肿

**94.** 下列软组织囊肿中可含角化物的是

A. 鳃裂囊肿　　B. 滤泡囊肿

C. 黏液囊肿　　D. 甲状舌管囊肿

E. 皮样囊肿

**95.** 下列描述中不属于伪影的是

A. 曲面断层片中的下颌骨内异物影

B. CBCT 中因运动产生的重影

C. MRI 中金属牙冠周围的黑影

D. 螺旋 CT 中银汞充填体周围的白色条状影

E. 根尖片上的白色条状划痕

## 二、A2 型题

**96.** 患者，女，15 岁。因颞下颌关节不适就诊，下列不属于颞下颌关节骨关节病的影像表现的是

A. 髁突表面骨质破坏

B. 髁突皮质骨缺失

C. 髁突磨损短小

D. 髁突囊样变

E. 髁突前斜面骨质增生

**97.** 患者，男，32 岁。三个月前行“右下颌骨成釉细胞瘤开窗术”，现复查进行 X 线检查，下列表现中不可以作为其复发依据的是

A. 低密度病变边缘较术前清晰

B. 颌骨膨隆范围增大

C. 术区未见明显新生骨组织

D. 低密度病变区部分边缘出现虫蚀状

E. 术区邻近位置出现新的低密度病变灶

**98.** 患者，女，19 岁。因右上颌面部胀痛来诊。X 线检查结果如下，则面部胀痛最可能的原因是

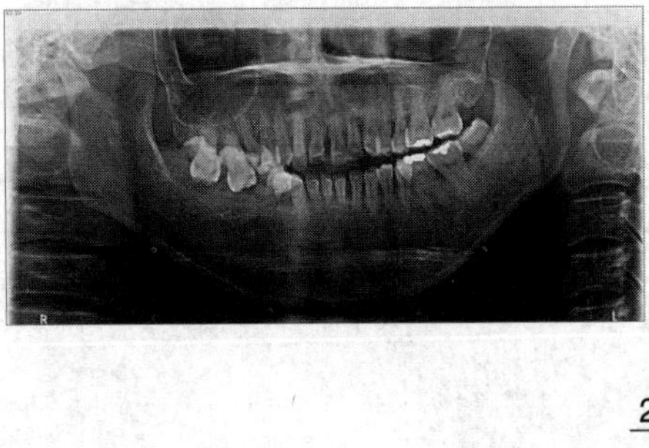

A. 右上磨牙牙髓炎
B. 右下磨牙牙髓炎
C. 右侧磨牙牙周炎
D. 右上颌磨牙根尖炎
E. 右上颌窦炎

**99.** 患者，女，17 岁。因正畸检查，拍摄曲面断层片偶然发现右下颌体骨内一不规则片高密度影，边界清晰，内部密度均匀，有可能的诊断是

A. 牙瘤
B. 阻生牙
C. 骨岛
D. 牙骨质－骨结构不良
E. 成牙骨质细胞瘤

**100.** 患者，男，17 岁。因左上后牙疼痛来诊，根尖片如图所示，影像诊断为

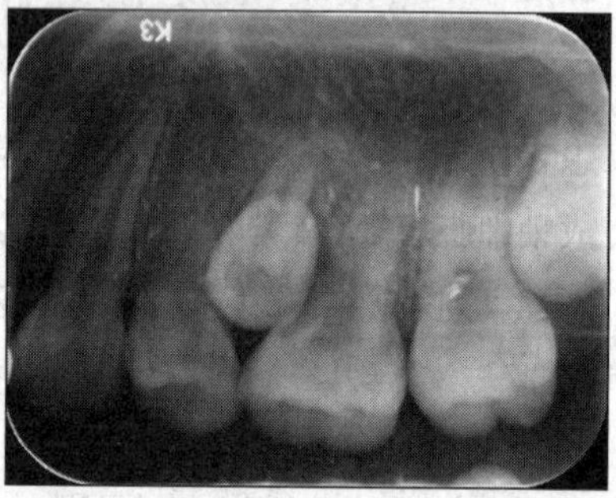

A. 25 异位，26 深龋，28 牙胚发育中
B. 25 异位，26 根面龋，28 阻生
C. 25 阻生，26 深龋，28 牙胚发育中
D. 25 阻生，26 根面龋，28 阻生
E. 25 阻生，26 外吸收，28 牙胚发育中

**101.** 患者，女，29 岁。因右下颌骨膨隆来诊，影像学及病理学检查后确诊为成釉细胞瘤，其可能的影像表现不包括

A. 颊舌侧膨隆明显
B. 颊侧皮质骨不连续
C. 受累磨牙牙根吸收
D. 内部可见片状钙化影
E. 局部神经管受压移位

**102.** 患者，男，19 岁。正畸前 CBCT 检查发现髁突影像表现如下，诊断为

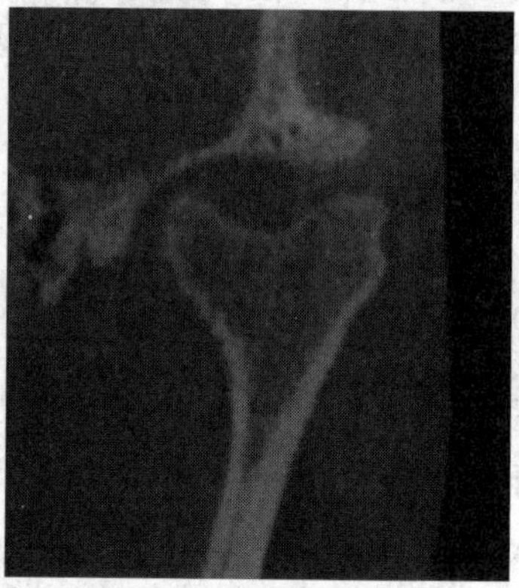

A. 颞下颌关节骨关节病
B. 髁突发育畸形
C. 髁突骨瘤
D. 髁突骨折错位愈合
E. 髁突骨软骨瘤

**103.** 患儿，女，6 岁。双侧腮腺反复肿大 1 年，初诊检查怀疑儿童复发性腮腺炎，关于儿童复发性腮腺炎的涎腺造影检查，下列说法错误的是

A. 多数导管无改变
B. 副腺体末梢导管扩张
C. 临床痊愈后仍有末梢导管扩张
D. 主导管可有扩张
E. 病变常累及颌下腺

**104.** 某患者因开口困难就诊，有颏部着地的外伤史，X 线片检查显示颞下颌关节间隙影像模糊，正常关节解剖形态消失，最可能的诊断是

A. 咀嚼肌痉挛
B. 创伤性关节炎
C. 颞下颌关节内强直
D. 破伤风牙关紧闭
E. 颌间瘢痕挛缩

**105.** 患者，女，16 岁。以右侧颞下颌关节开

口初、闭口末单音弹响就诊，临床检查开口型在开口初发生弹响前偏向右侧，CBCT 显示关节前间隙变宽，后间隙变窄，可能的诊断是

A. 右翼外肌痉挛

B. 左关节盘不可复性前移位

C. 左咀嚼肌痉挛

D. 右关节盘可复性前移位

E. 左翼外肌功能亢进

**106.** 患者，男，13 岁。因上前牙变色及咬合不适就诊，检查可见牙冠呈红褐色，曾有前牙外伤史，根尖片显示髓腔及根管壁可见卵圆形透射影，根尖区亦可见阴影，可能的诊断是

A. 牙髓炎　　B. 牙内吸收

C. 牙髓钙化　　D. 牙髓坏死

E. 根折

## 三、A3/A4 型题

（107～111 共用题干）

患者，男，25 岁。因左下颌膨隆三个月就诊。

**107.** 作为接诊医生，首选的检查方式是

A. 超声　　B. 曲面体层片

C. 锥形束 CT　　D. 螺旋 CT

E. 核磁共振

**108.** 患者初步检查结果如下图，可能的诊断是

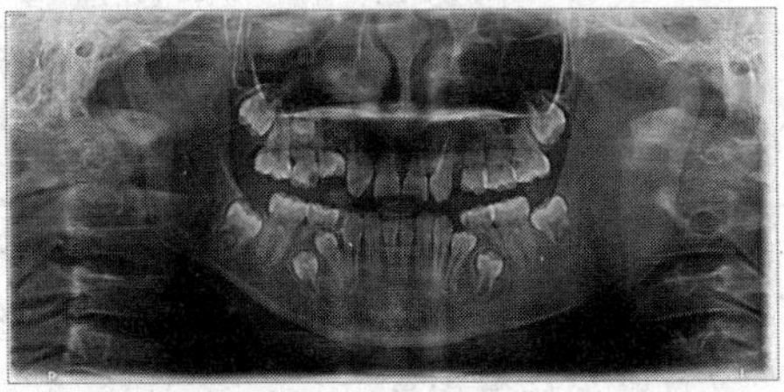

A. 朗格汉斯组织细胞增生症

B. 颌骨中央性鳞癌

C. 慢性硬化性骨髓炎

D. 骨纤维异常增殖症

E. 颌骨发育畸形

**109.** 鉴别骨纤维异常增殖症和骨化纤维瘤，二者的主要鉴别点不包括

A. 颌骨膨隆情况

B. 有无明显边界

C. 牙齿有无移位

D. 内部密度

E. 是否有多发病变

**110.** 患者进一步行 CBCT 检查，结果如下，下列影像描述错误的是

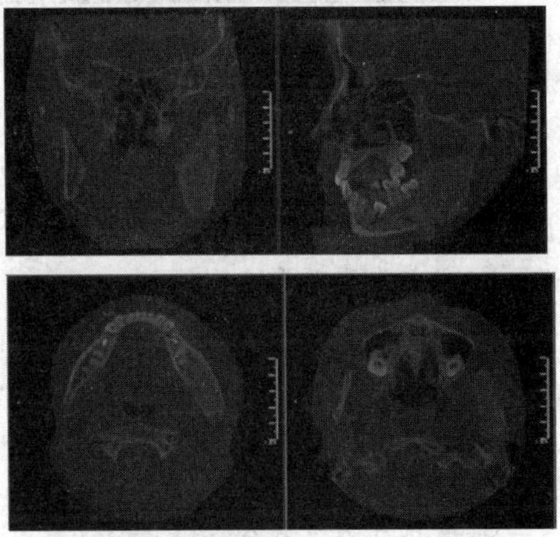

A. 颌骨沿外形膨隆

B. 内部呈毛玻璃样密度

C. 边界模糊不清

D. 受累牙齿牙根吸收

E. 皮质骨受压变薄

**111.** 针对此病例，建议采取的治疗方法为

A. 观察　　B. 颌骨外形修整

C. 开窗　　D. 区块截骨

E. 区段截骨＋腓骨瓣修复

（112～115 共用题干）

患者，男，19 岁。因下颌骨膨隆 5 年就诊。

**112.** 根据双侧颌骨膨隆的表现，可以排除的

诊断是

A. 巨颌症

B. 骨纤维异常增殖症

C. 多发性角化囊肿

D. 颌骨中央性血管畸形

E. 颌骨中心性巨细胞病变

**113.** 患者 X 线检查结果如下图，初步的诊断是

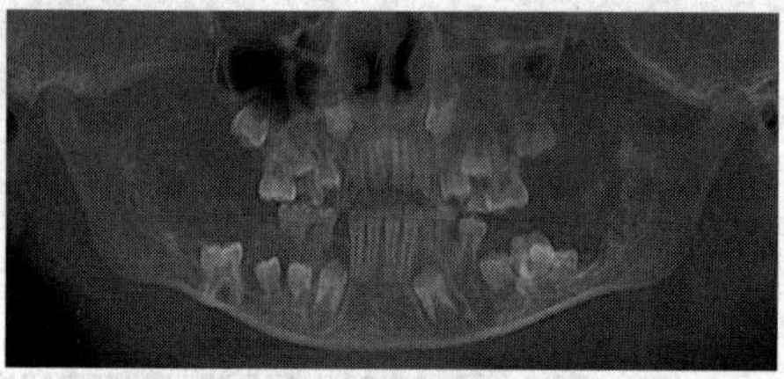

A. 朗格汉斯组织细胞增生症

B. 巨颌症

C. 多发性角化囊肿

D. 骨纤维异常增殖症

E. 颌骨发育畸形

**114.** 巨颌症的影像表现特点不包括

A. 双侧对称性膨隆

B. 多房低密度影

C. 受累牙齿可有吸收

D. 边缘清晰致密

E. 病变累及全部下颌骨

**115.** 针对此病例，建议采取的治疗方法为

A. 观察　　B. 颌骨外形修整

C. 开窗　　D. 区块截骨

E. 区段截骨 + 腓骨瓣修复

（116 ~ 120 共用题干）

患者，男，38 岁。2 月前拔除右下 47、48，因伤口不愈合来诊。

**116.** 下列情况不会造成拔牙创无法愈合的是

A. 遗留有残根、残片

B. 下方颌骨内有占位性病变

C. 拔牙创感染

D. 患者有双膦酸盐服药史

E. 单次拔牙数量过多

**117.** 患者主诉拔牙创疼痛，偶有溢脓，口服抗生素稍缓解，首选的影像检查为

A. 根尖片

B. 曲面体层片

C. 锥形束 CT

D. 螺旋 CT

E. 核磁共振

**118.** 患者曲面体层结果如下，对于右下颌缺牙区的影像描述最确切的是

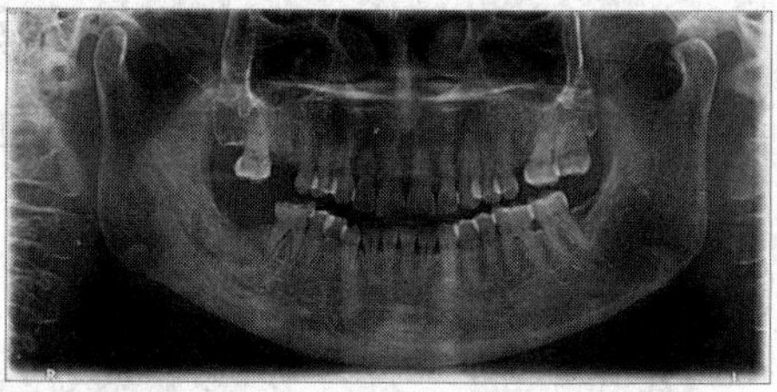

A. 47、48 对应缺牙区牙槽骨可见不规则低密度影，边界清晰，内部密度欠均匀

B. 47、48 对应缺牙区牙槽骨可见卵圆形低密度影，边界清晰，内部密度较均匀

C. 47、48 对应缺牙区牙槽骨可见不规则低密度影，边界欠清晰，内部密度欠均匀

D. 47、48 对应缺牙区牙槽骨可见不规则低密度影，边界欠清晰，内部密度较均匀

E. 47、48 对应缺牙区牙槽骨可见不规则低密度影，边界清晰，内部密度较均匀

**119.** 右下颌缺牙区骨密度较低，为明确状况，进一步 CBCT 检查如下，不能支持诊断为骨髓炎的表现是

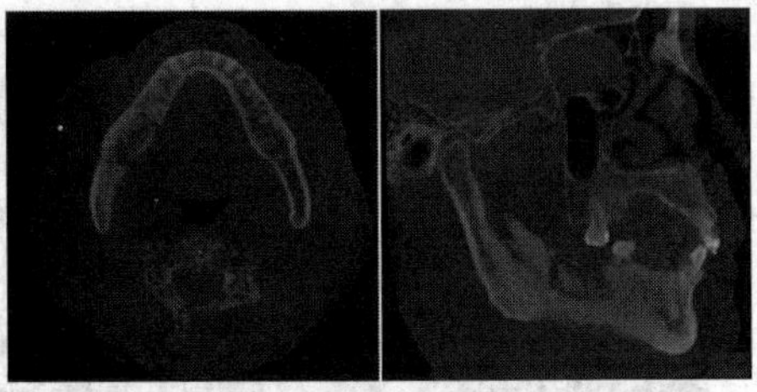

A. 右下颌角处有骨膜反应

B. 病变边缘清晰

C. 可见死骨

D. 未见明显骨质膨隆

E. 低密度影周围骨质反应性密度增高

**120.** 除右下颌病变外，根据该曲面体层片还可能诊断的疾病是

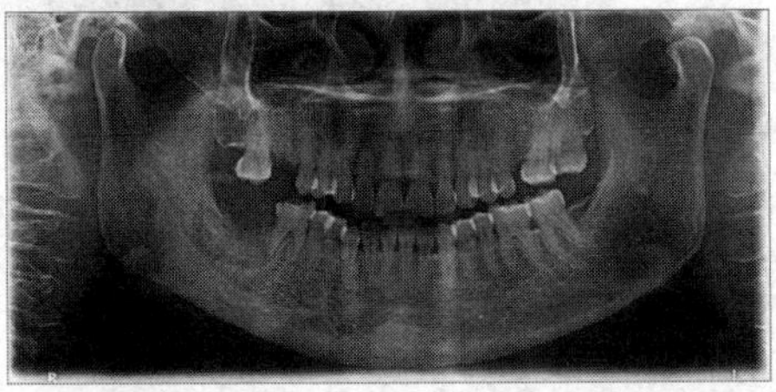

A. 牙根外吸收　　B. 骨瘤

C. 黏膜下囊肿　　D. 颌下腺导管结石

E. 阻生牙

（121～124 共用题干）

患者，女，34 岁。右下颌麻木 5 个月来诊。临床检查：右下颌膨隆，牙槽黏膜略红肿，表面无破溃，膨隆范围 43－45，龈颊沟浅，大小约为 2.5cm×1.5cm，触压痛（＋），41－46 松动。

**121.** 下列疾病中不会造成颌骨麻木的是

A. 骨髓炎

B. 骨肉瘤

C. 牙源性黏液瘤

D. 颌骨中央性鳞癌

E. 牙源性角化囊肿

**122.** 患者 CBCT 断层及重建图像如下，最可能的诊断是

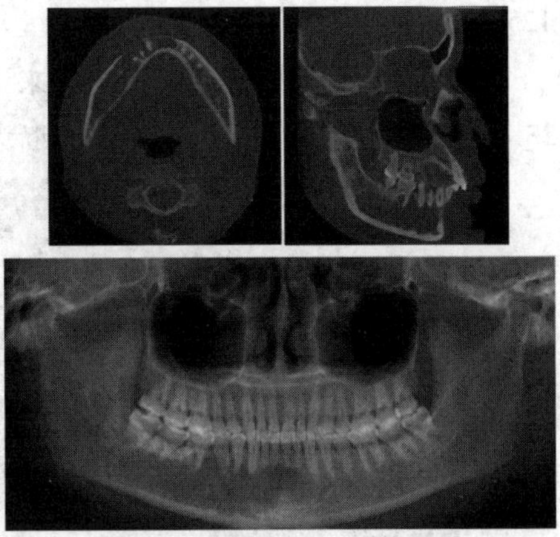

A. 成釉细胞瘤

B. 牙源性角化囊肿

C. 牙源性腺样瘤

D. 颌骨中央性血管畸形

E. 牙源性黏液瘤

**123.** 根据下图，符合临界型肿物的表现是

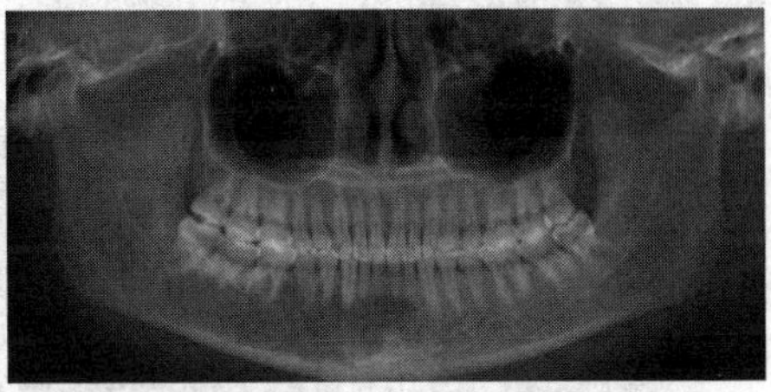

A. 颌骨膨隆不明显

B. 牙根未见吸收

C. 边界清晰

D. 下颌下缘呈虫蚀状

E. 内部未见分隔

**124.** 针对该病例的特点，最适宜的治疗方式是

A. 下颌骨肿物开窗术

B. 下颌骨肿物刮治术

C. 矩形截骨术

D. 下颌骨区段截骨＋腓骨瓣修复术

E. 放疗

（125～127共用题干）

患者，女，21岁。右下后牙肿痛来诊。

**125.** 患者拍摄根尖片如下，符合的诊断为

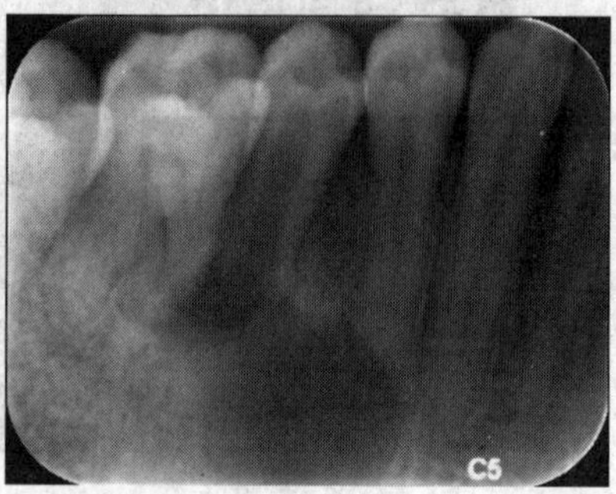


A. 根尖周脓肿

B. 根尖周囊肿

C. 根尖周肉芽肿

D. 发育性根侧囊肿

E. 牙根吸收

**126.** 进一步拍摄CBCT，部分图像如下，下列描述不正确的是

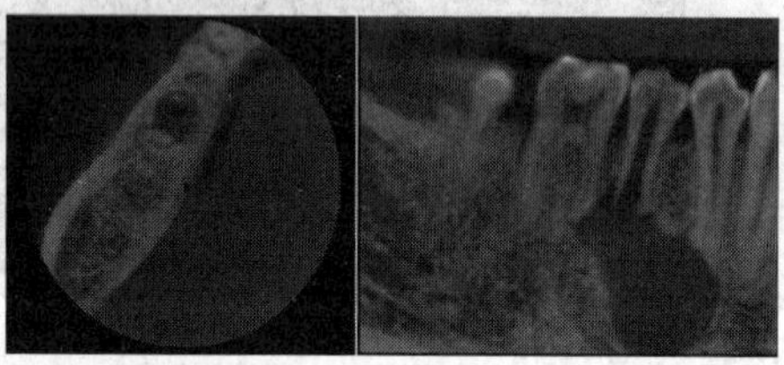

A. 边界清晰

B. 44牙根可见轻度吸收

C. 45牙根内吸收

D. 46牙根未见吸收

E. 颊舌侧未见膨隆

**127.** 有可能导致45牙根尖孔未闭合的原因是

A. 龋坏　　B. 咬合创伤

C. 畸形中央尖　　D. 畸形舌侧尖

E. 畸形舌侧窝

（128～130共用题干）

患者，男，32岁。因左下颌骨膨隆就诊。患者CBCT影像如下。

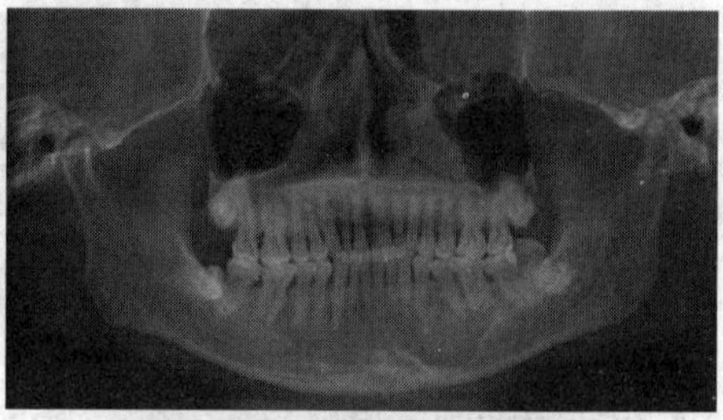

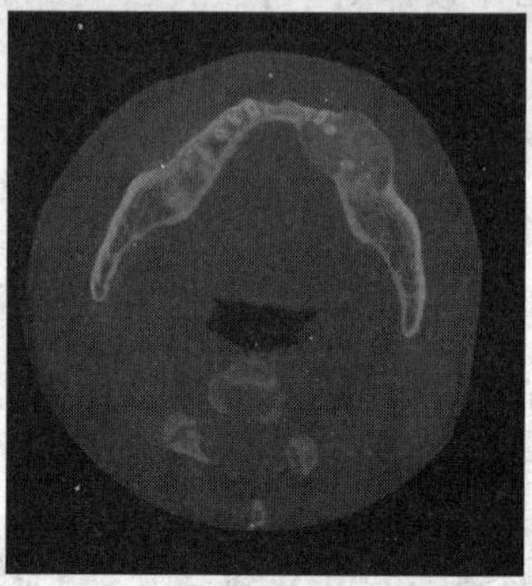

**128.** 关于该CBCT，下列描述不正确的是

A. 边界清晰

B. 颊舌侧膨隆

C. 牙根受压移位

D. 皮质骨受压变薄

E. 内部密度均匀

**129.** 该患者可能的诊断是

A. 骨化纤维瘤

B. 骨纤维异常增殖症

C. 成釉细胞瘤

D. 牙瘤

E. 骨肉瘤

**130.** 最常见的需与该疾病进行鉴别诊断的是

A. 成釉细胞瘤

B. 骨纤维异常增殖症

C. 牙源性角化囊肿

D. 良性成牙骨质细胞瘤

E. 骨结构不良

（131～133共用题干）

患者，男，47岁。2月前X线检查发现左下颌骨肿物就诊，CBCT检查如下。

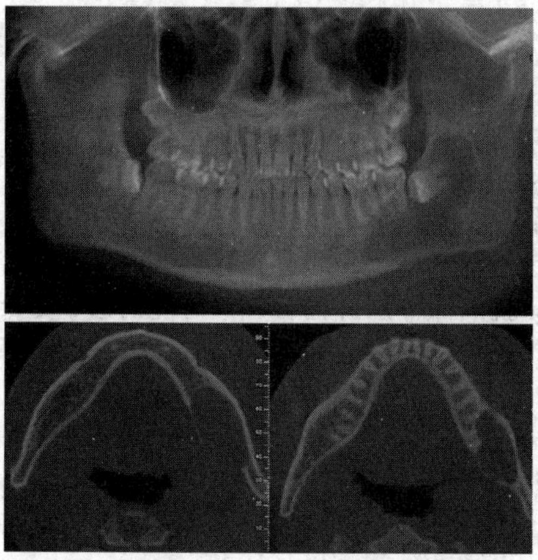

131. 患者左下颌病变为 X 线检查偶然发现，其临床症状不明显，根据 CBCT 表现，不可能的原因是
A. 未波及下颌神经管
B. 颊舌侧膨隆不明显
C. 受累牙牙髓症状不明显
D. 未继发感染
E. 颊舌侧皮质骨连续

132. 根据 CBCT 影像，可能的诊断是
A. 含牙囊肿
B. 牙源性角化囊肿
C. 成釉细胞瘤
D. 牙源性黏液瘤
E. 根尖囊肿

133. 临床上最常见的与该疾病进行鉴别诊断的是
A. 含牙囊肿
B. 根尖囊肿
C. 成釉细胞瘤
D. 牙瘤
E. 牙源性角化囊肿

（134～135 共用题干）

患者，女，25 岁。发现下颌膨隆 1 月来诊，CBCT 检查如下。

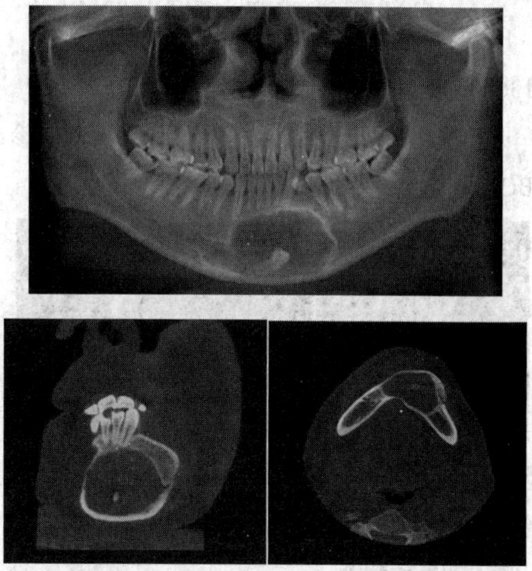

134. 关于患者 CBCT 影像表现描述最确切的是
A. 35－43 对应根尖下方可见骨密度减低影，边界清晰，内部可见粟粒样钙化影，唇侧膨隆明显，34 阻生于病变内部，74 滞留
B. 35－43 对应根尖下方可见骨密度减低影，边界清晰，内部可见云片状钙化影，唇侧膨隆明显，34 阻生于病变内部，74 滞留
C. 35－44 对应根尖下方可见骨密度减低影，边界清晰，内部可见粟粒样钙化影，唇侧膨隆明显，34 阻生于病变内部，74 滞留
D. 35－44 对应根尖下方可见骨密度减低影，边界清晰，内部可见云片状钙化影，唇侧膨隆明显，34 阻生于病变内部，74 滞留
E. 35－43 对应根尖下方可见骨密度减低影，边界不清晰，内部可见云片状钙化影，舌侧膨隆明显，34 阻生于病变内部，74 滞留

135. 根据 CBCT 影像，该患者可能的诊断是
A. 牙源性角化囊肿　B. 牙源性纤维瘤
C. 成釉细胞瘤　D. 牙源性腺样瘤

E. 牙源性黏液瘤

(136～138 共用题干)

患者，女，57 岁。因左下后牙疼痛来诊，CBCT 检查如下。

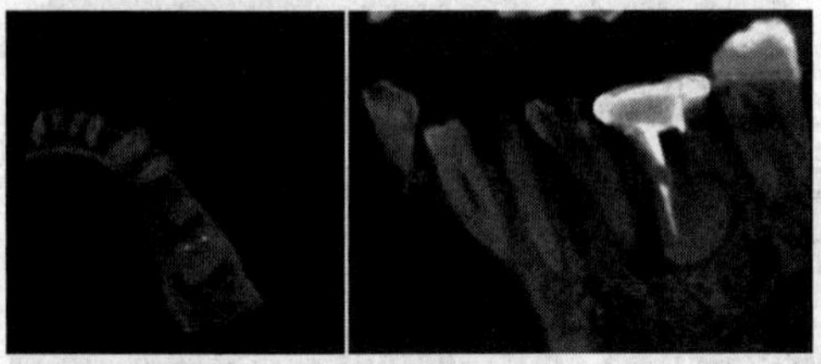

**136.** 根据 CBCT 图像，该患者左下后牙疼痛的原因最可能的是

A. 35 牙髓炎

B. 35 慢性根尖周炎

C. 36 牙髓炎

D. 36 残髓炎

E. 36 慢性根尖周炎

**137.** 根据 CBCT 表现，患者 36 牙位的影像诊断应为

A. 牙骨质－骨结构不良

B. 牙骨质增生

C. 骨岛

D. 成牙骨质细胞瘤

E. 骨化纤维瘤

**138.** 下列描述中仅支持上述影像诊断的是

A. 高密度影病变内部较均匀

B. 局部牙槽骨未见膨隆

C. 受累牙 36 根周膜消失

D. 高密度病变周围可见低密度影包绕

E. 邻牙 35 根尖周可见低密度影

(139～142 共用题干)

患者，女，38 岁。影像检查偶然发现右下颌骨低密度影，临床无明显症状，曲面体层片如下。

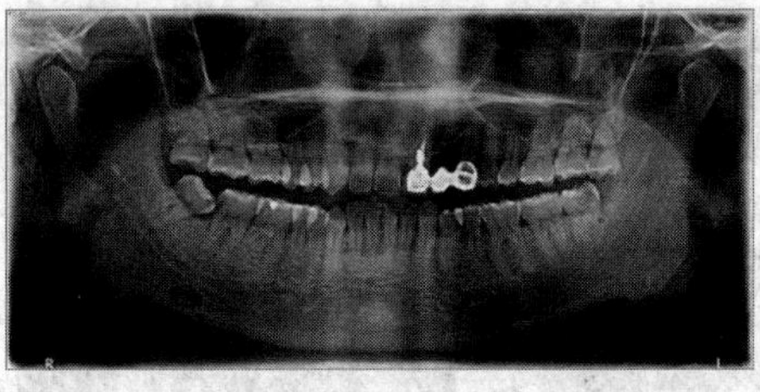

**139.** 就曲面体层片而言，最可能的诊断是

A. 单纯性骨囊肿

B. 静止性骨腔

C. 根尖囊肿

D. 牙源性角化囊肿

E. 成釉细胞瘤

**140.** 结合 CBCT 影像，该诊断的特有表现是

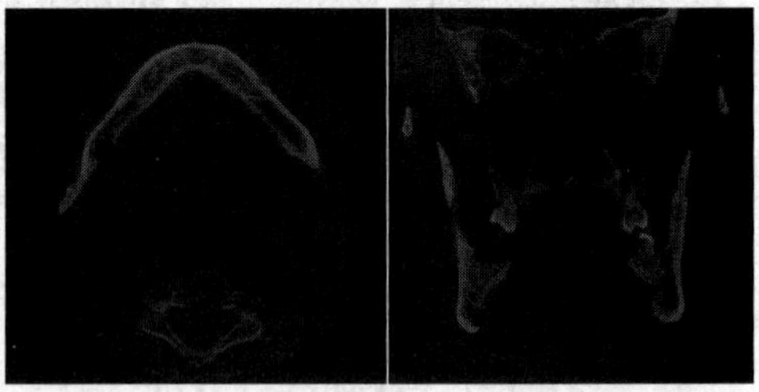

A. 面积较小

B. 边缘骨白线清晰

C. 膨隆不明显

D. 舌侧皮质骨凹陷

E. 位于下颌神经管下方

**141.** 图像上低密度影内部一般不会是

A. 腺体　　B. 腺泡

C. 纤维结缔组织　　D. 脂肪

E. 囊液

**142.** 针对此病例，建议采取的治疗方法为

A. 观察

B. 颌骨外形修整

C. 开窗

D. 区块截骨

E. 区段截骨＋腓骨瓣修复

(143～144 共用题干)

患者，女，21 岁。因前牙外伤 2 小时

就诊。

**143.** 患者初诊根尖片如图，据此诊断为

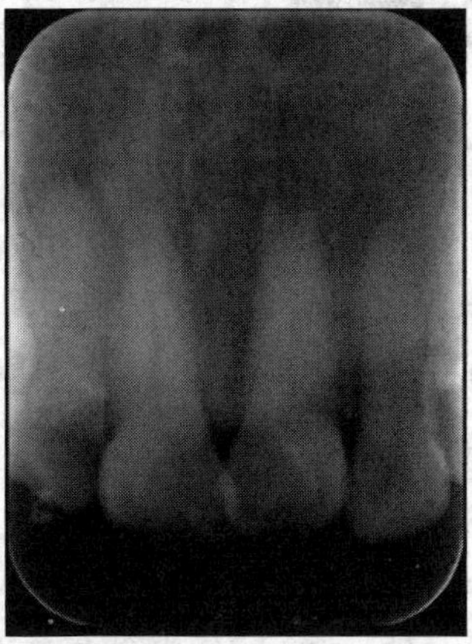

A. 11、21 冠折

B. 11、21 冠折，11 根折

C. 11、21 冠折，21 根折

D. 11、21、22 冠折

E. 11、21 冠折，牙槽突骨折

**144.** 进一步拍摄 CBCT 如下图所示，如果冠折未露髓，该患者的治疗方法应选择

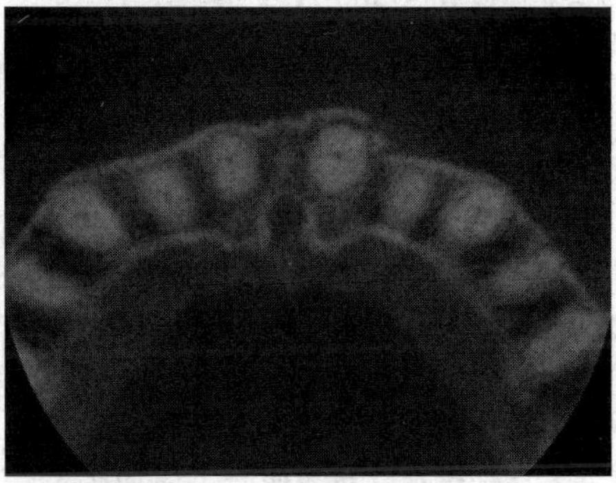

A. 树脂充填

B. 树脂充填 + 纤维夹板固定 1 周

C. 树脂充填 + 纤维夹板固定 4 周

D. 桩核冠 + 纤维夹板固定 1 周

E. 桩核冠 + 纤维夹板固定 4 周

（145 ~ 148 共用题干）

患者，女，64 岁。因左下后牙松动溢脓 1 周就诊。

**145.** 患者临床检查 36、38 松动Ⅲ°，牙周袋探诊可见溢脓，37 缺失，首选的影像检查是

A. 根尖片　　B. 殆翼片

C. 曲面体层片　　D. CBCT

E. 螺旋 CT

**146.** 下列疾病有可能造成上题中的影像表现的是

A. 牙源性角化囊肿

B. 硬化性颌骨骨髓炎

C. 成釉细胞瘤

D. 根尖脓肿

E. 切牙管囊肿

**147.** 若患者曲面体层检查如下图，图中未出现的疾病是

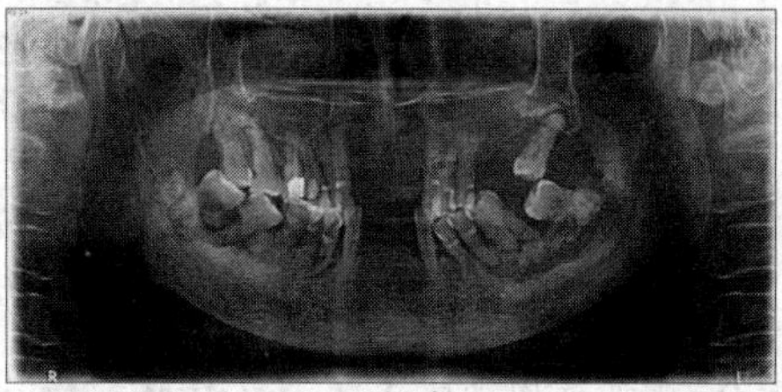

A. 根折

B. 骨髓炎

C. 黏膜下囊肿

D. 牙骨质 – 骨结构不良

E. 骨关节病

**148.** 根据上图影像表现可诊断为牙骨质 – 骨结构不良，其对应分类为

A. 单发性根尖周牙骨质 – 骨结构不良

B. 局灶型牙骨质 – 骨结构不良

C. 繁茂型牙骨质 – 骨结构不良

D. 家族性巨大型牙骨质瘤

E. 多发性根尖周牙骨质 – 骨结构不良

# 第九章　口腔病理学

## 一、A1 型题

1. 下列颌骨炎症性疾病中均不会形成死骨的是
   A. 慢性化脓性骨髓炎和结核性骨髓炎
   B. 慢性骨髓炎伴增生性骨膜炎和结核性骨髓炎
   C. 慢性骨髓炎伴增生性骨膜炎和慢性局灶性硬化性骨髓炎
   D. 慢性局灶性硬化性骨髓炎和结核性骨髓炎
   E. 慢性化脓性骨髓炎和放射性骨髓炎

2. 下列关于骨内型成釉细胞瘤的病理学特点描述错误的是
   A. 肿瘤剖面分为实性和囊性，囊腔内含黄色或褐色液体
   B. 肿瘤巢周细胞呈立方或柱状，核呈栅栏状排列远离顶膜
   C. 瘤巢中央细胞排列疏松，呈多角形或星形
   D. 滤泡型成釉细胞瘤形成孤岛性上皮岛，上皮岛周围细胞的细胞核呈极性倒置
   E. 丛状型成釉细胞瘤上皮增殖呈网状连接的上皮条索，中心部类似星网状层细胞

3. 多形性腺瘤结构呈多形性，下列可能的构成成分中错误的是
   A. 腺上皮
   B. 变异肌上皮
   C. 黏液和黏液样组织
   D. 软骨样组织
   E. 嗜酸性粒细胞

4. 下列对腺样囊性癌说法错误的是
   A. 腺样囊性癌生长缓慢
   B. 由上皮细胞和肌上皮细胞排列成不同形态结构
   C. 侵袭性强
   D. 细胞异型性较多
   E. 肿瘤易向神经、血管和骨浸润生长

5. 下列具有良性组织学表现，恶性生物学表现的牙源性癌是
   A. 转移性成釉细胞瘤
   B. 成釉细胞癌 - 原发型
   C. 牙源性影细胞癌
   D. 原发性骨内鳞状细胞癌
   E. 牙源性透明细胞癌

6. 世界卫生组织将口腔鳞状细胞癌分为高、中、低分化三级的依据是
   A. 肿瘤恶性程度、细胞和细胞核的多形性、细胞分裂活性
   B. 角化程度、细胞和细胞核的多形性、细胞分裂活性
   C. 角化程度、核多形性、浸润方式
   D. 角化程度、核多形性、细胞分裂活性
   E. 肿瘤恶性程度、核多形性、浸润方式

7. 患者右下磨牙后区肿物，术后病理检查显示上皮内以不成熟的细胞为主，有大量的不正常核分裂，角化较少，因此其病理结果为
   A. 高分化鳞癌　　B. 中分化鳞癌
   C. 低分化鳞癌　　D. 疣状癌
   E. 基底细胞样鳞状细胞癌

**8.** 下列不属于急性化脓性颌骨骨髓炎病理表现的是

A. 骨髓组织高度充血水肿

B. 骨髓组织内大量中性粒细胞浸润

C. 组织溶解坏死，骨髓腔内形成脓肿

D. 明显骨吸收和死骨形成

E. 病变区骨小梁成骨活性降低

**9.** 以骨膜下反应性新骨形成为主要特点的颌骨骨髓炎是

A. 急性化脓性颌骨骨髓炎

B. 慢性化脓性颌骨骨髓炎

C. 慢性骨髓炎伴增生性骨膜炎

D. 慢性局灶性硬化性骨髓炎

E. 结核性骨髓炎

**10.** 下列颌骨骨髓炎组织内出现干酪样坏死的是

A. 急性化脓性颌骨骨髓炎

B. 慢性化脓性颌骨骨髓炎

C. 慢性骨髓炎伴增生性骨膜炎

D. 慢性局灶性硬化性骨髓炎

E. 结核性骨髓炎

**11.** 下列囊肿上皮呈波浪状或皱褶状，且表层角化呈不全角化的是

A. 成釉细胞瘤

B. 牙源性鳞状细胞瘤

C. 牙源性角化囊性瘤

D. 牙源性钙化上皮瘤

E. 牙源性腺样瘤

**12.** 骨内型成釉细胞瘤分类中不包括

A. 滤泡型成釉细胞瘤

B. 丛状型成釉细胞瘤

C. 棘皮瘤型成釉细胞瘤

D. 鳞状细胞型成釉细胞瘤

E. 角化成釉细胞瘤

**13.** 成釉细胞瘤的组织来源不包括

A. 成釉器

B. Malassez 上皮剩余

C. Serres 上皮剩余

D. 缩余釉上皮

E. 骨组织

**14.** 牙龈瘤组织病理学分类中不包括

A. 肉芽肿性龈瘤　　B. 纤维性龈瘤

C. 血管性龈瘤　　D. 巨细胞性龈瘤

E. 基底细胞性龈瘤

**15.** 最常见的唾液腺上皮性肿瘤是

A. 多形性腺瘤　　B. 腺淋巴瘤

C. 肌上皮瘤　　D. 基底细胞腺瘤

E. 沃辛瘤

**16.** 切取组织样本，取材的组织块大小不宜超过的范围是

A. 2.0cm×1.5cm×0.5cm

B. 2.0cm×1.5cm×0.3cm

C. 2.0cm×1.5cm×1cm

D. 2.0cm×1.0cm×0.5cm

E. 2.0cm×1.0cm×1.0cm

**17.** 下列对于常规外检标本固定液、大标本固定时间、小标本固定时间的说法正确的是

A. 10%中性甲醛，24小时以上，12小时以上

B. 8%中性甲醛，24小时以上，12小时以上

C. 10%中性甲醛，72小时以上，48小时以上

D. 10%中性甲醛，48小时以上，12小时以上

E. 8%中性甲醛，48小时以上，12小时以上

**18.** 大体样本常规石蜡切片的制作过程为

A. 固定－浸蜡－脱水－包埋－切片

B. 脱水 – 固定 – 浸蜡 – 包埋 – 切片

C. 脱水 – 浸蜡 – 固定 – 包埋 – 切片

D. 脱水 – 浸蜡 – 包埋 – 固定 – 切片

E. 固定 – 脱水 – 浸蜡 – 包埋 – 切片

**19.** 门诊活检在肿瘤边缘与正常组织交界处取材，大小为

A. 0.2cm 楔状组织

B. 0.8cm 楔状组织

C. 1.5cm 楔状组织

D. 2cm 楔状组织

E. 2.5cm 楔状组织

## 二、A2 型题

**20.** 患者，55 岁。2 年前因鼻咽癌接受颌面部放疗，1 周前因治疗需要，拔除左下颌牙齿，创口愈合不良，牙槽骨暴露，牙龈组织炎症，患者拔牙创持续性疼痛。下列说法错误的是

A. 患者可能罹患放射性骨髓炎

B. 此类疾病的主要病理改变为骨的变性和坏死

C. 松质骨变化较皮质骨明显

D. 骨髓组织出现纤维化和炎症细胞浸润

E. 病变骨周围可见大量破骨细胞和成骨细胞

**21.** 患者因右下颌无痛性颌骨膨隆就诊，X 线片示右下颌颌骨体及升支多房性透射区，边界清晰，伴 46、47 牙根吸收。病理结果显示，肿瘤形成上皮岛，内呈现广泛的鳞状化生。此疾病的病理分型为

A. 滤泡型　　B. 丛状型

C. 棘皮瘤型　　D. 颗粒细胞型

E. 角化成釉细胞瘤

**22.** 患者因右下颌无痛性颌骨膨隆就诊，临床检查，46、47 松动，颊侧骨板部分缺如，X 线片示右下颌颌骨体及升支多房性透射区，边界不清。病理结果符合成釉细胞瘤 – 原发型表现，下列描述错误的是

A. 细胞多形性　　B. 核分裂增加

C. 神经周浸润　　D. 核深染

E. 组织学多样性

**23.** 患者因口腔颌面部肿物就诊，行病理检查，组织学上可见富于细胞的肉芽组织和成熟的胶原纤维束，并含有以浆细胞为主的炎症细胞，与此相符的疾病是

A. 纤维上皮息肉　　B. 纤维性龈瘤

C. 先天性龈瘤　　D. 乳头状增生

E. 神经鞘瘤

**24.** 患者因舌根部口腔癌就诊，术后病理结果显示，肿瘤由基底样细胞和鳞状细胞构成，肿瘤细胞小，核深染，类似基底细胞，局部可见角化。患者最可能的诊断为

A. 疣状癌

B. 基底细胞样鳞状细胞癌

C. 乳头状鳞状细胞癌

D. 棘层松解性鳞状细胞癌

E. 腺鳞癌

**25.** 患者因左下颌骨无痛性颌骨膨大就诊，X 线片显示左下颌边界清晰，单房性低密度影像，受累 36、37 牙根吸收、移位。术后病理结果显示，肿瘤由类似于成釉细胞和类似于星网状层细胞构成。患者的诊断为

A. 成釉细胞瘤

B. 牙源性鳞状细胞瘤

C. 牙源性钙化上皮瘤

D. 牙源性腺样瘤

E. 牙源性角化囊性瘤

**26.** 患者，男，45 岁。因成釉细胞瘤于我院手

术治疗，术后病理显示，肿瘤形成孤立的上皮岛，中心由类似于星网状层细胞构成，外层类似于成釉细胞。该患者的病理分型为

A. 滤泡型成釉细胞瘤
B. 丛状型成釉细胞瘤
C. 棘皮瘤型成釉细胞瘤
D. 颗粒细胞型成釉细胞瘤
E. 基底细胞型成釉细胞瘤

**27.** 患者，女。妊娠第三个月左上颌前磨牙区发现一包块，大小约 1.5cm×1cm，质软，红紫色，妊娠后包块逐渐消退。下列对于该包块的病理学特征说法错误的是

A. 血管内皮细胞增生呈实性片块
B. 大的薄壁血管增多
C. 间质呈现水肿
D. 由肉芽组织和胶原纤维束构成
E. 炎症细胞浸润不等

**28.** 患者，男。因右侧腮腺区多形性腺瘤收入院。术后 1 年，右侧腮腺区再次发现大小约 1cm×1.5cm 肿物。多形性腺瘤术后复发的可能原因不包括

A. 肿瘤以黏液样成分为主时，易流散
B. 包膜薄厚不一，肿瘤侵犯包膜
C. 肿瘤出现包膜下裂隙
D. 肿瘤结节穿破包膜
E. 肿瘤较大，生长时间较长

**29.** 患者，男，56 岁。因左侧腮腺区无痛性肿物就诊。术后肿瘤剖面可见灰白囊实性，切面部分黏滑、半透明，或者浅蓝色透明软骨样组织。下列对于患者病理特点的描述错误的是

A. 患者变异肌上皮构成肿瘤的大部分
B. 黏液样组织内为嗜碱性或弱嗜酸性物质
C. 软骨样细胞胞质呈空泡状
D. 肿瘤上皮细胞可发生鳞状化生
E. 浆细胞样肌上皮细胞核偏位，胞质嗜碱性均质状

**30.** 患者，男，45 岁。因舌癌收入院。术后病理显示肿瘤形成明显的角化珠，核分裂象、多核细胞、胞核和细胞多形性均不明显。患者口腔癌的病理分级为

A. 高分化鳞癌　　B. 中分化鳞癌
C. 低分化鳞癌　　D. 疣状癌
E. 基底细胞样鳞状细胞癌

**31.** 患者，男。因舌下腺肿物就诊。术后病理结果显示，肿瘤团块内以黏液细胞和表皮样细胞为主。患者最可能的诊断为

A. 高分化黏液表皮样癌
B. 低分化黏液表皮样癌
C. 腺性型腺样囊性癌
D. 管状型腺样囊性癌
E. 充实型腺样囊性癌

## 三、A3/A4 型题

（32～34 共用题干）

患者，女，54 岁。因左侧腮腺无痛性肿物 1 年就诊。临床检查，肿瘤不规则，表面结节样。病理结果显示，肿瘤细胞类型多样，组织结构复杂。

**32.** 患者肿瘤的基本结构中不包括

A. 腺上皮
B. 肌上皮
C. 黏液及黏液样组织
D. 软骨样组织
E. 钙化组织

**33.** 该肿瘤内结构组织细胞呈现 Mallory 染色蓝色的是

A. 腺管样结构　　B. 肌上皮结构
C. 黏液样组织　　D. 软骨样组织
E. 肿瘤间质

**34.** 下列针对该肿瘤的生物学行为描述错误的是

A. 该肿瘤近黏液样成分包膜薄、不完整

B. 该肿瘤细胞成分越丰富，越易发生恶变

C. 该肿瘤包膜内常有瘤细胞侵入，易复发

D. 病程5~10年以上，直径大于4cm，存在恶变可能

E. 该肿瘤近软骨样成分包膜薄、不完整

(35~36共用题干)

患者因左侧口底及颌下疼痛伴舌麻木就诊。临床检查，可在左侧颌下区触及一圆形肿物，超声示左侧颌下区占位性病变。病理结果显示，肿瘤细胞团块内含筛孔状囊样腔隙。

**35.** 患者最可能的诊断是

A. 腺性型腺样囊性癌

B. 管状型腺样囊性癌

C. 实性型腺样囊性癌

D. 微囊型腺泡细胞癌

E. 滤泡型腺泡细胞癌

**36.** 下列对于腺性型肿瘤细胞筛孔内的黏液样物质的特点描述错误的是

A. 嗜酸或者嗜碱　B. 不均匀

C. 网状　D. PAS染色强阳性

E. 阿尔辛蓝染色强阳性

(37~38共用题干)

患者因修复需要，行X线检查时发现右下颌多房性透射区，边缘呈扇形切迹。病理诊断显示为牙源性角化囊性瘤。

**37.** 下列针对该疾病的病理特点描述错误的是

A. 衬里上皮由厚度一致、较薄的复层鳞状上皮构成

B. 上皮表面呈波浪状，表层不全角化

C. 棘细胞层较薄，呈细胞内水肿

D. 基底细胞层界限不清，呈栅栏状排列

E. 纤维囊壁薄，合并感染有炎症细胞浸润

**38.** 牙源性角化囊性瘤术后容易复发的原因不包括

A. 囊壁薄、易破碎，术中难以完整取出囊壁

B. 沿颌骨前后方向生长

C. 残留上皮囊壁增殖能力较强

D. 囊壁内含微小子囊

E. 生长具有局部侵袭性呈指状外突性生长

(39~40共用题干)

患者，女，31岁。因左上前磨牙区肿物就诊。临床检查示，肿物呈圆球形，位于24、25间牙龈乳头，大小约0.8cm×0.5cm，带蒂呈乳头状。病理结果可见间质血管丰富及较多大小不等的多核巨细胞。

**39.** 患者最有可能的诊断为

A. 血管性龈瘤　B. 肉芽肿性龈瘤

C. 纤维性龈瘤　D. 巨细胞性龈瘤

E. 先天性龈瘤

**40.** 下列对于该疾病的病理描述错误的是

A. 间质内灶性聚集多核破骨细胞样细胞

B. 巨细胞之间有纤维间隔

C. 病变区和覆盖的上皮之间也有纤维间隔

D. 毛细血管丰富，常见出血灶和含铁血黄素沉着

E. 此疾病来源于骨膜和牙龈

(41~42共用题干)

患者，女，31岁。因右侧牙龈病损就诊。门诊行活检，切取大小约0.2cm×0.6cm组织。随后进行组织样本登记、固定、切片和染色。免疫荧光结果显示，上皮棘细胞层呈翠绿色的网状荧光样。

**41.** 下列肿物不能采用活检的是

A. 鳞癌　　B. 扁平苔藓

C. 白斑　　D. 恶性黑色素瘤

E. 天疱疮

**42.** 该黏膜组织行免疫荧光检测，应使用的固定液是

A. 10% 中性甲醛溶液

B. 4% 戊二醛溶液

C. 2.5% 戊二醛溶液

D. 丙酮

E. Carnoy 固定液

（43～46 共用题干）

患者，中年女性。因右侧腮腺区无痛性肿块 1 年就诊。临床检查发现，肿物边界清楚，质地中等，呈结节状，活动度较好。

**43.** 患者手术切除肿物，术中可见不规则结节状肿物，剖面灰白色囊实性，囊腔内含透明黏液、软骨样组织及黄色角化物。患者最可能的诊断是

A. 多形性腺瘤

B. 肌上皮瘤

C. Warthin 瘤

D. 多形性低度恶性腺癌

E. 基底细胞腺瘤

**44.** 下列关于唾液腺肿瘤手术的描述错误的是

A. 在包膜内腺体组织进行，切除部分腺体

B. 在包膜外正常组织进行，切除部分或全部腺体

C. 腮腺浅叶良性肿瘤，肿瘤及腮腺浅叶同时切除

D. 腮腺深叶肿瘤，同时切除腮腺深叶

E. 手术过程中尽量保留面神经，减少机械创伤

**45.** 患者明确诊断为多形性腺瘤，下列对肿瘤腺管样结构管腔内的粉染均质性黏液描述正确的是

A. PAS 染色阴性，甲苯胺蓝不呈 γ 异染性

B. PAS 染色阴性，甲苯胺蓝呈 γ 异染性

C. PAS 染色阳性，甲苯胺蓝不呈 γ 异染性

D. PAS 染色阳性，甲苯胺蓝呈 γ 异染性

E. PAS 染色阳性，阿尔辛蓝染色呈阴性，甲苯胺蓝呈 γ 异染性

**46.** 如患者未治疗，5 年后，突然出现生长加速，伴有右侧腮腺区疼痛，患者诊断为多形性腺瘤癌变，病理检查示患者罹患微侵袭性癌，下列描述正确的是

A. 癌细胞取代导管内层细胞，外周肌上皮细胞完整

B. 癌变部分停留在多形性腺瘤内

C. 癌细胞向周围组织浸润，侵入包膜外约 1mm

D. 癌细胞向周围组织浸润，侵入包膜外约 2mm

E. 癌细胞向周围组织浸润，侵入包膜外约 3mm

（47～49 共用题干）

患者，男，65 岁。因舌部肿物伴疼痛两个月就诊。临床检查发现左侧舌侧缘及口底范围约 2.5cm × 2cm 溃疡，舌体部触及一大小约 2cm × 2cm，界限不清的肿物，患者舌体活动欠佳伴言语不清晰。

**47.** 肿瘤范围位于舌前部，未过中线、未累及舌后部，其淋巴转移主要至

A. 下颌下、颈深淋巴结上、中群

B. 对侧颈淋巴结

C. 颏下、颈深中群淋巴结

D. 颈深上、中淋巴结

E. 颏下、下颌下淋巴结

**48.** 患者经病理检查分级为高分化鳞癌，下列

描述正确的是

A. 独特的核多形性和核分裂

B. 以不成熟细胞为主

C. 胞核和细胞多形性不明显

D. 角化较少，细胞间桥不明显

E. 大量不正常的核分裂

**49.** 病理检查结果显示，肿瘤组织由厚的棒状乳头和角化明显的鳞状上皮钝性突入间质内。考虑为

A. 疣状癌

B. 基底细胞样鳞状细胞癌

C. 乳头状鳞状细胞癌

D. 棘层松解性鳞状细胞癌

E. 腺鳞癌

# 第十章　口腔正畸学

## 一、A1/A2 型题

1. 矫治前必须有记录患者牙𬌗情况的模型，称之为
   A. 石膏模型　　B. 工作模型
   C. 上颌模型　　D. 初模型
   E. 记存模型

2. 下列不是由于先天发育障碍及缺陷导致的是
   A. 额外牙　　B. 先天性缺失牙
   C. 牙大小形态异常　　D. 舌形态异常
   E. 营养不良

3. 颌间支抗是指
   A. 以枕部、颈部、头部等部位作为支抗进行牙移动
   B. 支抗牙与矫治牙在同一牙弓内
   C. 以上颌或下颌作为支抗来矫治对颌牙齿，或是调整颌位关系
   D. 利用种植体作为支抗
   E. 以上均不正确

4. 中度拥挤为牙弓拥挤在
   A. 3～5mm　　B. 2～4mm
   C. 4～8mm　　D. 8～10mm
   E. 以上均不是

5. 下列选项中最常见的错𬌗畸形是
   A. 后牙反𬌗　　B. 牙列拥挤
   C. 开𬌗　　D. 深覆盖
   E. 前牙反𬌗

6. 方丝弓矫治器矫治弓丝第三序列弯曲指的是
   A. 垂直向弯曲　　B. 水平向弯曲
   C. 斜轴弯曲　　D. 转矩
   E. 以上都不是

7. X 线头影测量可做如下分析，除外
   A. 颅面部生长发育
   B. 双侧髁突对称性
   C. 牙颌、颅面畸形的诊断分析
   D. 研究矫治过程中及矫治后的牙颌、颅面形态结构变化
   E. 确定错𬌗畸形的矫治设计

8. 下列错𬌗畸形中，属于 FR－Ⅲ型功能矫治器的适应证的是
   A. 功能性安氏Ⅲ类错𬌗
   B. 安氏Ⅱ类错𬌗
   C. 牙列拥挤
   D. 成人轻度毛氏Ⅰ类拥挤错𬌗
   E. 拔牙病例

9. 托槽位置的高度是指
   A. 由牙尖或切缘至托槽槽沟的𬌗向底面间的距离
   B. 由牙尖或切缘至托槽𬌗向基底部间的距离
   C. 由牙尖或切缘至托槽槽沟的龈向底面间的距离
   D. 由牙尖或切缘至托槽龈向基底部间的距离
   E. 以上都不是

10. 下颌平面指的是
   A. O　　B. FH

C. Ba－N　　D. SN
E. MP

**11.** 乳尖牙滞留容易形成
A. 深覆𬌗
B. 近中错𬌗
C. 恒尖牙错位萌出
D. 远中错𬌗
E. 牙列拥挤

**12.** Bolton指数分析是测量
A. 预测理想的牙弓宽度
B. 替牙列期未萌出的上下尖牙与前磨牙牙冠宽度
C. 牙齿大小协调性
D. 𬌗曲线的曲度
E. 前牙覆𬌗指数

**13.** 固定矫治器中，带环最常用于
A. 侧切牙　　B. 中切牙
C. 尖牙　　D. 第一磨牙
E. 双尖牙

**14.** 邻面去釉矫治时，一般去除邻面釉质的厚度为
A. 0.2mm　　B. 0.1mm
C. 0.25mm　　D. 0.5mm
E. 1.0mm

**15.** Ⅰ°深覆𬌗是指
A. 上前牙牙冠覆盖下前牙不足冠1/3者
B. 上前牙牙冠覆盖下前牙超过冠1/3而不足1/2者
C. 上前牙牙冠覆盖下前牙超过冠2/3者
D. 上前牙牙冠覆盖下前牙超过冠1/2而不足2/3者
E. 以上均不是

**16.** 上唇系带粗大不能自行萎缩最易引起的错𬌗畸形是
A. 深覆盖　　B. 前牙反𬌗
C. 上中切牙间隙　　D. 深覆𬌗
E. 牙列拥挤

**17.** 微螺钉型种植体临床上常见的适应证不包括
A. 强支抗最大限度内收前牙
B. 纠正中线
C. 压低后牙和前牙
D. 促进颌骨发育
E. 推磨牙向后

**18.** 呼吸功能异常易引起的错位是
A. 单侧后牙反𬌗
B. 后牙锁𬌗
C. 佝偻病
D. 下颌后缩畸形
E. 以上都是

**19.** 口腔不良习惯不包括
A. 吮指习惯　　B. 舔牙习惯
C. 咬物习惯　　D. 咬上唇习惯
E. 异常吞咽习惯

**20.** 替牙期暂时性错𬌗的临床表现是
A. 后牙反𬌗
B. 个别前牙反𬌗
C. 上颌侧切牙初萌出时，牙冠向远中倾斜
D. Ⅲ度深覆𬌗，Ⅲ度深覆盖
E. Ⅲ度牙列拥挤

**21.** 下列不是错𬌗畸形病因的是
A. 遗传因素
B. 恒牙早失
C. 乳尖牙磨耗不足
D. 四环素牙
E. 咬唇习惯

**22.** 上下牙弓狭窄，其矫治原则为
A. 缩小上牙弓宽度，或扩大下牙弓宽度，或二者并用

B. 升高前牙或压低后牙

C. 扩大牙弓，推磨牙向后

D. 矫正颌间关系

E. 扩大牙弓，或用肌能训练矫治法，并加强营养及咀嚼功能，以促进颌骨及牙弓的发育

**23.** 在错殆畸形的检查诊断中，下列选项不正确的是

A. 无需询问有无全身性疾病及鼻咽部疾病

B. 要检查上下中切牙间的中线关系

C. 对牙弓检查时要进行牙拥挤度测定

D. 询问幼年时有无口腔不良习惯

E. 需要进行牙、颌、面的一般检查

**24.** 深覆盖分为三度，Ⅲ度深覆盖为

A. 3～5mm　　B. 5～8mm

C. 8mm 以上　　D. 1～2mm

E. 0～1mm

**25.** 矫治器不能导致其发生变化的部位是

A. 牙周支持组织　　B. 颌骨

C. 错位牙齿　　D. 枕骨

E. 牙槽骨

**26.** 下列不属于活动矫治器的组成部分的是

A. 邻间钩　　B. 箭头卡环

C. 双曲唇弓　　D. 带环

E. 双曲舌簧

**27.** 纠正前牙反殆常用的活动矫治器是

A. 上颌双侧殆垫矫治器

B. 肌激动器

C. 标准的 Hawley 保持器

D. 单侧活动式殆垫矫治器

E. Crozat 矫治器

**28.** 功能性矫治器的主要使用时期是

A. 乳牙期　　B. 青春后期

C. 成人期　　D. 恒牙期

E. 混合牙列期

**29.** 口外上颌面罩前方牵引矫治器的目的是

A. 促进成人上颌骨发育

B. 利用口外力促进生长发育期的上颌骨发育

C. 限制生长发育期的上颌骨发育

D. 限制成人上颌骨发育

E. 只能使上前牙唇倾

**30.** SNA 角是

A. 反映下颌相对于颅部的位置关系

B. 反映下颌的突缩程度

C. 反映上颌相对于颅部的前后位置关系

D. 代表下颌体的陡度，下颌角的大小，也反映面部的高度

E. 代表上唇与鼻底的位置关系

**31.** 下列属于乳牙期矫治适应证的是

A. 恒切牙萌出初期，出现轻度拥挤现象

B. 上颌左右中切牙萌出早期即出现间隙

C. 上颌侧切牙初萌时，牙冠向远中倾斜

D. 上下颌第一恒磨牙建殆初期，可能为尖对尖的殆关系

E. 前牙反殆，下颌前突

**32.** 直丝弓矫治器清除第一序列弯曲的方式是

A. 外展弯

B. 内收弯

C. 调节托槽底的厚度

D. 在槽沟上加入不同的近远中倾斜角度

E. 在托槽底加入不同的唇舌向或颊舌向倾斜

**33.** 下列不属于缺隙保持器的适应证的是

A. 恒牙胚牙冠上覆盖有较厚的骨组织

B. 乳牙早失，恒牙胚牙根形成不足 1/2

C. 间隙缩小或有缩小趋势者

D. 一侧或双侧多数乳磨牙早失，影响患儿咀嚼功能者

E. 恒牙胚牙根已形成1/2以上者，牙冠上无骨组织覆盖者

**34.** 下列不属于邻面去釉的适应证的是

A. Bolton指数不调

B. 轻度间隙不足

C. 口腔卫生较好

D. 年轻恒牙

E. 低角病例

**35.** 恒牙期安氏Ⅱ类Ⅰ分类错𬌗正畸治疗的目标，不包括

A. 解除可能存在的牙列拥挤，排齐牙列

B. 减小前牙的深覆𬌗

C. 减小前牙的深覆盖

D. 矫治磨牙远中关系

E. 矫治磨牙近中关系

**36.** 正畸矫治牙列拥挤的总原则是

A. 拔除多生牙

B. 肌功能训练

C. 减少牙量或增加骨量

D. 扩大牙弓

E. 多食硬物

**37.** 上颌乳尖牙的近中和远中出现间隙是

A. 替牙间隙　　B. 生长间隙

C. 灵长间隙　　D. 可用间隙

E. 离位间隙

**38.** 正畸应用强支抗时，磨牙前移占去的间隙不超过拔牙间隙的

A. 三分之一　　B. 四分之一

C. 二分之一　　D. 三分之二

E. 四分之三

**39.** 毛氏$Ⅱ^3$指的是

A. 磨牙中性、前牙深覆盖

B. 磨牙远中、前牙深覆盖

C. 磨牙中性、前牙反𬌗

D. 磨牙近中、前牙反𬌗

E. 双颌或双牙弓前突

**40.** 牙颌畸形的手术中，上颌前突的术式是

A. 上颌做Le FortⅠ型截骨，上颌后移，减少前突

B. 拔除上下左右四颗第一前磨牙后，上下颌骨前部截骨

C. 在下颌升支部切断颌骨使下颌后移

D. 在颌骨或牙槽骨进行截骨矫治

E. 下颌升支矢状纵劈术

**41.** 成人牙周炎正畸治疗的禁忌证不包括

A. 牙周治疗后，病损尚未得到控制

B. 牙周破坏累及根尖1/3或根分叉暴露

C. Ⅲ°松动牙

D. 牙槽骨薄而脆，牙根形态明显可视并可用手触及

E. 牙槽骨吸收不到1/2，牙周病处于静止期

**42.** 关于后牙反𬌗的病因，下列说法不正确的是

A. 由于乳磨牙早失或滞留引起恒牙上后牙颊向错位或下后牙的舌向错位，可导致个别牙后牙反𬌗

B. 一侧深龋，只能用另一侧咀嚼，日久可导致单侧多数后牙反𬌗

C. 口呼吸患者两腮压力增大，上牙弓逐渐变窄，可引起双侧多数后牙反𬌗

D. 腭裂患者，上牙颌弓宽度发育不足，常有双侧后牙反𬌗

E. 对一侧下颌的不正常压力，如长期有一侧托腮的习惯，可使下颌逐渐偏向另一侧，也可引起另一侧多数后牙反𬌗

**43.** 正畸过程中的主要目标包括

A. 解除拥挤，排齐牙齿

B. 矫治覆𬌗、覆盖异常，改善面部侧貌

形态
C. 改善Spee曲线曲度
D. 通过颌位和牙齿移动调整磨牙关系
E. 以上均正确

**44.** 根据上下颌骨前后向的位置关系，将矢状骨面型分为3类，其中关于Ⅱ类骨面型说法正确的是
A. 上颌颌骨协调无畸形，呈直面型
B. 上颌骨前突，或下颌骨后缩或兼有之，呈凸面型
C. 上颌骨前突，或下颌骨后缩或兼有之，呈凹面型
D. 下颌骨前突，或上颌骨后缩或兼有之，呈凹面型
E. 下颌骨前突，或上颌骨后缩或兼有之，呈凸面型

**45.** 活动矫治器的优点不包括
A. 患者能自行摘戴，便于洗刷，能保持矫治器和口腔卫生
B. 不影响美观
C. 避免损伤牙体、牙周组织
D. 能矫治复杂的错殆畸形
E. 此类矫治器构造简单，制作容易

**46.** 口外支抗类矫治器支抗部件不包括
A. 头帽　　B. 颈带
C. 颏兜　　D. 橡皮圈
E. 面具

**47.** 代表面部生长发育方向的是
A. 颌凸角　　B. ANB角
C. Y轴角　　D. 下颌平面角
E. 面角

**48.** 患儿，男，9岁。前牙反殆。检查患者反覆殆深、反覆盖不大，下列矫治方法最佳的是
A. 咬撬法
B. 下前牙塑料联冠斜面导板矫治
C. 上颌前方牵引矫治
D. 颏兜限制下颌
E. 上颌殆垫舌簧矫治器

**49.** 患儿，男，10岁。替牙期，磨牙远中关系，前牙覆殆5mm，覆盖6mm，经头影测量分析上颌骨基骨正常，下颌骨基骨后缩，上下前牙唇倾。该患者目前的最佳治疗方案是
A. 不必治疗，待恒牙全部萌出后再行固定矫治
B. 肌激动器功能矫治
C. FR－Ⅲ型功能矫治器矫治
D. 方丝弓矫治器矫治
E. 直丝弓矫治器矫治

**50.** 患者，男，13岁。因上颌前突就诊，口内观察双侧磨牙均呈远中错殆关系，正确的诊断是
A. 安氏Ⅰ类错殆
B. 安氏Ⅱ$^1$分类错殆
C. 安氏Ⅱ$^1$分类亚类错殆
D. 安氏Ⅱ$^2$分类错殆
E. 安氏Ⅲ类错殆

**51.** 患儿，男，7岁。第一恒磨牙已萌出，85因残根拔除，X线片示恒牙胚牙根形成不足1/2，缺牙间隙已有缩小趋势。下列处置方法正确的是
A. 丝圈式缺隙保持器
B. 固定舌弓保持器
C. 活动义齿式缺隙保持器
D. 不处理，观察
E. 固定正畸治疗用邻牙代替早失牙

**52.** 患者，男，14岁。恒牙殆，远中关系，切牙闭锁殆，Ⅲ度深覆殆，上下切牙Ⅰ度拥挤，该患者适合的矫治计划是

A. 拔牙矫治，固定矫治器
B. 拔牙矫治，活动矫治器
C. 不拔牙矫治，功能矫治器
D. 不拔牙矫治，固定矫治器
E. 以上均不正确

**53.** 患者，女，17 岁。上前牙前突。临床检查：双侧磨牙尖牙远中尖对尖，前牙深覆盖 7mm，深覆𬌗Ⅱ度，下前牙轻度拥挤。X 线头影测量显示 ANB 7.0°，上前牙唇倾，低角病例。该患者宜采用的矫治方法是
A. 拔除 14、24，直丝弓固定矫治
B. 拔除 14、24、35、45，直丝弓固定矫治
C. 拔除 14、24、34、44，直丝弓固定矫治
D. 功能矫治 + 固定矫治双期矫治
E. 肌激动器促进下颌骨发育

**54.** 患者，女，13 岁。前牙反𬌗，双侧磨牙关系近中尖对尖，下颌前突，上颌后缩，上下牙列拥挤各约 5mm、8mm。最佳的治疗方案是
A. 不拔牙 + 固定矫治
B. 拔除 15、25、34、44 + 固定矫治
C. 拔除 35、45 + 固定矫治
D. FR－Ⅲ型功能矫治器矫治
E. 以上均不正确

**55.** 患者，男，14 岁。直面型，磨牙中性偏远中关系，上牙弓拥挤 4.5mm。最佳的治疗方案是
A. 拔除 14、24、35、45 + 固定矫治
B. 不拔牙矫治，上颌“摆式”矫治器推磨牙向后
C. 拔除 14、24、34、44 + 固定矫治
D. 拔除 15、25、35、45 + 固定矫治
E. 以上均不正确

**56.** 患者，男，34 岁。磨牙为中性关系，上牙弓间隙 1.0mm，下牙弓拥挤 5.5mm，上下前牙唇向倾斜，前牙覆𬌗Ⅱ度，覆盖 4.0mm，严重凸面型。诊断为安氏Ⅰ类，骨性Ⅰ类错𬌗，双颌前突。最佳的矫治方案是
A. 不拔牙矫治，固定矫治
B. 拔除 14、24、34、44 + 固定矫治
C. 拔除 15、25、34、44 + 固定矫治
D. 拔除 35、45 + 固定矫治
E. 以上均不正确

**57.** 患儿，女，7 岁。经询问夜间睡觉有吮拇指习惯，手指上可见胼胝。下列治疗方法正确的是
A. 腭网矫治器　　B. 唇挡丝
C. 前庭盾　　D. 颊屏
E. 观察，不处置

**58.** 患儿，男，7 岁。主诉下牙出现双排牙。X 线片显示，85 滞留，继替恒牙已在舌侧萌出，刚破龈。下列治疗方法正确的是
A. 拔除滞留乳牙，观察
B. 观察，不处置，待乳牙自行脱落
C. 拔除滞留乳牙，活动矫治器矫治错位恒牙
D. 拔除滞留乳牙，缺隙保持器保持间隙
E. 以上均不正确

**59.** 患者，女，14 岁。主诉门牙间有缝隙，要求矫治。临床检查可见上中切牙间有间隙，其中有粗大的唇系带与腭乳头相连，牵动上唇时腭乳头发白。X 线牙片检查时可见上中切牙间腭中缝处的牙槽嵴较宽并有“V”形缺口。间隙的处理方法是
A. 固定矫治器关闭间隙
B. 活动矫治器关闭间隙
C. 固定矫治器关闭间隙，切除附着的异常唇系带
D. 固定修复，上中切牙联冠关闭间隙

E. 以上均不正确

**60.** 患者，女，23岁。均角病例，上下牙列拥挤度均为8mm，矫治计划：拟拔除14、24、34、44，采用方丝弓矫治器矫治，方丝弓矫治的基本步骤是

A. 排齐和整平牙列

B. 关闭拔牙间隙及矫治𬌗关系

C. 牙位及𬌗接触关系的进一步调整

D. 保持

E. 以上均正确

## 二、A3/A4型题

（61～63共用题干）

患儿，女，6岁5个月。主诉门牙"地包天"。临床检查：口腔卫生较差，磨牙近中尖对尖关系，乳切牙反𬌗，乳尖牙磨耗不足。前牙反覆盖Ⅰ°，反覆𬌗Ⅲ°。父亲有类似畸形。幼时人工喂养，有咬上唇习惯。

**61.** 最佳的矫治方案为

A. 前方牵引矫治乳牙反𬌗，观察生长发育，替牙完成后进行正畸治疗

B. 前方牵引＋固定矫治治疗

C. 下颌联冠式斜面导板

D. 暂不处理，观察

E. 以上均不正确

**62.** 造成此患儿前牙"地包天"的可能因素是

A. 乳尖牙磨耗不足

B. 遗传因素

C. 不正确的人工喂养

D. 咬上唇习惯

E. 以上均正确

**63.** 在进行一期矫治前，首先应

A. 给予一定心理辅导，有利于破除不良口腔习惯

B. 口腔卫生宣教

C. 调磨乳尖牙

D. 确定错𬌗畸形的病因

E. 以上均正确

（64～66共用题干）

患儿，女，11岁。主诉上前牙前突。临床检查：双侧磨牙尖牙远中关系，上下牙列Ⅰ度拥挤，前牙深覆盖12mm，深覆𬌗Ⅲ度，第二磨牙未萌。X线头影测量显示ANB 8.5°，下颌后缩。正常平面角。

**64.** 该患者适合的矫治方法

A. 暂不矫正，观察

B. 功能性矫治器矫治刺激下颌生长

C. 拔牙＋固定矫治

D. 功能性矫治＋固定矫治双期矫治

E. 以上均不正确

**65.** 此患者首先应进行的治疗是

A. 不必治疗，观察

B. 肌激动器功能矫治

C. FR－Ⅲ型功能矫治器矫治

D. 前方牵引

E. 直丝弓矫治器矫治

**66.** 此患者在进行二期治疗时，若采用方丝弓矫治，第一阶段初始采用的弓丝为

A. 0.014英寸不锈钢丝

B. 0.018英寸镍钛圆丝

C. 0.016英寸不锈钢丝

D. 0.016英寸镍钛圆丝

E. 0.018英寸澳丝

## 三、案例分析题

（67～69共用题干）

患者，女，20岁。临床检查为安氏Ⅰ类磨牙关系，生长型为均角型。模型分析：上颌拥挤度为8mm，下颌拥挤度为6mm。

**67.** 最适合的拔牙方式，不包括

A. 14、24、34、44 B. 15、25、35、45
C. 16、26、36、46 D. 14、24、35、45
E. 15、25、34、44 F. 17、27、37、47

**68.** 此病例矫治成功的关键是
A. 平面导板的应用
B. 前牙排齐
C. 垂直向高度的控制
D. 后牙支抗的控制
E. 使用Ⅱ类牵引
F. 整平 Spee 曲线

**69.** 此患者可以配合使用
A. 平面导板 B. 微小种植体
C. 横腭杆 D. 口外弓
E. Nance 弓 F. Ⅱ类牵引
G. Ⅲ类牵引

(70 ~ 72 共用题干)

患者，女，14 岁。恒牙初期，下颌前突，上颌后缩，前牙反殆，右侧磨牙关系完全近中，左侧磨牙近中尖对尖，上下牙列拥挤各 2 ~ 3mm，有咬上唇习惯，X 线片显示上下颌均有智齿。

**70.** 此患者最佳的治疗方案不包括
A. 不拔牙 + 固定矫治
B. 拔除 15、25、34、44 + 固定矫治
C. 头帽式前方牵引刺激上颌骨发育
D. 拔除 14、24、35、45 + 固定矫治
E. 头帽颏兜抑制下颌骨发育
F. FR - Ⅲ型功能矫治器矫治

**71.** 为了解除反殆，此患者需配合使用
A. 头帽颏兜
B. 平面导板
C. 后牙殆垫
D. FR - Ⅲ型功能矫治器矫治
E. 前方牵引
F. 斜面导板

**72.** 减少复发的措施包括
A. 佩戴保持器
B. 拔除智齿
C. 破除口腔不良习惯
D. 无需处理
E. 保持阶段定期复诊观察下颌发育情况
F. 夜间佩戴头帽颏兜

# 第十一章　公共理论

## 一、A1 型题

1.《传染病防治法》将艾滋病列入

A. 甲类　B. 乙类

C. 丙类　D. 丁类

E. 戊类

2. 如何正确对待艾滋病病毒感染者、艾滋病患者及他们的亲友

A. 不与艾滋病患者同桌吃饭

B. 感染艾滋病是咎由自取，没有理由进行救助与关怀

C. 远离艾滋病患者，防止自己被感染

D. 关爱艾滋病患者，可以与他们交谈、握手，为他们的亲友提供有关艾滋病的防治知识

E. 不使用艾滋病患者用过的马桶

3. 下列机构可以提供艾滋病病毒检测服务的是

A. 私人诊所

B. 二级及以上医院和疾控中心

C. 三级及以上医院和疾控中心

D. 各级医院的门诊

E. 单位医务室

4. 下列不属于艾滋病传播途径的是

A. 飞沫传播

B. 性传播

C. 母婴垂直传播

D. 器官移植

E. 血、血制品和污染的注射器

5. 艾滋病检测记录保存期限是

A. 一年　B. 二年

C. 五年　D. 十年

E. 长期

6. 医师在执业活动中应当履行法定义务，下列不属于法定义务的是

A. 尊重患者，保护患者的隐私

B. 遵守技术操作规范

C. 参与医疗机构的民主管理

D. 向患者及其家属如实告知病情、医疗措施、医疗风险

E. 遵守职业道德

7. 对医师的业务水平、工作成绩和职业道德状况，具有定期考核权的单位是

A. 医师所在的医疗机构

B. 医师所在地的医学会或医师协会

C. 医师所在地的卫生行政机构

D. 受县级以上人民政府卫生行政部门委托的机构或组织

E. 县级以上人民政府卫生行政部门

8. 参照《医疗事故处理条例》的有关规定，医院对参加医疗事故处理的患者近亲属所需交通费、误工费和住宿费的损失赔偿人数不超过

A. 1 人　B. 2 人

C. 5 人　D. 10 人

E. 15 人

9. 下列人员开具的处方经执业地点的执业医师签字后可以生效的是

A. 注册执业助理医师

B. 药学专业技术人员

C. 护理专业技术人员

D. 被责令暂停执业的医师
E. 被责令离岗培训的医师

**10.** 突发事件应急工作应当遵循的方针是
A. 依靠科学，加强合作
B. 反应及时，措施果断
C. 预防为主，常备不懈
D. 统一领导，分级负责
E. 及时治疗，科学分工

**11.** 制订全国突发公共卫生事件应急预案的部门是
A. 国务院制定
B. 卫生部制定发布
C. 国务院有关部门制定
D. 卫生部制定，国务院批准
E. 国务院制定，卫生部发布

**12.** 决定甲类传染病的部门是
A. 国务院
B. 卫生部
C. 国务院卫生行政部门
D. 省政府卫生行政部门
E. 省政府

**13.** 根据《突发公共卫生事件应急条例》规定，发生下列情形的省级政府务必在接到报告 1 小时内，向国务院卫生行政主管部门报告，除外的是
A. 发生或发现不明原因的群体性疾病
B. 发生或者可能发生重大食物和职业中毒事件
C. 发生传染病菌种、毒种丢失
D. 发生或者可能发生传染病暴发、流行
E. 发生大规模相同病因的疾病

**14.** 国家对艾滋病实施的制度是
A. 自愿咨询制度
B. 自愿治疗制度
C. 自愿检测制度
D. 自愿检测和自愿治疗制度
E. 自愿咨询和自愿检测制度

**15.** 对于被传染病患者或疑似传染病患者污染的场所和物品，医疗保健机构应当及时采取的措施是
A. 强制隔离治疗
B. 必要的卫生处理
C. 封闭场所并销毁物品
D. 提请卫生防疫部门处理
E. 报告上级卫生行政机关处理

**16.**《中华人民共和国执业医师法》的适用范围是
A. 依法取得执业医师资格的人
B. 依法取得执业医师资格或者执业助理医师资格的专业医务人员
C. 依法取得执业医师资格或者执业助理医师资格，经注册在医疗机构中执业的专业医务人员
D. 依法取得执业医师资格或者执业助理医师资格，经注册在医疗、预防、保健机构中执业的专业医务人员
E. 依法取得执业医师资格或者执业助理医师资格，在医疗机构中执业的专业医务人员

**17.** 医疗机构内医疗废物暂时贮存的时间不得超过
A. 2 天　　B. 5 天
C. 7 天　　D. 10 天
E. 14 天

**18.** 下列条件中可以参加执业医师资格考试的是
A. 有医学专业本科以上学历，在医疗机构中试用期满 1 年
B. 有医学专业本科以上学历，在医疗机构中工作满 1 年
C. 有医学专业本科以上学历，在医疗机

构中试用期满 2 年

D. 有医学专业本科以上学历，在医疗机构中试用期满 3 年

E. 有医学专业专科学历，在医疗机构中工作满 1 年

**19.** 被甲类传染病病原体污染的污水、污物和粪便，应进行的处理方式为

A. 由卫生防疫机构进行消毒后处理

B. 由卫生防疫机构进行严密消毒后处理

C. 在卫生防疫机构的指导监督下进行严密消毒后处理

D. 在卫生防疫机构的指导监督下进行消毒后处理

E. 在卫生防疫机构的指导下进行消毒后处理

**20.** 下列诊疗行为必须取得患者及其家属或者关系人签字同意的是

A. 手术、创伤性检查、实验性治疗

B. 手术、特殊检查、特殊治疗

C. 手术、非常规性的检查、特殊治疗

D. 除表皮手术以外的手术、特殊检查、特殊治疗

E. 除门诊手术以外的手术、特殊检查、特殊治疗

**21.** 制定和发布《公共场所卫生管理条例》的立法机关或行政机关是

A. 国务院

B. 文化部

C. 卫生部

D. 技术监督局

E. 全国人民代表大会

**22.** 公共卫生场所的卫生许可证复核期限是

A. 每 1 年复核一次

B. 每 2 年复核一次

C. 每 3 年复核一次

D. 每 4 年复核一次

E. 每 5 年复核一次

**23.** 制修订卫生法规调查论证的主要内容有

A. 必要性和充分性

B. 必要性和实际性

C. 必要性和可行性

D. 实际性和可行性

E. 充分性和实际性

**24.** 甲类传染病是指

A. 鼠疫、麻疹

B. 禽流感、麻疹

C. 流行性腮腺炎、肺结核

D. 鼠疫、霍乱

E. 黑热病、麻疹

**25.** 依据《传染病防治法》，我国法定的传染病共有

A. 甲类、乙类和丙类三类共 32 种

B. 甲类、乙类和丙类三类共 37 种

C. 甲类、乙类和丙类三类共 40 种

D. 甲类、乙类和丙类三类共 42 种

E. 甲类、乙类和丙类三类共 52 种

**26.** 对于疑似甲类传染病的患者在明确诊断前，应在指定场所采取的措施是

A. 留验　　B. 隔离

C. 医学观察　　D. 访视

E. 就地诊验

**27.** 一般情况下处方开具当日有效，特殊情况时可以延长有效期，但有效期最长不超过

A. 2 天　　B. 3 天

C. 4 天　　D. 5 天

E. 6 天

**28.** 属于乙类传染病，但采取甲类传染病的预防、控制措施的是

A. 麻疹　　B. 霍乱

C. 肺结核　　D. 艾滋病

E. 传染性非典型肺炎

**29.** 下列患者的权力除外的是
A. 知情同意权　　B. 隐私保护权
C. 医疗监督权　　D. 损害索赔权
E. 人身安全权

**30.** 下列关于医学道德评价说法错误的是
A. 医学道德评价指人们对医务人员医学伦理品行的道德价值的判断
B. 医学道德评价者包括广泛的社会成员，但不包括社会组织
C. 医学道德评价的对象包括医学伦理行为和医德品质
D. 医学道德评价的结果包含对医学伦理品行的“善恶”性质的判断
E. 医学道德评价的结果包含对“善恶规模和程度”的判断

**31.** 医学道德评价的首要标准是
A. 是否有利于患者疾病的缓解和康复
B. 是否有利于人群的健康和长寿
C. 是否有利于人类生存
D. 是否有利于社会进步
E. 是否有利于医学科学的发展

**32.** 医学科研伦理道德的基本原则错误的是
A. 匿名和保密原则
B. 自愿参加原则
C. 普遍性道德行为准则
D. 特殊道德行为准则
E. 承担医疗风险的原则

## 二、A2型题

**33.** 王某于2008年7月从某医学院医学专科毕业，关于其可参加的资格考试，下列正确的是
A. 在医疗、预防、保健机构中试用期满1年，参加执业助理医师资格考试
B. 在医疗、预防、保健机构中试用期满2年，参加执业助理医师资格考试
C. 在医疗、预防、保健机构中试用期满2年，参加执业医师资格考试
D. 在医疗、预防、保健机构中试用期满3年，参加执业医师资格考试
E. 取得执业助理医师证书后，在医疗、预防、保健机构中试用期满1年，参加执业医师资格考试

**34.** 医生王某三年前因故中止医师执业活动，关于其执业资格，下列说法正确的是
A. 终止医师执业活动
B. 服刑期间不允许执业，服刑期满可再执业
C. 可以不受限制
D. 注销注册
E. 在监督部门规定范围内执业

**35.** 某患儿在出生后确诊患新生儿溶血，需要进行换血疗法，下列相关程序不正确的是
A. 由经治医师申请，主治医师核准
B. 由血站和医院输血科提供适合的血液
C. 换血由经治医师和输血科人员共同实施
D. 患儿家属或监护人签字同意
E. 由院长审批

**36.** 某县级市医疗保健机构申请开展母婴保健技术服务，经上级市人民政府卫生行政许可，可开展的项目有
A. 婚前医学检查、遗传病诊断、产前诊断以及施行结扎手术和终止妊娠手术
B. 婚前医学检查、母婴保健指导和计划生育手术
C. 施行结扎手术和终止妊娠手术
D. 婚前医学检查、遗传病诊断和产前诊断
E. 产前诊断以及施行结扎手术和终止妊娠手术

**37.** 某社区医院医生贾某参加该省组织的医师定期考核未通过，后进行补考再次不合

格，暂停执业活动期满，再次进行考核，对考核合格的

A. 试用一年　B. 允许继续执业
C. 试用半年　D. 重新注册登记
E. 允许申请注册

**38.** 张某以师承方式学习传统医学，几年以后可以参加执业医师资格或者执业助理医师资格考试

A. 一年　B. 二年
C. 三年　D. 四年
E. 五年

**39.** 某三甲医院医生张某，因在执业活动中违反卫生行政规章制度或者技术操作规范，造成严重后果，被责令暂停执业活动，其暂停期限为

A. 3个月
B. 3个月以上，6个月以下
C. 半年至1年
D. 半年以上，3年以下
E. 1年以上，1年半以下

**40.** 某地中心医院内突发重大食物中毒事件，应当在多长时间内向所在地县级人民政府卫生行政主管部门报告

A. 30分钟　B. 1小时
C. 2小时　D. 12小时
E. 24小时

**41.** 胎儿患严重遗传性疾病的，医师应当向夫妻双方说明情况，并提出终止妊娠的医学意见。根据《母婴保健法》规定，对于依法施行终止妊娠或结扎手术的，应当给予

A. 免费服务　B. 有偿服务
C. 酌情免费服务　D. 酌情收费服务
E. 酌情减半服务

**42.** 夏某在某医科大学毕业一年后通过全国医师资格考试，取得执业医师资格并完成执业注册后，其执业范围是

A. 只准从事预防业务
B. 只准从事医疗业务
C. 只准从事保健业务
D. 可以从事相应的医疗、预防、保健业务
E. 可以重新申请医师执业注册

**43.** 爱心人士王某，在今年2月份全血献血一次，下次全血献血时间至少应在

A. 5月份以后　B. 6月份以后
C. 8月份以后　D. 11月份以后
E. 12月份以后

**44.** 贾某是一名主治医师，计划成立民营诊所开展医疗活动，必须依法取得

A.《医疗机构校验申请书》
B.《设置医疗机构备案回执》
C.《设置医疗机构批准书》
D.《医疗机构申请变更登记注册书》
E.《医疗机构执业许可证》

**45.** 某网红饭店对市卫生局做出的行政处罚决定表示不服，应该自受到行政处罚决定之日起几日内提出行政复议申请

A. 7日　B. 14日
C. 30日　D. 60日
E. 90日

**46.** 某二甲专科医院发生了一例可能为二级以上的医疗事故，该医疗机构向所在地卫生行政部门报告的限定时间是

A. 1小时　B. 3小时
C. 5小时　D. 6小时
E. 12小时

**47.** 某民营整形医院负责人涉嫌将有医疗纠纷隐患的相关病例、检查报告及资料擅自销毁，构成犯罪行为，应

A. 追究刑事责任
B. 吊销其执业证书
C. 罚款

D. 承担赔偿责任
E. 责令暂停6个月以上1年以下执业活动

**48.** 张某，曾因在某专科医院进行违规医疗操作，受到被吊销医师执业证书的行政处罚，现自处罚之日起不满2年
A. 不予医师执业注册
B. 注销执业医师注册
C. 从事医师执业活动
D. 中止医师执业活动
E. 可再次申请执业医师注册

**49.** 某患者在输血过程中，疑似出现溶血反应时，主诊医生采取的措施不正确的是
A. 积极抢救
B. 及时报告医务科
C. 立即停止输血
D. 静脉注射生理盐水
E. 及时报告上级医生

**50.** 某县级市中医院发生一起医疗事故，造成患者轻度残疾，导致一般功能障碍，依据医疗事故对患者造成的损害程度进行分级，属于
A. 一级　　B. 二级
C. 三级　　D. 四级
E. 五级

## 三、A3/A4 型题

(51～52 共用题干)

某公立医院医生高某，意外发现药品经营能挣钱，便找关系，请假离岗进行药品销售，约三年后被人发现并举报。

**51.** 对高某离岗2年以上的行为，医院应当报告准予注册的卫生行政部门的期限是
A. 离岗满2年的7日内
B. 离岗满2年的10日内
C. 离岗满2年的15日内
D. 离岗满2年的30日内
E. 离岗满3年的15日内

**52.** 医院未按规定及时报告高某的离岗行为，若导致了严重后果，卫生行政部门将给予警告，并对该医院的行政负责人给予
A. 行政罚款　　B. 行政处分
C. 注销注册　　D. 吊销执照
E. 开除处理

(53～54 共用题干)

曹某，某市社区医院医生，因挪用公款用于偿还债务，被判有期徒刑2年。

**53.** 曹某被判刑后，关于其执业，下列说法正确的是
A. 服刑期间不允许执业，服刑期满可再执业
B. 在监督部门规定范围内执业
C. 注销注册
D. 可以不受限制
E. 终止医师执业活动

**54.** 如果曹某对判决有异议，可申请复议或向法院起诉，其期限是自收到通知之日起
A. 15日　　B. 30日
C. 40日　　D. 50日
E. 60日

(55～56 共用题干)

某大学的学生丁某，住校，突发不适，几天后确诊病毒性肝炎。校医院卫生室接诊后便安排其去市医院住院治疗，未进一步关注。几天后，丁某舍友、朋友、宿舍管理人员相继发病。学校对校医院卫生室的负责人及班主任老师提出严厉批评。

**55.** 对于丁某的情况，应按照卫生部规定的时限向当地卫生防疫部门报告的是
A. 丁某本人　　B. 班主任老师
C. 学校　　D. 校医院卫生室
E. 宿舍管理员

**56.** 对于丁某应该
A. 在指定场所进行隔离治疗

B. 采取必要的治疗和控制措施
C. 强制隔离治疗
D. 在指定场所进行医学观察
E. 采取必要的预防和控制措施

（57～58 共用题干）

某患者因颌面部间隙感染静脉滴注克林霉素，患者回到家中，次日感到不适，3 小时后不适感加重，紧急送往医院抢救，后因抢救无效死亡。家属认为是克林霉素过敏致死，投诉到市卫生局。市卫生局委托市医学会组织专家对其进行医疗事故鉴定，鉴定结论为：不属于医疗事故。

**57.** 依据鉴定专家的首次鉴定结论，患者死亡的性质为
A. 医疗差错　　B. 医疗事故
C. 医疗纠纷　　D. 并发症
E. 医疗意外

**58.** 若家属对鉴定结论存在异议，则应该
A. 自收到首次鉴定结论之日起 5 日内向医疗机构所在地卫生行政部门提出再次鉴定的申请
B. 自收到首次鉴定结论之日起 10 日内向医疗机构所在地卫生行政部门提出再次鉴定的申请
C. 自收到首次鉴定结论之日起 15 日内向医疗机构所在地卫生行政部门提出再次鉴定的申请
D. 自收到首次鉴定结论之日起 20 日内向医疗机构所在地卫生行政部门提出再次鉴定的申请
E. 自收到首次鉴定结论之日起 30 日内向医疗机构所在地卫生行政部门提出再次鉴定的申请

（59～60 共用题干）

某县级市二甲医院在诊疗过程中遇到复杂病例，为保证医疗质量和医疗安全，方便群众就医，邀请上级医院专家会诊。

**59.** 下列情况，医疗机构不得提出会诊邀请的是
A. 会诊邀请超出本单位诊疗科目
B. 本单位不具备相应资质
C. 本单位的技术力量、设备、设施不能为会诊提供必要的医疗安全保障的
D. 会诊邀请超出被邀请医师执业范围的
E. 以上都是

**60.** 会诊医生结束会诊后应
A. 返回本单位 2 个工作日内将外出会诊的有关情况报告医务管理部门
B. 返回本单位 3 个工作日内将外出会诊的有关情况报告医务管理部门
C. 返回本单位 5 个工作日内将外出会诊的有关情况报告医务管理部门
D. 返回本单位 6 个工作日内将外出会诊的有关情况报告医务管理部门
E. 无需上报

# 02

# 下篇　试题答案与解析

# 第一章　口腔颌面外科学

## 一、A1 型题

**1. C**　干槽症一般出现于拔牙后2～3 天，患者出现剧烈疼痛。腐败型干槽症，拔牙创内有腐败坏死血凝块，需及时清创，以促进拔牙窝重新愈合。选项 C 为非腐败型干槽症的症状。

**2. C**　拔牙指征包括：①因正畸治疗需要进行减数的牙；②额外牙引起正常牙萌出障碍或错位，造成错㬚畸形；③牙体组织龋坏或破坏严重，临床手段无法修复和利用；④引起邻牙牙根吸收、冠周炎的埋伏牙、阻生牙；⑤影响功能、美观，造成邻近组织病变或邻牙龋坏，不能恢复正常位置的牙；⑥晚期牙周病，牙周骨组织支持大部丧失，现有手段无法获得牙的稳固和功能。部分牙体组织破坏严重的牙齿可以通过牙冠延长术或龈壁提升术等临床治疗，实现修复和保留患牙。因此患牙是否拔除，需首先判断能否满足修复要求。

**3. A**　肾上腺素是血管收缩剂，一般以 1/50000～1/200000 的浓度加入局麻药物溶液中，可以发挥延缓麻药吸收、降低毒性反应、延长麻醉时间的作用，以及减少注射部位出血，使术野更清晰。

**4. D**　书写住院病历时，其主诉内容为主要症状或体征及其持续的时间。

**5. E**　单位时间内注射药物剂量过大或局麻药注入血管速度过快，可能诱发局麻中毒反应。应该降低浓度和注射速度，适当减少剂量。发生晕厥时需指导患者全身放松，立即停止注射，放平椅位，松解衣领，保持呼吸畅通。重度昏厥者需刺激呼吸，必要时吸氧。

**6. A**　轻度张口受限，上下切牙切缘间仅可置入两横指；中度张口受限，上下切牙切缘间仅可置入一横指；重度张口受限，上下切牙切缘间距不到一横指；完全张口受限指完全不能张口。引起邻牙牙根吸收、冠周炎的埋伏牙、阻生牙属于拔牙指征。

**7. A**　口腔颌面部最常见的感染为牙源性感染。牙与上下颌骨直接相连，牙髓或牙周感染可向根尖、牙槽突、颌骨甚至颌面蜂窝组织间隙扩散。牙源性感染主要来源于龋病、智齿冠周炎和牙周病等临床常见病。腺源性感染继发于口腔、上呼吸道感染，引起炎症改变。血源性感染，为机体其他部位化脓性病灶通过血液循环引起的感染。损伤性感染是继发于损伤的感染。医务人员行局部麻醉、手术、穿刺等操作未严格遵循无菌技术可造成医源性感染。

**8. C**　颌面部间隙感染均为继发性，常见为牙源性或者腺源性感染，损伤性、医源性、血源性较少见，感染累及潜在筋膜间隙，弥散期表现为蜂窝织炎。急性炎症过程，表现为红、肿、热、痛，脂肪、结缔组织变性坏死，感染局限，形成脓肿。颌面部间隙感染需要通过局部治疗结合全身治疗，达到有效的治疗效果。

**9. E**　支配上颌第一磨牙的神经为腭小神经、腭前神经、上牙槽后神经和上牙槽中神经。

**10. A**　化脓性颌骨骨髓炎主要感染途径为牙源性、损伤性和血源性，最常见为牙源性，约占90%。主要感染病原菌为金黄色葡萄球菌，其次为肺炎双球菌、溶血性链球菌、大肠埃希菌及变形杆菌等。

**11. B**　在麻醉时，肾上腺素一般以1/50000～1/200000的浓度加入局麻药中，可以发挥延缓麻药吸收、延长麻醉时间以及减少注射部位出血的作用。局麻药中是否加入肾上腺素需考虑手术时间、术中止血以及患者的机体状况等因素。健康人注射利多卡因（含1/100000肾上腺素）每次最大剂量不超过20ml，心脑血管患者每次最大剂量不超过4ml。

**12. D**　在进行拔牙前，血压一般应控制在140/90mmHg以下；血红蛋白应控制在80g/L以上，血细胞比容控制在30%以上；糖尿病患者，空腹血糖应控制在8. 88mmol/L以下，胰岛素治疗患者早餐后1～2h进行拔牙手术；放射治疗前至少7～10天拔除患牙，并且在放疗后3～5年内不应拔牙，否则可引起放射性骨坏死。心功能Ⅰ级或Ⅱ级非拔牙禁忌证；心功能Ⅲ～Ⅳ级为拔牙禁忌证。

**13. C**　吸入性窒息的患者应立即行气管切开术，充分吸出下呼吸道内的血液、分泌物和其他异物，解除窒息状态。清除口、鼻腔及咽部异物只能解除位于口咽部的阻塞性窒息，无法用于吸入性窒息患者的急救。环甲膜穿刺术只可以暂时地解除窒息状态，且适宜于阻塞性窒息的急救。插入通气气管保持呼吸道通畅用于解除阻塞性窒息，因为吸入性窒息时气道异物会阻挡插管视野，造成插管不畅，耽误救治时间。牵出后坠的舌体用于解除舌体后坠造成的气道阻塞。

**14. A**　干槽症最多见于下颌后牙，占58%～92%。发生率由高到低依次是：下颌第三磨牙、下颌第一磨牙、下颌第二磨牙，其他牙少见，前牙发生率最低。

**15. C**　口腔颌面外科手术临近呼吸道，因此麻醉与手术互相干扰。手术、麻醉、损伤、饱胃等综合原因或者麻醉药物作用，使维持气道通畅比较困难。口腔颌面外科手术患者中小儿及老年患者比例较高。口腔颌面部血管丰富，因此手术失血较多。口底、下颌骨、喉会厌区及颈部损伤以及皮瓣移植后，导致局部肿胀；或者下颌骨缺损术后，各种因素导致患者呼吸不畅等，均可导致呼吸并发症。

**16. E**　颊部皮下组织内神经血管横行自上而下依次为面神经颧支、上颊支、腮腺管、面神经下颊支和下颌缘支；斜行组为面动脉及后方面静脉。

**17. A**　上颌神经阻滞麻醉需要注意的事项包括：口外注射时进针深，应严格掌握注射标志和角度，以达到准确位置；翼腭窝注射时，应注意避免造成血管损伤导致深部血肿；如果消毒不严格，可能会引起深部感染；上颌神经阻滞麻醉可产生较明显的注射疼痛；翼腭管注射容易损伤血管，会有断针危险。

**18. C**　普鲁卡因麻醉效果较好，血管扩张作用较明显。利多卡因局麻作用较普鲁卡因强，抗室性心律失常效果安全且迅速。布比卡因麻醉持续时间为利多卡因的两倍，可持续6小时。阿替卡因组织穿透性和扩散性较强，麻醉效果出现在注射后2～3分钟。丁卡因易溶于水，穿透性强。

**19. A**　局麻药物过敏反应主要集中于酯类局麻药，比如普鲁卡因。酰胺类局麻药过敏反应极罕见，如阿替卡因、甲哌卡因、利多卡因、盐酸布比卡因。

**20. C**　浸润麻醉是将麻醉药注入组织内麻醉神经末梢，常用0. 25%～0. 5%利多卡因或者0. 5%～1%普鲁卡因。1%～2%利多卡因用于阻滞麻醉，2%～4%利多卡因用于表面麻醉。

**21. A** 下牙槽神经阻滞麻醉的区域为同侧下颌骨、牙周膜、下颌牙、前磨牙至中切牙唇颊侧黏骨膜、牙龈及下唇。

**22. E** 影响下颌孔位置的解剖因素有：下颌支宽度越大，下颌孔到下颌支前缘距离则越大；下颌骨弓宽，注射针向对侧磨牙区推移；加大与中线的夹角，则避开下颌骨内斜嵴；下颌角角度越大，下颌孔位置则变高，进针点上移。

**23. D** 局麻昏厥一般可因饥饿、恐惧、疲劳及疼痛或者全身情况差等因素造成。过敏可发生于注射酯类麻醉药物后，但是不常见。临床上发生局麻药中毒，常因局麻药快速注入血管或者单位时间注射药量过大造成，表现分为兴奋型和抑制型。下牙槽神经阻滞麻醉口内法注射后可发生牙关紧闭或张口受限。注射刺破血管造成血肿，常见于眶下神经、上牙槽后神经阻滞麻醉后。

**24. E** 牙齿拔除前需进行牙齿检查，包括牙齿龋坏情况、牙根数目、根管治疗、根尖情况等。检查口腔黏膜、舌体、牙龈、口底等区域的溃疡或微生物。拔牙术可能对颞下颌关节造成不利影响，因此需要常规检查。唾液腺检查在拔牙时为非必须的。

**25. C** 舌后 1/3 的一般感觉和味觉由舌咽神经支配；舌前 2/3 的一般感觉由舌神经支配，味觉由鼓索味觉纤维支配；迷走神经支配会厌及腭的味蕾。

**26. E** 颏下间隙感染多来自淋巴结炎，颏下淋巴结接收来自颏部、下唇、口底舌下肉阜、舌尖、下颌前牙及牙周组织的淋巴回流。

**27. A** 局麻并发症包括注射区疼痛、昏厥、中毒、注射针折断、血肿、神经损伤、过敏反应、感染、暂时性面瘫、暂时性复视或失明、暂时性牙关紧闭、颈丛神经阻滞麻醉并发症。

**28. C** 拔牙指征有：引起颌骨骨髓炎、牙源性上颌窦炎的病灶牙；晚期牙周病，牙周骨组织支持大部丧失，目前手段无法获得牙的稳固和功能的患牙；急性智齿冠周炎消炎后，需择期拔除的患牙；引起邻牙牙根吸收、冠周炎的埋伏牙、阻生牙。影响功能、美观，造成邻近组织病变或邻牙龋坏，不能恢复正常位置的错位牙。

**29. B** 用牙挺拔除断根，关键是将挺刃插入牙根与牙槽骨之间。牙根断面是斜面，根挺应从较高斜面插入。挺插入后，使用楔力结合小幅的旋转撬动，逐步加大幅度。下颌第三磨牙舌侧骨板薄，有时根尖骨板几乎缺如，应避免将牙根推入口底和咽旁。拔除上颌磨牙时，不可垂直用力，将挺顶在根断面上，以避免将断根推入上颌窦。

**30. A** 牙挺使用过程中应遵循的原则：除非邻牙需同时拔除，否则不可以邻牙为支点；除非拔除阻生智齿，或者颊侧需要去骨，否则龈缘水平处的颊侧骨板不可作为支点；龈缘水平处的舌侧骨板不可以作为支点；牙挺操作过程中必须用手指进行保护，避免牙挺滑脱损伤邻近组织；用力必须控制，不可使用暴力，必须掌握准确的方向。

**31. D** 牙齿拔除时，钳喙应安放在正确位置，与牙长轴平行。拔牙时应选择合适的牙钳，钳喙与牙面紧贴。牙的脆性增加时如老年人的牙齿或者死髓牙，容易折断（非拔牙过程中造成）。不该使用旋转力时误用可造成牙根折断，拔除上颌前磨牙不宜使用旋转力。牙根外形变异、弯曲，容易造成折断（非拔牙过程中造成）。

**32. B** 由于邻牙、骨或者软组织阻碍，部分萌出或埋伏、且以后也不能萌出的牙齿为阻生牙。上颌第三磨牙、下颌第三磨牙、上颌尖牙为常见的阻生牙。牙齿阻生的原因主要是颌骨退化与牙齿不一致，骨量小于牙量。阻生牙常常位置特殊，临近重要解剖结构，与邻牙关系密切。下颌阻生智牙最常见，颊侧骨板有外斜线加强，相对较厚。

**33. C**　下颌智齿反复冠周炎者，需要拔除。智齿与第二磨牙之间出现食物嵌塞，需要拔除。正位萌出达邻牙𬌗平面，去除远中阻力后，可与对𬌗牙齿建立咬合关系的第三磨牙可以暂时保留。可能诱发牙源性肿瘤或者囊肿者，需要拔除。可能会诱发颞下颌关节紊乱的第三磨牙，需要拔除。

**34. E**　下颌智齿如导致第二磨牙远中骨质吸收，可以预防性拔除下颌智齿。下颌智齿本身以及第二磨牙远中容易发生龋齿，拔除下颌智齿可降低龋齿风险。阻生牙有时会导致第二磨牙牙根压迫吸收，因此拔除此类下颌智齿可以预防邻牙牙根吸收。部分萌出的阻生牙形成盲袋，会引起冠周炎，因此拔除下颌智齿可以预防冠周炎。完全埋伏于骨内的下颌智齿，无神经压迫症状，可以暂时保留，无需预防性拔除。

**35. A**　根据下颌牙齿在颌骨内的深度分类，高位阻生为牙的最高部位平行或者高于牙弓𬌗平面。中位阻生为牙的最高位低于𬌗平面，但比第二磨牙牙颈部高。牙的最高位低于第二磨牙牙颈部为低位阻生。根据阻生第三磨牙与下颌支及第二磨牙的关系，分为3类。牙齿位于下颌支前缘和第二磨牙远中面之间，空间足够容纳第三磨牙的近远中径，此为Ⅰ类。牙齿位于下颌支前缘和第二磨牙远中面之间，间隙不足以容纳第三磨牙的近远中径，此为Ⅱ类。牙齿全部或大部位于下颌支内，此为Ⅲ类。

**36. B**　颈阔肌收缩时颈部出现斜行皱纹。胸锁乳突肌一侧收缩时，头向同侧偏，并转向对侧；同时收缩时，头向后仰。胸骨舌骨肌、肩胛舌骨肌、二腹肌属于颈中肌群，前两者为舌骨下肌群，二腹肌为舌骨上肌群。

**37. E**　下颌第三磨牙局部麻醉为减少术中出血，保证术野清晰，局麻时应该在颊侧近中、颊侧远中角和远中进行注射。

**38. B**　低位阻生下颌第三磨牙、水平阻生下颌第三磨牙、埋伏牙、位于龈下的断根，需要翻瓣暴露手术视野。高位阻生下颌第三磨牙一般不需翻瓣，或仅需在远中切开分离龈瓣。

**39. B**　上颌第三磨牙反复咬颊或者摩擦颊黏膜是拔除适应证。上颌第三磨牙垂直位占63%，远中阻生占25%，近中阻生占12%。患者半开口，牙挺自近中颊角插入，将牙向远中、颊侧挺出。拔除上颌智齿，应注意牙齿、牙根形态、与上颌窦的关系以及与邻牙牙根的距离情况。完全埋伏于骨内且无症状的上颌智齿可不予拔除。

**40. A**　对于原发性三叉神经痛应首选药物治疗，卡马西平是目前治疗三叉神经痛的首选药物。

**41. E**　根尖片可用于确定与邻牙牙根的关系，判定额外牙的基本位置。定位根尖片，依据投影移动相对距离，可以判定额外牙与对照牙的相对位置。全口牙位曲面断层与根尖片相似。上颌前部横断𬌗片，用来判定唇腭侧位置关系。锥形束CT比较理想，可以判断上颌前部埋伏额外牙的三维空间位置。

**42. B**　拔牙后即刻拔牙创开始出血，15～30分钟后出血停止，形成血凝块封闭创口。

**43. D**　拔牙创愈合的阶段包括拔牙创出血和血凝块形成，血块机化、肉芽形成，结缔组织和上皮组织替代肉芽组织，原始的纤维样骨替代结缔组织，成熟的骨组织替代不成熟骨质、牙槽突功能性改建。

**44. C** 拔牙术后，第三阶段为结缔组织和上皮组织替代肉芽组织。3～4 天后，更成熟的结缔组织开始替代肉芽组织。5～8 天开始形成新骨，不成熟的纤维骨组织开始充填拔牙窝。

**45. A** 牙槽突的改建在拔牙后 3 天开始。40 天后形成多层骨小梁一致的成熟骨。拔牙术后 3～6 个月重建过程基本完成，出现正常骨结构。慢性炎症刺激导致牙槽骨致密化，出血减少，使愈合时间延长。钳拔除法创伤小，愈合基本正常，牙挺拔牙创伤较大，愈合时间延迟。

**46. B** 牙龈撕裂是拔牙术后出血的主要原因之一。

**47. D** 牙槽突骨折多为拔牙用力不当、牙槽骨与牙根粘连、牙根形态异常导致。拔除上颌第三磨牙，如果远中施力过大，挺出方向不当，可能会导致上颌结节骨折。拔除上颌尖牙，可能会导致唇侧骨板骨折。劈开和挺出下颌第三磨牙时，易导致舌侧骨板骨折。牙槽突骨折后可引起术后出血、较严重的肿胀和疼痛。

**48. A** 采用翻瓣术辅助拔除下颌第二磨牙残根时，切开、翻瓣、牵拉、触压和器械滑脱均可能导致颏神经损伤。

**49. E** 下颌智齿拔牙术前拍摄 X 线片，观察下颌神经管和牙根的关系。下牙槽神经损伤 90% 是由于拔除下颌阻生智齿导致的。可以使用减轻水肿的药物或者促进神经恢复的药物治疗下牙槽神经损伤。拔牙时为减少根方施力、减小创伤，深部断根取除困难者有时可暂时不取出。下牙槽神经损伤后，会出现颏部皮肤及下唇不完全麻木或者烧灼、蚁走、刺痛等异常感觉。

**50. D** 口腔上颌窦交通，多发生在上颌磨牙取牙根时，牙根移入上颌窦所致。直径小于 2mm 的穿孔，按照拔牙后常规处理。直径 2～6mm 的穿孔，需将两侧牙龈拉拢缝合。直径大于 7mm 的穿孔，需用邻近组织瓣关闭创口。鼻腔鼓气法是检测上颌窦是否交通的方法。

**51. A** 拔牙术后可能出现的并发症有：拔牙后反应性疼痛，术后开口困难，术后肿胀反应，干槽症，拔牙术后感染，拔牙后出血，皮下气肿。肿胀或疼痛往往是各类并发症的首发或主要症状之一。

**52. E** 拔牙后出血包括原发性出血和继发性出血。拔牙后出血已停止，后因创口感染等引起出血，为继发性出血。拔牙后继发性出血的局部因素包括：牙槽窝内残余炎性肉芽组织、牙槽内小血管破裂、牙槽突骨折、拔牙窝内血块脱落、较大知名血管破裂及软组织撕裂。拔牙后当日，取出棉卷后，牙槽窝内仍有活动性出血，此为原发性出血。

**53. B** 干槽症的诊断标准为拔牙后 2～3 天出现剧烈疼痛。疼痛可放射至耳颞部、下颌区或头顶部。服用一般镇痛药物无法止痛。拔牙窝内可空虚或者有腐败变性的血凝块。据统计，腐败型干槽症的发病率约为 10%，非腐败型干槽症约为 4.1%。

**54. A** 口腔颌面部感染常见的细菌为金黄色葡萄球菌、大肠埃希菌、溶血性链球菌。唾液链球菌为新生儿口腔早期定植细菌。牙龈卟啉单胞菌是主要的牙周致病菌。

**55. E** 颞下颌关节包括下颌骨髁突、颞骨关节面，此二者为关节的功能区。关节盘具有使上下关节面吻合、吸收拉力和压力、改变颞下颌运动轴向等作用。关节囊的滑膜层可分泌滑液。颞下颌关节囊外韧带具有悬吊下颌、限制下颌运动的作用。

**56. D**　脓肿切开引流的指征包括：局部症状加重，呈现搏动性跳痛、触诊有明显压痛点、波动感，出现凹陷性水肿、深部脓肿穿刺有脓者。口腔颌面部急性化脓性炎症，服用抗生素无效者，同时出现明显全身中毒症状者方可切开。结核性淋巴结炎，局部和全身治疗无效，皮肤发红已近自溃的寒性脓肿，必要时需切开引流。

**57. A**　β内酰胺类青霉素、头孢菌素、磷霉素和环丝氨酸具有干扰细菌细胞壁合成的作用。多黏菌素、酮康唑、制霉菌素具有损伤细菌胞浆膜，破坏屏障的作用。灰黄霉素具有阻碍遗传信息复制，影响核酸代谢的作用。

**58. C**　下颌智齿冠周炎症沿下颌骨外斜线向前，可在相当于下颌第一磨牙颊侧黏膜转折处的骨膜下形成脓肿或者破溃。

**59. C**　眶下间隙感染可由上颌尖牙、上颌切牙和第一前磨牙根尖病变引起。颊间隙可由上、下颌磨牙根尖病变引起。颞间隙感染常由翼下颌间隙、咬肌间隙、颊间隙、颞下间隙感染扩散引起。咬肌间隙感染可由下颌磨牙根尖病变、下颌智齿冠周炎引起。舌下间隙感染可由下颌牙病变引起。

**60. A**　多形性腺瘤又称混合瘤，是最常见的唾液腺肿瘤，最常见于腮腺。

**61. E**　颈淋巴清扫术手术深面的底界是椎前筋膜。颈淋巴清扫时，手术在椎前筋膜的浅面进行，只要不切开此层筋膜，就不会伤及该筋膜深面重要的神经及血管。

**62. C**　肿瘤发生在上颌窦外壁时，表现为面部及唇颊沟肿胀。肿瘤发生在上颌窦内壁时，常先出现鼻出血、鼻阻塞、单侧鼻分泌物增多、鼻泪管阻塞等症状。肿瘤发生在上颌窦下壁时，可引起牙松动、疼痛、龈颊沟肿胀。肿瘤发生在上颌窦后壁时，可侵入翼腭窝而引起张口受限。肿瘤发生在上颌窦上壁时，常使眼球突出，向上移位，可能引起复视。

**63. A**　囊肿开窗减压术不直接刮除囊肿，保护受累的牙根及替牙期的牙胚，恢复颌骨外形，最大限度地保护颌骨的形态和功能，符合保存性外科原则。

**64. E**　舌癌是最常见的口腔癌，多发生于舌侧缘，常为溃疡型或浸润型，大多恶性程度较高，生长快，浸润性比较强。在肿瘤中最常见的病理类型为鳞状细胞癌，一般占80%以上。牙龈癌早期向牙槽突骨膜及骨质浸润，使骨质破坏，一般首先引起牙松动和疼痛，待病情继续发展，向下颌骨内侵犯，导致下牙槽神经受累时可致患侧下唇麻木。

**65. D**　神经鞘瘤主要发生于脑神经，其次是周围神经，来源于神经鞘膜，多见于中年人，属良性肿瘤，但也有恶性者。肿瘤囊性变时，穿刺可抽出不凝结的血样液体。来自感觉神经者常有压痛，亦可有放射样痛。神经鞘瘤的特点是肿瘤可沿着神经轴侧向移动，但不能沿神经长轴方向活动。

**66. A**　在下颌下三角内，舌骨舌肌浅面自上而下依次排列的结构为舌神经、颌下腺导管、舌下神经。

**67. E**　临床上根据癌瘤侵犯范围，国际抗癌协会设计了TNM分类法。T指原发肿瘤，N指区域性淋巴结，M指有无远处转移。Tis：原位癌，早期肿瘤没有播散至相邻组织。

**68. D**　鼻唇囊肿发生于鼻前庭底部皮下组织，梨状孔之前外方，上颌骨牙槽突浅面软组织内。根端囊肿发生于牙齿根方，X线片检查可见根尖区一清晰圆形或卵圆形透明阴影，边缘整齐，周围呈现清晰骨白线。正中囊肿为上颌或下颌中线区的囊肿。鼻腭囊肿为发生于切牙管处的先天性囊肿。球上颌囊肿为上颌侧切牙与尖牙间出现的囊肿。

**69. B** 恶性淋巴瘤对放疗敏感。骨肉瘤、纤维肉瘤、腺癌、恶性黑色素瘤对放射线相对不敏感。

**70. B** 早期进行手术，可以尽早地恢复上唇的正常功能和外形，并可使瘢痕组织减少到最小程度。单侧唇裂修复术的最佳时间为3～6个月。双侧唇裂修复术的最佳时间为6～12个月。一般需同时满足以下条件：体重在5～6kg以上，血红蛋白不低于100g/L，白细胞计数不超过$10.0\times10^9$g/L。

**71. E** $^{99m}$Tc核素显像对于沃辛瘤有很高的诊断价值。超声检查对于腮腺病变较实用，当临床上腮腺良性肥大、腮腺炎性肿块与腮腺肿瘤难以区分时，可首选超声。临床上不易确定是否为肿瘤时，细针吸细胞活检常可结合临床做出诊断。CT检查对肿瘤定位十分有益，特别适用于腮腺深叶肿瘤。MRI不改变体位即可获得横断、矢状及冠状图像，肿瘤与血管显示更佳。腮腺区无痛性肿物不应采用活检，因为无论良恶性肿瘤都有发生瘤细胞种植的风险。

**72. C** 腺样囊性癌为颌下腺和舌下腺好发的肿瘤，肿瘤易沿神经扩散，可沿舌神经或舌下神经扩展至距原发肿瘤较远的部位，并造成患侧舌知觉和运动障碍；浸润性强，与周围组织无界限；易侵入血管，发生血行转移，转移部位以肺部最多见；舌根部的腺样囊性癌淋巴结转移率较高；肿瘤细胞可沿骨髓腔浸润。

**73. C** 全厚皮片柔软而富有弹性，活动度大，耐摩擦及负重，收缩小，色泽变化小。中厚皮片较表层皮片收缩小，较柔软，耐摩擦，色素沉着较轻。表层皮片生活能力、抗感染能力强，收缩大，易挛缩，质地脆弱，不耐受外力摩擦和负重，色素沉着严重。

**74. A** 对髁突明显向内下移位，成角畸形大于45度，下颌升支高度明显变短5mm，闭合复位咬合关系恢复不良，髁突骨折片向颅中窝移位，髁突向外移位并突破关节囊，可视为手术适应证。儿童髁突骨折可以采用保守治疗。儿童处于生长发育期，骨质柔软而富有弹性，骨折一般移位不大。儿童正值乳恒牙交替期，咬合关系还可以自行调整，故对咬合关系恢复的要求没有成人高。儿童存在乳牙列牙冠较短，牙根吸收致牙冠不稳固，难以做颌间结扎固定；骨皮质较薄，采用内固定易损伤恒牙胚。所以儿童期颌骨骨折多采用保守治疗。对于严重开放性创伤，骨折位移大或不合作患儿，也可选择手术复位固定。

**75. E** 对患者面部骨组织进行检查时，需了解骨组织轮廓、大小、对称性，有无膨隆或缺损，骨面有无乒乓球样感或波动感（脓肿突破骨皮质后可有波动感），有无压痛、骨擦音或异常动度等。

**76. B** 颌下区进食相关性肿胀，进食后可缓解多为颌下腺阻塞性疾病引起，颌下腺导管结石是最常见的因素。一般通过CBCT明确诊断，进行定位。颌下腺导管结石治疗的目的是去除结石、消除阻塞因素，尽最大可能保留颌下腺这一功能器官。但当腺体功能丧失或腺体功能不可逆转时，则应将病灶清除。腺体切除术适用于各种方式无法取出结石以及腺体反复感染或继发性慢性下颌下炎、腺体萎缩，已失去摄取及分泌功能者。超声适用于囊性肿瘤和软组织肿瘤。

**77. B**　唇、颊、舌、口底和下颌下区的病变，可行双指双合诊或双手双合诊检查。

**78. D**　牙列移位或咬合关系错乱是诊断颌骨骨折的最重要体征之一，而恢复正常的咬合关系又是治疗颌骨骨折的重要指标。因此，下颌骨骨折术后恢复原有咬合关系为最重要的治愈指标。

**79. D**　下颌骨位置突出，易遭受损伤而导致骨折的发生。下颌骨有些部位在结构上和力学上属于薄弱区域，如正中联合、颏孔区、下颌角及髁突颈部。因此，这些区域容易成为骨折的好发区。

**80. D**　临床上，对放射线敏感的恶性肿瘤有恶性淋巴瘤、浆细胞肉瘤、淋巴上皮癌、尤因肉瘤及未分化癌。对放射线中度敏感的恶性肿瘤有鳞状细胞癌和基底细胞癌。对放射线不敏感的肿瘤有骨肉瘤、纤维肉瘤、腺癌及恶性黑色素瘤等。

**81. E**　颞下颌关节紊乱病并非指单一的疾病，是一类病因未完全清楚而临床症状类似的一组疾病的总称。其临床表现一般有三个主要症状，分别是下颌运动异常、疼痛及弹响和杂音。病程一般较长，易反复发作，但有自限性，一般不发生关节强直，预后良好。

**82. C**　关节内强直不会有颌间瘢痕，颌间瘢痕挛缩是关节外强直的主要临床表现。

**83. C**　根据应用抗菌药物的基本原则，一种抗菌药物可以控制的感染就不采用联合用药，能采用窄谱抗菌药物者就不用广谱抗菌药物。其他选项均符合临床应用抗菌药物的原则。

**84. E**　由于咬肌肥厚而坚实，当咬肌间隙感染导致脓肿形成时，脓肿很难自行破溃，也不易触到波动感。

**85. A**　全身及局部症状明显是急性颌骨骨髓炎的主要诊断依据。其余选项均为慢性颌骨骨髓炎的主要诊断依据。

**86. D**　抗休克治疗的目的是恢复组织灌流量。对于失血性休克，治疗的根本措施是补充有效血容量，彻底止血。有休克症状时不应先行清创缝合。安静、镇痛是创伤性休克的处理方法。

**87. D**　清创的原则是尽量保留受伤的组织，即使组织大部分游离或者是完全离体，只要没有坏死和感染，均应该尽可能地保留。其他选项均符合颌面部外伤清创术的原则。

**88. E**　冷冻治疗有一定的局限性，因冷冻治疗只能局限在局部治疗，所以在肿瘤侵入区域性淋巴结时，冷冻治疗无法达到区域性治疗的目的。其余选项均为冷冻治疗的优点。因冷冻时感觉末梢被破坏，所以术后疼痛较轻。冷冻治疗有可能改变组织的抗原结构，可能使机体产生相应的抗体，能够促进免疫治疗。冷冻治疗不需要做颌骨切除，冷冻后的组织也能形成良好的愈合，所以能够保存功能和外形。

**89. B**　囊腔内含有脱落的上皮细胞、皮脂腺毛发及汗腺等结构的囊肿被称为皮样囊肿，而囊腔中无皮肤附件的是表皮样囊肿。

**90. A**　原发性第二鳃裂囊肿常发生于颈上部，大多位于舌骨水平，胸锁乳突肌上1/3前缘处，是临床上最多见的鳃裂囊肿。而原发性第二鳃裂瘘的外口多位于颈中上1/3，胸锁乳突肌前缘处。

**91. E**　牙瘤多见于青年人，生长较缓慢，早期无明显的症状。牙瘤患者常有缺牙的现象。

**92. D**　大面积的血管瘤完全消退后可以局部遗留色素沉着、浅斑痕及出现皮肤下垂等体征表现。

**93. A** 血管瘤对激素治疗较敏感，但是血管畸形对激素治疗不敏感。放射治疗对血管畸形的效果尚无法完全肯定，且存在致癌的可能性，大部分人反对用放射治疗。

**94. E** 舌尖部的鳞癌可向颏下转移或直接转移至颈深中群淋巴结。

**95. E** 新鲜的导管断裂伤，有条件时可行导管断端吻合术。如导管断裂处接近口腔黏膜，则可行导管改道术。加压包扎及使用药物抑制腺体分泌主要用于腺体瘘的处理。若瘘口靠近腺门且为不完全瘘时，可做瘘道封闭术。若导管断裂伴有局部广泛而深的瘢痕组织，可在炎症控制后行腮腺导管结扎术，令腺体自行萎缩。

**96. E** 单纯型舌下腺囊肿和口底皮样囊肿向口内发展或增大时均可将舌体抬高，影响言语、吞咽及呼吸。口底皮样囊肿常位于口底正中，边界清楚，内含半固体状皮脂性分泌物，因此扪之会有面团样柔韧感，无波动感，可有压迫性的凹陷。皮样囊肿表面的颜色与口底黏膜颜色相似，而并不呈浅紫蓝色。

**97. A** 动静脉畸形是一类迂回弯曲、极不规则且有搏动性的血管畸形，多见于成年人，常发生于颞浅动脉所在的颞部或头皮下组织中。

**98. D** 涎石位于下颌下腺内或导管后部、腺门部时需要行腺体切除术治疗。其余选项均是下颌下腺涎石病切开取石术的适应证。

**99. A** 黏液表皮样癌主要发生于腮腺，其次是腭部和下颌下腺，也可以发生在其他小唾液腺，特别是磨牙后腺。

**100. C** 弹响和开口过大呈半脱位是翼外肌功能亢进的主要症状。严重开口受限是咀嚼肌群痉挛的主要症状。关节弹响和开口受限、偏殆是不可复性盘前移位的主要症状。除此之外，不可复性盘前移位还有间断性的关节绞锁史，关节区的疼痛以及测量被动开口度时，开口度不能增大等症状。关节运动时关节局部疼痛是滑膜炎的主要症状。连续的摩擦音或多声破碎音是骨关节病的症状。

**101. B** 舌咽神经痛是指发生于舌咽神经分布区域的阵发性疼痛。阵发性疼痛的部位常位于扁桃体区、咽部、舌根、颈深部、耳道深部及下颌后区等。因舌前部的感觉支配来自于舌神经，故舌咽神经痛一般不会发生在舌前部。

**102. C** 病变对侧睑裂以下颜面表情肌瘫痪及伴有与面瘫同侧的肢体瘫痪是中枢性面神经麻痹的临床特点。前额纹消失及不能蹙眉是贝尔面瘫与中枢性面瘫鉴别的主要依据。贝尔面瘫根据病变部位可以出现听觉改变、舌前 2/3 的味觉减退以及唾液分泌障碍。贝尔面瘫会出现病变同侧全部表情肌瘫痪。

**103. D** 序列治疗涉及的学科非常广泛，其中 TEAM 成员可根据各个国家和地区的具体情况不同而有所增减，但是口腔颌面外科（或整形外科）医师、口腔正畸科医师以及语音病理师是构成 TEAM 的最基本成员。

**104. E** 鼻小柱偏斜、过短是唇裂的临床特点，腭裂一般不会出现。腭裂还有语音以及口、鼻腔自洁环境的改变。

**105. B** 为后期的鼻小柱延长做准备属于双侧完全性唇裂手术修复时的要求，与腭裂整复手术无关。

**106. A** 腭裂术后大出血并不多见，但对于幼儿患者，术后出血应及时处理。较早期的出血多由于术中止血不全引起，出血部位可来自断裂的腭降血管、黏骨膜瓣创缘以及鼻腔侧暴露的创面等，腭瓣末端缝扎线头的松动和脱落也可引起出血。此外，顽固性的渗血情况，应考虑有无血友病或凝血功能障碍等相关疾病。术后较晚期的出血常由于伤口感染引起。

**107. D**　腭裂手术大多不行术前预防性气管切开，若术后有咽喉部水肿或窒息的情况发生时，需行气管切开。

**108. D**　Millard Ⅱ式法也称旋转推进法，是唇裂修复术中应用最广泛的手术方法。余选项均为腭咽闭合不全的手术治疗方法。

**109. C**　全厚皮片制取后，皮片不应带有脂肪。

**110. C**　颞下颌关节紊乱病（TMD）有三大主要临床症状：关节及相应的肌群疼痛、关节弹响和杂音、下颌运动异常。除此之外，TMD患者常会伴有疼痛，有的学者会把他列为TMD的第四个临床症状。颞下颌关节紊乱病一般不会出现牙痛。

**111. B**　静脉畸形目前在临床上分为4型：Ⅰ型为孤立型，无明显的回流静脉；Ⅱ型是有正常的回流静脉；Ⅲ型为回流静脉发育异常；Ⅳ型是回流静脉扩张。其中，Ⅰ型、Ⅱ型静脉畸形在临床中占大多数。因Ⅲ型、Ⅳ型静脉畸形血液高回流，病变累及广泛，无明显界限，平阳霉素注射入静脉腔内后药物立即流走，所以药物治疗效果差，往往需要采用联合治疗的方法。

**112. B**　结核性淋巴结炎可穿刺出稀薄污浊，暗灰色似米汤样的液体，有时可夹杂有干酪样坏死物。海绵状血管瘤和蔓状血管瘤穿刺出的血液可以凝结。鳃裂囊肿可穿刺出黄色或棕色、清亮的、含或不含胆固醇的液体。

**113. D**　嗜酸性淋巴肉芽肿也称为嗜酸性粒细胞增生性淋巴肉芽肿，病因尚不清楚，主要为淋巴结肿大。常发生于20～40岁的成年人，绝大多数为男性。本病侵犯骨质者罕见。该病对放射治疗敏感，但照射后可能复发，若再照射，反应依然良好。多发性者应采用化疗及肾上腺皮质激素为主的治疗方式，也可以考虑部分手术切除。

**114. A**　舌癌是最常见的口腔癌，最常累及的部位是舌侧缘中1/3，其次是舌腹和舌背，舌尖部受累最少。常为溃疡型及浸润型。

**115. D**　下颌牙龈癌颈淋巴转移要早于上颌牙龈癌，也较常见。常转移至下颌下淋巴结，后期易累及颈深上淋巴结。发生在下颌前牙区的牙龈癌易累及双侧下颌下及颈部淋巴结。

**116. D**　急性化脓性腮腺炎的主要病因是严重的全身疾病或严重的代谢紊乱导致唾液腺分泌减少，口内致病菌逆行侵入导管所致。余选项均为口腔颌面部感染的病因。

**117. B**　唾液腺结石病是在腺体或导管内发生钙化团块引起的一系列病变。约85%发生于下颌下腺，其次为腮腺，偶发生于上唇部及唇颊部的小唾液腺，舌下腺较少见。唾液腺结石病好发于下颌下腺的主要原因是：下颌下腺为混合性腺体，唾液中含有较多的黏蛋白及钙盐，易沉积；下颌下腺导管的走行方向是自下而上，腺体分泌逆重力方向流动；下颌下腺导管长，在口底后部有一弯曲部，全程较曲折。

**118. E**　施墨实验主要用于检测泪腺分泌功能，滤纸湿润长度低于5mm则表示泪液分泌减少。唾液流量测定主要用于检测腮腺或全唾液腺唾液分泌，一般全唾液量低于3ml为分泌减少。唾液腺造影为舍格伦综合征的主要诊断方法之一，主要表现为唾液腺末梢导管扩张，排空功能减退。该病唇腺活检主要表现为腺小叶内淋巴细胞及浆细胞浸润，腺实质萎缩，导管扩张，肌上皮岛少见。因唇腺也是其他免疫性疾病的靶组织之一，其他疾病也可有该表现，故诊断时应紧密结合临床。PAS 染色法是口腔念珠菌病的辅助检查方法之一。

**119. A** 化脓性颌骨骨髓炎的主要病原菌为金黄色葡萄球菌，其次为溶血性链球菌以及大肠埃希菌、肺炎双球菌和变形杆菌。

**120. C** 儿童颌骨骨髓炎一般 7 ~ 10 天开始形成死骨。

**121. D** 边缘性颌骨骨髓炎多来源于下颌智齿冠周炎。病变多局限，弥漫型较少。病变多发生在下颌角及下颌支，很少波及下颌体。边缘性颌骨骨髓炎的病源牙多无明显炎症或者松动。慢性期 X 线检查可见皮质骨疏松脱钙、骨质增生性硬化或小块死骨形成。

**122. B** 口腔软组织对射线的平均耐受量为 6 ~ 8 周内 60 ~ 80Gy。

**123. B** 金黄色葡萄球菌感染可产生黄色黏稠脓液。链球菌感染可产生淡黄或者淡红稀薄脓液，溶血呈现褐色。大肠埃希菌感染可产生有粪臭味稠厚的脓液。变形杆菌感染可产生特殊恶臭味脓液。铜绿假单胞菌感染可产生翠绿色、稍黏稠、酸臭味脓液。

**124. C** 口腔颌面部脓肿切开引流，应达到的要求为体位自然引流。一般首选口内引流。切开至皮下或黏膜下，钝性分离直达脓腔，以形成不同组织内多通道。颜面危险三角区脓肿切开后，严禁挤压。颜面部脓肿切开时顺皮纹方向。

**125. D** 结核杆菌首选的抗菌药物为：利福平、异烟肼、链霉素。

**126. C** 慢性边缘性骨髓炎，如果已经可以明确骨质破坏的部位和范围，一般在病程 2 ~ 4 周，实施病灶清除术。

**127. C** 局麻药依靠浓度梯度弥散，需与神经组织接触才可发挥作用。不同部位应用局麻药效果不同。局麻药中可增加缩血管药，并非舒张血管药，用来减缓血液对局麻药的吸收。pH 值的变化可以影响局麻效果。局麻药联合应用，有利于不同局麻药优缺点互补。

**128. B** 最常见的阻生牙为下颌第三磨牙，其次为上颌第三磨牙和上颌尖牙。

**129. E** 心血管疾病，是目前口腔医生面对的拔牙患者中全身不良背景中占比最高的疾病。

**130. C** 上颌第三磨牙阻生牙中最常见的为垂直阻生，其次为远中阻生，再次为近中阻生。

**131. D** 牙根进入上颌窦多为拔牙术中操作失误所致，多发生在上颌第一或者第二磨牙，其中最常见的为第一磨牙腭侧根和第二磨牙近中颊根。

**132. A** 成人急性化脓性颌骨骨髓炎，多为牙源性感染，继发于根尖病变，最常发生在下颌骨，主要病灶牙为下颌第一磨牙。

**133. C** 新生儿上颌骨骨髓炎指的是发生在出生后 3 个月内的新生儿，感染来源多为血源性，感染细菌多为金黄色葡萄球菌和链球菌，患儿发病突然，全身症状明显，白细胞计数明显增高。新生儿上颌骨骨髓炎一般很少形成大块死骨，这是因为上颌骨较松软，易向骨外引流。

## 二、A2 型题

**134. B** 智齿冠周炎急性期需待炎症转入慢性期再拔除阻生齿。如果形成脓肿，已触及波动感，应及时切开排脓并置引流条。患者冠周炎症状明确，出现明显张口受限，需排除青霉素过敏后给予相应抗生素治疗。智齿冠周炎治疗以局部处理为重点，根据局部炎症及全身反应程度，酌情选择抗菌药物并加以全身支持治疗。

**135. D**　局麻后发生晕厥，应立即停止注射，并且迅速放平座椅，以及松解衣领；芳香氨乙醇或者氨水刺激呼吸，针刺人中穴；氧气吸入和静脉补液；保持呼吸道通畅。注射肾上腺素是治疗局麻后过敏反应的方法。

**136. B**　进行上牙槽后神经阻滞麻醉，口内进针时，首先患者选用坐位，头后仰，上颌牙𬌗平面与地平面成45°角。注射针与上颌牙长轴成45°角，针刺入方向为上后内。进针时沿着上颌结节弧形表面滑动，深度约2cm。回抽无血，即可注入麻药1.5～2ml。注意刺入不宜过深，以免损伤上颌结节后方翼静脉丛。

**137. A**　颈交感神经综合征，又叫做霍纳征，患者表现为同侧瞳孔缩小、面色潮红、鼻黏膜充血、结膜充血、耳廓红润、眼裂变小、面部皮肤干燥无汗、上睑下垂、鼻塞等。

**138. B**　患者麻醉前应消除紧张情绪，避免空腹，可减轻晕厥概率。患者大张口，下牙𬌗平面与地面平行。注射器置于对侧口角，与中线成45°角。注射针放置于下颌𬌗平面上1cm。大张口时注射标志为，上下颌牙槽突之间中点线与翼下颌皱襞外侧3～4mm的交点。

**139. E**　心脏病患者拔牙禁忌证为：近期出现心肌梗死；近期频繁出现心绞痛；心脏功能Ⅲ～Ⅳ级，偶尔出现端坐呼吸、颈静脉怒张、发绀、下肢水肿；有三度或二度Ⅱ型房室传导阻滞、阿斯综合征、双束支阻滞。心瓣膜病患者在拔牙前需预防性使用抗生素。

**140. B**　需要在放疗前至少7～10天拔除位于照射部位的患牙，或者完成治疗。放射治疗后，需慎重处理照射区内的患牙。放疗后3～5年内不应拔牙。必须拔牙时，力求减少创伤，术前术后使用大量抗生素。恶性肿瘤患者的牙齿位于肿瘤中或者被累及者，应该在肿瘤手术时同期拔除。

**141. D**　拔牙前需仔细检查，核对牙位。常规消毒、麻醉、分离牙龈、拔除患牙、纱压止血，但是乳牙拔除后不要搔刮拔牙窝，以免损伤恒牙胚。

**142. E**　拔牙后出血包括原发性出血和继发性出血。拔牙后原发性出血，为拔牙后取出拔牙卷后，牙槽窝内仍有活动性出血。拔牙后继发性出血，为拔牙后出血已停止，后因创口感染等因素导致出血。拔牙后继发性出血原因包括局部因素和全身因素。首先应注意患者全身情况，判断出血量，测量脉搏、血压等生命体征，如果出血量大或者反复出血，需行血液检查。由于血液与唾液混合，患者往往会误以为出血量大，而产生紧张恐惧。患者创口处理后，需观察30分钟，确认无出血方可离开。

**143. E**　口腔上颌窦交通多发生在上颌磨牙取牙根时，可采用鼻腔鼓气法检测。直径小于2mm的穿孔，可按照拔牙后常规处理；直径2～6mm的穿孔，可按照拔牙后常规处理，或将两侧牙龈拉拢缝合更有利于自然愈合；直径大于7mm的穿孔，需用邻近组织瓣关闭创口。

**144. B**　龈缘切口行附加松弛切口，应选择在牙面远中轴角或者近中轴角，与龈缘约成45°角。不可破坏乳头形态，不可在牙龈乳头上做切口。避免颊侧附着龈形成小缺损，不可在牙面颊侧切口。

**145. B**　心脏病患者心功能Ⅰ级或者Ⅱ级，可以耐受拔牙手术。成人30分钟内，可以耐受含总剂量0.04mg以内去甲肾上腺素的局麻药。保证镇痛效果，患者安静，心情平稳。拔除上颌第一、第二磨牙，先用牙挺挺松，再向腭侧缓慢摇动，最后向下、远中、颊侧牵引。拔牙卷咬紧 30 分钟，24 小时内不可刷牙漱口。

**146. E** 下颌高位阻生智齿，牙冠最高点平行于下颌𬌗平面。翼下颌皱襞外侧，上颌第三磨牙𬌗面下 0.5cm 为下牙槽、颊、舌神经一次阻滞麻醉的口内阻滞麻醉标志点。麻醉效果为同侧下颌牙、牙周膜、下颌骨前磨牙。高位阻生一般不需要翻瓣，或切开全层黏骨膜达骨面。拔牙术后肿胀，开始于 12 ~ 24 小时，3 ~ 5 天逐渐消退。

**147. C** 干槽症诊断标准为：拔牙后 2 ~ 3 天剧烈疼痛，放射方向为耳颞部、下颌区或头顶部，一般镇痛药物无明显效果，拔牙窝内可空虚或者有腐败变性的血凝块。治疗原则为彻底清创，隔离对牙槽窝的外界刺激，迅速止疼，促进愈合。应在阻滞麻醉下，完全无痛的状态下，用 3% 过氧化氢棉球反复擦拭拔牙创。大块坏死物，可用刮匙反复搔刮。将碘仿纱条填入拔牙创，10 天后取出。

**148. D** 牙根折断的原因包括：牙冠破坏广泛。老年人的牙齿或者根治后牙齿，脆性大，容易折断。拔除前磨牙，应先向颊侧，后向腭侧加大幅度，同时颊侧远中脱位，勿使用扭转力，以免断根。

**149. E** 口腔颌面部感染混合性细菌脓液为灰白或者灰褐色，有明显的腐败坏死臭味。金黄色葡萄球菌感染为黄色黏稠脓液，链球菌感染为淡黄或者淡红稀薄脓液，绿脓杆菌为翠绿色稍黏稠酸臭味脓液。

**150. A** 波动感是诊断脓肿的重要特征，波动实验是临床检测浅部脓肿的主要方法。

**151. E** 大肠埃希菌感染用哌拉西林、庆大霉素。类杆菌类用甲硝唑。真菌对氟康唑敏感。青霉素 G 是链球菌感染的首选药物。

**152. D** 智齿冠周炎患侧磨牙后区肿胀不适，周围软组织红肿，化脓后形成冠周脓肿。智齿冠周炎局部冲洗，常用生理盐水、1∶5000 高锰酸钾液、1% ~ 3% 过氧化氢溶液、0.1% 氯己定。高锰酸钾液浓度为 1∶5000。

**153. B** 眶下间隙感染多为尖牙根尖化脓性炎症引起，临床表现为眶下皮肤红肿、鼻唇沟变浅、眼睑水肿等。眶下间隙感染可沿面静脉、内眦静脉、眼静脉向颅内扩散，导致海绵窦血栓性静脉炎。眶下间隙蜂窝织炎阶段，首先处理病灶牙。一旦形成脓肿，及时切开引流。口内在唇侧口腔前庭黏膜转折处切开引流。

**154. B** 颊间隙感染常来源于颊部皮肤损伤、上下颌磨牙根尖脓肿或者颊黏膜溃疡继发感染。来自颊部皮肤、黏膜的脓肿病程进展缓慢。若波及颊脂垫，炎症进展迅速。在脓肿浅表沿皮肤褶皱线切开颊部皮下脓肿。颊间隙感染脓肿切开时，应避免损伤面动脉、面神经下颌缘支、面静脉。

**155. C** 病变区表现为凹陷性水肿。患者出现咀嚼痛、颞肌区压痛和不同程度的张口受限。颞浅间隙脓肿可触及波动感。颞深间隙脓肿需经穿刺抽出脓液辅助诊断。颞间隙由于颞肌坚厚，深部脓肿难以自行穿破，病程持续过长，可引起颞骨骨髓炎。

**156. D** 咬肌间隙感染主要来自智齿冠周炎，以下颌支和下颌角为中心，咬肌区肿胀、压痛伴明显张口受限。压痛点局限或者出现凹陷性水肿，穿刺有脓，需切开引流。全身应用抗生素结合局部治疗手段。需口外切开引流时，在距下颌下缘 2cm 处切开，下颌支后缘绕过下颌角，长度 3 ~ 5cm。若形成边缘性颌骨骨髓炎，脓肿减少后早期行病灶刮除术。

**157. C**　翼下颌间隙感染常由下颌智齿冠周炎引起，先出现牙疼，继而出现张口受限，以及咀嚼和吞咽疼痛，口腔检查发现翼下颌皱襞处黏膜水肿，并且下颌支后缘稍内侧出现肿胀、深压痛。

**158. D**　舌下间隙感染的原因有下颌牙的牙源性感染、口底黏膜损伤、溃疡或者颌下腺导管及舌下腺炎症等。

**159. B**　咽旁间隙感染口内检查，局部可见咽侧壁红肿、腭扁桃体突出。如果出现喉水肿，则出现不同程度的呼吸困难、进食呛咳或者声音嘶哑。舌下间隙感染，口底肿胀，舌体受到挤压抬高、推向健侧，舌体运动受限，患者伴有吞咽疼痛、进食困难。

**160. E**　咽旁间隙感染可累及咽旁、咽后及下颌下等多处颈深筋膜间隙，感染可通过筋膜间隙平面扩散，因胸内负压、呼吸及重力向下蔓延形成纵隔感染。

**161. B**　下颌下间隙感染表现为下颌下三角区肿胀，下颌骨下缘轮廓消失，皮肤紧张、压痛，皮肤凹陷性水肿。下颌下间隙感染极易向舌下间隙扩散，一旦出现可能伴有舌底后份肿胀。

**162. E**　拔牙术后，患者需保护拔牙创内血凝块，以保证伤口愈合，因此拔牙后 24 小时内不可以刷牙或者漱口。拔牙当日可以进软食，不宜过热。避免用患侧咀嚼。勿用舌舔创口，更不可反复吸吮。

**163. D**　指压止血作为暂时性止血，用于出血较多的紧急情况；毛细血管、小动脉及小静脉的出血或创面渗血采用包扎止血；填塞止血用于开放性和洞穿性创口；药物止血用于创面渗血；结扎止血是小动脉活跃性出血最常用而可靠的止血方法。

**164. A**　路德维希咽峡炎，是以腐败坏死细菌、厌氧菌感染为主的混合型感染。临床表现为广泛性副性水肿。范围上及面颊部，下至颈部锁骨水平，严重者可至胸上部。切开后，出现大量咖啡色、稀薄、恶臭、混有气泡的液体。

**165. C**　表浅肿瘤活检应尽量减少机械损伤。不宜使用燃料类消毒剂，以免肿瘤细胞变形。不宜使用电刀，以免引起细胞内蛋白变性。切取组织宜深，不可取坏死组织。在肿瘤边缘和正常组织交界处用手术刀切取 0.5～1cm 的楔状组织。

**166. E**　患者病程及临床表现符合慢性边缘性颌骨骨髓炎的诊断，病因为下颌智齿冠周炎，前期表现符合急性颌骨骨髓炎，后期表现符合慢性颌骨骨髓炎。发病后一般 2～4 周由急性期转为慢性期。急性期患侧出现下唇麻木是诊断下颌骨骨髓炎的证据。慢性期出现瘘孔和溢脓，死骨形成后可从瘘孔排出，瘘道探查骨面粗糙。X 线检查时，在急性期常看不到骨质破坏，慢性期表现为骨质破坏和骨膜反应性增生。

**167. C**　口腔颌面部痈，好发于唇部，上唇多于下唇。男性患者多于女性患者。唇部疼痛、极度肿胀、张口受限导致进食、言语困难。患者伴有局部区域淋巴结肿大。颌面部痈的主要致病菌为金黄色葡萄球菌。

**168. E**　拔除上颌牙时，患者应采取头部稍后仰，张口时上颌牙殆平面与地平面成 45°角。患者不可采用半坐位。拔除下颌牙时，患者大张口时采取下颌牙殆平面与地面平行。如果术者立于患者右前方，可反握牙钳或用牙挺拔除右下后牙。术前最好先完成牙周龈上洁治，尽量减少细菌。

**169. B** 设计合理的拔牙方案。手术方案包括麻醉方法和麻醉药物的选择。黏骨膜瓣需要保证充足的血运，充分暴露手术视野。缝合时，切口下方有骨支持。阻力分析并非绝对可靠，需要根据术中出现的问题及时调整。下颌第三磨牙的阻力包括根部阻力、冠部阻力和邻牙阻力。

**170. B** 由于上颌骨骨质疏松、骨板薄、血运丰富，不易形成骨髓炎。边缘性颌骨骨髓炎明确骨质破坏的部位和范围后，2～4 周行病灶清除术；中央性颌骨骨髓炎一般应在死骨与周围骨质分离后行手术，病变局限者3～4 周，广泛者5～6 周。下颌骨中央性颌骨骨髓炎可沿下牙槽神经管扩散，神经受损时下唇麻木。下颌骨中央性颌骨骨髓炎 X 线检查显示有大块死骨形成，周围骨质分界清楚或伴有病理性骨折。患者术前、术后均应配合抗菌药物治疗。

**171. E** 头颈部放疗前，需常规牙周洁治，维持口腔健康。尚能保留的龋齿、牙周炎患牙，需及时治疗。无法治愈的牙齿，均需拔除。应取出口内金属义齿；活动义齿需停止佩戴，以免黏膜损伤。

**172. D** 面神经颞支损伤，同侧额纹消失。面神经颧支损伤，眼睑不能闭合，容易进入异物。面神经颊支损伤，鼓腮无力，鼻唇沟变浅或消失等。面神经下颌缘支损伤，出现流涎和同侧口角下垂。面神经颈支损伤，出现颈阔肌运动障碍。

**173. A** 冠周炎感染和拔牙术后开口受限，最主要的原因为激惹颞肌肌腱和翼内肌，颞肌肌腱大多止于磨牙后区后部，而翼内肌前缘距离智齿牙槽窝近。

**174. D** 先天性舌系带过短，患儿表现为勉强前伸舌尖成 W 形，或者舌体不能自由前伸，舌尖上抬困难，发出卷舌音和舌腭音困难。患儿的最佳治疗时间为 1 岁到 2 岁。舌系带沿中央垂直剪开，水平向拉拢菱形创面，然后纵行线状缝合。

**175. E** 口底多间隙感染一般为双侧下颌下、舌下、颏下间隙感染。

**176. B** 全身症状包括头疼、畏寒、发热、乏力、全身不适等症状。血常规检查，中性粒细胞比例增高，核左移。病情较重时，出现水与电解质平衡紊乱、酸中毒等。严重感染可能出现败血症或脓毒血症，发生中毒性休克。局部反应轻微可无全身症状，局部炎症加重时全身症状较明显。

**177. E** 上颌第一磨牙比较坚固，先用牙挺挺松，后颊腭侧摇动。下颌第一磨牙应颊舌向摇动拔除。上颌前磨牙拔除，先向颊侧摇动，后转向腭侧。下颌前磨牙拔牙方法主要为颊舌向摇动，加以小幅度扭转。上颌切牙拔除时应先做扭转动作，出现松动后直线牵引。

**178. E** 细针吸细胞学检查是涎腺肿瘤诊断的有效手段，现主要用于某些深部肿瘤的诊断。CT 检查、MRI 检查以及超声检查都是影像学检查。CT 检查具有图像清晰、层面连续的优点，特别适用于深部肿瘤的判断，可以用于唾液腺疾病的诊断。MRI 的优点是具有良好的软组织分辨力，能充分显示涎腺肿瘤的全貌并进行立体定位。超声检查对于腮腺肿瘤较实用，能较准确的提示有无肿块存在及其大小。腮腺和下颌下腺的肿瘤禁忌做活检，因为无论良恶性肿瘤均有发生瘤细胞种植的危险。

**179. A** 若颌面损伤伴有鼻孔或外耳道脑脊液流出时，表明颅前窝底或颅中窝底有骨折发生，处理原则是禁止外耳道或鼻腔的填塞与冲洗，以免引起颅内感染。颅脑损伤较重或诊断困难时，应及时拍摄 CT 或 MRI 了解颅脑损伤情况，待颅脑损伤平稳后再处理颌面外伤，以保证患者生命体征平稳。患者若出现昏迷，需要特别注意保持呼吸道通畅，一般应俯卧位，防止误吸和窒息的发生，必要时需做气管切开。

**180. C**　多形性腺瘤常发生于腮腺，发生于小唾液腺者主要位于腭部，但多形性腺瘤不会出现浅蓝色改变。腺淋巴瘤的组织发生与淋巴结有关，主要发生在腮腺。腺样囊性癌常会出现神经症状，早期出现疼痛，扪诊可触及硬性肿块，边界不清。黏液囊肿好发于下唇及舌尖腹侧，表面仅覆盖一层黏膜，故呈半透明、浅蓝色的小泡，质地软而有弹性。黏液表皮样癌是唾液腺最常见的恶性肿瘤，多见于腮腺，发生于小唾液腺者腭部居多。高分化黏液表皮样癌呈无痛性肿块，生长缓慢，瘤体体积大小不等，边界清楚或不清，质地中等偏硬，位于腭部者有时可呈囊性，表面黏膜呈浅蓝色。

**181. B**　在行舌下腺切除手术时，若误将下颌下腺导管结扎或缝扎，唾液排出受阻，术后数小时即可发生急性下颌下腺肿胀，需要拆除缝线，以松解被误扎的导管。

**182. E**　下颌下腺确诊应做 X 线检查。下颌下腺导管前部结石可用下颌横断殆片，导管后段与腺体内的结石可拍摄下颌下腺侧位片，可以很好地显示结石的位置、大小及数量。钙化较低的结石在 X 线片上难以显示，可以待急性炎症过后做涎腺造影。对于已确诊的唾液腺结石者，不可做涎腺造影，避免将结石推向导管后部或腺体内。CT 和超声对不同位置的唾液腺也有较高的诊断率。

**183. E**　中央性颌骨癌在早期需与牙周炎及其他能引起牙痛的疾病鉴别。及时的 X 线检查是必要的，一旦怀疑本病应立即进行活检。当出现多个牙松动、疼痛，下唇麻木时，应注意与颌骨骨髓炎鉴别，后者影像学表现除有骨质破坏外，还有骨膜反应及死骨形成。

**184. A**　舌癌应以综合治疗为主。手术治疗早期病变（T1），若溃疡范围局限，浸润较浅（深度小于 2mm），可采用局部扩大切除术或放疗。中等大小病变（T2 ~ T4）应根据病变部位做半舌或全舌切除术。波及口底及下颌骨的病变应行舌颌颈联合根治术。舌癌转移率较高，除早期 N0 病例可定期随访观察，一般应行同期选择性颈淋巴清扫术。对于切除范围较大的病变，可行游离皮瓣修复移植术恢复舌功能。

**185. D**　鳃裂囊肿位于面颈部侧方。发生于下颌角以上及腮腺区者为第一鳃裂来源；发生于颈根区者为第三、四鳃裂来源；发生于肩胛舌骨肌水平以上者，为第二鳃裂来源，是最多见的鳃裂囊肿。第二鳃裂囊肿常发生于颈上部，位于舌骨水平，胸锁乳突肌上 1/3 前缘者居多。囊肿表面光滑，有时分叶状。大小不定，生长缓慢，触诊时质地软，有波动感，但无透光试验阳性表现。甲状舌管囊肿可发生于颈正中线，舌盲孔至胸骨切迹间的任何部位均可发生，常发生于舌骨上下。囊肿生长缓慢，呈圆形，质软，边界清楚，与皮肤及周围组织无粘连，可随吞咽及伸舌等动作而移动，但无波动感和透光试验阳性。海绵状血管瘤主要是体表淡蓝色或紫色的肿物，皮肤温度正常，病变具有可压缩性，触诊无波动感，听诊无杂音，体位试验阳性，可扪及静脉石。囊性水瘤多发生于颈侧区。一般为多房性囊腔，内有透明、淡黄色水样液体，呈充盈状态，扪诊柔软，有波动感，透光试验阳性。淋巴结核发生于颈部者多呈结节状，质地硬，无痛。初期为孤立结节，较光滑，可活动，以后结节融合成块，不规则，活动度差。肿块可形成脓肿，有波动感，破溃后可形成窦道，经久不愈。症状较重者可伴有全身症状。

**186. C** 牙龈瘤的治疗原则是手术切除。切除必须彻底，否则易复发。一般应将病变累及的牙齿一并拔除。手术时，应围绕病变蒂周的组织做切口，将肿块完全切除，拔除病变累及的牙齿，并用刮匙或电刀将临近的病变组织去除，将创面缝合。如果创面过大不能缝合，可用碘仿纱条覆盖或用牙周塞治剂保护。

**187. B** 口底癌指发生于口底黏膜的鳞癌，多发生于舌系带两侧，多表现为溃疡形态，后期可有疼痛、舌运动受限及进食困难等表现。舌下腺囊肿单纯型占舌下腺囊肿的大多数，由于囊壁薄而紧贴口底黏膜呈浅紫蓝色，可扪及波动感。口底皮样囊肿一般位于口底正中，扪诊有面团样柔韧感，无波动感，肿物表面颜色与口底黏膜相似而非浅紫蓝色。舌下腺腺样囊性癌常会出现神经症状，扪诊可触及硬性肿块，边界不清，无波动感。颌下区囊性水瘤常见于婴幼儿，穿刺可见囊内容物稀薄液，无黏液，淡黄色清亮，涂片检查可见淋巴细胞。

**188. E** 颧骨及颧弓骨折的治疗方式分为保守治疗和手术治疗。如仅有轻度移位，畸形不明显，无张口受限、复视及神经受压等功能障碍者，可做保守治疗。凡有面部塌陷畸形、张口受限、复视者均应视为手术适应证。无功能障碍而有显著畸形者也可考虑进行手术复位。

**189. E** 舌损伤的处理原则有：若舌组织有缺损，缝合创口应纵向缝合，尽量保持舌的长度。不要将舌尖向后折转缝合，以防舌体缩短，影响舌功能。如舌的侧面、邻近牙龈处或舌的腹面与口底黏膜都有创面时，应分别缝合各部的创口，如不能缝合所有的创面，应先缝合舌的创口，避免日后发生粘连影响舌活动。舌组织较脆，活动性大，缝合处易于撕裂，故应采用较粗的缝线关闭创口。进针距创缘要大，深度要深，可以加用褥式缝合，以防创口裂开或缝线松脱。

**190. B** 根据该病的描述，初步诊断为三叉神经痛，常见的扳机区分布为：第一支：眶上孔、上眼睑、眉毛、额及头顶处的皮肤或毛发；第二支：上唇、鼻翼旁皮肤，下眼睑、内眦、上颌的牙齿及牙龈等处；第三支：下唇、口角区、颏孔、耳屏前的皮肤、舌缘、下颌的牙齿及牙龈等处。

**191. D** 下颌骨良性肿瘤开窗术主要适用于含牙囊肿、牙源性角化囊性瘤、单囊型成釉细胞瘤、少数根尖囊肿或其他颌骨囊肿。而实性成釉细胞瘤无法通过开窗术达到减压引流的目的。

**192. D** 角化囊性瘤复发的因素包括：浸润性生长的生物学行为，囊壁较薄或不连续，来自于口腔黏膜上皮基底细胞的增殖以及囊壁内有微小子囊或卫星囊。而发生恶变不是角化囊性瘤易复发的原因。

**193. B** 上颌牙龈癌仅侵犯牙槽突未侵犯至牙根尖水平，可行低位上颌骨切除术。侵及上颌窦底未破坏上颌窦者可行上颌骨次全切除术。已侵入上颌窦者应行上颌骨全切除术。

**194. D** 颈交感神经综合征又称为霍纳综合征（Horner syndrome），是由于交感神经中枢通路受到压迫和破坏，引起瞳孔缩小、眼球内陷、上睑下垂及患侧面部无汗的综合征。

**195. B** 颜面部神经纤维瘤主要表现为皮肤呈大小不一的棕色斑，生长缓慢。扪诊时可触及瘤结节。神经纤维瘤的患者都有皮肤色素斑，呈淡棕色、暗褐色或咖啡色。腋窝部出现雀斑样色素沉着。

**196. A**　根据病史及临床检查可初步诊断为左颊黏膜癌，颊黏膜癌常发生于磨牙区附近，容易侵犯深层肌肉导致张口受限。早期颊黏膜癌可侵犯颊肌及咀嚼肌引起张口受限并渐进性加重。晚期癌瘤可穿破颊部皮肤形成窦道，向后侵犯软腭、咽侧壁及翼下颌韧带。因患者肿瘤发病时间较短，且病变浸润较浅，最可能的是侵犯颊肌引起张口受限。

**197. C**　在行腮腺包块及浅叶切除术时，会涉及到面神经的解剖，操作不当或面神经解剖变异会出现面神经损伤的情况。损伤面神经颞支，临床上可出现同侧额纹消失。损伤面神经颧支，可出现同侧眼睑不能闭合。损伤面神经颊支，可出现鼻唇沟变浅或消失、鼓腮无力、上唇运动力减弱以及食物聚于颊部等症状。损伤面神经下颌缘支可导致患者口角下垂和流口水。损伤面神经颈支可影响口角的微笑活动。

**198. A**　发生在唇内侧黏膜的癌属于颊黏膜癌范畴。

**199. D**　早期口底癌可行放射治疗。病变范围小于1cm，浸润深度小于2mm，可行局部扩大切除。若肿瘤侵及下颌骨或有颈淋巴结转移时，应行口底病灶、下颌骨、淋巴结联合根治术。早期的前口底癌可行病灶切除术和双侧舌骨上颈淋巴清扫术。原发于后口底者应行颈淋巴清扫术。晚期口底癌可行放疗或化学药物的姑息治疗。

**200. D**　下唇麻木是下牙槽神经损伤后出现的症状，腮腺肿物切除手术并不涉及到此神经。除此之外，其他手术并发症皆应在术前谈话时向患者及家属交代清楚。

**201. A**　皮瓣发生危象时，若静脉回流受阻，则可能出现皮瓣呈现暗红色或紫红色，皮瓣肿胀，皮纹消失等现象。若动脉回流受阻，则可能出现皮瓣颜色苍白、发凉及皮纹增多的现象。若皮瓣有暗红色血液流出，则提示动、静脉皆有问题。

**202. E**　伸舌偏斜是支配舌运动的舌下神经受到压迫或破坏造成的，而中央性颌骨癌一般不侵及舌下神经。

**203. C**　右下颌骨骨肉瘤偶可发生区域淋巴结转移，主要采用以外科手术为主的综合治疗方式，除非有淋巴结转移，一般不行颈淋巴清扫术。

**204. E**　非霍奇金淋巴瘤由于容易全身播散，一般应以化疗为主，辅以放疗。目前大多采用CHOP方案，包括环磷酰胺、阿霉素、长春新碱及泼尼松。而顺铂不属于CHOP方案中的药物。

**205. E**　舍格伦综合征是一种自身免疫性疾病，主要表现为口干、眼干、唾液腺和泪腺肿大以及类风湿关节炎等结缔组织病。因唾液减少引起口干，症状较重者可有舌、颊及咽喉部灼热，口腔发黏，味觉出现异常等症状；眼部因泪腺受侵，泪液减少导致患眼有异物感、摩擦感或烧灼感；唾液腺肿大以腮腺居多，常双侧发生，呈弥漫性增大，边界不明显，表面光滑。无继发感染时，挤压腮腺，导管口唾液分泌很少或无分泌。由于唾液减少，可引发逆行感染，挤压腺体有浑浊的雪花样唾液或脓液流出。张口受限是因为炎症或肿瘤侵犯咀嚼肌或颊肌引起的。

**206. C**　高分化黏液表皮样癌属低度恶性肿瘤，好发于腮腺，手术切除不彻底容易复发，但很少出现颈淋巴结转移，血行转移更为少见。患者术后生存率高，预后好。低分化黏液表皮样癌淋巴结转移率较高，且可出现血行转移。

**207. D**　翼外肌功能亢进表现为弹响和开

口过大呈半脱位，下颌能够正常运动。翼外肌痉挛的主要表现是疼痛和开口受限，与该患者描述不符。髁突骨折一般是暴力所致。颞下颌关节强直是指由于关节的器质性病变导致的患者长期开口困难或者完全不能开口的疾病。颞下颌关节脱位以急性前脱位最为常见，表现为下颌运动失常，患者不能闭口，言语不清，吞咽和咀嚼均有困难。

**208. D** 任何类型的唇裂伴有牙槽嵴裂均适合行植骨修复手术，手术可以在任何年龄段进行，但是混合牙列期是最适合的年龄阶段，而植骨的最佳时间则由患者的年龄及裂隙侧尖牙的牙龄共同决定，即患者的年龄应在9～12岁。

**209. E** 让患儿自行练习吹笛子、口琴等吹气的乐器，训练患儿持续而有节制的呼气，这种方法属于增强呼气功能的训练。

**210. B** 牙槽嵴裂植骨手术多采用髂骨作为供骨源，因为髂骨有丰富的纯粹松质骨，其取骨方法也比较简单，创口也隐蔽。

**211. C** 患者对美观要求较高，术中应尽量减少瘢痕形成，影响瘢痕形成的因素很多，除患者体质外，还与手术操作有很大的关系。如手术创伤小、切口整齐、细针细线、正确的对位缝合、适当的早期拆线等均可减少瘢痕形成。除此之外，平行于皮肤的天然皱纹设计切口也可一定程度上减小瘢痕的形成。

**212. E** 全厚皮片也称为Wolfe-Krause皮片。包括表皮及真皮全层。皮片成活后柔软而富有弹性、活动度大、收缩小、色泽变化小、能够耐受摩擦和负重，特别适用于面部植皮。

**213. B** 滑行皮瓣又称推进皮瓣，多用于缺损部位的修复，皮瓣形成后略有收缩。易位皮瓣又称为“Z”字成型术，多应用于狭长形的条索状瘢痕挛缩，能够达到松解挛缩、恢复功能的目的。“Y”型切开和“V”型缝合属于“V”-“Y”成型术的一种，但是此种缝合方式可使皮肤的长度缩短，宽度增加，达不到手术所需要的效果。岛状皮瓣和隧道皮瓣都是轴型皮瓣的一种，多用于组织缺损的整复。

**214. C** 手术后对皮瓣检测的目的是及时发现皮瓣灌注受损的征象，目前最常用的方法是临床观察，主要包括观察皮瓣的颜色、温度、充盈状况、针刺出血情况及毛细血管充盈实验。皮瓣移植后，皮肤的感觉在短期内都是缺失的。

**215. D** 游离皮瓣发生血管危象的时间一般是在术后72小时内。

**216. D** 患者手术扩大切除口底、舌腹及下颌骨前份，会出现口底黏膜及下颌骨处组织的缺损，需要同时修复。若受植区有较大的瘢痕，软组织不足或血循欠佳，均被认为是单纯游离骨移植术的禁忌证。成形性松质骨移植术不能用于感染区、瘢痕区或软组织缺少处的植骨。带肌蒂的骨移植术仅适用于整复下颌骨体部的中小型缺损。异体骨容易引起免疫排斥反应，成功率及远期效果不如自体骨。血管吻合游离骨移植术更适用于有皮肤或口腔黏膜同时缺损需同期修复者。

**217. A** 直接拉拢缝合法适用于1/3以内的唇缺损。鼻唇沟组织瓣转移术适用于上唇中部缺损在1/2左右者。唇交叉组织瓣转移术适用于上下唇缺损在1/2左右者。唇颊组织瓣滑行推进术适用于下唇1/3～1/2缺损的患者。唇颊组织瓣旋转推进术适用于下唇2/3以上或全下唇缺损的患者。

**218. D** 唇裂整复术麻醉方法应以安全和保证呼吸道通畅为基本原则。成人可在局部麻醉（眶下孔阻滞麻醉）下进行手术，但儿童应在气管内插管后施行。可采取的麻醉方法是氯胺酮静脉麻醉。

**219. A**　患儿在术后全麻未清醒前，应使其平卧，将头偏向一侧，以免误吸。

**220. E**　腭裂手术后应待患儿完全清醒后拔除气管插管，应密切观察患儿的呼吸、脉搏、体温。体位宜平卧，头侧位或头低位，以免误吸。患儿完全清醒 4 小时后可喂少量糖水或母乳，流质饮食应维持至术后 1～2 周。术后 8～10 天可抽出两侧松弛切口内的碘仿纱条，腭部窗口缝线于术后 2 周拆除。

**221. E**　运送伤员需要保持呼吸道通畅。昏迷伤员采用俯卧位，额部垫高，使其口鼻悬空，有利于唾液外流并防止舌后坠。一般伤员可以采取侧卧位或头偏向一侧，避免血凝块及分泌物堆积在口咽部。

**222. C**　单眼包扎法适用于半侧头部、眼部、耳部、上颌骨、面颊部手术后的创口包扎。四尾带包扎法适用于颌骨小范围损伤，可加压止血和减轻局部水肿。十字绷带包扎法适用于颌面和上颈部术后和损伤的创口包扎，包括双侧面部耳前区、耳后区、腮腺区、颌下区及颏下区的伤口包扎，是腮腺术后加压包扎防止涎瘘的重要方法。石膏绷带已较少应用，限于在上颌骨或颧骨骨折时颅颌固定和牵引时使用。三角巾仅适用于阵地抢救和现场急救。

**223. D**　指压止血法是用手指压迫出血动脉的近心端，适用于出血较多的紧急情况，为暂时性止血的方法。包扎止血法用于毛细血管、小静脉及小动脉的出血或创面渗血。填塞止血法用于开放性或洞穿性创口，也可用于窦腔出血。结扎止血是常用而可靠的止血方法，对于创口内活跃出血的血管断端都应先以血管钳夹住，再做结扎或缝扎止血。药物止血适用于创面渗血、小静脉或小动脉出血。

**224. B**　硬腭软组织撕裂伤进行黏骨膜的直接缝合；软腭贯通伤需分别缝合鼻腔侧黏膜、肌肉和口腔黏膜；若硬腭有软组织缺损，可在临近转移黏骨膜瓣或在硬腭两侧做松弛切口。

**225. C**　牙槽突骨折在局麻下复位，然后利用骨折邻近的正常牙列，采用牙弓夹板、金属丝结扎或正畸托槽方丝弓等方法固定骨折，牙弓夹板和正畸托槽的放置均应跨过骨折线 3 个牙位，才能固定可靠。

**226. C**　冠状切口大部分隐藏在头皮的发际线内，主要用于面中部的骨折显露。睑缘下切口主要用于发生在眶下缘、眶底和颧骨部位的骨折显露与固定，是常用的辅助切口。耳屏前切口主要用于发生在颧弓根和髁突上部的骨折显露。下颌下切口主要用于发生在下颌角、下颌支及髁突基部等部位骨折的显露及固定。口内前庭沟切口可以与其他伤口配合使用，可用于下颌骨颏部、体部及下颌角骨折的显露与固定。

**227. E**　患者若诊断为右舌鳞状细胞癌，则其临床检查应具备恶性肿瘤的表现。溃疡临床检查也会出现触压痛。

**228. A**　色素性病损对低温特别敏感，故常首选冷冻治疗用于口腔黏膜恶性黑色素瘤原发病灶的治疗。

**229. A**　单发的正中联合部位的骨折，由于骨折线两侧的肌群牵拉力相等，常无明显移位，有时可见骨折线两侧的牙高低不一致。

**230. B**　患者右耳下包块，根据临床检查，考虑为良性肿瘤，$^{99m}$Tc 核素显像呈热结节是沃辛瘤的特征性表现。

**231. A**　可复性盘前移位的主要症状是开闭口时有弹响，随着病情的加重，会出现开口型的改变，有时关节有压痛。许勒位片可见关节前间隙变宽，后间隙变窄。

**232. D** 患者左侧舌下腺肿块，且伸舌左偏，首先考虑为恶性肿瘤侵犯舌下神经所致。发生于舌下腺的肿瘤，多为腺样囊性癌。

**233. E** 颞下颌急性前脱位的患者在关节复位后需要限制下颌运动，为了使牵拉过度受损的韧带、关节盘及关节囊得到修复，复位后必须固定 2～3 周的时间，限制开口度不宜超过 1cm。

**234. C** 上颌阻生第三磨牙，根据与第二磨牙长轴的关系，分为垂直阻生、近中阻生、水平阻生、远中阻生、舌向阻生、倒置阻生、颊向阻生；根据阻生牙与上颌窦关系分类，接近上颌窦底为 SA，阻生牙与上颌窦之间有 2mm 以上的骨质者为 NSA。

**三、A3/A4 型题**

**235. E** 慢性阻塞性腮腺炎导管口有轻微红肿的症状，挤压腮腺可见导管口有浑浊的雪花样或黏稠的蛋清样唾液流出。胶冻样唾液为慢性复发性腮腺炎的体征表现。

**236. B** 慢性阻塞性腮腺炎患者多因腮腺反复肿胀而就诊，半数患者肿胀与进食有关，为较典型特点，发作时伴轻微疼痛，能扪到肿大的腮腺轮廓，中等硬度，无波动感及肿块。腮腺轻度水肿及皮肤潮红是慢性复发性腮腺炎的临床表现。

**237. A** 慢性阻塞性腮腺炎，造影显示导管部分狭窄、部分扩张，呈腊肠样改变。慢性复发性腮腺炎造影显示末梢导管呈点状、球状扩张。舍格伦综合征的造影表现为末梢导管扩张，排空迟缓。腮腺结石病主要表现为结石形成，造影显示占位性病变。外伤、手术损伤、化脓性感染等原因导致腮腺导管瘘，可出现导管断裂、造影剂外溢的情况。

**238. E** 翼外肌功能亢进的主要症状是弹响和开口过大呈半脱位。关节盘穿孔、破裂是开闭口、前伸、侧方运动的任何阶段有多声破碎声，开口型歪曲。不可复性盘前移位开口运动时，髁突挤压变形的关节盘不能复位，不能恢复正常的髁突－关节盘关系。关节囊扩张伴关节盘附着松弛，因关节结构松弛，开口度过大，均伴有半脱位。患者症状符合可复性盘前移位，以关节弹响为主要症状，开口初期偏向患侧，当髁突越过前移位的关节盘后带时，关节回到髁突后方出现关节弹响。

**239. A** 可复性盘前移位 X 线（许勒位）表现为患侧关节后间隙变窄，前间隙变宽。

**240. B** 0.5% 或者 1% 普鲁卡因翼外肌封闭可用于治疗翼外肌功能亢进。1% 透明质酸钠关节腔内注射可用于治疗不可复性盘前移位。5% 鱼肝油酸钠关节腔注射可用于关节囊扩张伴关节盘附着松弛的治疗。泼尼松龙混悬液 0.5ml（12.5mg）加入 2% 利多卡因 0.5～1ml 注射于关节上腔，用于治疗炎症性疾病。无功能障碍的关节弹响，可嘱以关节保护措施，如避免咀嚼硬物，也可采用复位𬌗板治疗，以消除关节弹响。

**241. A** 患者车祸，有一过性昏迷史，可能伴有颅脑损伤，应首先拍摄颅脑 CT 确定有无颅脑损伤，再行其他损伤部位的检查及处理。CBCT 检查及全景片检查可以显示颌面部骨质及牙齿的情况。颧弓切线位及华氏位片主要用于颧骨颧弓骨折的检查。

**242. C** Le Fort 分类：①Le Fort Ⅰ型（牙槽嵴根部水平骨折）：骨折线经梨状孔下缘、牙槽突基部，绕颧牙槽嵴和上颌结节向后至翼突；②Le Fort Ⅱ型（上颌中央锥形骨折）：骨折线从鼻根部向两侧，经泪骨、眶下缘、颧上颌缝，绕上颌骨外侧壁向后至翼突；③Le Fort Ⅲ型（颅面分离状骨折）：骨折线经鼻额缝，横跨眼眶，再经颧额缝向后下至翼突，形成颅面分离。患者面中部有拉长和凹陷，眶周淤血，咬合错乱，后牙早接触，前牙开𬌗，为Le Fort Ⅲ型骨折的表现。颧骨颧弓骨折可表现为张口受限和复视。髁突骨折主要表现为张口受限，一般不会出现面中部凹陷和拉长的表现。

**243. D** 患者面中部凹陷可能导致后部骨折端向下移位，推软腭向后，缩小咽腔，组织移位造成阻塞性窒息。

**244. A** 当上颌骨骨块下坠，出血多时，可能会引起呼吸道阻塞或误吸，可以临时采用筷子、压舌板等物品横放于上颌骨双侧前磨牙位置，将上颌骨骨块向上吊起，使上颌骨骨折复位并起到止血的作用。颌间结扎固定、单颌固定及手术切开复位固定主要用于颌骨骨折的固定，不能用于气道阻塞的紧急处理。将后坠的舌牵出口外无法直接缓解上颌骨下坠引起的呼吸困难。

**245. D** 根据患者的病史以及检查结果考虑为脉管畸形。对动静脉畸形以及深层次的静脉畸形、大囊型淋巴管畸形可以采用超用超声、瘤腔造影、动脉造影及MRI检查来确定病变的部位、范围及其吻合支的情况。切取组织活检主要用于性质不明确的肿物的确诊检查，因脉管畸形极易出血，不可活检。CT检查对骨组织显像较好，而对于软组织疾病的显像不如MRI。CBCT检查主要用于牙体硬组织、牙槽骨及颌骨病变的辅助诊断，无法用于额颞部疾病的诊断。放射性核素检查主要用于甲状腺癌、口腔内异位甲状腺、唾液腺功能检查等。

**246. C** 大囊型淋巴管畸形主要发生在颈部或下颌下区，表面皮肤色泽正常，扪诊柔软，有时透光试验阳性。微静脉畸形多发于颜面皮肤，常沿三叉神经分布，呈鲜红或紫红色，平于皮肤表面，周界清楚。动静脉畸形又称蔓状血管瘤，多见于成人，临床检查见病损高起呈念珠状，表面温度较正常皮肤高，有搏动感，扪诊有震颤感，听诊有吹风样杂音。静脉畸形又称海绵状血管瘤，表浅者呈现蓝色或紫色，边界不清，扪之柔软可压缩，偶可扪及静脉石，体位移动试验阳性。血管瘤又称草莓样血管瘤，为真性肿瘤，多见于婴儿出生时或出生后不久。

**247. D** 血管瘤与脉管畸形常用的治疗方法有外科切除、低温治疗及硬化剂注射等，一般不采用激素治疗和放疗。对于动脉畸形的治疗主要采用手术的方式，但是采用“经导管动脉栓塞技术 + 手术切除肿瘤”可以有效地控制和减少术中出血。血管畸形对激素治疗不敏感。硬化剂治疗主要应用于静脉畸形的治疗。

**248. B** 根据患者的病情及临床检查，初步考虑为颞下颌关节强直，诊断依据为患者有关节外伤史，并伴有张口困难以及面部不对称的表现。癔症性牙关紧闭会有既往癔症史，且不会出现面型的改变。破伤风牙关紧闭患者有外伤史，且会出现苦笑面容并伴有肌肉抽搐。翼外肌痉挛和咀嚼肌痉挛虽然表现为开口受限，但是不会出现面型的改变。

**249. A** X线检查是颞下颌关节强直的重要辅助检查手段，一般应用许勒位可以观察到髁突、关节窝及关节间隙的变化情况。

**250. B** 临床检查发现患者左侧髁突动度较弱，右侧髁突动度正常，说明左侧髁突发生了关节强直。具体表现为颏部偏向患侧导致患侧下颌体、下颌支短小，反而相应面部丰满，而健侧因下颌骨生长发育正常，相应面部反而扁平、狭长。

**251. A** 腭裂是口腔较常见的畸形，左侧腭突与鼻中隔未融合者，称为左侧完全性腭裂。前腭突与左侧上颌突未联合或部分联合会导致上颌裂的发生。球状突与上颌突未联合或部分联合会导致唇裂的发生。

**252. D** 唇腭裂手术的患儿，常规手术要保证患儿的血红蛋白浓度在100g/L以上。

**253. B** 腭裂修复术均采用全身麻醉，需气管插管，以保证血液和口内的分泌物不流入气管，保持呼吸道通畅和氧气吸入。

**254. C** 单瓣术和半后推术适用于软腭裂的修复。反向双"Z"成形法适用于裂隙较狭长的各类腭裂和先天性或腭裂术后腭咽闭合不全者。咽后壁组织瓣转移术适用于治疗腭咽闭合不全的患者。目前，腭裂修复普遍应用的仍是简单的改良兰氏腭裂修复术。

**255. C** 腭裂术后创口可能出现裂开或穿孔，常发生在硬软腭交界处，也可发生在腭垂。发生时间一般在术后7天左右。

**256. A** 结合该患者的病史、临床检查和X线表现可诊断为含牙囊肿。含牙囊肿的囊肿区可见未萌出的牙，囊肿膨胀性缓慢生长，穿刺囊液呈草黄色，显微镜下可见胆固醇晶体，X线检查可见圆形或椭圆形透射区，边缘整齐，囊腔内含牙冠。根尖周囊肿是由于根尖肉芽肿的慢性刺激引起牙周膜的残余上皮增生而形成的囊肿，常可发现病灶牙，但是囊肿内不含牙齿。残余囊肿是拔牙后未处理残留的根尖肉芽肿而引发的囊肿，囊腔内不含牙齿。成釉细胞瘤一般是多房表现，边缘一般呈分叶状，有切迹。球上颌窦囊肿发生于上颌侧切牙和尖牙之间。

**257. B** 10岁以内的患者多发生于下颌前磨牙区，10～20岁的患者病变常位于上颌恒尖牙、下颌第三磨牙和下颌第二前磨牙，20岁以上的患者多发生于下颌第三磨牙。

**258. B** 对于大型的下颌骨囊肿，尤其是术前评估刮治后可能引起颌骨骨折的患者，可行袋形缝合术。

**259. B** 根据病史、临床检查及X线表现，可诊断为牙龈瘤。牙龈瘤是生长在牙龈上的炎性反应性瘤样增生物，多发生于龈乳头部，常见于前磨牙区，可有蒂如息肉状，随着肿物的增大可破坏骨壁，X线表现为骨质吸收、牙周膜增宽的阴影。纤维瘤可发生在面部皮肤和口腔黏膜。口腔黏膜的纤维瘤可有蒂或无蒂，边界清楚，表面黏膜正常，但其主要发生于牙槽骨、颊、腭等部位，发生于牙龈的纤维瘤很少。牙骨质细胞瘤多见于青年人，肿瘤常贴于牙根部，硬度与骨质相似。牙龈癌好发于后牙区，多发生于牙龈乳头或龈缘区，呈溃疡状及菜花样改变，表面黏膜破溃，易出血。纤维性增生是口腔黏膜对刺激和反复创伤的反应性改变，病变可有蒂或无蒂，发生于牙龈部的纤维性增生常位于龈间乳头，但纤维性增生一般不会出现骨质破坏。

**260. C** 纤维型牙龈瘤含有较多的纤维组织和成纤维组织，应视为真性肿瘤看待，在世卫组织的分类中，被诊断为外周性牙源性纤维瘤。

**261. A** 纤维型牙龈瘤属于真性肿瘤，易复发，手术切除应包括牙槽突及受累的牙齿。不能仅做局部切除。冷冻治疗也效果不佳。肉芽肿型牙龈瘤可先去除局部刺激因素。妊娠期血管型牙龈瘤可先观察，若分娩后仍不消退可进一步切除。

**262. A** 唇癌指唇红黏膜和口角联合黏膜

（从口裂向后1cm范围）发生的癌，发生在唇内侧黏膜的癌属于颊黏膜癌范畴。

**263. E**　早期唇癌可采用手术治疗、放射治疗、激光治疗及低温治疗，均可取得良好效果。

**264. E**　对于唇缺损小于1/3的患者，可以直接拉拢缝合。鼻唇沟组织瓣转移术适用于上唇中部缺损在1/2左右者。三合一整复术适用于上唇2/3以上缺损的修复。舌瓣转移修复术适用于唇红黏膜全部缺损者。唇颊组织瓣滑行推进术适用于下唇1/3～1/2的缺损。

**265. A**　恶性黑色素瘤在肿瘤周围及基底有色素沉着加剧的增生浸润现象，病变加速生长可出现表面溃疡、易出血和疼痛等症状。黏膜黑斑表现为黏膜表面色素沉着，患者常无自觉症状，无疼痛。腭部鳞癌病变界限不清，但无色素沉着，病程一般不会很长。成釉细胞瘤的症状以颌骨膨隆为主。纤维瘤为良性肿瘤，呈圆形或结节状，可有蒂或无蒂，边界清楚，表面覆盖正常黏膜。

**266. D**　恶性黑色素瘤一般不做活体组织病理学检查，以防种植转移。若行活检，必须在冷冻下进行并积极做好一期手术准备。影像学检查如CT、MRI均可用于腭部肿瘤的术前诊断，判断病变范围、性质及有无骨质破坏。PET－CT和X线片可以评估患者有无远处转移。

**267. E**　恶性黑色素瘤应采用综合序列治疗，以提高生存率。综合序列治疗以手术切除为主，手术原则必须是广泛彻底切除。可以同时应用几种化学药物合并化疗，免疫治疗对恶性黑色素瘤具有一定的疗效。色素细胞对低温特别敏感。

**268. C**　在颌骨DO技术的临床应用中，多数学者主张每天牵引1mm，以每天3～4次为宜。在每天的牵引不超过1mm的前提下，牵引的次数越多，越利于新骨的形成。

**269. D**　完成牵引后，该患者牵引器原位固定的时间就是牵引成骨的稳定期。对于中国人，稳定期应适当的延长，上颌骨可为4～6个月，下颌骨可为3～4个月。

**270. E**　牵引成骨的并发症主要有皮肤瘢痕生成、感染、疼痛、面神经损伤、牵引区成骨不良或纤维性愈合、咬合错乱及牵引器脱落、断裂。牵引成骨过程较缓慢，一般不会出现颌骨骨折的情况。

**271. D**　癔症是一种精神疾病，分为兴奋型和抑制型。肾上腺素反应表现为焦虑不安、面色苍白等。中毒即过量反应，分为兴奋型（烦躁不安，多话，颤抖）和抑制型（神志淡漠，血压下降，呼吸变浅）。晕厥的前驱症状有头晕、胸闷、面色苍白、全身冷汗、四肢厥冷无力、脉快而弱、恶心和呼吸困难等。过敏反应又称变态反应，表现为突然惊厥，昏迷，呼吸、心跳骤停而死亡等。

**272. E**　患者局麻后有晕厥表现，应立即停止注射麻药，放平座椅，患者头低位平躺，保持呼吸道通畅，以缓解胸闷、呼吸困难等症状。吸氧有助于改善晕厥。可以用氨水刺激呼吸，促进患者的意识恢复。针刺人中穴，可以起到促进患者脑部的血液循环，使发生昏迷的患者尽快恢复意识的作用。针对严重中毒反应可以采取应用激素的抢救措施。

**273. E**　如果患者拔牙前出现饥饿、恐惧、疲劳或者全身健康较差以及体位不良等，可能诱发局麻后晕厥。防治原则：术前应做好检查及心理工作，消除紧张情绪；避免空腹手术；如患者过于紧张，术前口服镇静药。预防性使用抗生素是心瓣膜病患者接受口腔手术处理前所必需的，但对于防止晕厥的发生无用。

**274. C** 眶下间隙感染多为上颌尖牙、第一前磨牙及上颌切牙根尖化脓性炎症引起，临床表现为眶下皮肤红肿、张力变大、鼻唇沟变浅。眶下间隙蜂窝织炎阶段，首先处理病灶牙，一旦形成脓肿，及时切开引流。眶下间隙感染可向上形成眶内蜂窝织炎。眶下间隙感染可沿面静脉、内眦静脉、眼静脉向颅内扩散，形成海绵窦血栓性静脉炎。

**275. D** 眶下间隙蜂窝织炎阶段局部用药及处理病灶牙。脓肿形成后，及时切开引流。切开时应符合低位引流原则，在 13 唇侧口腔前庭黏膜转折处。横行切开黏骨膜至骨面，后向尖牙窝方向钝性分离脓腔。炎症控制后，仍需治疗病灶牙。

**276. A** 糖尿病患者接受胰岛素者，应在早餐后 1 ~ 2 小时拔牙，空腹血糖为 8.89mmol/L 以内。

**277. A** 高位断根选择直牙挺，低位断根选择根挺，弯挺适用于后牙。拔牙时，支点为牙槽中隔、牙槽窝壁、颊侧骨板。根挺使用的关键是将挺刃插入牙根与牙槽骨板之间。断根短小，在 5mm 以下，根周组织无病变，继续取根创伤过大，因此可以保留，注意观察。拔除下颌后牙残根，应注意下颌神经管的解剖位置。

**278. E** 上颌阻生尖牙位于腭侧，为第Ⅰ类。位于唇侧，为第Ⅱ类。阻生尖牙位于唇侧及腭侧，为第Ⅲ类。位于牙槽突，多为垂直位，为第Ⅳ类。无牙颌之阻生尖牙，为第Ⅴ类。

**279. C** 服用阿司匹林的患者，拔牙前大多可以不用停药。如需停药，需在术前 3 ~ 5 天。

**280. C** 全身抵抗力下降、局部细菌毒力增强可引起冠周炎急性发作。冠周炎主要发生在 18 ~ 30 岁智齿萌出期的青年人和智齿萌出不全者。冠周炎主要以急性炎症形式出现。急性智齿冠周炎表现为磨牙后区肿胀不适，咀嚼、吞咽、开口活动时疼痛加重。炎症侵犯咀嚼肌时，出现反射性痉挛导致开口受限。

**281. A** 拔牙术后，牙槽突改建最早出现在术后 3 天，40 天出现成熟骨，3 ~ 6 个月重建过程完成。

**282. A** 干槽症的组织病理学表现为牙槽骨壁轻微的局限性骨髓炎。急性化脓性骨髓炎骨髓组织高度充血和炎症性水肿，出现大量中性粒细胞浸润。病变区骨小梁较周围正常骨组织致密为慢性骨髓炎伴增生性骨膜炎的病理表现。骨髓腔内形成结核性肉芽组织为结核性骨髓炎的病理表现。颌骨出现变性、坏死，继发骨髓炎或细菌感染为放射性骨髓炎的病理表现。

**283. B** 智齿冠周炎初期，患侧磨牙后区肿胀不适，周围软组织红肿，有触痛或可挤压溢脓，伴明显开口困难。化脓性炎症局限后形成冠周脓肿。从 X 线检查结果可知，患者已经由冠周炎进展为颌骨骨髓炎。边缘性颌骨骨髓炎，慢性期 X 线检查可见皮质骨疏松脱钙或者骨质增生性硬化。中央性颌骨骨髓炎，多来自急性化脓性根尖周炎或牙周炎。慢性期 X 线检查示大块死骨形成，与周围骨质分界清楚，有时伴病理性骨折。颌面部骨结核多为血源性，常见于儿童，好发于上颌骨。放射性颌骨骨髓炎病因明确，病变初期表现为持续性针刺样剧痛，放射引起黏膜或皮肤破溃，牙槽突、颌骨外露逐渐暴露，呈黑褐色，继发感染后骨面长期溢脓不愈。

**284. B** 轻度张口受限，上下切牙切缘间仅可置入二横指，约3cm。中度张口受限，上下切牙切缘间仅可置入一横指，约1.5cm。重度张口受限，上下切牙切缘间距不到一横指，不足1cm。牙关紧闭，开口约为0cm。正常开口度，上下切牙切缘间可置入三横指，约4.5cm。

**285. D**　边缘性颌骨骨髓炎的感染途径为咬肌间隙或翼下颌间隙，至下颌骨骨膜导致骨膜炎，形成骨膜下脓肿，随后损伤骨质。

**286. E**　下颌支前缘与冠突部位的死骨，如果患者开口度正常，可以选择在口内正对下颌支前缘处做黏膜切口。下颌骨体下份死骨，应该沿下颌骨下缘切开。下颌骨升支死骨，应该从下颌支后缘绕下颌角至下颌骨下缘切开。面部瘘管距离死骨位置近时，应该沿瘘孔周围梭形切开。面部瘘管距离死骨位置远时，则应另选切口，仍应切除瘘管。

**287. E**　下颌磨牙根尖周炎发展可能导致颊间隙、翼下颌间隙、咬肌间隙、下颌下间隙等多个间隙感染。颞下间隙感染多由相邻间隙感染，或者上颌磨牙根尖病变诱发。

**288. B**　颊间隙感染，炎症波及颊脂垫后，病程进展迅速，随后肿胀波及整个颊部，并且向邻近间隙扩散。

**289. A**　颊间隙广泛感染，在下颌骨下缘1～2cm下口外切开，应注意避免损伤面动脉、面神经下颌缘支、面静脉。

**290. E**　化脓性颌骨骨髓炎青壮年多见，一般为16～30岁，男性多于女性。化脓性颌骨骨髓炎主要发生于下颌骨。牙源性感染临床上最常见。儿童化脓性颌骨骨髓炎多见于上颌乳牙牙髓坏死。

**291. C**　边缘性骨髓炎增生型，组织学特点为骨密质增生、骨膜反应活跃、骨松质硬化、少量新骨形成。溶解破坏型表现为骨膜、骨密质溶解破坏。

**292. E**　死骨摘除及病灶清除术指征包括：X线发现颌骨骨质破坏；去除患牙或引流后，经药物治疗，瘘管仍经久不愈，长期流脓，从瘘管探查，骨面粗糙；或者虽然没有瘘管，但是炎症反复发作，发现活动性死骨。对于边缘性颌骨骨髓炎，如果仅形成散在浅表性死骨，可以采用刮除方式。

**293. E**　放射性骨髓炎治疗：采用抗菌药物控制感染；每天可使用低浓度过氧化氢溶液或抗生素冲洗；疼痛剧烈时给予镇痛治疗；增强营养补充；必要时采用输血、高压氧等治疗。全身治疗应积极促进死骨分离。

**294. E**　放射性骨髓炎局部处理死骨，如果死骨未分离，可以采用低浓度过氧化氢或者抗生素冲洗。如果死骨已经暴露，考虑分次逐步咬除，减轻局部组织刺激。外科手术摘除已分离的死骨，必须清除骨残留病灶。对于被放射线累及的口腔黏膜与皮肤，为避免术后创口不愈合，根据局部条件，可同颌骨一并切除。

**295. A**　放射性颌骨骨髓炎需与化脓性颌骨骨髓炎相鉴别。化脓性颌骨骨髓炎包括中央型颌骨骨髓炎和边缘型颌骨骨髓炎。选项A死骨形成，进行性发展缓慢，没有明显界限，为放射性骨髓炎骨坏死特点。选项B慢性期X线表现为周围骨质分界清楚，有大块死骨形成，符合中央型颌骨骨髓炎表现。选项C慢性期X线表现为形成小块死骨，骨质增生硬化，与周围骨质无明显分界，符合边缘型颌骨骨髓炎表现。选项D形成瘘孔，排脓，有时伴有死骨，符合慢性中央型颌骨骨髓炎表现。选项E中X线表现为明显的骨质增生，骨质呈致密影像，符合增生型慢性边缘型颌骨骨髓炎表现。

**296. E** 放射性颌骨骨髓炎病因明确，病变初期为持续性针刺样剧痛，黏膜或皮肤破溃，牙槽突、颌骨外露，后期出现骨面长期溢脓不愈。

**297. B** 应在放射治疗前 7 ~ 10 天拔除位于照射部位的无法保留的患牙。在放疗后 3 ~ 5 年内不应拔牙。

**298. E** 患者放疗前准备包括：常规牙周治疗，维持口腔卫生；及时治疗可保留患牙的龋齿、牙周炎等疾病；拔除无法治愈的牙齿；放疗前，取出口内金属义齿；活动义齿需要在放疗过程中终止佩戴。

**299. C** T 在口腔癌中代表原发肿瘤。Tx：原发肿瘤不能评估。T0：无原发肿瘤证据。Tis：原位癌。T1：肿瘤最大直径≤2cm。T2：肿瘤最大直径 > 2cm，但≤4cm。T3：肿瘤最大直径 > 4cm。T4：肿瘤侵犯穿破骨皮质、下牙槽神经、口底或面部皮肤。T4a：口腔肿瘤侵犯临近结构，例如：穿破骨皮质，侵入深部舌外肌、上颌窦以及面部皮肤。T4b：肿瘤侵犯咀嚼肌间隙、翼板或颅底和（或）包绕颈内动脉。

**300. C** N 在口腔癌中代表区域性淋巴结，Nx 为不能评估有无区域性淋巴结转移。N0 为无区域性淋巴结转移。N1 为同侧单个淋巴结转移，直径≤3cm。N2 又分为 N2a、N2b 和 N2c，N2a 为同侧单个淋巴结转移，直径 > 3cm，但≤6cm；N2b 为同侧多个淋巴结转移，其中最大径≤6cm；N2c 为双侧或对侧淋巴结转移，其中最大径≤6cm。N3 为转移淋巴结最大直径 > 6cm。

**301. D** N 在口腔癌中代表区域性淋巴结，Nx 为不能评估有无区域性淋巴结转移。N0 为无区域性淋巴结转移。N1 为同侧单个淋巴结转移，直径≤3cm。N2 又分为 N2a、N2b 和 N2c，N2a 为同侧单个淋巴结转移，直径 > 3cm，但≤6cm；N2b 为同侧多个淋巴结转移，其中最大径≤6cm；N2c 为双侧或对侧淋巴结转移，其中最大径≤6cm。N3 为转移淋巴结最大直径 > 6cm。

**302. C** Ⅰ期：T1N0M0。Ⅱ期：T2N0M0。Ⅲ期：T3N0M0 或 T（1 ~ 3）N1M0。ⅣA 期：T4aN（0 ~ 1）M0 或 T（1 ~ 4a）N2M0。ⅣB 期：T（1 ~ 4）N3M0 或 T4bN（0 ~ 3）M0。

**303. B** 题中所述为骨组织肿物，CT 或曲面断层主要用于了解骨组织肿物的性质和侵犯范围。穿刺适用于触诊有波动感或非实质性含有液体的肿瘤。MRI 适用于检查软组织或血管病变。超声适用于检查囊性肿瘤和软组织肿瘤。造影用于显现软组织结构所出现的不同密度的变化。

**304. E** 牙源性角化囊性瘤可发生于颌骨任何部位，好发于下颌第三磨牙区及下颌升支部。成釉细胞瘤以下颌体及下颌角部常见，上下颌骨比例约为 1∶8。根端囊肿由于根尖周肉芽肿，慢性炎症刺激，增生上皮团块变性液化逐渐形成，下颌骨好发。牙源性黏液瘤多发生于颌骨，磨牙及前磨牙区为好发部位，下颌较上颌多见，有时不易与成釉细胞瘤鉴别，需借助病理检查。鼻腭囊肿为发生于切牙管内或附近的先天性囊肿（来自切牙管残余上皮），不发生于下颌。

**305. A** 牙源性角化囊性瘤内为白色或黄色角化物或油脂样物质，在囊壁的结缔纤维包膜内有时含子囊。成釉细胞瘤囊腔内含褐色囊液，镜下观察肿瘤细胞呈大小不同的团块或条索分布。根端囊肿囊内有草黄色或草绿色液体，显微镜下可见胆固醇晶体。牙源性黏液瘤切面呈胶冻状，镜下为疏散的星形细胞分布在疏松的黏液基质内。

**306. B**　甲状舌管囊肿会随吞咽和伸舌而运动。颈动脉体瘤和蔓状血管瘤都会扪及搏动感。皮样囊肿一般发生在口底及颏下，触诊面团样柔韧感，无波动感，可有压迫样凹陷。所以此包块最可能为第二鳃裂囊肿。

**307. D**　影像学检查及穿刺是重要的辅助诊断手段。B 超检查可以明确包块性质，若为囊性可以进一步通过穿刺明确囊性病变的性质。MRI 检查对于软组织成像有明显优势，可明确病变的位置、范围及与周围组织的关系。穿刺检查可通过囊液的性状进行鉴别诊断，也可行穿刺抽吸细胞涂片进行诊断。放射性核素扫描主要是鉴别异位甲状腺与甲状舌管囊肿的方法，前者可显示为核素聚集。

**308. C**　第二鳃裂囊肿的穿刺液主要是黄绿或棕色清亮液体，含或不含胆固醇结晶。透明或微浑浊的黄色稀薄或黏稠性液体为甲状舌管囊肿穿刺液。乳白色豆腐渣样分泌物，有时可见毛发为皮样囊肿穿刺液。不凝结的褐色血样液体为神经鞘瘤穿刺液。蛋清样黏稠液体为舌下囊肿穿刺液表现。

**309. D**　第二鳃裂囊肿瘘管分离时应谨防损伤颈动静脉、舌下神经、迷走神经。

**310. D**　穿刺检查是对囊性病变进行诊断的可靠方法，可以根据穿刺液的性状进行判断，但并不能最终确诊病变类型。CT 和曲面体层片对囊性病变的诊断有很大的意义，一般显示为圆形或卵圆形的低密度透射影，但不能作为最终的诊断标准。取部分组织活检能够根据组织类型最终确定病变性质，是诊断的金标准。

**311. B**　角化囊性瘤大多可见黄白色角蛋白样或皮脂腺样物质混杂在穿刺液中，将抽出物做角蛋白染色检查有助于对角化囊性瘤的诊断。

**312. E**　行囊肿开窗减压术的目的不是直接根除囊肿，而是缩小囊腔，恢复颌骨的外形，最大程度上保存颌骨的形态和功能。开窗减压术后需注意保持口腔卫生清洁，每天需要用生理盐水冲洗囊腔，术后定期检查引流口是否通畅，术后 1 ~ 6 个月随访复查。

**313. A**　牙龈癌多来源于牙龈乳头及龈缘区，男性多于女性，以溃疡型为多见，早期可向颌骨浸润，破坏骨质导致牙齿松动、脱落。当下牙龈癌侵入磨牙后区及咽部时可引起张口困难。根据病史及临床检查可以初步诊断为左下颌牙龈癌。

**314. C**　对于牙龈癌的淋巴结转移情况，下牙龈癌比上牙龈癌淋巴结转移早，同时也多见。

**315. D**　早期下牙龈癌仅波及牙槽突时，应行原发灶及下颌骨方块切除术。当肿瘤侵及下牙槽神经管时应行节段性或者半侧下颌骨切除术。早期下颌牙龈癌可行舌骨上淋巴清扫术，而 T2、T3 牙龈癌淋巴结无转移者可行选择性颈淋巴清扫术，有淋巴结转移者可行原发灶切除及根治性颈淋巴清扫术。

**316. E**　患者无口干症状以及无全身系统疾病史，可排除舍格伦综合征。IgG4 相关唾液腺炎可出现双侧的腮腺、颌下腺及泪腺的肿大。颌下腺导管结石在进食时会有颌下区肿胀且疼痛加重。沃辛瘤的组织发生与淋巴结有关，大多发生在腮腺，颌下腺和舌下腺很少或没有。根据患者颌下腺包块伴疼痛的特点，且包块增长快，质地较硬，可初步诊断为颌下腺恶性肿瘤。

**317. B**　颌下腺肿瘤禁忌术前活检，因为无论良性肿瘤还是恶性肿瘤，均有发生瘤细胞种植的危险。影像学检查有助于术前诊断，可以明确肿瘤的部位、大小、范围及与周围组织的关系。细针吸取活检定性诊断的准确率高，结合临床可以做出比较明确的诊断。

**318. E** 颌下腺腺样囊性癌手术需做颌下切口，切口位置平行于下颌缘支，术中应避免损伤。手术切口及手术切除均不涉及下牙槽神经及颏神经，故不会出现下唇麻木的情况。

**319. D** 淋巴细胞浸润，肌上皮岛形成主要是舍格伦综合征的组织病理表现。肿瘤性上皮组织和黏液样间质主要是混合瘤的镜下表现。以腺泡样细胞为主，排列成片状主要是实性型腺泡细胞癌的镜下表现。黏液细胞和表皮样细胞为主，排列成巢状是高分化的黏液表皮样癌的组织病理学表现。细胞排列成筛孔样的囊状腔隙是腺样囊性癌的筛状型表现，是腺样囊性癌最具特征的类型。

**320. D** 患者右面部被石块击伤，且出现了右下颌角处的肿胀、疼痛、淤血及张口受限的临床表现，说明石块击伤的部位可能在右下颌角，结合下颌角是下颌骨的薄弱区域，易发生骨折，所以此患者下颌角骨折的可能性大。

**321. E** 影像学检查是颌面部骨折诊断的重要方法。曲面体层片是首选的检查方法，但是只能用于骨折的筛选，进一步诊断还需要结合下颌骨后前位片或下颌骨开口后前位片，在三维方向上诊断。因单侧下颌角处受力可能会引起对侧髁突骨折，所以应该选择 CT 检查排除是否有其他部位的骨折，而曲面体层片对于髁突骨折显示效果不佳。

**322. D** 对于线性无移位的骨折可以选择保守治疗，以头颏绷带固定4周。但对于有移位的骨折或者骨折线上有阻生牙脱位、碎裂时，必须切开复位并固定，术中拔除脱位或碎裂的阻生牙。金属丝骨间内固定结扎是以往骨折固定的主要方法，但是固定力不足，使用中也不如坚强内固定方便，仅限于粉碎骨折的小骨片的连接。

**323. E** 对于下颌角骨折的患者，手术行切开复位内固定术。术后复查应重点注意患者的面型是否对称，张口度及开口型是否恢复，咬合关系是否良好，下唇是否出现麻木的情况，切口是否愈合良好以及有无钛板外露等情况。其次，影像学检查应着重观察骨折愈合情况及钛板、钛钉是否折断、松动。

**324. D** 颈动脉体瘤是一种较为少见的化学感受器肿瘤，发生于颈总动脉分叉部位的颈动脉体。第二鳃裂囊肿多发生在约相当于肩胛舌骨肌水平以上。来自迷走神经及交感神经的神经鞘瘤以颈动脉三角区最为多见。黏液瘤可发生于颌骨和软组织，发生于颌面部，与牙齿有很大的关系，目前对颌骨黏液瘤的发生，多倾向于牙源性。囊性水瘤又称为大囊型淋巴管畸形，主要发生于颈部锁骨上区，亦可发生于下颌下区及上颈部。

**325. C** 体位移动试验阳性是海绵状血管瘤的特征性表现，表现为头低时，病变区充血膨大，恢复正常体位时，肿胀消失，恢复原状。其余选项均为囊性水瘤的临床表现。

**326. A** 因患者左舌病变证实为鳞状细胞癌，舌鳞癌容易出现颈部淋巴结转移，所以最可能的是淋巴结转移。

**327. B** Horner 征是损伤交感神经的表现。声嘶、呛咳是损伤迷走神经的表现。味觉出汗综合征是交感与副交感神经的错位愈合。耸肩无力是损伤副神经后的表现。腹式呼吸减弱或消失，严重者可有窒息感是损伤膈神经后的表现。

**328. C** 颊部贯通伤的治疗原则是尽量关闭创口和消灭创面。

**329. D**　口腔黏膜缺损较少或无缺损而皮肤缺损较大者，可将口腔黏膜严密缝合，隔绝与口腔相通。颊部皮肤缺损应立即行皮瓣转移或游离皮瓣修复，或做定向拉拢缝合，遗留缺损待后期修复。

**330. D**　较大的面颊部全层洞穿性缺损，可直接将创缘的口腔黏膜与皮肤缝合，消灭创面，遗留的缺损行二期修复。伤情允许的话，可清创后游离皮瓣移植修复，早期修复缺损。

**331. B**　慢性阻塞性腮腺炎大多发生于中年，约半数患者肿胀与进食有关，没有幼儿发病史。舍格伦综合征多发生于中年女性，有口干、眼干及结缔组织病史。急性化脓性腮腺炎表现为腮腺区有轻微疼痛、肿大、压痛，导管口红肿疼痛。若进入化脓期，疼痛加剧，肿胀更为明显。流行性腮腺炎有传染接触史，常双侧腮腺同时发生，一般一次感染后可终身免疫。儿童慢性复发性腮腺炎表现为腮腺反复肿胀，伴不适。个别儿童可表现为腮腺肿块，挤压腺体可见导管口有脓液或果冻样液体溢出。

**332. A**　主导管、叶间、小叶导管扩张不等，呈腊肠样改变，为慢性阻塞性腮腺炎的腮腺造影改变。末梢导管点、球状扩张，主导管出现特征性改变以及排空功能减退为舍格伦综合征的造影改变。圆形或卵圆形的充盈缺损为颌下腺结石的造影检查表现。慢性复发性腮腺炎的腮腺造影显示为末梢导管呈点状、球状扩张，主导管及腮腺导管无明显变化。

**333. D**　复发性腮腺炎具有自愈性，因此其治疗方式以增强抵抗力，防止继发感染，减少复发为原则。嘱患者多饮水，可每天按摩腮腺帮助排空，用淡盐水漱口，保持口腔清洁。若有急性炎症表现，可用抗生素治疗。腮腺造影本身对复发性腮腺炎也有一定的治疗作用。复发频繁者可肌注胸腺喷丁，调节免疫力。对于慢性阻塞性腮腺炎的患者在各种保守治疗无效，患者有手术要求的情况下，可考虑行保存面神经的腮腺浅叶切除术。

**334. C**　口腔颌面部临近颅脑，常伴发颅脑损伤，处理不当或不及时可能危及伤员生命或导致严重并发症。作为首诊专科医师，处理这种损伤的关键在于对伤情的全面判断，充分判断颅脑损伤的可能性，而不是急于进行专科手术。

**335. E**　11、12、21 不在位诊断为上前牙脱出性脱位。右耳垂至口角软组织裂开，下中切牙间见骨折线，下颌颏部下缘不连续，有台阶，局部压痛，咬合紊乱，诊断为下颌骨骨折、面部撕裂伤。口内多颗牙齿松动有可能诊断为牙齿半脱位。

**336. D**　巾钳牵拉复位适用于单纯颧骨骨折；坚强内固定可以用于多发性或粉碎性上下颌骨骨折，大的开放性骨折，明显移位的上下颌骨骨折，全面部骨折，感染的下颌骨骨折，有骨缺损的骨折，无牙颌及萎缩的下颌骨骨折；颌间固定能使移位的骨折段保持在正常的咬合关系上；单颌牙弓夹板固定适用于牙槽突骨折中损伤范围较大，骨折有移位的情况；颅颌牵引主要用于上颌骨骨折。

**337. A**　巾钳牵拉复位适用于单纯颧弓骨折。

**338. D**　头颅正、侧位片，常用于研究分析正常及错颌畸形患者的牙、颌、面变化及形态结构；曲面体层摄影片，可以用于观察上下颌骨病变及其与周围组织的关系；华氏位片上颌窦影像显示最佳；上颌磨牙位根尖片常可见上颌窦底和颧骨。

**339. E**　上颌窦有牙根移入，形成上颌窦底穿孔，感染引起上颌窦炎，炎症可波及邻牙引起根尖周炎；牙根进入无炎症上颌窦，可无不良反应；牙根一般不会自行排出上颌窦。

**340. C** 移位后的断根成为组织内的异物，原则上均应取出；搔刮取根可扩大交通口，有害无利；牙根已进入上颌窦，但仍位于牙槽窝附近，可从穿孔处冲洗出断根；颌骨骨髓炎及颌骨囊肿的病变波及上颌窦时，可采用上颌窦根治术，彻底清除上颌窦内的炎性组织；对于进入上颌窦的牙根可以使用翻瓣去骨法取出。

**341. A** 2～6mm为中等大小穿孔，可按拔牙后常规处理，使牙槽窝内形成高质量的血凝块，将两侧的牙龈拉拢缝合，待其自然愈合；若同侧上颌窦有慢性炎症，影响创口愈合，导致上颌窦瘘，则需后期手术修补。

**342. B** 下颌牙槽突舌侧骨板较薄，如果操作不当，牙根或整个牙齿，会向舌侧移位，进入下颌骨舌侧骨膜下。

**343. B** 根据下颌牙齿在颌骨内的深度，牙的最高部位平行或者高于牙弓𬌗平面为高位阻生；牙的最高位低于𬌗平面，但比第二磨牙牙颈部高，为中位阻生；牙的最高位低于第二磨牙牙颈部为低位阻生。根据牙齿与下颌支及第二磨牙的关系，分为3类：牙齿位于下颌支前缘和第二磨牙远中面之间，足够容纳第三磨牙近远中径，此为Ⅰ类；牙齿位于下颌支前缘和第二磨牙远中面之间，不足以容纳第三磨牙的近远中径，此为Ⅱ类；阻生第三磨牙全部或者大部分位于下颌支内，此为Ⅲ类。

**344. C** 干槽症的临床表现为拔牙术后2～3天出现剧烈疼痛，放射范围为耳颞部、下颌区或头顶部，一般镇痛药物不能止痛，牙槽窝内可空虚或见腐败坏死凝血块。

**345. D** 干槽症的治疗原则是通过彻底的清创及隔离外界对牙槽窝的刺激，从而发挥迅速止痛，缓解患者痛苦的目的。

**346. A** 下牙槽神经损伤后，会出现颏部及下唇皮肤异常感觉，包括不完全麻木或者烧灼、刺痛、蚁走感等。

**347. A** 贫血患者，血红蛋白 > 80g/L，血细胞比容 > 30%，一般可以拔牙。老年人或者动脉硬化者，血红蛋白应保持在100g/L。

**348. C** 拔牙或者手术最好在血小板数目高于 $100\times10^9$/L 时进行。低于 $50\times10^9$/L，则常出现伤口渗血；低于 $20\times10^9$/L，可有严重出血。

**349. B** 直接锤击，将骨尖挤压平复，用于孤立的小骨尖。患者的骨尖需要进行小范围修整术，应该做蒂在牙槽底部的弧形切口。大范围修整术，需要牙槽骨做梯形或者L形切口。无牙颌大范围牙槽突修整，则应该在牙槽嵴顶做长弧形切口，必要时两侧做纵行附加切口。

**350. C** 翻瓣时，由唇侧骨板开始。去骨量适度，仅去除过高的骨尖。尽量不降低牙槽骨高度。必须保持牙槽突顶的圆弧状外形。过多的软组织应剪除，然后缝合伤口。

**351. C** 口腔颌面部金黄色葡萄球菌感染可产生黄色黏稠脓液。链球菌感染形成淡黄或者淡红色稀薄脓液，唾液链球菌为新生儿口腔早期定植菌。铜绿假单胞菌感染产生翠绿色稍黏稠酸臭味脓液。混合型细菌感染产生的脓液为灰白或者灰褐色，有明显的腐败坏死性臭味。

**352. A** 庆大霉素、抗假单胞菌青霉素用于治疗铜绿假单胞菌感染。青霉素G是链球菌感染首选药，也可用大环内酯类药物。真菌对氟康唑、制霉菌素敏感。类杆菌类用甲硝唑。结核杆菌首选药为利福平、异烟肼、链霉素。庆大霉素、哌拉西林用于大肠埃希菌感染。

**353. E**　脓肿切开引流的要求包括：切开位置在脓腔低位，使引流道容易维持、短、通畅。首选口内切开，切口长度根据深度不同、脓腔大小来选择，以保证引流通畅为准则。口内切开至黏膜下，采用血管钳钝性分离扩大创口。急性炎症期不可拔牙，炎症好转后，去除病灶牙。

**354. C**　预防性用药，大多数主张术前30分钟给药，血液浓度和局部浓度均较高。

**355. C**　中央性颌骨骨髓炎，多来自急性化脓性根尖周炎或牙周炎，相关牙多松动，牙周炎症明显，X线片显示病变明显，可见死骨形成，与周围骨质分界清楚。

**356. D**　下颌中央性颌骨骨髓炎患者，病变若波及髁突及冠突、下颌支、翼内肌、咬肌等，患者可因炎症激惹出现不同程度的开口受限。

**357. A**　上颌骨中央性颌骨骨髓炎罕见，很少形成广泛的骨质破坏。炎症波及整个上颌骨，则会出现化脓性上颌窦炎，鼻腔可出现脓液溢出。炎症向眶下、颊、颧部、翼腭窝或颞下扩散，形成眶周或者球后脓肿。急性中央性颌骨骨髓炎，及早拔除患牙和邻近松动牙，有利于脓液排出。波及上颌窦者，需同时行上颌窦根治，彻底清除上颌窦内炎症肉芽组织。

**358. A**　MRI检测结果 $T_1$WI为肌肿胀，信号减低，肌间脂肪高信号内可见不均匀条带状低信号，提示下颌颌骨骨髓炎累及肌筋膜间隙。$T_2$WI为病变肌和肌间脂肪呈高信号。增强CT为病变肌和肌筋膜间隙呈不均匀强化。

**359. E**　智齿冠周炎，是智齿周围软组织发生的炎症，患牙牙龈多出现红肿，冠周可出现脓性分泌，明显触压痛。智齿冠周炎的治疗以局部处理为主，局部主要清除龈袋内坏死组织、食物残渣、脓液，根据局部炎症及全身反应程度，选择抗菌药物及全身支持疗法。炎症消退后，拔除智齿，避免冠周炎复发。冠周炎症可直接蔓延或由淋巴管扩散，引起邻近间隙感染。边缘性颌骨骨髓炎感染来源以下颌智齿冠周炎为主，中央性颌骨骨髓炎感染来源以龋病继发病、根尖周炎、牙周炎为主。

**360. D**　智齿冠周炎导致咬肌间隙感染，感染中心为下颌角及下颌支，伴肌肉肿胀、变硬、压痛，张口受限，穿刺有脓液或触及波动感时，常口外切开引流，否则易形成下颌支边缘性颌骨骨髓炎，脓腔冲洗后放置橡皮引流管或引流条。同时可全身应用抗菌药物或采用全身支持疗法。

## 四、案例分析题

**361. ABCEF**　引起胚突发育和融合障碍的原因目前尚不明确，可能是多种因素的影响导致唇裂的发生。其可能的原因主要有遗传因素、营养因素、感染和损伤、内分泌因素、药物因素及烟酒因素等。

**362. BD**　按裂隙程度分类：Ⅰ度唇裂是唇红缘及上唇下1/2裂开；Ⅱ度唇裂是上唇全部裂开，鼻底尚完整；Ⅲ度唇裂是整个上唇至鼻底完全裂开。隐裂是指没有明显的唇部皮肤裂开的轻度唇裂，主要表现为上唇的唇红切迹。唇裂按裂隙部位分为单侧唇裂（不完全型和完全型）和双侧唇裂（不完全型、完全型和混合型）。其中，单侧不完全型唇裂是指裂隙未至鼻底，单侧完全型唇裂是指整个上唇至鼻底完全裂开。混合型唇裂是指一侧完全型、一侧不完全型的双侧唇裂。

**363. ABCE**　唇裂修复手术的目的主要

有：恢复正常上唇形态，单侧唇裂恢复后基本要和正常侧对称，双侧唇裂恢复后不仅要使得两侧对称，还要符合正常的上唇解剖形态；恢复口轮匝肌的连续性，使上唇在行使功能时具有正常形态；尽可能恢复患侧鼻部的形态；对于初次手术不能完全恢复的畸形，可为下一次继发畸形矫治留有余地。唇裂的修复不牵扯到牙槽嵴裂、腭裂的修复以及腭裂语音的治疗。

**364. BDEF** 唇裂手术适应证中患儿体重应达 10 斤，手术时间至少在患儿出生 10 周后，血红蛋白 100g/L 以上，若化验指标异常者应谨慎手术。患儿手术应避开免疫力低下的阶段，如感冒、接种后的一周内及病毒感染等。

**365. AB** 旋转推进法和梯式旋转下降法适用于单侧唇裂的修复。直线缝合法和叉形瓣储备法适用于双侧唇裂的修复。单瓣术和两瓣后推术适用于腭裂的修复。

**366. EG** 下颌骨中央性癌主要发生在下颌磨牙区，早期无明显自觉症状，肿瘤侵犯骨质后可引起牙松动、脱落，晚期可浸润皮肤，波及咀嚼肌而致张口受限。下颌骨中央性癌一般会出现下唇麻木症状。三叉神经痛在三叉神经分布区域内出现阵发性、针刺样、电击样剧烈疼痛，疼痛有扳机点，呈周期性发作，间歇期无症状，但一般不会出现皮肤破损表现。中央性颌骨骨髓炎和边缘性颌骨骨髓炎均为化脓性颌骨骨髓炎，临床 90% 为牙源性感染，有急性期和慢性期之分，慢性期全身症状轻，呈慢性中毒消耗症状，局部红肿、皮肤微红，可出现肿胀区牙松动。放射性颌骨坏死病程进展缓慢，放疗后数月乃至十余年发病，初期呈持续性针刺样剧痛，黏膜或皮肤破溃，致骨面外露，经久不愈。患者有放疗史，可能患有由放射线导致的放射性颌骨坏死及其继发的放射性骨髓炎。

**367. BCDEG** 放射性骨坏死可以发生在任何骨，尤其是颌骨，下颌骨更容易发生，而上颌骨较少。病程缓慢，往往是治疗后数月乃至十余年后才出现症状。发病初期可有针刺样疼痛，黏膜、皮肤破溃导致牙槽骨骨面外露呈黑褐色。继发感染后骨面暴露部位可长期溢脓，经久不愈。病变发生在下颌升支部位时，因肌肉萎缩纤维化会出现明显的张口受限。死骨分离的速度非常缓慢，所以死骨与正常骨的界限不清。因口腔颌面部软组织同样受到了放射损伤，局部血运有不同程度的障碍，故极易因组织感染而造成坏死，形成口腔和面颊部长期不愈的瘘口，造成洞穿性缺损畸形。

**368. ABCE** 高压氧治疗用于放射性颌骨骨髓炎的全身治疗。局部冲洗可用低浓度过氧化氢、生理盐水、抗菌液交替冲洗，对此类疾病也有一定的治疗作用。全身抗菌药物的应用可以控制感染。切开引流主要用于脓肿形成后的排脓，对放射性骨坏死无治疗意义。咬除已暴露死骨、表浅清创能够减少对局部软组织的刺激。如果要施行死骨切除术，则应在健康骨质内切除，可收到预防病变扩大的效果。

**369. ABDEF** 对放射性骨坏死的预防关键在于根据肿瘤对放射线的敏感度及放疗在综合治疗中的地位，确定选择指征。活动义齿需要在放射疗程终止，经过一段时间的恢复后再佩戴，以免造成黏膜损伤。

**370. ABCDEF** 放射性骨坏死的发生与射线的种类、个体耐受性、照射方式、照射剂量、分次照射方案和局部防护均有一定的关系。

**371. AC** 对于颧弓骨折的患者，X 线摄片检查常用鼻颏位（华氏位片）和颧弓切线位，能够观察颧骨和颧弓的骨折线及移位情况，还能观察到眼眶、上颌窦及眶下孔等部位有无异常，颧弓骨折X线的特征性表现呈M形或V形。曲面体层片及下颌骨后前位片对下颌骨骨折显示效果较好。薛氏位即关节许勒位片，主要用于显示关节病变。

**372. ABCE**　Knight和North根据解剖移位的角度提出6型分类法：Ⅰ型为颧骨无移位骨折；Ⅱ型为单纯颧弓骨折；Ⅲ型骨折是颧骨体骨折向后内下移位，不伴转位；Ⅳ型为向内转位的颧骨体骨折；Ⅴ型为向外转位的颧骨体骨折；Ⅵ型为颧骨体粉碎性骨折。其中，认为Ⅱ、Ⅴ型骨折复位后稳定，不需固定，而Ⅲ、Ⅳ和Ⅵ型骨折复位后需要做固定。

**373. ABCD**　颧弓骨折发生后，若仅有轻度移位，无需特别治疗。若颧弓、颧骨骨折移位，造成面部塌陷畸形、张口受限、出现复视及神经麻木者应视为手术适应证。

**374. ABCD**　颧弓骨折的治疗包括：巾钳牵拉复位、经喙突外侧复位法、颞部切开复位法以及颧弓单齿钩复位法，以上四种方法属于非稳定性固定。颧弓骨折还可以通过头皮冠状切口复位固定法进行手术固定。而金属丝骨间内固定常用于下颌骨骨折的固定。睑缘下切口复位法适用于上颌骨高位骨折的复位治疗。

**375. BDF**　第一鳃裂囊肿多发生于下颌角以上及腮腺区。第二鳃裂囊肿常发生于颈上部，大多位于舌骨水平或胸锁乳突肌上1/3前缘，质地软，有波动感。皮样囊肿好发于口底和颏下。表皮样囊肿好发于眼睑、鼻、额、眶外侧和耳下等部位，触诊时囊肿坚韧而有弹性，似面团样。甲状舌管囊肿多位于颈中线，有时微偏一侧，以舌骨上下最为常见，质软，周界清楚，与表面皮肤及周围组织无粘连。皮脂腺囊肿多发生于面部，囊肿与皮肤紧密粘连，中央可有一个色素点。囊性水瘤又称为大囊型淋巴管畸形，主要发生于锁骨上区，亦可发生于下颌下或上颈部，扪诊柔软，有波动感。

**376. ABEF**　对于甲状舌管囊肿，因舌骨体与囊肿之间有坚韧的索条连接，故其可随吞咽及伸舌等运动而移动，但是移动方式为上下移动，而非左右移动。甲状舌管囊肿质地较软，边界清晰，与皮肤及周围组织无粘连。穿刺可见透明、微浑浊的黄色液体。余选项均为甲状舌管囊肿的临床表现。

**377. BD**　甲状舌管囊肿易复发，应手术彻底切除囊肿和瘘管。若囊肿或瘘管与舌骨粘连，则需要将舌骨一并切除，否则舌骨中可能存在微细副管导致囊肿复发。手术的关键是将囊肿或瘘管以及舌骨中份一并切除，无需全部切除舌骨。

**378. EF**　大囊型淋巴管畸形（囊性水瘤）有时表现为透光试验阳性，且穿刺液体是透明、淡黄色水样液体。关于其治疗，主要是采用手术的方式，小的病损可以全部切除，大的病损也可采用分期切除，或为改善功能和容貌部分切除。近年来采用平阳霉素瘤腔内注射的治疗方式也取得了较好的疗效。囊性水瘤宜争取早期手术。口服泼尼松或应用泼尼松龙瘤腔内注射主要用于生长迅速的婴幼儿血管瘤的治疗。血管畸形对激素治疗不敏感，且放射治疗的效果尚不能完全肯定。介入性治疗主要用于颌骨中心性血管畸形。氩粒子光化学疗法主要用于面部微畸形的治疗。

**379. ACDFG**　第二鳃裂囊肿触诊时包块质地软，有波动感，但无搏动感，此可与颈动脉体瘤鉴别。鳃裂囊肿可以恶变，或可在囊壁上查到原位癌。

**380. ABCE**　中厚皮片移植后收缩较小，

比较柔软，耐受摩擦，色素沉着也轻微，功能恢复及外表均较佳。中厚皮片包括表皮及一部分真皮，而全厚皮片包括表皮及真皮全层。

**381. BCDE** 对于供皮区的处理，断层皮片切取后遗留的创面，应立即用温热生理盐水纱布紧压创面止血，然后将无菌油纱布覆盖于创面，外加数层纱布或棉垫，绷带加压包扎。全厚皮片切取后的供区创面，一般应行直接对位缝合。若创面无感染，术后一般不必更换敷料，2～3周愈合后，敷料可自行脱落。

**382. ADEG** 对新鲜创面彻底止血，结扎线头不宜过多，采用打包法进行固定。对有感染或是有肉芽的创面可用高渗盐水或次氯酸钠进行湿敷。游离皮片植皮后，受皮区一般在术后1周左右拆除缝线及敷料，面颈部植皮可再继续加压包扎1～2天。对于口腔内创面有倒凹的，可用碘仿纱条填塞，加压固定。

**383. A** 皮片游离移植手术数月后，神经末梢开始生长，痛、触、冷、热觉也相继恢复，约1年后可完全恢复正常。

**384. CD** 岛状皮瓣、隧道皮瓣、胸大肌皮瓣、滑行皮瓣和旋转皮瓣都属于带蒂皮瓣。前臂皮瓣和股前外侧皮瓣属于游离皮瓣。

**385. AG** 患者腮腺区肿胀、疼痛，口内导管挤压有脓液流出，且全身表现为急性中毒症状，可以诊断为急性化脓性腮腺炎。慢性腮腺炎急性发作也可有上述临床表现。慢性阻塞性腮腺炎不会出现急性中毒症状，主要症状是进食后肿疼。慢性复发性腮腺炎可有反复发作的病史，临床不表现为急性症状。腮腺导管结石主要为进食后腮腺肿胀。舍格伦综合征主要是口干、眼干、腺体肿大的表现。流行性腮腺炎大多发生于5～15岁的儿童，常双侧发生，腮腺导管口无红肿，分泌物清亮。

**386. BCF** 急性化脓性腮腺炎的病原菌是葡萄球菌，主要是金黄色葡萄球菌，少数是链球菌，而肺炎双球菌和文森螺旋体少见。乳杆菌和放线菌是主要的致龋菌。铜绿假单胞杆菌即绿脓杆菌，一般影响肺部及泌尿道，或造成伤口及其他血液感染，如败血病等。

**387. ABCD** 流行性腮腺炎的表现主要是腮腺肿大、充血、疼痛，但导管口无红肿，唾液分泌清亮无脓液。流行性腮腺炎与化脓性腮腺炎均可出现腮腺的肿胀、疼痛，不能作为鉴别点。余选项均为流行性腮腺炎与化脓性腮腺炎相鉴别的特征。

**388. ABCD** 皮肤发红、水肿，呈硬性结节是急性化脓性腮腺炎的初期临床表现，不能作为切开引流的指征。腮腺的包膜致密，脓肿形成后不易扪得波动感，因此不能以扪得波动感作为脓肿切开引流的指征。

**389. BDEFG** 急性化脓性腮腺炎一经确诊，应立即采取积极的治疗措施。急性化脓性腮腺炎的致病菌主要为金黄色葡萄球菌，因而可以及早的应用大剂量青霉素或适量头孢霉素等抗革兰阳性球菌的抗生素。

**390. ABCD** 术前矫正方案设计包括术前、术后的正畸治疗，术后面型预测分析，X线头影测量及模型外科等。术后并发症的处理是术后应对的处理措施。术前心肺功能检查属于牙颌面畸形的全身检查，不属于术前矫正方案的设计。

**391. CF** 单纯的上颌畸形需上颌Le Fort I型截骨术进行矫治。颏不对称畸形需要行颏成形术进行矫正。余选项的颌面部畸形皆可单纯采用“下颌支矢状骨劈开术”或结合其他术式进行矫治。

**392. ABCE** 术中大出血主要是钻、凿使用不当导致的颌内动脉、下牙槽血管、颈外动脉及面后静脉的损伤，一般出血多因颊动脉损伤导致。颈横动脉以及甲状腺上动脉位于颈部中、下份，位置较深，一般手术无法损伤。

**393. ABC**　下颌支矢状骨劈开术涉及下颌升支，容易损伤下牙槽神经，但是一般不会损伤颏神经。虽然口腔属于细菌污染环境，但因颌面部血供丰富，抗感染能力强，且抗生素的使用使得术后发生感染的机会不多。术后畸形复发是手术矫正后的颌骨部分或全部回到术前位置的情况，是一个普遍而复杂的问题，下颌支矢状骨劈开术术后也可能复发。

**394. ACF**　对于下颌前突伴有上颌后缩的双颌畸形的矫治，通常是利用 Le Fort I 型骨切开术前徙上颌骨，联合同期双侧经口内下颌支矢状劈开术或下颌支斜行骨切开后徙术矫正畸形。在某些病例的手术效果预测中，如发现按上述设计仍显颏部前突者，可以补充颏成形后退术进行矫正。全上颌骨水平向骨切开术又称为 Le Fort Ⅰ型骨切开术。

**395. ABC**　根据患者的病史及临床检查，符合腮腺肿瘤的特点。多形性腺瘤一般生长缓慢，无自觉症状，病史较长，肿瘤界限较清楚，质地中等。腮腺高分化黏液表皮样癌呈无痛性肿块、生长缓慢，一般无神经症状。沃辛瘤是好发于腮腺后下极的良性肿瘤，表面光滑，无面瘫症状。化脓性腮腺炎常伴有全身症状，且腮腺会出现弥漫性肿大。慢性阻塞性腮腺炎腮腺反复肿胀，可与进食有关，发作时伴有轻微疼痛，腮腺肿大，中等硬度，轻微压痛。甲状舌管囊肿主要发生于颈正中线，自舌盲孔至胸骨切迹间的任何部位，常发生于舌骨上下。

**396. ABCEF**　腮腺和下颌下腺的肿瘤禁忌做活检，因为无论良、恶性肿瘤均有发生瘤细胞种植的危险。曲面体层片无法显示软组织肿物，且不能显影腮腺区。影像学检查如 B 超、CT、腮腺造影、MRI 及细针吸取活检均可用于腮腺肿瘤的术前诊断。

**397. ACFG**　高分化黏液表皮样癌术中应尽量保留面神经，除非神经穿入肿瘤或与肿瘤粘连紧密。分离后的神经可加用术后放疗。若手术彻底切除，可不加术后放疗。高分化者不必做选择性颈淋巴清扫术。若术中肿瘤出现破溃，为防止肿瘤播散，可术后加用放疗。

**398. BF**　沃辛瘤的治疗以手术切除为主，由于肿瘤常位于腮腺后下极，可考虑行连同肿瘤及周围正常腮腺 0.5cm 以上的腮腺部分切除术。既可减少肿瘤复发，又可以保留腮腺导管及大部分腮腺的功能。术中应切除腮腺后下极及其周围淋巴结，以防止出现新的肿瘤。

**399. ABDEG**　沃辛瘤患者男性多于女性；好发于 40～70 岁的中老年患者；常有吸烟史，其发病可能与吸烟有关；可多发，约有 12% 的患者为双侧腮腺肿瘤；绝大多数肿瘤位于腮腺后下极；肿瘤质地较软，有时有弹性感；可有消长史；术中见肿瘤呈紫褐色；$^{99m}Tc$ 核素显像呈热结节。

**400. AB**　下颌骨成釉细胞瘤初期无症状，逐渐发展可使颌骨畸形，面部不对称。其影像学多表现为：呈多房性囊肿样阴影，边界清晰，单房比较少，且囊内的牙根尖有不规则的吸收。角化囊性瘤多为单房低密度影，边界清晰，后期可导致颌骨膨隆，致使面部不对称。中央性颌骨癌和牙龈鳞状细胞癌表现为边界不清的低密度影像，且病变处黏膜一般会出现破坏。正中囊肿发生于上颌骨。牙源性黏液瘤呈浸润性生长，边缘常不整齐，呈分叶状。

**401. ABCE**　牙源性黏液瘤常发生于青年，无明显性别差异；磨牙及前磨牙区为好发部位；常伴有埋伏牙或牙缺失；生长缓慢，为良性肿瘤，但常无包膜或包膜不完整，局部有侵袭性，呈浸润性生长，术后易复发，临床常按低度恶性肿瘤处理；早期无明显症状，直到肿瘤逐渐增大，颌骨出现畸形时，才被注意；X线表现为骨质膨隆，骨质破坏呈蜂房状透光阴影，边缘常不整齐。

**402. ACDE** 患者下颌骨切除并行移植术，术后7天内严禁口内进食，应给予胃管鼻饲流食。皮瓣移植后血管危象通常发生在术后72h内，若72h内未发生皮瓣的血管危象，则皮瓣的成活率会大大增加，但也要密切观察。

**403. ABCD** 术后皮瓣监测的目的是及早发现皮瓣灌注受损的征象，最常用的是临床观察法，主要观察皮瓣的颜色、温度、充盈情况及针刺出血情况。脉冲多普勒监测是对深埋皮瓣的观察方法，不是临床观察方法。观察皮瓣的渗出情况与皮瓣的监测无直接关系。

**404. ABDF** 多发性角化囊肿伴发皮肤基底细胞痣（基底细胞癌），并有分叉肋、颅骨异常、眶距增宽、小脑镰钙化等症状时，称为痣样基底细胞癌综合征。

**405. C** 有明确的锐器割伤病史，伤口深及肌层，所以应诊断为切割伤。撕脱伤是组织撕裂并脱离机体的一种严重的软组织损伤，常造成皮肤组织的缺损。挫裂伤是由较大力量的钝器撞击或摔跌造成软组织的裂开，可伴有组织破碎、水肿和骨折。擦伤是指皮肤与地面或粗糙物摩擦所产生的一种损伤，伤口通常较浅，伤及表层。咬伤一般是指动物的咬伤，创缘常不整齐并伴有不同程度的组织缺损。刺伤系锐器刺入身体所致，特点是伤口较小，伤道深。

**406. BC** 患者出现眼睑闭合不全的表现，主要是支配上下眼轮匝肌的面神经颧支受损造成的，而鼓腮漏气则是面神经颊支受损的表现。

**407. ACDEF** 麻醉风险意外、术后伤口感染及术后伤口肿疼属于常规手术并发症，面部瘢痕畸形及面神经功能障碍是与本次手术密切相关的并发症。而口鼻相通属于腭部或上颌骨手术的术后并发症。

**408. AB** 味觉出汗综合征是指耳颞神经损伤后，支配腮腺及耳颞部皮肤血管舒缩的交感神经与支配腮腺分泌的副交感神经发生错位愈合再生，导致当有味觉刺激时，出现耳颞部皮肤潮红或出汗的表现。

**409. ABCDE** 患者面颊部损伤，未涉及到下颌骨，无需检查下牙槽神经有无损伤。若缺损较大可先做定向拉拢缝合，使组织尽量恢复到正常位置，不一定要同期做皮瓣移植。

**410. ABDEF** 干槽症的病因包括，感染学说、解剖因素、全身因素、吸烟、创伤学说、纤维蛋白溶解学说等。

**411. AC** 普鲁卡因和丁卡因属于酯类局麻药，利多卡因、阿替卡因、甲哌卡因和丁哌卡因属于酰胺类局麻药。

**412. ABD** 下颌升支内侧隆突注射法行阻滞麻醉，又称为下牙槽、舌、颊神经一次阻滞麻醉。

**413. ABCDFHJ** 局麻并发症，包括晕厥、中毒反应、变态反应、血肿、感染、注射针折断、暂时性面瘫、神经损伤、暂时性牙关紧闭等。急性上呼吸道梗阻、急性下呼吸道梗阻、高血压和低血压，属于全身麻醉并发症。

**414. BCE** 上牙槽前神经分布于 321|123 及牙槽骨、牙周膜、唇侧牙龈。上牙槽中神经分布在 54|45 及 6|6 的腭根、牙槽骨、牙周膜、颊侧牙龈。上牙槽后神经分布在 87|78 及 6|6 的腭根及远中颊根、牙槽骨、

牙周膜、颊侧牙龈。鼻腭神经分布在 $\underline{321|123}$ 腭侧黏骨膜及牙龈。腭前神经分布在 $\underline{876543|345678}$ 腭侧黏骨膜及牙龈。舌神经分布在 $\overline{8-1|1-8}$ 舌侧牙龈、舌前2/3黏膜及口底。颊神经分布在 $\overline{8765|5678}$ 颊侧牙龈及皮肤。

**415. ABCDFG** 拔除26时，术中并发症可能包括晕厥、邻牙/对䝺牙损伤、软组织损伤、颞下颌关节损伤、骨组织损伤、神经损伤、牙根折断、断根移位等。颏神经损伤发生在下颌前磨牙手术时。干槽症和皮下气肿属于拔牙术后并发症。

**416. ABEF** 拔牙后出血常为局部因素或者护理不当引起。麻醉下去除表面血块，检查出血部位。若由于残余肉芽组织或软组织撕裂等导致出血者，可进行搔刮、缝合。并非所有原因的出血都要搔刮拔牙创、冲洗和缝合。如果广泛渗血未止，可采用碘仿纱条紧密填塞，7天后取出碘条，放入新碘条。处理后，观察30分钟，确认不再出血后患者方可离开。

**417. ABCD** 口底多间隙感染的来源包括下颌牙牙周脓肿、根尖周炎、骨膜下脓肿、颌骨骨髓炎、冠周炎或者下颌下腺炎、急性扁桃体炎、淋巴结炎、口底软组织和颌骨损伤等。

**418. BCE** 口底多间隙感染，如果累及双侧下颌下、舌下及颏部，则会出现广泛性水肿，有灼热感及自发性疼痛。肿胀区皮肤紫红色、压痛，出现凹陷性水肿、无弹性。深层肌组织坏死、溶解，出现波动感。皮下有气体产生时，可扪及捻发音。切开后，出现稀薄、咖啡色液体，肌组织呈棕黑色。口底多间隙感染全身症状常很严重，伴有发热、寒战等多症状。

**419. ADG** 口底多间隙感染累及双侧下颌下、舌下及颏部，主要累及间隙为双侧下颌下间隙、舌下间隙、颏下间隙。

**420. ABCDG** 下颌智齿拔除的适应证为：下颌智齿反复引起冠周炎；下颌智齿龋坏，或引起第二磨牙龋坏；导致食物嵌塞；压迫第二磨牙牙根或者远中骨质吸收；引起牙源性囊肿或者肿瘤者需拔除。完全骨埋伏，无神经症状者或者第二磨牙缺失，可保留为基牙者，可以暂时保留。

**421. CEG** 根据牙齿在颌骨内的深度，牙的最高部位平行或者高于牙弓䝺平面为高位阻生；牙的最高位低于䝺平面，但比第二磨牙牙颈部高，为中位阻生；牙的最高位低于第二磨牙牙颈部为低位阻生。下颌升支至第二磨牙远中距离大于38近远中径者为Ⅰ类；下颌升支至第二磨牙远中距离小于38近远中径者为Ⅱ类；阻生牙全部或大部分位于下颌支内者为Ⅲ类。根据阻生牙与第二磨牙长轴的关系，判断为垂直阻生。

**422. ABCEF** 冠部阻力，包括软组织和硬组织阻力。冠部骨阻力来自牙冠外形高点以上的骨质。根部阻力来自牙根周围骨组织。根部阻力为拔牙需要克服的主要阻力。邻牙阻力来自第二磨牙，可采用分冠和去骨的方法克服阻力。

**423. EFGH** 下颌智齿冠周炎可导致翼下颌间隙感染、咬肌间隙感染、咽旁间隙感染和下颌下间隙感染。颏下间隙感染多为来自颏部、下唇、下颌前牙及牙周组织区域的炎症扩散导致的淋巴结炎，后继发颏下间隙蜂窝织炎。眶下间隙感染来源为第一前磨牙、上颌尖牙和上颌切牙的根尖化脓性炎症。颞间隙感染和颞下间隙感染为临近间隙感染扩散而来。

# 第二章　口腔修复学

## 一、A1 型题

**1. B**　桩的直径对桩核冠的固位和抗力均有影响。桩的直径过小，则固位较差，受力时易折断；而桩的直径过大，则磨除牙体组织过多，易发生根折。综合考虑各因素，理想的桩的直径应为根直径的1/3。

**2. B**　在烤瓷冠修复中，金属和陶瓷的热膨胀系数匹配性十分重要，要求金属的热膨胀系数略大于陶瓷的热膨胀系数，只有这样在烧结过程的冷却过程中，金属的收缩量略大于陶瓷的收缩量，可以在陶瓷中产生收缩的压应力，而不容易发生崩瓷现象。

**3. C**　后牙修复体颊舌面突度过小，咀嚼食物时，食物溢出会给牙龈过大的压力，造成牙龈创伤而引起牙龈炎。

**4. A**　自凝塑料一般用于制作临时修复体，制作嵌体的材料包括金属合金、复合树脂、陶瓷。

**5. D**　充填洞形可预备出一定的倒凹，以利于充填材料固位，而嵌体洞形不能有倒凹，否则嵌体无法就位，这是嵌体洞形与充填材料的充填洞形的最主要区别。

**6. D**　全瓷贴面牙体预备的原则：①尽量减少磨牙量；②牙体预备要均匀、适量，保证足够空间以形成修复体的正确形态；③边缘要连续、光滑，边界位于釉质层内；④肩台应为无角肩台，齐龈或稍位于龈下；⑤内线角要圆钝；⑥无倒凹。

**7. C**　瓷贴面具有与天然牙体组织相同的光学特质，但不能完全遮盖基牙颜色，临床粘接时有多种不同深浅颜色的粘接剂和遮色剂可以用来辅助调整瓷贴面的颜色，以达到最佳美学效果，有时还需要先经过牙齿漂白改善基牙颜色再进行贴面修复。

**8. A**　对于重度釉质发育不良的牙齿，其釉质粘接面积较少，贴面的粘接力下降，而且边缘封闭作用也下降，容易发生微渗漏或染色，此时不能进行瓷贴面修复，应考虑全冠修复。

**9. A**　使用 Vitapan 3D - Master 比色板，第一步要求选择亮度，第二步选择饱和度，第三步选择色调。

**10. A**　烤瓷合金在预氧化过程中表面生成一层氧化膜，该氧化膜与瓷产生化学性结合，占金 - 瓷结合力的 52.5%，是最主要的结合力。

**11. B**　在制作烤瓷冠时，金属基底应具有一定的强度和厚度，一般要求贵金属基底的厚度为 0.3 ~ 0.5mm，为外部瓷层提供足够的空间，以保证结合强度和美观。

**12. C**　钉洞固位形深度一般为 2mm，应预备至健康的牙本质内，预备过浅不能达到增加固位的效果，若过深则可能伤及牙髓。

**13. C**　制作合金嵌体时应预备 45°洞缘斜面，在𬌗面处边缘离开咬合接触点 1mm，在邻面时应离开邻面接触点。对于瓷嵌体或树脂嵌体，一般不制备洞缘斜面。

**14. D**　非贵金属铸造全冠颈部一般为宽

0.5～0.8mm 的浅凹形或带斜面的肩台。

**15. D**　铸造金属全冠可以用于活髓牙的修复，但是当口腔内存在两种不同金属材料时，它们之间会产生微电流，从而刺激牙髓产生不适，因此应尽量避免在口内使用不同的金属材料。

**16. D**　全口义齿个别托盘上颌后缘应位于腭小凹后 4mm，以保证工作模型上后堤区的制作。

**17. E**　无牙颌患者的口腔内部检查包括：牙槽嵴、颌弓的大小和位置、系带和肌肉的附着、腭穹隆的形状、舌的位置和大小等。

**18. B**　上下颌牙槽嵴将口腔分为口腔前庭与口腔本部，唇系带属于口腔前庭，而其他选项均为口腔本部的解剖标志。

**19. C**　在进行肌肉功能整塑时，可由患者自主进行或在医生帮助下，做各种唇、颊和舌的运动，以使印模边缘和功能运动时的黏膜皱襞和系带相吻合。

**20. E**　当牙缺失后，牙槽骨改变较少的区域有后牙牙槽嵴、腭穹隆、上颌结节、下颌磨牙后垫。

**21. E**　无牙颌患者牙齿缺失后，牙槽嵴不断吸收，颊唇部软组织由于失去骨组织的支撑，向内凹陷，上唇丰满度变差、鼻唇沟加深、口角下陷、呈衰老面容等。

**22. D**　松软牙槽嵴可以通过使用有孔的无牙颌托盘，减轻牙槽嵴所受压力，形成较合适的印模，一般不主张手术切除。

**23. C**　当牙列缺失后，牙齿失去了尖窝锁结关系，正中殆位消失，此时水平方向唯一可重复的颌位是正中关系，需在此建立全口义齿水平颌位关系。

**24. C**　在全口义齿排牙时，上颌尖牙牙尖位于殆平面上，颈部微突且稍向远中倾斜。

**25. E**　在全口义齿的蜡堤上需要标明中线、唇高线、唇低线和口角线以指导选择人工牙的长度和宽度，并确定人工牙的排列位置。

**26. D**　边缘封闭区包括黏膜皱襞、系带附丽部、上颌后堤区和下颌磨牙后垫区。该区黏膜下有大量疏松结缔组织，可紧密贴合、包裹基托边缘，产生良好的边缘封闭，增强义齿固位。腭部穹隆区和颊棚区是主承托区，下颌舌骨嵴和上颌结节颊侧是缓冲区。

**27. B**　全口义齿的固位与颌骨的解剖形态、黏膜的性质、基托的边缘和唾液的质与量有关。其中牙槽嵴高而宽、系带附丽距牙槽嵴顶远、唾液流动性小、黏膜厚度适宜、腭穹隆高而深可增加义齿的固位。

**28. C**　发唇齿音 F 或 V 时，上中切牙切缘与下唇接触，若上前牙过长，则影响发唇齿音的清晰程度。

**29. E**　息止颌位法是临床常用的测量垂直距离的方法，而其余选项都是确定水平颌位关系的方法。

**30. B**　上颌全口义齿的基托后缘应在翼上颌切迹与腭小凹后 2mm 连线。

**31. B**　全口义齿若垂直距离恢复过小，面下 1/3 距离减小，息止殆间隙变大。

**32. B**　殆堤的制作要求是前部在上唇下缘以下一般 2mm，年老者和上唇较长者露出较少。

**33. D**　牙槽嵴修整术在拔牙后 1 个月即可进行，此时拔牙窝内已有新骨形成，骨修整后即可恢复平整。

**34. A**　在使用哥特式弓时，下颌进行前伸及侧方运动，固定在上颌的描记针在下颌的描记盘描绘出类似于弓形的图形，而在弓形的顶点时，下颌正处于正中关系位。

**35. E** 临床上确定垂直距离的方法主要有：息止颌位法、面部比例等分法、面部外形观察法、拔牙前记录法和参照旧义齿法等。

**36. E** 改良盖嵴式桥体可以防止食物进入龈端，具有良好的自洁作用，患者舒适度高，是目前最常用的桥体形态。

**37. C** 上颌牙列牙周膜面积由小到大排列顺序为：2154376。

**38. C** 当固定桥的基牙过于倾斜时，将难以取得共同就位道，并且殆力不能沿牙体长轴传导，易造成牙周组织的创伤，所以临床上将倾斜基牙的倾斜度控制在30°以内。

**39. D** 印模膏的软化温度一般为 70℃左右。

**40. B** 桥体属于固定桥的组成部分，其他选项均为可摘局部义齿的组成部分。

**41. B** 基托有连接义齿各部件成一整体、传递咬合力和加强义齿的固位与稳定的作用。人工牙是义齿代替缺失牙建立咬合关系，以恢复咀嚼功能和外形的部分；殆支托可防止义齿龈向移位；固位体的作用是固位、稳定、支持；连接体将义齿的各部分连接在一起，同时有传递和分散殆力的作用。

**42. A** 殆支托作为间接固位体，可以起到义齿稳定的作用，但是没有固位作用。其余选项均是殆支托的作用。

**43. B** 殆支托的位置一般应在基牙的近远中边缘嵴上。如果因咬合过紧而不易获得支托位置时，可放在上颌磨牙的颊沟处，或放在下颌磨牙的舌沟处。

**44. D** 固位体一般由金属制成，应尽量避免使用不同种类金属，以免产生微电流刺激。其余选项均为固位体应该具备的要求。

**45. D** 邻面板向舌侧伸展，对卡环臂起到对抗的作用，可省去基牙上的舌侧平衡臂。

**46. E** RPI 卡环游离端基托下组织受力减小，作用力较垂直于牙槽嵴；殆力作用下，游离端邻缺隙基牙受力小，作用力方向接近牙长轴；I 杆与基牙接触面积小，美观作用好；邻面板起舌侧对抗卡环臂的作用；近中殆支托小连接体可防止游离端义齿远中移动。

**47. A** 用于牙周夹板治疗的是连续卡环，其他选项描述的是联合卡环的特征。

**48. D** 殆支托凹尽量不放在充填物上，若无法完全避开，则应扩展到充填物外的健康牙体组织上。殆支托长度为磨牙近远中径的1/4，宽度为磨牙颊舌径的1/3～1/2。殆支托凹底部与基牙长轴呈20°角。为保证殆支托的厚度，预备的殆支托凹深度一般为1～1. 5mm。

**49. E** 对于黏膜支持式可摘局部义齿，在进行咬合设计时，应减小殆力：减小人工牙颊舌径或减少人工牙数目；降低牙尖斜度；增加食物溢出沟等。

**50. B** 前腭杆与黏膜组织应密合，但无压力。

**51. D** 理想的义齿稳定性与下列因素有关：良好的咬合关系；合理的排牙；理想的基托磨光面外形。

**52. A** 平衡殆理论的五因素：髁导斜度、切导斜度、补偿曲线曲度、牙尖斜度和定位平面斜度。

**53. E** 患者在初次戴用全口义齿时，常出现恶心等不适，常见原因有：上颌义齿基托后缘过长、过厚；后缘与黏膜不密合；下颌义齿远中舌侧基托过厚；患者初戴不适应等。

**54. D**　应用可调式殆架进行排牙前，应将前伸髁导斜度固定在30°，侧方髁导斜度固定在15°。

**55. D**　磨牙后垫是全口义齿的边缘封闭区。

**56. E**　主承托区包括上下颌后牙区牙槽嵴顶、腭穹隆、颊棚区等，该区域不易出现骨吸收。其表面有高度角化的复层鳞状上皮，黏膜下层致密，能够抵抗义齿基托的压力，承担义齿咀嚼压力。

**57. C**　当天然牙列存在时，口腔不咀嚼、不吞咽、不说话时，下颌处于休息静止状态时，上下牙列自然分开，此时下颌处于息止颌位，上下牙列之间存在的间隙叫做息止殆间隙，平均值为2～3mm。在确定垂直距离时，可用息止颌位时鼻底到颏底的距离减去2～3mm即可。

**58. E**　排列上前牙有以下参考标志：①上中切牙唇面到切牙乳突中点的距离一般为8～10mm；②双侧上尖牙的牙尖顶连线通过切牙乳突中点或后缘；③上尖牙唇面与腭皱的侧面相距大约10mm；④上前牙切缘在上唇下露出2mm，年老者和上唇长者露出更少，所以并非所有人的上前牙切缘均在上唇下露出2mm。⑤上前牙唇面与前庭沟和切缘形成的平面相平行。

**59. C**　在全口义齿的排牙中，上颌第二磨牙近中邻面与上颌第一磨牙邻面接触，舌尖离开殆平面1mm。

**60. E**　对于后堤区的确定，临床医生可先在患者口内确定颤动线的位置，然后使用器械按压黏膜组织以确定后堤区的范围和深度，再用记号笔做出标记，通过终印模将标记转移到工作模型上，再根据所测的深度在模型上刮除石膏，形成准确的后堤区的范围和深度。所以后堤区的范围和深度是可以在口内直接确定的，其余选项均为关于后堤区的正确描述。

**61. D**　托盘的边缘应止于距离黏膜皱襞2mm处，以免影响边缘整塑。其余选项均为正确说法。

**62. E**　制作个别托盘的材料，临床上一般使用自凝或光固化树脂，在其上放置手柄以利于从口内取出，通过制作固位孔或组织面涂布粘接剂，可防止脱模。

**63. C**　石膏模型为保证强度，最薄处的厚度应达到10mm以上。其余选项均为合格的石膏模型应该达到的要求。

**64. D**　使用海藻酸盐印模材料制取印模后，应尽快灌注石膏模型，否则凝胶中水分减少或增多，均会影响印模的尺寸稳定性和精确性。

**65. E**　在进行固定桥修复前，需要采取的口腔治疗有：①拆除不良修复体；②治疗龋坏牙齿；③治疗牙周疾病；④对余留牙选磨调殆，获得良好的殆关系；⑤拔除影响修复的滞留乳牙、多生牙、阻生牙等；⑥修整骨突骨尖等牙槽外科治疗。

**66. D**　固定义齿与可摘局部义齿相比，基牙预备时，需要磨除的牙体组织较多，其余选项均为固定义齿的优点。

**67. C**　半固定桥的桥体一端为固定连接体，另一端为活动连接体，对应力有一定的缓冲作用，可以减小基牙负担，又称为应力缓冲式固定桥。

**68. A**　通过加大桥体唇面突度，可使桥体外形从视觉上稍变小，适用于缺牙间隙大于同名牙时，利用视觉误差达到改善美观的目的。其余选项均可使桥体的外观增大，适用于缺牙间隙小于同名牙的情况。

**69. B** 对于固定桥修复，基牙的牙根应有足够的长度，当牙根周围牙槽骨吸收超过根长的 1/3 时，应考虑增加基牙。

**70. E** 对于单根牙，牙周膜附着在牙颈部的面积最大。而对于多根牙，根分叉部位牙周膜面积最大，然后是牙颈部，在根尖处最小。

**71. A** 在固定桥修复时，临床冠根比例以 1∶2 至 2∶3 较为理想；1∶1 是选择基牙的最低限度，大于 1∶1 时则需要考虑增加基牙。

**72. D** 在日常咀嚼运动中所用的殆力仅为牙周组织所能支持力量的一半，多出的支持能力称牙周潜力，是固定桥修复的生理基础。

**73. C** Ⅱ型观测线为基牙向缺隙方向倾斜所画的观测线，在基牙上的倒凹位于近缺隙侧。

**74. B** 增加桥体强度的方法：①选用机械强度高的材料；②桥体截面设计为 T 字形；③加厚桥体金属层；④增加桥体宽度；⑤减小桥体长度。桥体长度越长，其抗弯曲变形能力越差。

**75. B** 复合固定桥是由 2 种或 3 种基本类型的固定桥组合而成，一般包含至少 2 个间隔基牙，包含 4 个或 4 个以上的牙单位，基牙数目多，桥体跨度长。可同时包含前后牙。可有中间基牙。

**76. C** 悬空式桥体与缺牙区牙槽嵴黏膜不接触，至少要留有 3mm 以上的间隙，此间隙允许食物通过而不积聚，具有较好的自洁作用。

**77. C** 临床上最常使用的方法是 Ante 提出的使用牙周膜面积大小评价基牙的支持力，选择基牙。

**78. D** 固定桥基牙选择时，理想的基牙应临床牙冠高度适宜，形态正常。如牙冠已有牙体组织缺损，或牙冠形态不正常，只要不影响固位体的固位形预备，并能达到固位体固位要求，亦可考虑作为基牙；如牙冠缺损面积大，临床牙冠过短，应采取增强固位体的固位力措施，必要时增加基牙数，否则不宜作固定桥修复。如果牙冠长且大，但是牙根短小，则不适合作为固定桥的基牙。

**79. B** 半固定桥的一端为活动连接体，可解决一端基牙倾斜，难以取得共同就位道的情况。

**80. E** 固定桥的设计要保证有良好的固位和稳定，恢复正常生理功能，但最重要的是固定桥基牙的负荷不能超过其牙周组织的生理储备，这是固定桥修复的前提条件，否则会导致基牙及支持组织的损害和修复失败。

**81. D** 固定连接体位于基牙的近中或远中面，类似于天然牙的邻面接触区，为保证连接强度，其横截面积为 4～10$mm^2$。

**82. E** 固位体设计的一般原则有：具有良好的固位形和抗力形；取得修复的共同就位道；外形能恢复基牙的解剖形态，生理功能等；有良好的边缘适应性；保护牙体、牙髓和牙周组织健康；材料具有良好的生物相容性、机械性能、化学稳定性等。

**83. C** 患者年龄对固定桥修复有一定影响，一般来说，青壮年是最佳年龄段，即 20～55 岁。年龄太小，根尖孔可能尚未完全闭合，且年轻恒牙在牙体预备过程中容易意外露髓。年龄太大，常有牙龈萎缩、牙齿松动、颈部龋坏、殆面磨耗等修复不利因素。

**84. D**　当可摘局部义齿需要选用多个基牙时，基牙间彼此越分散越好，有利于义齿的固位。余选项均为正确的描述。

**85. C**　牙列缺失后，唇颊部由于失去硬组织的支撑，向内凹陷，鼻唇沟会加深，余选项均是正确描述。

**86. C**　托盘放入口内就位时应后部先就位，前部后就位，这样多余的印模材料易从前部溢出，减小患者的恶心等不适。印模材料应适量，过多的材料会影响肌肉功能整塑，也容易引起患者紧张和不适。取出印模时，可先让水流入印模和组织之间，解除负压状态，若用力过大，可能造成脱模。即使轻微的脱模，也已造成印模的变形，不再精确，必须重新取印。印模完全固化后，不会因为移动而发生变形，此时方可从口内取出。

**87. B**　在制取印模前进行排龈，可以使印模材料进入龈间隙内，形成准确的边缘形态。在使用排龈线进行排龈时，排龈的时间不能过长，一般为 5～10 分钟，时间过长会对牙龈造成损伤。

**88. B**　牙体预备过程中，应特别注意保护牙髓组织，防止对牙髓的损伤。应注意的问题有：牙体预备过程中随时喷水降温，防止温度过高对牙髓组织的损伤；牙体预备尽量一次完成，避免牙髓多次受到刺激；牙体预备后要戴用临时修复体，以隔绝外界刺激；所选用的粘接剂应对牙髓组织刺激小；去除所有腐质，防止继发龋发生；修复体边缘需密合，达到良好边缘封闭效果。

**89. A**　粘接固位在修复体固位中起着重要作用，影响粘接力的因素有：同样情况下，粘接面积越大粘接力越大；粘接剂越厚粘接力反而越小；粘接表面有适当的粗糙度，粘接力越大；粘接剂稠度应适当，过稠或过稀都使粘接力变小。

**90. B**　牙体缺损修复体的抗力是指修复体在行使功能时不发生破损。要加强修复体的抗力，必须保证其有足够的强度，过于强调保留牙体组织，会导致修复体间隙不足，修复体薄弱，不利于修复体的抗力。

**91. E**　牙体缺损的修复治疗原则：①正确地恢复形态与功能；②牙体预备时尽可能保存、保护牙体组织；③保护牙髓组织；④保护牙周组织健康；⑤修复应具备良好的抗力形与固位形。

**92. C**　若固定桥发生挠曲变形，则会导致固位体松动、脱落，固定桥断裂，或损伤基牙，造成基牙疼痛、松动等，而不会影响对颌牙。

**93. E**　卡环臂包括一个固位臂和一个对抗臂，固位臂末端 1/3 称为固位臂尖，具有弹性，位于倒凹区内。卡环臂起始部位较坚硬，不进入倒凹区，起稳定作用，防止义齿侧向移位。

**94. C**　腭板连接体可以完全由金属铸造完成，也可由部分金属加部分塑料结合制作。

**95. C**　金属修复体若较粗糙，则易导致菌斑黏附，引起牙周炎症等，所以修复体必须高度抛光，易于清洁。

**96. C**　为保证塑料基托的挠曲强度，其厚度一般为 2.0mm，过薄易弯曲折断，过厚易引起患者不适感。

**97. D**　在进行隙卡沟预备时，即使有天然间隙也必须要修整沟底，使之圆钝而不形成楔力，防止基牙受到侧向挤压而出现移位。

**98. C**　当前牙缺牙间隙过宽时，进行排牙可采用的方法有：人工牙可稍大于对侧天然牙；加大人工牙的近远中向倾斜度；多排一颗人工牙或人工牙留有小间隙。

**99. A** 义齿的就位道与模型倾斜方向之间的关系是：①模型向前倾斜时，就位道由后向前；②模型向后倾斜时，就位道由前向后；③模型向左倾斜时，就位道由右向左；④模型向右倾斜时，就位道由左向右；⑤模型平放时，上颌就位道由下向上，下颌就位道由上向下。

**100. E** Ⅲ型导线是基牙向颊舌向倾斜或基牙的近远中缺隙侧均有明显倒凹，倒凹普遍且显著。

**101. D** 瓷牙硬度大、不易磨损、光泽好、不易变色，但脆性较大，易折断，不能任意和过多地磨改，缺牙间隙过小者不能选用。

**102. B** 𬌗支托从远中移至近中，支点位置前移，这样就使基牙上的卡环臂与游离端在同侧，𬌗力作用下，卡环臂与基托同时下沉，卡环与基牙脱离接触，基牙少受扭力作用，有利于保护基牙。

**103. D** 义齿固位力过大会损伤基牙，一般情况下选择2~4个固位体。基牙的倒凹深度应小于1mm，倒凹坡度应大于20°。修复缺失牙较多时，可摘局部义齿应充分利用吸附力来协助固位。调整基牙的分散程度，使之合理分散，可以增加义齿的固位力。

**104. C** 舌杆位于下颌舌侧龈缘与舌系带或黏膜皱襞之间，边缘较薄而圆钝，距离下牙舌侧牙龈3~4mm。

**105. C** 侧腭杆位于腭隆突两侧，离开牙龈缘4~6mm，与牙弓并行，起连接前后腭杆的作用。

**106. D** 对半卡环由颊舌侧两个相对的卡环臂和近远中两个𬌗支托组成，主要用于前后有缺隙、孤立的前磨牙或磨牙。

## 二、A2型题

**107. C** 下颌舌骨嵴处覆盖黏膜较薄，存在组织倒凹，临床上摘戴义齿时若义齿边缘进入组织倒凹区，则出现明显疼痛及溃疡。

**108. A** 可摘局部义齿修复后，人工牙排列异常致后牙颊侧覆盖过小或因长期缺牙颊部组织肥厚等原因，均会造成咬颊现象。

**109. C** 对于游离端缺失的末端基牙最适合的卡环类型为RPI卡环组，其具有许多的优点：减小基牙受力、防止基牙远中倾斜、美观等。但当基牙下存在软组织倒凹或口腔前庭深度不足时，则不宜使用RPI卡环组，而应改用RPA卡环组。三臂卡环多应用于形态良好的基牙上；对半卡环多用于前后均有缺隙、孤立的基牙上；圈形卡环多应用于倾斜的孤立磨牙上。

**110. E** 基牙是放置直接固位体的天然牙。基牙的选择原则有：①首选形态位置正常、牙周健康支持力较大的后牙；②前牙一般不选作基牙，但当缺牙较多，没有足够的健康后牙时，前牙主要是尖牙也可选作基牙；③首选近缺隙的牙作为基牙；④基牙的数目一般为2~4个。所以选择74|47作为基牙。

**111. A** 当口内缺失牙不多，余留牙的咬合关系正常，在模型上利用余留牙即可确定咬合关系。该患者仅|45缺失，双侧磨牙均有较好的咬合关系，所以可以直接在模型上确定咬合关系。

**112. C** 减小基托面积不利用牙槽嵴区的对抗作用，而引起义齿的下沉。余选项均有利于防止义齿下沉。

**113. B** 肯氏分类的第三类为牙弓一侧后牙缺失，缺隙侧两端均有天然牙。而除了主要缺隙外，还存在两个缺隙，为第二亚类。

**114. C**　可摘局部义齿人工后牙减小颊舌径或减少人工牙数目，可减小𬌗力，以减小基牙和牙槽嵴的负荷。

**115. B**　当近缺隙侧基牙松动或基牙外形无明显倒凹无法获得足够固位时，可以采用延伸卡环，又称长臂卡环。将卡环臂延伸至近缺隙侧基牙相邻的牙齿，以获得足够的固位，并能起到固定保护松动基牙的作用。

**116. E**　患者前牙深覆𬌗，此处咬合力较大，而塑料基托自身强度差，才会出现反复折断的情况，因此在修理时应加入金属网以增加基托强度。

**117. C**　可摘局部义齿戴用后，由于牙槽嵴不断吸收，会出现游离端基托组织面与黏膜不密贴，此时常采用重衬法处理。

**118. A**　缺牙间隙多不会造成人工牙的折断或脱落。

**119. A**　当上下颌牙牙尖交错，达到最广泛、最紧密接触时，下颌骨相对于上颌骨或颅骨的位置，称为牙尖交错位。

**120. C**　义齿基托边缘过短不会影响义齿就位，相反，若基托边缘过长，进入组织倒凹区则会引起就位困难。

**121. E**　Ⅰ型导线为基牙向缺隙相反方向倾斜时所画出的导线，基牙上的主要倒凹区在远离缺隙侧。为使 37、46 具有Ⅰ型导线，应将模型向后倾斜。

**122. D**　游离端缺失的末端基牙上放置 RPI 卡环时，支托位于基牙近中边缘嵴，当义齿受咬合力时，以近中𬌗支托为支点，而邻面板和Ⅰ杆与义齿基托均位于支点的远中，因此Ⅰ杆会与游离基托一起龈向移动。

**123. D**　对于游离缺失修复的可摘局部义齿，减小𬌗力的方法包括：降低牙尖斜度，减小人工牙颊舌径或减数排牙，扩大基托面积，增加食物溢出沟等。而减小基托面积会增加支持组织的受力。

**124. A**　当𬌗支托放置在基牙近中时，可以减轻基牙的受力，但是其会加大牙槽嵴负担，适用于牙槽嵴条件较好，基牙条件较差时。

**125. A**　患者无法咬碎食物、进食费力是由于咀嚼效率低，而全口义齿修复后咀嚼效率的高低与义齿固位力大小、是否达到平衡𬌗、义齿垂直距离的高低、咬合接触面积等因素有关，而与制作义齿的材料无直接相关性。

**126. A**　腭隆突又称上颌隆突，是上腭中部的骨性突起，上颌全口义齿在此易形成支点，引起义齿的左右翘动。

**127. D**　在全口义齿修复中，无牙颌上的上颌隆突、切牙乳突、颧突及牙槽嵴顶上的骨突、骨尖等部位，因表面黏膜很薄，不能承受较大的咀嚼压力，应在义齿基托相对应的部位做缓冲处理，否则易引起该部位受压产生疼痛。系带附丽部属于边缘封闭区，是保证义齿固位的，与引起压痛无关。

**128. C**　该患者义齿已戴用 20 年，人工牙出现重度磨耗，并有口角下垂和口角炎的表现，说明其全口义齿垂直距离过低。颏唇沟变深是垂直距离过低的临床表现。余选项描述的都是垂直距离过高时的临床表现。

**129. A**　在咀嚼食物时才出现义齿脱位，主要是由于咬合不平衡，有𬌗干扰造成义齿翘动，从而引起脱位。选项 B 和 E 会引起义齿在处于休息状态时就脱位；选项 C 会引起咬颊或咬舌现象；选项 D 会引起大张口、说话或打呵欠时义齿脱位。

**130. D** 对牙槽嵴上的骨尖、骨突等部位，表面覆盖黏膜薄，受力后容易造成压痛，需要在基托组织面进行缓冲处理。

**131. B** 下颌隆突是位于下颌两侧前磨牙舌侧的骨性突起，表面黏膜较薄，易引起压痛或形成支点而造成下颌义齿的翘动。

**132. B** 戴全口义齿后黏膜出现广泛压痛，多是由于义齿有早接触或𬌗干扰，若出现局部压痛点则多是由于基托组织面缓冲不足引起。

**133. C** 唇侧基托过短会影响义齿的固位，但是不会造成义齿折断。腭侧基托厚为 2mm，是正常厚度，没有过薄。患者的腭中缝处较平坦，没有骨突，不会形成支点造成折断。义齿刚刚戴用 1 年，不存在材料老化问题。人工牙排列在牙槽嵴顶外侧，咬合时会以牙槽嵴为支点造成基托翘动，使义齿折裂。

**134. E** 全口义齿戴用后，若出现基托组织面与黏膜不密贴，常采用重衬法处理，分为口内直接法和口外间接法。直接法使用自凝塑料容易造成黏膜烫伤及过敏反应，故最佳的处理方法是使用热凝塑料间接法重衬。

**135. E** 当下颌弓明显宽于上颌弓时，人工后牙需要排成反𬌗，这样使人工后牙排在牙槽嵴顶上，使𬌗力尽量沿牙槽嵴方向传递，从而避免牙槽骨过度吸收，并有利于义齿固位。

**136. D** 基托后缘过短会导致总义齿固位差，但不会引起恶心现象。余选项均会引起戴用总义齿后出现恶心现象。

**137. B** 自凝软衬材料具有弹性、柔软性，能够增加义齿的固位，消除压痛和其他不适感，适用于刃状牙槽嵴和黏膜较薄的无牙颌患者。

**138. D** 当全口义齿垂直距离恢复过大时，息止𬌗间隙过小，在说话和进食时就会出现人工牙相撞声。

**139. D** 灌制石膏模型时，若表面出现小气泡则会导致义齿基托组织面出现粒状小突起，义齿戴用后对应黏膜易于出现红肿、压痛，甚至破溃。需对基托组织面进行磨改，去除小突起。

**140. A** 全口义齿在前伸运动时，后牙的接触面是上颌后牙牙尖远中斜面和下颌后牙牙尖近中斜面，若后牙接触而前牙不接触，则需要调磨这两个斜面。而调磨牙尖高度，会影响正中咬合。

**141. A** 全口义齿在侧方运动时，若工作侧牙尖接触而平衡侧牙尖不接触，则应调磨非支持尖上的干扰斜面，即上颌后牙颊尖舌斜面和下颌后牙舌尖颊斜面。若调磨支持尖牙尖高度，会影响正中咬合。

**142. C** 颊棚区位于下颌后部牙槽嵴的颊侧，此处骨皮质厚，骨质致密。当牙槽嵴骨吸收较多，变低平时，此时颊棚区骨面趋向水平，能承受较大的垂直向咬合压力。因此，对于牙槽嵴低平患者，为了增强支持能力，可将颊棚区作为主承托区。

**143. C** 唇、颊、舌系带附着部位的义齿基托边缘若缓冲不足，则会造成组织红肿、破溃或组织切伤。

**144. D** 患牙已有自发痛及咬合痛症状，排除牙周疾病后，符合牙髓炎诊断，应先对患牙进行根管治疗。而对于隐裂牙，全冠修复体能为剩余牙体组织提供保护作用，防止隐裂纹进一步扩大。

**145. A** 嵌体修复后出现咬合疼痛，修复体表面有咬合高点，且无牙髓炎症状，应首先考虑有咬合创伤，处理为调𬌗观察。

**146. C**　修复体粘固后短时间内出现过敏性疼痛，主要原因包括粘固时消毒药物刺激、戴冠时的机械刺激、冷刺激及粘固剂选择不当导致游离酸刺激等。所以只有选项 A、C 有此可能，但因未提及戴牙当时的疼痛，并且戴冠时的机械刺激一般戴冠后较快消失，不会持续 2 天还存在，可排除选项 A。

**147. E**　患牙是根管治疗后的死髓牙，且牙体组织缺损范围较大，剩余牙体组织不能为修复体提供足够的固位形和抗力形，需要桩核冠修复。

**148. B**　修复体粘固后可出现牙龈炎，可能的原因有：修复体轴面外形不良、冠边缘过长、试戴冠对牙龈的损伤、食物嵌塞、龈沟内有残余粘接剂等。金属烤瓷冠肩台一般应止于龈沟内 0.5～0.8mm 处，该烤瓷冠边缘位于龈下 2mm 处，显然过深，容易造成该牙发生牙龈炎。

**149. D**　烤瓷冠与邻牙之间牙线通过有适当阻力，说明邻接关系良好，不紧不松，所以排除选项 B、C。金－瓷结合区要求避开咬合功能区，该修复体在正中咬合时对殆牙切端位于 1⌋ 烤瓷区，不存在金－瓷结合区设计问题，所以排除选项 E。该修复体颈部边缘探针可探入，说明与牙体组织不密合，易发生继发龋、牙龈炎等，导致修复失败，所以该烤瓷冠不合格，排除选项 A。

**150. D**　患牙近中已有嵌体修复，远中又出现大面积龋坏，牙体组织缺损范围较大，剩余牙体组织抗力不足，不宜采取直接充填、嵌体或全冠修复，另外患牙并无拔牙指征。

**151. E**　基牙预备不当，如轴面聚合度过大，基牙产生继发龋，都会使其固位体固位力不足。应针对原因做相应处理，拆除修复体，治疗充填患牙后，重新牙体预备，使轴面聚合度减小，增加 ⌈7 固位力即可。对于 ⌈6 缺失，⌈5 和 ⌈7 作为基牙已可以提供足够的支持力，不需要额外增加基牙数目，且不符合半固定桥和单端固定桥修复的适应证。

**152. D**　1⌋ 缺失，2⌋ 的牙周膜面积小于 1⌋，造成支持力不足，固定桥修复后导致基牙负荷过大，在咬合力作用下，基牙出现唇侧移位，固定桥与邻牙出现间隙，此时应拆除固定桥后增加基牙重新制作。

**153. D**　⌊1－3－6 复合固定桥跨度大，基牙多，若两端均为固定连接体，则需磨除大量的牙体组织以获得共同就位道，中间基牙也会受到较大的扭力，而且长度过大的金属基底在包埋铸造时易于出现变形，影响就位。在中间设计活动连接体可以解决上述问题，但是和修复的美观无关。

**154. D**　修复体粘固后可出现龈缘炎，其原因是：修复体轴面外形不佳，不利于自洁；冠边缘过长或不密合；接触点恢复不良，出现食物嵌塞；龈沟内粘固剂残留，刺激牙龈等。咬合早接触可引起咬合痛，不会引起牙龈炎。

**155. C**　为了增加固位、美观、保证修复体边缘强度、冠边缘的封闭，牙体预备时必须要预备肩台。

**156. D**　对于牙体预备后的牙齿，最好做暂时冠，可以起保护基牙和维持修复空间等作用。塑料冠制作简单方便、价格较低，在临床上常用来制作暂时冠。

**157. A**　桩核冠牙体预备的原则是先按照全冠预备体的要求进行磨除，去除薄壁弱尖及龋坏组织等，然后再进行根管预备，这样桩核完成后牙体不需过多调改外形。

**158. C**　5⌋ 缺牙间隙小；对殆牙为可摘义齿，咬合力较小；6⌋ 基牙牙周健康，有足

够的支持力。以上均是单端固定桥的适应证，所以修复 5| 缺失牙最适宜选择单端固定桥。

**159. B** 全冠牙体预备要消除倒凹，将最大周径线降至全冠边缘处，这样才不会影响全冠就位并保证边缘密合性。

**160. C** 该患者为活髓牙修复，修复后出现的自发痛及冷刺激加重症状，符合急性牙髓炎的临床表现。

**161. C** 全冠试戴时出现翘动的原因有：印模或模型变形、冠组织面有金属瘤、邻接关系过紧、预备体上出现支点，还有各种原因导致冠未完全就位。而基牙预备聚合度过大时全冠应更容易就位，不会翘动，但是会导致固位不佳。

**162. E** 粘接剂完全凝固后，清理多余粘接剂以免粘接剂残留刺激牙龈，随后应用抛光轮将修复体边缘进行抛光处理，另外还需再一次检查咬合情况，调磨由于粘接过程形成的轻微咬合高点，所以选项 E 中让患者直接离开是错误的。

**163. C** 因 42| 缺牙间隙较小，且对殆牙为可摘义齿，咬合力较小，基牙 53| 牙体和牙周组织健康，所以 2| 处可设计为单端固定桥。用 3| 和 5| 做基牙来修复 2| 和 4| 缺失牙，设计为复合固定桥。

**164. A** 拔除 |8 阻生牙，可预防由其引起的并发症，尤其是对 |7 牙周组织的不利影响。在拔牙后，可根据情况进行基牙的牙周治疗。而 |6 仅为轻度伸长，在修复 |6 时少量调磨即可，更无进行牙槽嵴修整的指征。

**165. C** 7| 缺失，以 6| 为基牙进行单端固定桥修复，会致使 6| 受力过大，造成牙周创伤从而出现松动。

**166. D** 对于破损穿孔的修复体原则上都应拆除重做。

**167. E** 76| 缺失，咬合力较大，不符合单端固定桥设计要求，所以不宜设计为单端固定桥。

**168. E** 固定桥设计不能只依据牙周膜面积大小来决定，虽然 3|3 牙周膜面积之和小于 21|12 之和，但是如果前牙牙弓弧度较小，扭力不大，患者前牙咬合力不大，而 3|3 冠根正常，牙周组织健康时，是可以考虑用 3|3 作为基牙进行修复的。

**169. D** 患牙牙体变色，需先进行牙髓活力检查明确牙髓状态，X 线片辅助判断根尖是否存在炎症，牙周检查判断是否需要进行牙周系统治疗，咬合关系检查排除有无咬合干扰等。

**170. D** 在开始修复前需要完善相关检查，明确诊断，以确定修复方案。缺损情况复杂的病例，研究模型可以帮助进行修复设计。但对于该病例，应先拍 X 线片，了解 27 的牙髓治疗情况和牙周健康状况，才能确定修复计划。

**171. B** 患儿前牙冠折，缺损一半，单纯充填难以恢复外形，已完善根管治疗可进行桩核冠修复。患儿 11 岁，属未成年人，咬合关系及颌骨发育等尚未稳定，不宜做永久性修复体，需要选择暂时性修复体，可以随时调整邻接关系、咬合关系等。

**172. E** 7| 金属冠修复后反复脱落，说明全冠固位力差。临床检查与对颌牙间隙约 1mm，轴壁聚合度约 5°，患牙咬合面牙体预备量及轴壁的聚合度均在正常范围内。由于临床冠高度仅 2mm，较短，导致与牙体的粘接面积小，固位力下降，因此临床冠过短是脱落的主要原因。

**173. B**　嵌体修复的适应证：①牙体缺损已涉及到牙尖、边缘嵴以及咬合面，需要修复缺损者。②牙体缺损引起邻接关系不良或食物嵌塞严重，需恢复邻面接触点者。③牙体有部分缺损，但仍有较多体积的健康牙体组织，可以为嵌体提供足够抗力。④嵌体可以设计作为固定桥基牙的固位体。全冠修复对牙体组织破坏较大，不是最佳的修复方式。该患者原有充填物反复脱落，充填后邻接关系不佳而造成食物嵌塞，且剩余牙体量较多，可以为嵌体提供足够支持力。

**174. D**　对于隐裂牙，全冠修复体应能为剩余牙体组织提供保护作用，防止隐裂纹进一步扩大造成牙齿劈裂。树脂充填和嵌体修复均不能为剩余牙体组织提供保护。该患牙临床冠短，全冠预备𬌗面空间不足，烤瓷冠𬌗面预备量较金属全冠多，所以最好选择铸造金属全冠。

**175. A**　活髓牙进行牙体预备、粘接等过程时，由于消毒药物的刺激、机械刺激及粘接剂的刺激等，可能会引起牙齿的暂时性疼痛，一般粘固后即刻或数小时后疼痛可自行缓解，若粘固后牙齿长时间持续疼痛，说明牙髓受激惹严重，发生牙髓炎。牙龈炎和牙周炎的典型症状是牙龈红肿及出血；牙本质过敏多为遇冷热刺激疼痛，无自发疼痛；根尖周炎可能会出现叩痛、咬合痛，不会出现冷热刺激疼痛加重。

**176. D**　修复体粘固后短期内出现咬合痛，多为早接触点引起，因此应先进行咬合接触情况的检查。

**177. A**　通常牙冠颈缘线的位置有：平齐龈缘，龈缘线上 1mm，龈缘线以下 0.5 ~ 1mm。在临床上，根据修复体固位、临床冠高度、缺损位置、美观等因素而定。该牙临床冠高度正常且不涉及美观因素，则从便于清洁且有利于牙龈健康的角度考虑，龈上边缘为最佳方式。

**178. B**　⌈6 基牙近中倾斜度较大，固定桥较难取得共同就位道，而一端设计为活动连接体则可解决共同就位道的问题。设计单端固定桥虽没有共同就位道的问题，但易对基牙产生扭力，造成损伤。仅有一个缺牙间隙，不能设计成复合固定桥。缺牙两侧基牙健康，能够提供足够的固位力和支持力。

**179. D**　对于⌈5 缺失，采用⌈4 - 6 固定桥修复，基牙的牙周膜面积之和大于缺失牙牙周膜面积之和，符合 Ante 法则，支持力是足够的。但与全冠相比，嵌体的固位力相对较差，因此两侧固位体的固位力相差悬殊，导致固位力差的一端出现松动。

**180. A**　在桥体𬌗面添加副沟、加深颊舌沟或扩大外展隙等有利于食物排溢，可减小桥体受力；减小桥体颊舌径宽度，可减小咬合接触面积，从而减小桥体的𬌗力；减小牙尖斜度可减小桥体所受的侧向力，因此选项 B、C、D、E 均可有效减小桥体受到的𬌗力。而选项 A 只能增加桥体的强度，不能减小桥体受力。

**181. A**　加大桥体唇面突度，使桥体外形从视觉上稍变小，适用于当缺牙间隙大于同名牙时，可利用视觉误差达到改善美观的目的。余选项均可使桥体的外观增大，适用于当缺牙间隙小于同名牙的情况。

**182. D**　为增加全冠修复的固位，可适当减少咬合接触点，以减小𬌗力，但不能完全脱离咬合接触。若完全无咬合接触则不能恢复牙齿的咀嚼功能，易引起咬合紊乱等。余选项均可增加全冠的固位力。

**183. E**　后牙牙体解剖颊面的突度在颈 1/3，舌面的突度在中 1/3。若牙冠突度过小，咀嚼食物时将给牙龈带来过大的压力，造成牙龈炎症，而若牙冠突度过大，咀嚼食物时食物则不能触及牙龈，造成牙龈废用性萎缩，均不利于牙龈组织的健康。

**184. B** 高嵌体和全冠都可以保护剩余牙体组织，防止牙折。塑料全冠在临床多作为暂时冠修复，起保护牙髓、恢复美观和咀嚼功能、维持和稳定的作用。但由于材料性能欠佳，不作为永久修复材料。

**185. D** 该牙远中有食物嵌塞，并出现牙龈出血，首先考虑牙冠与邻牙接触点恢复不良，在牙齿之间形成缝隙，造成食物嵌塞压迫刺激牙龈而出现炎症表现。

**186. A** 2⌋ 缺牙间隙小，承受咬合力不大，3⌋ 基牙牙根健康，可以提供足够的固位力和支持力，并且 3⌋ 牙冠有切角缺损，设计单端固定桥最为适宜。

**187. D** 为保持𬌗面形态，调𬌗工具应使用小号的磨头，以避免调磨过多导致人工牙𬌗面形态被磨除。

**188. A** 654⌋ 缺失，以 73⌋ 为基牙进行修复，基牙的牙周膜面积明显小于缺失牙，导致基牙支持力不足，最终支持力较弱的一端基牙就会先出现松动。

**189. D** 固定桥试戴时桥体下方黏膜发白为制作的桥体龈端过长，压迫牙龈所致。

**190. E** 全冠修复后出现牙龈炎症可能的原因有：修复体边缘过长，刺激牙龈；与邻牙邻接关系不良，出现食物嵌塞；修复体轴面外形不良，不利于自洁和食物对牙龈的按摩作用；残留多余粘接剂等。而咬合创伤通常会引起基牙的咬合疼痛和松动，不会造成牙龈的炎症。

**191. C** 由于 ⌈6 缺牙间隙较大，所受𬌗力较大，不是单端固定桥的适应证，所以排除选项 A。⌈5 牙槽骨有吸收且牙齿松动，自身支持力不足，若采用 ⌈5－7 固定桥修复，会加重 ⌈5 负担导致进一步松动，所以排除选项 B。增加桥体的牙尖斜度和颊舌径均会增加基牙的负担，所以排除选项 D、E。⌈5 基牙自身条件差，应增加基牙数以增加支持力。

**192. B** ⌊6 仅松动 Ⅰ°且根分叉无病变，不需增加基牙；⌊6 无根管治疗指征；修复体边缘位于龈下可以增加固位力，但易影响牙周组织健康，在基牙牙冠高度正常的情况下，后牙冠修复一般采用齐龈或龈上边缘。减小桥体牙尖斜度，可以减轻侧向力，有利于基牙健康。

**193. D** 基牙预备轴面聚合度过大，会造成全冠固位力下降，容易引起冠的松动、脱落，但不会引起表面崩瓷。

**194. C** 前牙 3/4 冠指修复体只覆盖基牙的舌面和近远中邻面，而不覆盖唇面。但若采用 3/4 冠来修复前牙牙间隙，则会暴露金属，不能解决美观问题，因此不宜采用。

**195. D** 固定义齿修复中，基牙是修复的基础。基牙必须有足够的支持力，才能支持义齿。在临床上选择基牙时，较重要的辅助检查是通过 X 线片了解牙根的大小、形态、临床冠根的比例，以及牙槽骨的情况等，以便合理的选择基牙。

**196. D** 6⌋ 和 7⌋ 间无明显邻接关系，导致食物嵌塞，造成 7⌋ 邻面龋坏。而 6⌋ 和 7⌋ 间牙龈乳头红肿，有触痛，表明存在牙龈乳头炎。胀痛是牙龈乳头炎而非深龋的症状。根据临床表现与检查结果可排除牙髓炎和根尖周炎。食物嵌塞是导致牙龈乳头炎的原因，但胀痛的直接原因应是牙龈乳头炎。

**197. D** 患牙为 2/3 冠折，且牙体不松动，尚不符合拔牙适应证，不可直接拔除。

**198. D**　⌊2 因牙髓坏死引起变色，其龋坏未达龈下且牙周状况良好，无拔牙指征。因固定义齿修复比活动义齿修复更加美观、使用方便等，在其经过根管治疗后应首选桩冠修复，来恢复外形及颜色等。

**199. A**　对于倾斜超过30°的基牙，应先通过正畸治疗来改正牙体长轴后再选作固定义齿基牙。虽然单端固定桥、半固定桥设计及桩核冠修复可以获得共同就位道，但𬌗力无法沿牙体长轴传导，基牙所受侧向力过大，容易导致基牙损伤出现松动等。⌈6 并无拔牙适应证，不可考虑拔除。

**200. B**　尖牙是牙弓中承受𬌗力较大的牙齿，而侧切牙的支持力较弱，应增加基牙数目，使桥体的𬌗力得到分散，而新增加的基牙应在支持力较弱的一侧，所以选择⌈124 为基牙进行固定桥修复。

**201. C**　第一磨牙支持作用强，牙槽骨吸收未超过根长1/3，不需要考虑增加基牙，所以选项A、B错误。固定桥修复后桥体𬌗面必须有咬合接触，才能够恢复缺失牙咀嚼功能，所以选项D错误。6⌋ 牙体完整，无根尖炎症，并无根管治疗指征，所以选项E错误。适当减小桥体颊舌径，可以减轻基牙负担，有利于保护基牙，所以C选项正确。

**202. D**　加成型硅橡胶印膜精确度高、尺寸稳定性好，是目前临床上使用最广泛的一种橡胶类印模材料，适用于各种固定义齿修复制取印模。

**203. D**　该患者为单侧游离缺失，肯氏分类第二类，而除了主要缺隙外，还存在三个缺隙，为第三亚类。

**204. E**　对于可摘局部义齿或全口义齿，不可用沸水烫洗或酒精等药物浸泡消毒，如需消毒可使用专业的义齿清洁片。

**205. E**　该患者为上颌双侧游离缺失，且缺牙数目较多，不能在模型上确定准确的颌位关系，所以必须在口内确定准确的颌位关系，再转移到模型上。由于缺失牙较多，仅有个别牙有咬合接触，需在模型上制作暂基托和𬌗堤后，在口内确定颌位关系。

**206. C**　延伸卡环又称长臂卡环，用于基牙松动或外形无倒凹无法获得足够固位力者。

**207. A**　当缺牙间隙两侧均有天然牙存在，且基牙稳固、缺牙较少时，应当选择牙支持式义齿，其修复效果较好。

**208. D**　对于游离端缺失的末端基牙最适合的卡环类型为RPI卡环组，其具有许多的优点：减小基牙受力；防止基牙远中倾斜；美观；防龋等。所以4|4最好选择RPI卡环组。

**209. C**　全口义齿修复后，若垂直距离恢复过高，则患者上下唇张开、闭合费力，颏部皱缩，面部肌肉张力增加而出现肌肉紧张，牙槽嵴普遍疼痛，上腭有烧灼感，而黏膜无明显异常，此时需重新排牙或重新制作全口义齿。

**210. D**　全口义齿在休息状态时不松动，但说话和打呵欠时易脱落，主要是由于基托边缘过长，影响系带活动；人工牙排列位置不当；基托磨光面外形不佳等原因。

**211. E**　患者拔牙后即刻进行了总义齿修复，在拔牙窝愈合过程中，骨组织不断改建，牙槽嵴的高度和形态出现变化，导致基托与黏膜不密贴。

**212. D**　从后牙区额状面看，若上下颌牙槽嵴连线与𬌗平面的交角小于80°，后牙需排成反𬌗关系。

**213. C**　全口义齿初戴产生疼痛可能的原因有：组织面有塑料小瘤；颌位关系不正确，或个别牙有早接触；印模、模型不准确。若是印模、模型不准确，则还会影响义齿的基托边缘伸展及固位，而题目中描述义齿固位良好，基托边缘伸展合适。垂直距离过高会引起牙槽嵴普遍疼痛，基托磨光面外形不佳会造成义齿的不稳定性，但不会引起黏膜疼痛。

**214. C** 在制作固定桥时，加大桥体与桥基牙之间的舌外展隙，可以增加食物的溢出道，从而减小殆力，减轻基牙的负担。

**215. D** 肯氏分类的第四类为牙弓前部牙缺失，天然牙在缺隙的远中。该患者为上前牙缺失，所以为肯氏第四类。

**216. B** 铸造金属支架的厚度约为 0.5mm，边缘可稍厚并圆钝。

**217. C** 圈形卡环多用于远中孤立的磨牙上，上颌磨牙向近中颊侧倾斜、下颌磨牙向近中舌侧倾斜者。铸造的圈形卡环可有近、远中两个支托，临床应用较多。

**218. D** 选用牙尖斜度大的人工牙会增加义齿的侧向力，引起义齿摆动，不利于稳定。

**219. B** 该患者上颌多颗前牙缺失，如果模型不倾斜，将来义齿从下向上垂直就位，牙槽嵴唇侧倒凹将限制唇侧基托伸展，不利于外观和上唇丰满度的恢复。将模型向后倾斜时，可以相对减小牙槽嵴唇侧倒凹，有利于基托伸展和排牙。

**220. E** RPA 卡环组由近中殆支托、远中邻面板和圈形卡环固位臂三部分组成。邻面板位于游离缺失末端基牙的远中邻面，需预备导平面与邻面板接触，与就位道方向一致。

**三、A3/A4 型题**

**221. B** 牙体预备的原则有：尽量保存患牙牙体硬组织，保护牙髓组织，保护牙周组织；有良好的固位型和抗力型；良好的美学效果。患牙已行根管治疗，无牙髓活力，所以选项 A 错误。根据牙体预备原则应尽量保留剩余牙体组织，选项 C 错误。全冠牙体预备要求两邻面殆向聚合角 2°～5°为宜，所以选项 D 错误。从牙周健康角度考虑，修复体的边缘越靠近龈沟底，越容易引起牙龈炎症，如无特殊情况，通常后牙修复体边缘尽可能放在龈上，所以选项 E 错误。旧充填物边缘不密合，已有继发龋坏，需要去除旧充填物后去净腐质，再行修复，所以选项 B 正确。

**222. C** 减轻冠修复体所受咬合力的方法有：减小颊舌径、减小牙尖斜度、加大外展隙和加深食物排溢沟。加大邻间隙会造成修复体和邻牙之间的食物嵌塞，所以不能作为减轻咬合力的方法。

**223. C** 修复体轴面突度的形态对牙龈健康有重要影响，轴面突度过大，在咀嚼过程中食物不能给牙龈提供按摩作用，牙颈部容易积聚牙菌斑，造成牙龈炎症；轴面突度过小，不能为牙龈提供良好支持，咀嚼时食物容易对牙龈产生过大的撞击造成牙龈萎缩。冠边缘位置在龈沟内 0.5mm，并没有破坏生物学宽度，不会造成牙龈的明显萎缩。

**224. C** 因 $\underline{76|}$ 松动Ⅲ°，牙槽骨吸收至根尖处，已无保留价值，需先拔除 $\underline{76|}$，待拔牙 1 个月后复诊检查是否需行牙槽骨修整术或前庭沟加深术。因 $\underline{76|}$ 已无保留价值，无需行牙周治疗或调殆等治疗。

**225. A** $\underline{76|}$ 松动Ⅲ°，牙槽骨吸收至根尖处，已无保留价值，需拔除，拔除后为无牙颌，需行全口义齿修复。

**226. A** 确定正中关系的方法包括：哥特式弓描记法、吞咽咬合法、后牙咬合法、卷舌后舔法。面部外形观察法是用来确定垂直关系的方法。

**227. B** 修复体粘接后不久即出现咬合

痛，并有叩痛，多是由早接触创伤𬌗所引起的。并且无自发痛及根尖炎症影像，最可能的诊断是𬌗创伤。

**228. B**　对于因修复体早接触创伤𬌗引起的咬合痛，只要经过仔细调𬌗，症状就会很快缓解。

**229. E**　对于破损穿孔的修复体原则上都应拆除重做。

**230. D**　由题干信息可知患牙为双侧游离端缺失，第一前磨牙上常规放置𬌗支托，义齿不会出现明显下沉情况。而前牙区若舌杆位置没有过低情况，则即使有义齿翘动、摘戴困难或未缓冲等情况也与舌系带根部无明显接触。因此舌系带溃疡的原因最可能是舌杆位置过低。

**231. C**　在本病例中，⌈4 不松动且 X 线片上未提示根尖周及牙周问题可排除选项 AB。而牙本质过敏的症状主要是冷热敏感，不会出现叩痛，所以排除选项 D。且题干中已告知咬合无异常，且其疼痛是戴用义齿后出现的，则原因可能是受力过大。

**232. C**　增加间接固位体数量、使用 RPI 卡环组、增加游离端基托面积、人工牙减数、减径都可以减小基牙所受扭力。

**233. E**　颌位关系包括垂直颌位关系和水平颌位关系，在确定垂直颌位关系时容易发生的错误是垂直距离恢复的过高或过低；确定水平颌位关系时容易发生的错误为下颌前伸或左右偏移。对于该患者由于牙槽嵴较丰满，息止颌位时，上下颌间距离较小，易发生垂直距离恢复过大的情况。

**234. D**　因该患者牙槽嵴较丰满，息止颌位时，上下颌间距离较小，排牙空间相对较小，成品人工牙需较多磨除盖嵴部。

**235. E**　疼痛、流口水、发音不清、恶心、义齿松动均为患者初戴义齿时容易出现的问题，但该患者牙槽嵴丰满，义齿固位力相对较好，应不易脱落。义齿固位不良易脱落，更多见于牙槽嵴低平的患者。

**236. D**　患者上腭中部黏膜发红，明显压痛，有炎症表现，因此需要治疗黏膜炎症并在取模前停戴旧义齿。患者戴用旧义齿时面下 1/3 距离较短，同时上下颌颌间距离较大，提示新义齿需要升高咬合，为了更好地适应新义齿，需要进行旧义齿咬合调整并进行颌面部肌肉训练。而题干中并未描述需要进行牙槽骨修整的症状。

**237. D**　全口义齿垂直距离恢复异常时，会影响患者的美观、发音和咀嚼功能，并可能造成关节组织损伤和牙槽嵴吸收过快。而咬颊多是由于人工牙覆盖过小或颊部软组织肥大造成的。

**238. A**　颞肌收缩力度检查，可用来判断下颌有无前伸或偏斜，是验证水平颌位关系是否正确的方法。其他选项均是验证垂直距离是否正确的方法。

**239. D**　因下颌牙槽嵴上有散在骨尖并且压痛明显，这些骨尖容易导致义齿修复后局部黏膜疼痛，所以应在修复前行牙槽嵴修整术去除骨尖再行义齿修复。

**240. D**　松软牙槽嵴在取印模时可以选用有孔的无牙颌托盘，轻压就位，以便多余的材料溢出，可减少松软牙槽嵴的变形，一般不主张手术切除。而其他选项的情况均需在修复前进行外科处理。

**241. C**　无牙颌缓冲区包括：上颌隆突、颧突、上颌结节的颊侧、切牙乳突、下颌隆突、下颌舌骨骨嵴以及牙槽嵴上的骨尖骨突等部位，这些部位表面黏膜较薄，不能承受咀嚼压力，应在义齿相应部位进行缓冲。后堤区属于义齿边缘封闭区，需要紧密贴合。

**242. D** 肯氏分类的第四类为牙弓前部牙缺失，天然牙在缺隙的远中。该患者为上前牙缺失，所以为肯氏第四类，且第四类并无亚类。

**243. B** 多个前牙连续缺失者，如果牙槽嵴唇侧倒凹大，模型应向后方倾斜，使就位道方向由前向后，这样既可以相对减小牙槽嵴唇侧倒凹，又有利于基托伸展和排牙，恢复美观效果。

**244. B** 当缺牙间隙两侧均有天然牙存在，且基牙稳固、缺牙较少时，应当选择牙支持式义齿，在两侧基牙上均放置𬌗支托和卡环，义齿的𬌗力主要由天然牙来承担，其修复效果较好。

**245. B** 为保证全瓷冠的美观和冠边缘的强度，唇侧肩台的宽度一般应为1.0mm。

**246. C** 全瓷冠牙体预备时，为保证美观和冠边缘的强度，牙体颈缘一般应预备成直角，此时，颈部边缘瓷层内形成压应力，不易引起崩瓷。

**247. E** 全瓷材料与金属烤瓷冠相比，由于其不含有金属成分，其组织相容性更好，无过敏等现象，颈部也无金属灰染现象，美观效果更佳，半透明性与天然牙更相似。

**248. C** 牙弓一侧牙缺失，且缺隙两侧均有天然牙存在，为肯氏分类第三类。除了主要缺隙外，还存在一个缺隙，为第一亚类，若还有两个缺隙，则为第二亚类，依次类推。

**249. B** Ⅰ型观测线为基牙向缺隙相反方向倾斜画出的观测线，且基牙远缺隙侧倒凹大，卡环固位臂尖位于远缺隙侧的倒凹内，即基牙远中。

**250. D** 圈形卡环多用于下颌磨牙向近中舌侧倾斜者，而题干中并未说明⌈7 有倾斜，所以选项 B 错误；对于游离端缺失的末端基牙最适合的卡环类型为 RPI 卡环组，其可以减轻基牙的受力，但是该患者为非游离端缺失，所以选项 C 错误；联合卡环适用于相邻两牙之间有间隙者，可以防止食物嵌塞，因 6⌉ 与 7⌉间无明显邻接关系，食物嵌塞明显，应放置联合卡环，所以选项 A 错误。

**251. D** 当牙缺失后，牙槽骨发生不断地吸收，与之相关联的软组织也发生相应的位置变化，系带附丽与牙槽嵴顶的距离变短，甚至与嵴顶平齐。

**252. E** 牙齿缺失后，牙槽嵴的吸收是一个慢性不可逆过程，其受多种因素影响，如牙齿缺失的原因、缺失时间、骨质密度、全身健康与骨代谢等。

**253. C** 系带位置过于接近牙槽嵴顶者，不易获得良好的边缘封闭，造成义齿易脱位，最好在修复之前做系带成形术，改变系带附着的位置，以增强义齿固位。

**254. C** 前牙烤瓷冠牙体预备时，应先磨除1.5～2.0mm 的间隙，以保证切端的强度和美观。

**255. A** 为了美观要求，前牙一般不设计金属颈圈和龈上肩台，牙体预备肩台宽度约1.0mm，135°角肩台，轴面聚合度不超过 5°。

**256. C** 聚羧酸锌水门汀析出的游离酸较少，对牙髓的刺激很轻，所以活髓牙的金属烤瓷冠最好用聚羧酸锌水门汀粘接。

**257. A** 全口义齿修复后，因人工牙位置异常、上下颌义齿基托间间隙过小或颊部组织过于肥厚等原因，会造成咬颊现象。而患者戴用旧义齿并未出现咬颊，则主要考虑是由于新义齿改变致使患者出现咬颊，最可能的原因是人工牙排列位置与旧义齿不同。

**258. D**　在全口义齿修复中，人工牙排列异常致后牙颊侧覆盖过小是引起患者咬颊现象的最常见原因。

**259. C**　为解决咬颊现象，应加大人工牙颊侧覆盖，可调磨上牙颊尖舌斜面和下牙颊尖颊斜面。

**260. B**　戴全口义齿后黏膜出现定位不明确或弥漫疼痛的原因包括：义齿人工牙咬合关系不平衡或咬合关系错误，牙槽嵴呈刃状或过度低平，垂直距离恢复过高等。

**261. B**　上颌结节颊侧为无牙颌缓冲区，若该位置未进行充分缓冲处理，导致局部组织压力过大，会出现黏膜红肿、压痛，甚至溃疡，因此应做相应基托组织面压痛点的缓冲。

**262. D**　在无牙上颌的颧突、上颌结节颊侧、上颌隆突、切牙乳突和牙槽嵴上的骨尖、骨突等部位，表面黏膜较薄，受压后容易产生疼痛，应进行适当缓冲。上颌后堤区和系带附丽处均属于边缘封闭区。

**263. D**　舌侧边缘无需考虑美观性，龈上肩台对牙龈刺激小、便于清洁，有利于牙周健康；同时金属烤瓷冠的舌侧为金属边缘，应做无角肩台。

**264. C**　超硬石膏凝固时模型体积变化小，尺寸稳定，用于精密义齿制作，如固定桥、嵌体、烤瓷冠、全瓷冠等。

**265. D**　粘接暂时冠应考虑去冠方便，避免因去冠困难而损坏或损伤基牙，并且暂时粘接剂需不影响最终粘固质量，因丁香油对复合树脂有阻聚作用，会减弱牙本质粘接剂的粘接效果，所以应选择非丁香酚氧化锌水门汀。

**266. A**　患牙冷热刺激痛、自发痛，临床检查叩痛（±），冷诊敏感，且根尖周未见明显异常符合急性牙髓炎的诊断。

**267. D**　对于牙髓炎的患牙，需进行根管治疗，因患牙伴有隐裂，为了保护患牙，防止隐裂纹进一步扩展，需要进行全冠修复。

**268. E**　防止隐裂牙劈裂需要减小牙齿受力和包绕牙齿形成箍效应。勿用患侧咬物、降低咬合、临时冠修复、粘接带环均可防止隐裂牙劈裂。

**269. B**　该患牙临床冠短，全冠预备𬌗面空间小，烤瓷冠𬌗面预备量相对于金属全冠要多。树脂全冠只能作为暂时修复体，不能用于永久修复。而金合金贵金属材料，相比镍铬合金有生物相容性更好，对颌牙磨耗相对更少等优点，应为首选材料。

**270. C**　将冠边缘设计在龈缘上的优点在于不易损伤牙龈、方便制取印模、有利于牙周健康、容易检查边缘密合度等，但由于减小了粘接面积，不利于修复体的固位。

**271. E**　间隙涂料过多会造成修复体和预备体之间不密合，直接粘固会导致固位差及颈部继发龋等。此时，必须重新制作修复体。

**272. B**　全口义齿戴用后出现松动常与义齿边缘过长、咬合不平衡及义齿边缘密封性不佳等有关。不同情况发生的松动其产生的原因也不同，比如边缘过长会造成义齿在说话或大张口时产生松动；而咬合不平衡则会造成咀嚼时义齿松动；密封性不佳则会造成患者静止状态时的义齿松动。因此对于刚刚开始戴用的义齿产生的松动，询问其何时松动最为重要。

**273. B**　对于义齿松动最先需要检查的是义齿在静止状态下的固位力情况，因为若义齿在静止状态下就容易松动脱落，那就不涉及在功能运动时的固位力大小问题。

**274. A** 患者吃饭时义齿易松动说明是义齿在行使咀嚼功能时存在问题，存在咬合不平衡，或上下颌基托之间或后部基托与对颌人工牙间有早接触或干扰。因此应检查义齿的咬合情况，而BCDE选项则是在静止或大张口出现义齿松动时需要进行的检查。

**275. E** 在打哈欠时上下义齿易脱位，可能由于下列原因：①基托边缘过长或过厚；②系带区缓冲不足；③人工牙排列位置不当；④义齿磨光面外形不良。与咬合关系无关。

**276. B** 对于该患者进行贴面修复，是比较适合的修复方案，树脂贴面修复后可能出现复合树脂老化变色，边缘继发龋坏等。全冠修复体虽然可以关闭前牙间隙，但是需要磨除较多牙体组织，存在牙髓炎风险等。本患者无根管治疗指征，更不需要桩核冠修复。

**277. C** 修复体边缘应尽可能远离龈沟底结合上皮，一般至少距龈沟底0.5mm，以减少对牙龈的刺激。牙体预备至龈下2mm，易刺激牙龈，甚至破坏龈沟底结合上皮，破坏生物学宽度，导致牙槽骨吸收，从而引起远期牙龈退缩，进一步导致修复体边缘暴露。而其他选项均不会引起牙龈的不可逆退缩。

**278. E** 选项中只有金属铸造桩核可以在一定程度上改变牙体方向，适用于错位扭转牙的修复。

**279. A** 解剖式人工牙的殆面形态与初萌出的天然牙殆面相似，牙尖斜度为33°或30°。在正中咬合时，上下颌牙齿的尖凹锁结关系好，咀嚼功能好、效率高。

**280. D** 加大人工牙唇面突度，使外形从视觉上稍变小，适用于当缺牙间隙大于同名牙时，可利用视觉误差达到改善美观的目的。选项ABCE适用于缺牙间隙小于同名牙时的情况。

**281. D** 卡环过松不会影响义齿就位，相反，基牙卡环过紧才会导致义齿就位困难。而选项ABCE均可能导致初戴义齿时就位困难。

**282. B** 咬唇最常见的原因是上下前牙的覆盖过小，而其他选项均不会导致咬下唇。

**283. A** 缺牙间隙大不会造成人工牙的折断或脱落。

**284. E** 固定桥修复的因素包括：缺牙数目；缺牙部位；基牙条件，包括牙冠大小、形态、殆龈高度、牙根情况、牙周组织等；咬合关系；缺牙区牙槽嵴；年龄；口腔卫生状况；余留牙情况；患者的要求和口腔条件的一致性等。与患者的性别无直接关系。

**285. A** 如果$\underline{5|}$牙根较短，支持力不足，则需增加同侧基牙即$\underline{4|}$作基牙，设计为双端固定桥。单端固定桥有其严格的适应证，应谨慎选择。

**286. B** 对于倾斜的基牙，需要磨除大量的牙体组织以消除倒凹，获得共同就位道。

**287. C** 基牙的倾斜度应控制在30°以内，对于严重倾斜的牙选做基牙需行正畸治疗或设计半固位体或先行根管治疗后进行修复。

**288. C** 固定桥的桥体龈端设计常用的是改良盖嵴式桥体，可以防止食物进入龈端，自洁作用好，患者舒适度高。

**289. D** 基牙因咬合不良，受到咬合创伤，会损伤牙周组织造成基牙的松动和疼痛，而不会造成固定桥修复体的松动。

**290. E** 影响全口义齿固位的因素有：颌骨的解剖形态、黏膜的性质、基托的边缘伸展范围以及唾液的质和量。

**291. A** 对于游离端缺失的末端基牙最适合的卡环类型为RPI和RPA卡环组，其最大的优点是可以减轻基牙的受力，但是其会加大牙槽嵴负担。因此当牙槽嵴条件较差，基牙条件好时，宜采用远中𬌗支托，选项中可选三臂卡环。对半卡环多用于前后均有缺隙、孤立的基牙上。圈形卡环多应用于倾斜的孤立磨牙上。

**292. D** 在前伸运动时，前牙的接触面是上切牙切缘舌斜面和下切牙切缘唇斜面，若后牙此时不接触，则需要调磨这两个斜面。因下颌前牙为天然牙，所以应首先调磨上颌前牙人工牙舌斜面。

**293. B** 戴用总义齿后1周，局部黏膜出现溃疡，说明义齿压迫组织，且触及小骨尖，需在基托组织面进行缓冲处理，则可减缓疼痛。

**294. D** 邻牙是否龋坏并不影响修复体的设计和选择，可根据邻牙龋坏程度，直接充填或嵌体修复邻牙。

**295. C** 根尖周病变范围过大的患牙，应在根管治疗完成后，观察三个月以上，等待根尖病变明显缩小，并且无临床症状才可以开始冠修复。

**296. E** 患牙为根管治疗后的死髓牙，牙体缺损较大，剩余牙体组织薄弱，直接树脂充填容易造成剩余牙体组织的折裂。腭尖折断，剩余牙体组织少，不能为修复体提供足够的固位形和抗力形，需要桩核冠修复。金属桩弹性模量远远大于牙本质，而纤维桩的弹性模量与牙本质近似，可以使应力在牙根内均匀分布，减少根折的风险。树脂冠只能作为暂时修复体，不能作为永久修复体。因此适宜的修复方案是纤维桩+树脂冠+全瓷冠修复。

## 四、案例分析题

**297. CEF** 义齿基托下覆盖的口腔黏膜应厚度适宜，有一定的弹性和韧性，有利于固位。若黏膜过薄，没有弹性，或黏膜过厚，移动性大，均不利于义齿的固位，所以固位与黏膜性质有关。若基托组织面与黏膜密合，获得良好的边缘封闭，则义齿固位力增加。

**298. F** 确定颌位关系时，如果患者误做了前伸咬合，而未被发现，则戴义齿时会出现下颌义齿后退现象。

**299. AF** 颞肌收缩力度检查是当医生将双手放置患者两侧颞部，嘱患者反复正中咬合，若两侧颞肌收缩力明显，且大小一致，则说明下颌无前伸或偏斜；髁突撞击力检查是在下颌闭合时，将小手指插入患者外耳道，感觉两侧髁突的撞击力是否一致，确定下颌是否发生偏斜。余选项均是验证垂直距离是否正确的方法。

**300. ABCF** 若义齿基托边缘过长，会在相应的黏膜移行皱襞处造成黏膜红肿、破溃，而出现疼痛，但是不会造成牙槽嵴上弥散性疼痛，而基托边缘过短只会影响义齿的固位，不会造成疼痛等不适。余选项均会造成牙槽嵴上弥散性疼痛。

**301. ABCD** 对于牙槽嵴条件差，易于出现压痛的患者，可采取人工牙减径、减数，降低牙尖斜度，扩大基托面积，使用软衬材料等，来增强义齿稳定性，减小咀嚼压力，避免出现疼痛。

**302. ABCDEFGH** 无牙颌患者的检查包括颌面部、口腔检查及对旧义齿的检查，其中颌面部检查包括：外形是否对称、唇的丰满度、面部比例是否协调、颞下颌关节是否疼痛、弹响等；口腔检查包括：牙槽嵴、颌弓的大小和位置、腭穹隆的形状、舌的位置和大小、唾液分泌情况等。

**303. C** 当患者戴用旧义齿造成黏膜不正常时，应停戴义齿1周，待炎症消退，再开始取印模进行修复，并不需要服用抗生素。

**304. ABDEF** 老年人唇侧骨板吸收较多，切牙乳突相对向唇侧前移，所以排牙时尖牙顶连线应与切牙乳突后缘平齐，而其他选项均是应达到的美观原则。

**305. ABCEF** 初戴义齿时若出现疼痛，可能的原因有：组织面有小瘤；颌位关系不正确、个别牙有早接触；印模、模型不准确；基托边缘伸展过长、基托进入组织倒凹；牙槽嵴上存在骨突等。而后牙覆盖过小会导致咬颊或咬舌问题，基托边缘过短会影响固位，而不会出现疼痛现象。

**306. D** 下颌隆突处表面黏膜较薄，受压后易于出现压痛等不适，该处义齿基托组织面相应部位可少量磨除，进行缓冲处理，减轻疼痛。

**307. CFGI** 在全口义齿排牙中，上颌第一磨牙颈部应向腭侧和近中倾斜，颊尖离开殆平面，近中舌尖在殆平面上，远中舌尖离开殆平面，舌尖对准下颌牙槽嵴顶线。

**308. E** 患者息止殆间隙约2mm，在正常范围内，说明垂直距离高度合适。而在侧方殆时，有咬合干扰，可以调殆处理，调磨有干扰的非功能尖，即上颌后牙颊尖舌斜面。

**309. ABDEF** 对于全口义齿患者，应尽量用两侧后牙同时咀嚼食物，尽量避免用前牙咬切大块食物或单侧咀嚼食物，以免造成义齿脱位。而其他选项均为正确的戴牙注意事项。

**310. ABCE** 全口义齿基托折断与咬合力不平衡、有咬合干扰、基托过薄、牙槽骨的吸收、基托与黏膜不密合等均有关，而与义齿恢复的垂直距离过低、基托边缘长短无直接关系。

**311. BE** 系带处缓冲不足、基托边缘过长会导致义齿在张口、打呵欠时易脱位；基托边缘过短会导致义齿在静止状态就易于脱位；咬合关系有误时，患者无法完成咀嚼功能，而不是咀嚼无力。当垂直距离过低时，会导致咀嚼无力；而关节功能紊乱时会出现关节区不适或疼痛等，可能引起咀嚼无力等功能障碍。

**312. CF** 判断垂直距离的方法有面部外形观察法、息止颌位法、面部比例等分法、拔牙前记录等，旧义齿若垂直距离无明显变化也可作为参照，但哥特氏弓描记法和吞咽咬合法记录的是患者水平颌位关系的情况。

**313. BEF** 垂直距离过低，会导致面下1/3距离减小，面部皱纹加深，口角下垂，颏唇沟变深，面容苍老等。余选项均为垂直距离过高的表现。

**314. F** 只观察不处理，让患者慢慢适应可能会导致继发关节问题且对患者的生活质量也会产生较大影响；用自凝材料等加高人工牙咬合则存在较大误差，不能获得良好的咬合关系；组织面重衬、修改殆面形态及调磨基托边缘并不能改变义齿垂直距离。当义齿垂直距离过低时只能选择重新制作。

**315. A** 铸造金属全冠修复后不能进行牙髓电活力测试。

**316. ABCDEFG** 修复体戴用后出现牙龈炎症，可能的原因有：龈下多余的粘接剂未清除干净；修复体边缘有悬突、过长或表面粗糙；与邻牙邻接关系恢复不良导致食物嵌塞；修复体邻面外展隙形态恢复不良，不利于自洁和牙龈的按摩。以上均可能刺激牙龈，造成牙龈乳头炎症。

**317. F**　修复体的邻接关系不当，会导致食物嵌塞，而引起牙周组织的炎症和邻面龋等。此时必须拆除原有修复体后重新修复。

**318. D**　该患者的患牙单侧游离缺失，为肯氏分类第二类，而除了主要缺隙外，还存在二个缺隙，则为第二亚类。

**319. CD**　环形卡环，又称为圈形卡环，多用于远中孤立的磨牙上，尤其是上颌磨牙向近中颊侧倾斜、下颌磨牙向近中舌侧倾斜者。

**320. C**　对于下颌可摘局部义齿修复，当舌隆突明显、舌系带附丽过高、舌侧倒凹大则应选择舌板修复；当下前牙位置正常或有唇倾，口底深度正常，舌系带附着较低时，可以选择舌杆修复；双舌杆由常规舌杆和放于下前牙舌隆突上方和接触点之间的窄舌杆组成，其下方的舌杆与常规舌杆大连接体的形态和位置一样，在口底较浅时无法使用；当下前牙舌倾明显，组织倒凹大，且无法通过修复或正畸治疗改善时，考虑选择唇、颊杆修复。腭板为上颌大连接体。

**321. BC**　初戴义齿时，若卡环过紧，或基托等非弹性部件进入组织倒凹区，则会引起义齿摘戴困难。

**322. BC**　当卡环过紧，或基托等非弹性部件进入组织倒凹区，则会引起义齿摘戴困难，应调整卡环或磨改进入倒凹区的基托。

**323. E**　对于隐裂牙，全冠修复体能为剩余牙体组织提供保护作用，防止隐裂纹进一步扩大造成牙齿劈裂。直接充填治疗或嵌体修复不能为剩余牙体组织提供保护。该患牙临床冠短，全冠预备䝈面空间不足，金属材料强度大，相对备牙量较烤瓷全冠少。

**324. ABCDE**　铸造金属全冠牙体预备的边缘应为浅凹或带斜面的肩台，直角肩台为全瓷冠边缘；全冠预备应去除倒凹，以免影响全冠就位。余选项均可以增强全冠修复体的固位力。

**325. CD**　粘接剂调和太稀，不会影响全冠就位，但会影响粘接强度，而正常比例调和的粘接剂在操作时间内具有一定的流动性，多余的粘接剂可以在全冠就位过程中排出，并不影响其就位。

**326. ABCDEF**　全冠未能完全就位引起新的咬合高点，影响了修复体的边缘密合度，长期使用过程中可能引起继发龋坏；咬合高点导致局部承受过大的咬合力量，有可能导致患牙和对颌牙的牙周损伤，引起咬合疼痛及松动；咬合高点促使患者采用一些特殊的咀嚼方式，长期可能引起颞下颌关节紊乱病。

**327. BDF**　对于全口义齿制取印模时最精确的方法为制作个别托盘进行二次印模法制取，并要制取功能性印模。

**328. ABCEF**　下颌运动轨迹描记仪用于描记下颌的运动轨迹，而不能确定无牙颌的垂直或水平颌位关系，余选项均为确定咬合关系时需注意的事项。

**329. BCDEF**　题干中提示上牙弓窄于下牙弓，但并未说明前牙区上下颌的关系情况，且在实际临床工作中，因前牙区反䝈对患者美观性影响较大，除非前牙区牙槽嵴差异过大，一般不会选择前牙排反䝈，所以选项 A 错误，而其他选项均为正确描述。

**330. B**　上颌腭中缝压痛与咀嚼效率无关，所以排除选项 A；上颌基托后缘过长或过厚，常引起恶心症状，不会出现压痛，所以排除选项 C、D；上颌基托后缘过短，主要会影响义齿固位，所以排除选项 E；咬合关系不佳会导致患者咀嚼功能障碍，而不是压痛，所以排除选项F；义齿性口炎一般不会仅发生在腭中缝，所以排除选项G。而上颌隆突处黏膜较薄，受力后容易造成组织压伤而产生疼痛。

**331. D** 当义齿局部压痛确定因缓冲不足引起时，则应在相应的基托组织面进行缓冲处理，则可减轻疼痛。

**332. A** 因拔牙后需等拔牙窝愈合至少三个月才可开始永久修复，因此在制定修复计划时一般是先拔除无法保留的牙齿，在等待拔牙窝愈合期间再行患牙治疗，这样能够最大程度的加快修复开始的时间。患牙22已松动Ⅲ°，且无明显炎症指征，不需要服用抗生素，无保留意义，需先拔除。

**333. G** 拔除 $\underline{|2}$ 后，则 $\underline{1|12}$ 缺失，只有前牙缺失，属于肯氏第四类。

**334. BF** 该病例缺失牙为 $\underline{1|12}$ 三颗前牙，行固定桥义齿修复时根据Ante法则，仅 $\underline{2|3}$ 做基牙支持力不足，所以排除选项A；在增加基牙时，应在支持力较弱的一侧增加基牙，使两侧基牙固位力尽量平衡，可选择 $\underline{32|3}$ 为基牙，所以排除选项C；在基牙支持力已足够的情况下，不需额外增加基牙，应尽量保护天然牙体组织，所以排除选项D、E。在骨量条件合适的前提下也可以考虑种植义齿修复。

**335. BCDEG** 很多原因均会导致固定桥修复后出现牙龈出血，例如口腔卫生差、修复体边缘过长或不密合、邻接关系差导致食物嵌塞、轴面外形不佳等。

**336. CE** 由于修复体本身不存在导致牙龈出血的因素，则考虑患者牙龈出血的主要原因是口腔卫生差导致的菌斑堆积，最有效的治疗方法为全口洁治、牙周上药。

**337. C** 患者为下颌双侧游离端缺失牙，缺失牙数目多，基牙对义齿的支持力下降，且对颌牙均为天然牙，天然牙咬合力较大，当牙槽嵴黏膜承担较大咀嚼力致组织受力较大时，牙槽嵴黏膜可出现大面积充血及压痛。基托过厚易引起恶心等不适，基托边缘过短或卡环过松会影响义齿固位，卡环过紧可导致摘戴困难和基牙疼痛。人工牙覆盖过小容易出现咬颊、咬舌现象。

**338. C** 因咬合力过大而出现牙槽嵴压痛的情况可以通过人工牙减径、降低牙尖斜度、增加人工牙颊舌沟等方法，减小义齿受力，从而减轻牙槽嵴负担。

**339. ABCDF** 卡环松动、卡环体与基牙早接触、卡环数量和分布不恰当、基托面积过小都会导致义齿咀嚼时出现不稳定现象，而卡环臂过低一般情况下会刺激牙龈引起疼痛。

**340. E** 唇颊系带附着处为无牙颌的边缘封闭区，义齿基托边缘在此区域过度伸展，会影响周围组织的功能活动或压迫黏膜，造成组织红肿或破溃。

**341. AD** 该患者全口义齿左侧咬食物时义齿脱落，表明左侧方运动时有咬合干扰，而其正中咬合接触良好，则调磨时应调磨左侧非功能尖，即上后牙颊尖或下后牙舌尖。

**342. B** 全口义齿出现咬唇颊现象，最常见的原因是人工牙的唇颊侧覆盖过小，而其他选项均不会导致咬颊现象。

**343. ABDFGH** 为便于全冠就位，各轴面应向殆向稍聚合，一般不超过5°，而从牙周健康角度考虑，后牙如无特殊要求均应尽量制备龈上肩台。

**344. ABCDEF** 暂时冠桥的作用有：保护作用，防止基牙折断；恢复牙列完整性；稳定并维持基牙的位置，防止基牙移位；恢复美观；恢复一定的咀嚼功能；诊断作用。

**345. ABCDE** 在粘接完成后还需再一次检查咬合情况，可调磨由于粘接过程形成的轻微咬合高点，再进行抛光处理。

**346. CDF** ⌊1 外伤冠折已露髓，需行根管治疗，且牙体远中缺损至龈下 2mm，冠修复前需要行冠延长术。邻牙 ⌊2 近中龋坏，探诊不敏感，无牙髓炎指征，X 线片未见根尖周问题，仅需先行充填治疗。

**347. F** 各种修复体中全冠的固位力最强，患牙经过根管治疗 + 冠延长术，需行全冠修复。全瓷冠无金属遮挡光线，可以逼真地再现天然牙的颜色和半透明性，进行前牙修复美观效果佳。

**348. BCD** 修复体唇侧龈缘的位置和修复体的固位、美观、患牙的牙周状况都有关，而和患牙牙根长度、邻牙的颜色及咬合力大小无关。

**349. D** 全冠修复需要磨除较多牙体组织，对牙体组织破坏较大，不是最佳的修复方式。玻璃离子充填和树脂充填为口内直接操作，邻接关系不如间接法制作的嵌体合适。因此最佳的修复方式是嵌体。

**350. B** 嵌体根据覆盖牙面的不同，可以分为单面嵌体、双面嵌体和多面嵌体。本题中 ⌊6 的嵌体属于双面嵌体。嵌体又根据修复牙体缺损的部位不同，分为𬌗面嵌体、颊面嵌体、邻𬌗嵌体等，邻𬌗嵌体有：近中𬌗（MO）嵌体、远中𬌗（DO）嵌体等。⌊6 为近中邻面缺损，故为 MO 嵌体。

**351. ABCEF** 嵌体的牙体预备不能有倒凹，否则会影响嵌体的就位。余选项均为嵌体牙体预备时需要达到的要求。

**352. BD** 剩余牙体硬组织的量是决定基牙牙体抗力的重要因素，在满足牙体预备要求的基础上应尽量少磨除牙体组织。选项 AC 均会过多磨除牙体硬组织，不利于基牙的抗力，所以排除。选项 EF 涉及的是修复体的抗力，与基牙牙体组织抗力无关，所以排除。而牙体的薄壁弱尖在受力时容易折断，从而削弱牙体的抗力，应在牙体预备过程中去除，另外使用桩核修复可以增加基牙的抗力。

**353. CF** 对于根管治疗后的牙齿，在磷酸锌水门汀覆盖根管口后，上层需行复合树脂充填牙体缺损处，再行冠修复，所以选项 A 错误。楔状缺损在牙体上形成倒凹，影响修复体的就位，不能作为固位洞形，所以选项 B 错误。患牙 ⌈5 颊侧颈部楔状缺损，在冠修复前需要进行树脂充填，且全冠边缘必须位于健康的牙体组织上，所以选项 DE 错误。

**354. BCDEF** 平衡𬌗针对的是全口义齿，在天然牙列不存在平衡𬌗。而其他选项都是修复体恢复患牙应达到的咬合标准。

**355. BE** 在双侧游离端缺失设计时，为了减轻近缺隙侧最后基牙的扭力，一般在条件允许的情况下设计成 RPI 或 PRA 卡环组，包括近中𬌗支托、远中邻面导板和 I 杆或圈形卡环固位臂，这样可以减轻基牙所受扭力，保护基牙。

**356. BC** 对于 RPA 卡环组，如果卡环固位臂坚硬部分位于观测线以上非倒凹区，则使支点后移到卡环体部，当义齿基托受力时，近中𬌗支托抬高，卡环臂的尖端部分受倒凹区的限制不能离开基牙，则会使基牙受到扭力，向远中旋转。因此卡环臂的坚硬部分应放置在颊侧远中，止于颊面的观测线上缘。

**357. ABCEG** 选项 ABCEG 都可以减轻义齿受力，从而减小游离端牙槽嵴的负担。

**358. ABDEG** 在桩核冠修复中，增加桩的直径可以增加固位力，但是磨除牙体组织过多，根管壁过薄，易发生根折，理想的桩的直径应为根直径的 1/3，选项 C 错误。而桩的长度过长，会导致磨除过多根管壁牙本质，并破坏根尖封闭，所以桩的长度应适度，选项 F 错误。

**359. ACDEF** 题干中已描述患牙 $\underline{1|}$ 为变色牙，为达到美观要求，应制备龈下肩台，一般止于龈沟内 0.5～0.8mm 处，所以选项 B 错误。

**360. ACG** 修复的比色对色彩质量有着重要的意义，应在白色自然光下，以灰色基调为好；比色应快速，不宜凝视，以免产生视觉疲劳影响辨色能力；在正午时，绿色光线干扰较强，应避开此时；应去除影响比色的饰品，如耳环、眼镜及浓妆等，以免带来干扰。

**361. AF** 唾液的流动性小、黏稠度高、分泌量适中，均可增加义齿的固位。

**362. ABDEF** 在进行肌肉功能整塑时，可由患者自主进行或在医生帮助下，做各种唇、颊和舌的运动，以使印模边缘和功能运动时的黏膜皱襞和系带相吻合，所以选项 C 错误。可适当扩大印模面积，但不是越大越好。

**363. BF** 面部外形观察法和息止颌位法是临床常用的测量垂直距离的方法。

**364. C** 颧突是位于双侧上颌第一磨牙牙根部的骨突，表面黏膜较薄，易形成支点而造成上颌义齿的前后翘动并产生压痛。

**365. C** 对于无牙颌缓冲区，应在义齿组织面进行充分缓冲处理，否则容易导致局部组织压力过大，加重黏膜红肿、压痛，甚至形成溃疡。

**366. ACDE** 对基托组织面进行缓冲可以防止基托翘动和压迫黏膜组织，减少黏膜炎症及压痛的出现，而与发音和义齿的固位无关。

**367. ACDEF** 临床接诊该患者时，首先应做充分的检查，包括 X 线片检查；取研究模型；与患者交流治疗方案，如修复时间、材料、费用等；有牙周问题的应先进行洁治、刮治。而该患者左上中切牙已观察 3 个月无牙髓症状，并无根管治疗指征，不需行根管治疗。

**368. ACEF** 上颌前牙牙体预备时唇侧肩台为宽 1mm 的直角肩台，一般设计在龈下 0.5～1mm，但不能达到龈沟底，唇面预备量为 1.4mm，切端约 2mm，最好一次完成。

**369. DF** 通常 0.2～0.3mm 厚的不透明瓷层即可较好地遮盖金属底色，同时构成修复体的基础色调，所以选项 A 错误。体瓷的厚度要求一般不小于 1.0mm，而且要厚度均匀，所以选项 B 错误。烤瓷合金热膨胀系数应稍大于瓷热膨胀系数，以避免崩瓷，所以选项 C 错误。增加瓷烧结次数会增加瓷的热膨胀系数。

**370. ABC** 基托的边缘伸展、黏膜的性质和唾液的质与量主要影响的是全口义齿的固位，而选项 ABC 影响的是全口义齿的稳定性。

**371. C** 下颌无牙颌印模舌侧边缘下缘应跨过下颌舌骨嵴，使基托在此范围充分伸展，有利于下颌全口义齿的固位。

**372. CD** 全口义齿基托边缘应圆钝，与黏膜皱襞紧密接触，唇颊边缘应伸展到唇颊沟内，在系带处做出切际。基托的边缘一般 2～3mm 厚，不可过薄或过厚，根据移行黏膜皱襞的形态而形成基托边缘形态。

**373. ABCE** 上颌后堤区和唇、颊系带处属于边缘封闭区，义齿在此区域需要紧密贴合，产生良好的边缘封闭，保证义齿固位。而其他选项均为缓冲区，应进行缓冲以避免压迫而引起疼痛。

**374. D**　RPI 卡环组和 RPA 卡环组用于游离端缺失的末端基牙，其可以减小基牙受力。对半卡环多用于前后均有缺隙、孤立的基牙上。回力卡环多用于后牙游离缺失，基牙为双尖牙或尖牙。圈形卡环多应用于倾斜的孤立磨牙上。倒勾卡环用于倒凹区在支托同侧下方的Ⅱ型观测线基牙。而三臂卡环多应用于形态良好的基牙上。

**375. B**　该患者全口仅余留 48，因此上下颌义齿修复后均为黏膜支持式，义齿戴用一段时间后基托会有下沉，影响咬合关系，因此需要复诊进行调𬌗处理。

**376. BCG**　义齿戴用后出现恶心，常见的原因主要有：初戴义齿不适应；基托后缘过长或与黏膜不密合；前牙早接触引起义齿后缘翘动而刺激黏膜；上颌义齿后缘基托过厚而挤压舌根。

**377. AD**　对于破损穿孔的修复体，充填治疗并不能达到良好的边缘封闭，原则上都应拆除重做。因 PD：2～3mm，牙石（+），则应进行牙周洁治。对于牙周袋深度≤3mm 的患牙，不应进行龈下刮治和根面平整。

**378. AF**　各轴面越接近平行，固位越好，但为便于全冠就位，各轴面应向𬌗向稍聚合，一般不超过 5°。全冠修复体在牙体预备时，应去除各轴面的倒凹，有利于修复体的就位。

**379. BDE**　减小近远中径和加大邻间隙会造成修复体和邻牙之间食物嵌塞；脱离咬合接触使修复体失去咀嚼功能，且会引起咬合功能紊乱。减轻冠修复体所受咬合力的方法有：减小颊舌径、减小牙尖斜度、加大外展隙和加深食物排溢沟等。

# 第三章　牙体牙髓病学

## 一、A1 型题

**1. D**　若牙髓源性疼痛的可疑患牙分别位于上颌和下颌时，用其他诊断方法对两颗可疑患牙不能做出最后诊断，则可考虑使用选择性麻醉法。做法为对上颌牙进行有效局部麻醉，若疼痛消失则可疑患牙位于上颌。选择性麻醉上颌可疑患牙的原因为上颌的局部麻醉效果较好，而下颌的下牙槽神经阻滞麻醉存在失败的风险。

**2. D**　直接盖髓术的适应证为：①当根尖孔未发育完全时,因机械性、牙齿外伤或龋源因素导致点状露髓的年轻恒牙。②当根尖发育完全时，因治疗时意外穿髓或牙外伤而导致的露髓，穿髓孔直径小于 0.5mm 的恒牙。继发龋去净龋损组织后若近髓，则采用间接盖髓术；如果继发龋去腐未净露髓，无论穿髓孔大小，此时诊断应为慢性牙髓炎，需进行根管治疗。对于可复性牙髓炎的治疗方案，若是因为龋病或其他牙体疾患造成的，则可进行安抚或间接盖髓术；若是由咬合创伤导致，则可进行调𬌗处理。

**3. B**　依据 G. V. Black 窝洞分类，V 类洞是发生在所有牙齿的颊（唇）舌面近颈 1/3 处的龋损所制备成的窝洞。鸠尾固位是双面洞的一种固位形，不适用于 V 类洞。V 类洞制备时需要适当的固位形，不需制备严格的盒状洞形（底平壁直，点线角圆钝）。V 类洞的备洞应口大而底小。

**4. A**　发育完成的恒牙，根尖狭窄区已形成，若发生嵌入型牙齿脱位，则牙齿一般伴有牙髓坏死，且易伴发牙根吸收，需在复位 2 周后做根管治疗。根尖尚未发育完成的年轻恒牙，若发生嵌入型脱位，此时不可强行拉出复位，需对症处理，观察并等待其自然萌出。若发生根折，折断处越靠近根尖其预后越好，发生于根尖 1/3 的根折只需上夹板固定，有明确的牙髓坏死指征时，才需牙髓治疗。

**5. C**　根管治疗适应证：①各类型的慢性根尖周炎。②不能保存活髓的牙髓炎，牙髓坏死，牙内吸收，牙髓钙化（指可除去髓腔内的钙化物，根管通畅达根尖部者）。③外伤牙：牙根已经发育完成，牙冠折断且牙髓暴露者或牙冠折断虽未露髓但有修复需要者，或根折患牙的断根尚可保留用于后期修复者。④牙周 - 牙髓联合病变。⑤意向性摘除牙髓的患牙：牙体缺损过大，牙冠修复前去髓；错位、扭转、过长牙；颌骨手术涉及的牙；移植牙、再植牙。⑥非龋牙体硬组织疾病：重度发育异常的患牙，重度磨耗的患牙，隐裂患牙，牙根纵裂患者需行截根手术的非裂根管。而对于可复性牙髓炎患牙，实施一些临床保护措施，可以使患牙牙髓恢复到原有状态，不可直接摘除牙髓。

**6. E**　临床上，深龋应与可复性牙髓炎、慢性牙髓炎和牙髓坏死相鉴别，重要的鉴别诊断依据是牙髓温度测试结果。深龋患牙牙髓温度测试结果与对照牙相同，为正常；可复性牙髓炎时为一过性敏感；慢性牙髓炎时为较正常牙敏感或迟钝；如牙髓坏死则牙髓温度测试结果应为无反应。

**7. B**　牙内吸收为正常的牙髓组织发生肉

芽性变，分化出破牙本质细胞从牙髓腔内部开始吸收牙体硬组织，表现为髓腔壁变薄，有可能会发生病理性牙折。当牙内吸收发生于髓室，牙冠可呈现出粉红色或者小范围的暗黑色区域。根管内发生牙内吸收，牙冠颜色可以没有任何变化。牙内吸收的叩诊为同对照牙或叩诊不适，不会出现明显的叩诊疼痛。根尖X线片上可见髓腔内局限性不规则的膨大透射影像。

**8. A**　根据龋病累及牙体硬组织类型分类，可分为牙釉质龋、牙骨质龋和牙本质龋。单纯牙骨质龋临床上常无法探测到。临床上，靠近釉牙骨质界处的牙骨质很薄，若发生牙骨质龋则很容易累及其下方牙本质，且约10%的牙骨质和牙釉质为不相接的类型，此时牙本质直接暴露，牙龈覆盖，因此并非所有累及牙本质的牙骨质龋都为中龋，也可为浅龋。浅龋若发生于牙冠部，一般是釉质龋或早期釉质龋，若发生于牙颈部，则为牙骨质龋和（或）牙本质龋，所以有可能龋病开始发生即为牙本质龋。

**9. E**　引发根尖周炎的因素有细菌因素，物理因素，化学因素和免疫因素。牙髓失活剂封药时间过长，失活剂有可能扩散到根尖孔外引起药物性根尖周炎。根管冲洗过程中，若将次氯酸钠冲洗液推出根尖孔，有可能导致药物性根尖周炎。治疗不完善的根管可能有残留在根管内的细菌继续繁殖，形成根尖周炎症，导致根管治疗失败，此时常需进行根管再治疗。超充填的牙胶有可能会将感染物带出根尖孔，对根尖周组织产生刺激并造成根尖周炎症。

**10. C**　根管冲洗常用的根管冲洗液为次氯酸钠溶液、生理盐水、EDTA溶液和过氧化氢等。17%的EDTA溶液可以有效去除根管内壁的玷污层。次氯酸钠溶液可能会对患者黏膜有一定的刺激性，使用浓度超过1%的次氯酸钠溶液时，应该进行橡皮障隔离。5.25%的次氯酸钠溶液能有效溶解根管内的软组织碎屑，可以配合超声进行超声荡洗。医用酒精溶液不可用于根管冲洗，因其可能溢出根尖孔造成化学性根尖周炎和术后剧烈疼痛。使用3%的过氧化氢进行冲洗，需注意其可能产生发泡作用，避免将根管内的感染物质推出根尖孔。

**11. A**　盖髓治疗的基础在于牙齿自身的生物矿化能力，牙髓自身的修复潜力。良好的盖髓剂能诱导牙髓细胞分化，促进修复性牙本质形成，抑制细菌的生长，但不能促进已坏死的牙髓组织再生。

**12. C**　可用氧化锌丁香酚粘固剂对可复性牙髓炎患牙行安抚治疗，安抚后1～2周复诊，若牙髓活力恢复正常，则进行永久充填，若出现急性牙髓炎症状，则应根管治疗。

**13. C**　急性龋多见于儿童或青年人。病变进展非常快，病变组织颜色浅，呈浅棕色，质地较软、湿润，易用挖器剔除，又叫作湿性龋。牙髓组织来不及形成修复性牙本质，或形成较少，因而牙髓组织易被感染，产生牙髓病变。

**14. E**　牙髓活力电测试能干扰心脏起搏器的工作，进行该项测试前须询问患者是否佩戴心脏起搏器，若有则禁止使用该方法检测。

**15. A**　本题考查不同牙本质脱敏方法的原理。氟化物中的氟离子会使牙本质小管直径变小，从而减少液压传导来脱敏；氯化锶的脱敏原理是通过形成钙化锶磷灰石，来阻塞牙本质小管；氟化氨银的脱敏原理是阻塞牙本质小管，和羟基磷灰石反应促进牙齿再矿化，提升耐脱矿能力；激光脱敏的原理为激光能瞬间热凝暴露的牙本质小管，使其封闭从而达到脱敏的效果；碘化银的脱敏原理是形成碘化银沉积在牙本质小管内阻断传导。

**16. D** 牙根纵裂是发生在牙根的纵裂，未波及牙冠。患者一般为中、老年人。承受𬌗力最大的第一磨牙发生率最高，下颌第一磨牙高于上颌第一磨牙。

**17. E** 牙髓感染的主要途径有四个，分别为牙髓暴露、牙本质小管、牙周途径和血源途径。目前尚无证据证明牙髓中的淋巴管可以传播牙髓感染。

**18. D** 试验性备洞是指使用牙钻磨除牙本质产热来判断牙髓活力的一种方法。钻磨前不能麻醉牙齿，钻磨时尽量不用冷却水进行冷却，它是判断牙髓活力最可靠的一种方法。但是由于该方法是有创性检查，因此只有在其他方法不能判定牙髓活力时才使用。

**19. E** 金属烤瓷全冠修复的活髓牙，其牙髓活力的判定比较困难。因牙冠修复体的阻隔，牙髓温度测试一般难以作为判定依据。进行牙髓电活力测试，电流会通过金属冠边缘传导至牙龈引发刺激，造成假阳性。选择性麻醉法一般用于分别位于上、下颌的疼痛患牙的鉴别或上颌非相邻牙的鉴别。在其他方法难以判定牙髓活力状态时，才可使用试验性备洞法，常用于患牙有烤瓷金属全冠或X线检查发现疑似受到邻近根尖周病变累及的患牙。

**20. A** 选择性麻醉是通过局部麻醉可疑痛源牙的方法来进行鉴别，一般用于分别位于上、下颌的两颗可疑痛源牙的鉴别，或用于对上颌的两颗不相邻的可疑痛源牙进行鉴别。若两颗可疑痛源牙均位于上颌，应对位置靠前的牙齿进行麻醉，因为支配后牙的神经走向是从后向前的。

**21. C** 浸润治疗的原理是具有高渗透系数、低黏度的树脂材料渗透到脱矿的釉质所产生的孔隙里，光固化后起到充填封闭脱矿釉质的作用，防止外界的致龋因素对牙齿的进一步侵入。龋损区的致龋微生物因缺乏代谢底物而受到抑制，从而阻止龋病进一步进展，还可以使脱矿牙齿表面的物理性能提高。它适用于光滑面或邻面早期龋。窝沟封闭术的适应证有：①限于窝沟的早期龋。②对侧同名牙患龋或有患龋倾向的磨牙及前磨牙。③𬌗面有充填体，但同时存在窄而深的窝沟者。④窄而深的窝沟，包括无墨浸状的可疑龋。

**22. A** 意外穿髓是窝洞制备过程中，出现健康牙髓的意外暴露，不属于充填术后并发症。充填治疗后可能出现疼痛症状，根据引起疼痛的病因和疼痛性质可分为牙髓性疼痛及牙周性疼痛。充填体在口腔内经过一段时间使用后可能发生折断或松动脱落。充填术后若牙体组织本身的抗力不足，则可能产生折裂。充填术后的牙齿在充填部位再次发生的龋损为继发龋，多发生于洞底、洞缘等部位。

**23. E** 融合牙一般由两个正常牙胚融合而成，可分为完全或部分融合。发生融合认为是由压力所致。若这种压力发生在两个牙钙化之前，则牙冠部融合；若这种压力发生在牙冠发育完成之后，则形成根融合为一，而冠分为二的牙。乳牙列，恒牙列，甚至正常牙和多生牙均可能发生融合。最常见的是下颌乳切牙。

**24. C** 本题考查常用失活剂的封药时间。多聚甲醛的封药时间为2周左右（用于恒牙）。金属砷在恒牙的封药时间为5～7天，而在乳牙的封药时间为2～4天。亚砷酸（三氧化二砷），在恒牙封药时间为24～48小时。

**25. D** 目前，氢氧化钙是诱导根尖形成的首选药物。氢氧化钙是控制根管内感染的药物，也是使牙根继续发育的诱导剂。具有强碱性，有抑菌的作用，可中和炎症反应产生的酸性物质，可使根管侧壁沉积牙骨质和类牙骨质，从而延长牙根，封闭根尖孔。如果根尖端的管腔内有牙髓残留，氢氧化钙则可诱导骨样牙本质形成，及管样牙本质沉积，使牙根结构发育更完善。

**26. C**　龋病是在多种因素影响下（影响因素以细菌为主）牙体硬组织发生慢性进行性破坏的一种疾病。

**27. B**　早期龋损发生在邻面时，探针不易进入，可用牙线自咬合面滑向牙间隙，然后自牙颈部拉出，检查牙线有无撕断或变毛的情况。牙线若撕断或变毛（排除牙齿邻面有牙结石存在的情况），可能有龋损。

**28. E**　浅龋位于釉质内，患者通常无主观症状，当遭受外界的化学和物理刺激如冷、热、酸、甜刺激时，也无明显症状。

**29. C**　当继发龋、邻面龋或隐匿龋不易用探针查出时，可以拍 X 线片进行辅助检查。继发龋一般显示修复体周围牙体组织密度减低。

**30. E**　最准确的检查邻面龋的方法是通过拍 X 线片如咬合翼片，可以发现病变部分的密度较周围正常牙体组织明显减低。

**31. A**　遗传性牙本质发育不全属于常染色体显性遗传病。

**32. C**　牙髓塑化治疗为将未聚合的液化塑化剂充分注满应拔除大部分牙髓的根管内，使其渗透到根管壁的牙本质小管和根管系统内残存的牙髓组织和感染物质里，塑化剂聚合可将这些物质包埋，塑化成一个整体，保持一种无菌状态。在进行塑化治疗时需要尽量去除根管内的牙髓组织。

**33. A**　根管口指髓室和根管的交界处，在后牙，这一交界因髓室底的存在而比较明显，即根管口可见。在前牙由于髓室和根管系统的移行区域无明显的界限而不明显。

**34. B**　牙胶在根管充填中通常是由主牙胶尖和副牙胶尖作为根管充填的主体材料，在热牙胶垂直加压根管充填中，也可由回填注射枪将加热后具有流动性的热牙胶注射入根管内进行冷却。近来，一些新产品牙胶尖表面涂布生物陶瓷类材料，从而获得了部分抑菌性，传统的牙胶材料不具备消毒和抑菌的特性。

**35. E**　临床上，樟脑酚可以用于根管内封药，杀灭细菌微生物。它的主要成分包括樟脑、苯酚和乙醇。

**36. A**　氧化锌丁香油水门汀以粉、液两部分组成。粉剂主要是氧化锌、松香及少量硬脂酸锌。液体主要是由丁香油和橄榄油组成。其中，丁香油具有镇定止痛的作用，对牙髓具有安抚效果。

**37. A**　使用复合树脂或玻璃离子体粘固剂充填牙齿时，不可用氧化锌丁香油糊剂垫底。丁香油可破坏复合树脂中的聚合物及玻璃离子体粘固粉中的羧基与牙齿组织中钙离子所发生的离子反应。有破坏作用的还有氯仿、酒精等。

**38. B**　牙髓坏死一般由各型牙髓炎发展而来，此外，正畸矫治所施加的过度创伤力，外伤打击，修复治疗对牙体组织进行预备时的过度手术切割产热以及使用某些修复材料（如复合树脂、硅酸盐粘固剂）所致的化学刺激或微渗漏也可引起。若牙髓组织发生严重的营养不良及退行性变性，由于血液供应的不足，最终可发展为牙髓坏死（又叫渐进性坏死），常见于老年人。规范的龋齿充填术，不会致使牙髓坏死，而是一种保护牙髓的措施。

**39. D**　副根管是发自髓室底或根管的细小分支，穿过牙本质和牙骨质与牙周膜相连的管道。发自根管的水平分支，与根管几乎成垂直角度的为侧支根管，属于副根管的一种。在根尖部根管均匀分为2支为根尖分叉；根尖部根管分为许多细小分支为根尖分歧；相邻两个主根管之间呈水平方向走行的交通支为管间交通支，呈峡状的交通结构为根管峡区。

**40. B** 发自磨牙髓室底与根分叉区相交通的管道为副根管。副根管可将髓腔内的感染物传导至根分叉区，若失活剂直接放置于髓室底，如果存在副根管，副根管有可能将失活剂漏到根分叉区域，引发根分叉区域的损伤。

**41. C** 细菌易定植于坏死的牙髓组织中，即所谓的摄菌作用，因此它比健康的牙髓更易于被细菌感染。牙髓坏死若不及时治疗，病变可向根尖周组织发展，导致根尖周炎。

**42. D** 局部浸润麻醉（骨膜上麻醉）是将麻醉液注射到根尖部的骨膜上，麻醉剂不能渗透致密的密质骨，一般用于麻醉上颌牙，下颌前牙及上下颌乳牙。下颌第一磨牙的牙髓麻醉一般行下牙槽神经阻滞麻醉。

**43. C** 氢氧化钙在局部保持较高的pH环境，中和炎症产生的酸性物质，可消除炎症、减轻疼痛，抑制细菌繁殖。它可作为乳牙的根管充填材料，但不可作为恒牙的永久性根管充填材料。若不慎超出根尖孔，可被逐步吸收。氢氧化钙本身不具有X线阻射特性，一些材料中添加了硫酸钡等阻射材料才具有了X线阻射性。

**44. E** 牙周韧带内注射用于患有牙髓炎或根尖周炎而采用其他麻醉方法效果不佳的患牙。某些特殊病例如血友病患者也常行牙周韧带内注射。因其可麻醉单个牙根，可用于疼痛牙根的确定。而该方法在注射过程中或注射后会导致不适，患有牙龈炎的患牙可能引起细菌感染，有严重牙周病的患牙不宜使用该法。

**45. A** 恒牙需根管内使用氢氧化钙糊剂时，可借助专用的注射针头、手用锉或螺旋输送器等将其导入根管内到达根尖部，因为氢氧化钙糊剂接触根管壁才能起到消毒作用，但应避免将氢氧化钙糊剂推出根尖孔。糊剂超出根尖孔有可能引起患者的疼痛不适。无论是否有根尖周炎，氢氧化钙糊剂都不能刻意地注射进根尖周组织。封药时间至少要达到1周，才能充分发挥其抗菌作用。在根管永久性充填前需要完全取出，否则残留的氢氧化钙糊剂可能造成根管欠填。

**46. A** 根尖切除术是通过刮除根尖周病变组织，切除感染的根尖，处理根尖残端，利用血块机化使钙化物质沉积，来促进根尖周病愈合的一种外科手术方法。根尖切除术用于不能进行根管治疗的病例，如根管治疗术失败且原有根管充填物无法去除或已做桩冠修复，或根管狭窄、弯曲、根管器械折断使根管堵塞不通，或根尖折断且已形成慢性根尖周炎或慢性根尖周炎合并超充根充材料无法取出等。常用于前牙、前磨牙，磨牙视解剖情况可酌情处理。

**47. D** 牙根未发育完成的牙经诱导成形术后，牙根发育状况分为4型：①根尖继续完成发育、管腔缩小，根尖封闭；②根管腔无任何变化，根尖封闭；③X线片上见钙化屏障在根端1/3处形成；④X线片上未显示牙根发育，单根管内探测有阻力，表明根尖处有钙化屏障。而选项D是牙内吸收的X线片表现。

**48. C** 老年人好发根面龋，常发生在牙龈退缩的牙骨质面。根面龋缺损处有软化的龋坏组织，边界不清晰，表面不光滑，着色明显。根面龋需要与颈部楔状缺损相鉴别，后者缺损处质地坚硬，边缘整齐，表面光滑，无染色。

**49. D**　①当隐裂纹局限于釉质层内时，无临床症状。治疗：酸蚀后用釉质粘接剂光固化处理。②当隐裂纹达牙本质浅层，牙本质过敏。治疗：沿裂纹备洞，光固化复合树脂粘接修复。③当隐裂纹波及牙本质中、深层，出现可复性牙髓炎或者牙髓炎症状，咬楔试验阳性。治疗：可复性牙髓炎可行间接盖髓术；若已有不可复性牙髓炎症状，则行根管治疗，术后全冠修复。④当隐裂纹达牙髓腔，出现牙髓炎、牙髓坏死或根尖周炎症状，可有明显咬合痛。治疗：根管治疗，术后及时冠修复。⑤当患牙劈裂，可出现牙髓－牙周联合病变症状。治疗：根据患牙牙位和劈裂位置不同，选择截根术、牙半切术或拔除术。

**50. D**　若 RDT≥2mm，牙髓无不良反应；若 0.5mm＜RDT≤1mm，牙髓出现轻度炎症，局部少许反应性牙本质形成；若 0.25mm＜RDT≤0.5mm，牙髓炎症较明显，局部可有较多反应性牙本质形成；若 RDT≤0.25mm，牙髓炎症严重，可出现化脓灶并找到细菌，局部的反应性牙本质比较少，而刺激性牙本质比较多。

**51. E**　牙根纵裂好发于中老年人，多发生在磨牙。患者多因咬合不适或咀嚼疼痛就诊，也可伴有牙髓病、根尖周疾病及牙周病的表现。口腔检查会发现牙齿叩诊可有疼痛，可探及深及根尖的细窄牙周袋，有不同程度的牙齿松动，并可存在殆力负担过重或牙周组织的慢性炎症。X 线可表现出从根尖部到根管口长度不等的直线状均匀增宽，晚期可见裂片从牙颈部断裂分离，或是牙根出现移位。髓腔特有的 X 线表现为诊断牙根纵裂的主要依据。

**52. D**　用银汞合金充填术时，倒凹、沟槽等辅助固位形的制作一般在垫底完成后再进行。银汞合金材料是电和热的良导体，充填深窝洞，要进行垫底保护牙髓。磷酸锌粘固剂对牙髓组织的刺激性大，不适于直接进行深龋洞的垫底。聚羧酸盐粘固剂与氧化锌丁香油水门汀较为类似，对牙髓及牙龈的刺激比较轻微，可用于深龋洞的垫底，但不可用于直接盖髓。

**53. B**　牙髓塑化治疗的适应证包括不可复性牙髓炎，根尖周炎，牙髓坏死，牙髓钙化但根尖部可由 15 号根管锉疏通者，根管细小弯曲的患牙，发生器械分离且无法取出的患牙。不宜做牙髓塑化治疗的情况包括：前牙，乳牙和年轻恒牙，完全钙化不通的患牙，准备进行桩核修复桩道预备的根管，根尖狭窄区已被破坏的患牙，准备进行牙齿内漂白的变色患牙。

**54. E**　酸蚀症是指长期接触酸或酸酐所造成的牙体硬组织缺损的疾病。直接病因是酸或酸酐对牙体组织有脱矿作用。酸蚀物质主要包括外源性酸（饮食酸，如果汁、醋酸和碳酸饮料等；酸性药物，如补铁药、口嚼型阿司匹林；职业相关酸性物质等）和内源性酸（胃酸）。临床表现为从开始发生的牙本质过敏现象到不同程度的牙体组织实质性缺损，甚至出现牙髓疾病。严重的工业酸导致的酸蚀症患者还可能出现口腔症状（如咀嚼无力、牙龈出血、味觉减退）及全身症状（皮炎、结膜炎、呼吸道炎症等）。

**55. C**　手调拌型玻璃离子水门汀进行窝洞修复时，应一次性填入缺损处，在 2 分钟内完成，充填体的外形修整应在材料凝固后立刻停止，否则会影响玻璃离子水门汀与牙本质的粘接性。

**56. D**　橡皮障隔离技术主要用于隔绝患

牙和口腔环境，常用于根管治疗、各种冠部预备和粘接。根尖手术可以使用开口器牵拉唇部软组织，无法使用橡皮障进行隔离。

**57. B** 橡皮障隔离的意义包括有效隔湿，隔离感染，牵拉、保护软组织，清晰视野以便操作，防止误吞、误吸，提高操作效率。而橡皮障夹应用在烤瓷冠或全瓷冠时，应注意不要夹持在冠边缘，否则容易损坏修复体。

**58. B** 牙髓温度测试的冷测检查工具包括：①冰棒：初始温度在约 -10℃。②制冷剂：1，1，1，2-四氟乙烯，初始温度可达 -26.2℃，氯己烷初始温度可达 -98℃。③干冰棒：初始温度可达 -56℃。牙科综合治疗台上配备的三用枪不属于牙髓温度测试的冷测工具。

**59. D** 标准化器械从15号至60号，每增大一号，器械尖端直径较前一号增加0.05mm；而从60号直到140号，每增大一号，器械尖端直径较前一号增加0.10mm。

**60. A** 牙内陷为牙齿在钙化前，牙冠（成釉器）表面向内卷叠引起的。轻度牙内陷应尽早诊断及做预防性的充填或修复。而牙齿在发育期间，成釉器形态分化异常所致的牙形态发育异常是畸形中央尖。双生牙是牙蕾发生内陷、卷曲，分裂形成两个形态相似的牙齿。两个正常分开的牙蕾合并在一起形成融合牙。

**61. D** 间接盖髓术是用具有消炎作用和促进牙髓-牙本质修复反应的盖髓剂覆盖于洞底，促进软化牙本质再矿化及修复性牙本质形成，从而保存全部生活牙髓。可适用于软化牙本质不可一次去净，牙髓-牙本质反应能力下降，无主观症状的深龋。但若龋洞过深，出现了自发痛，说明牙髓有不可复性炎症，应进行根管治疗。

**62. C** ISO标准器械的工作端锥度为0.02（2%），即器械的工作端每增加1mm，工作端直径增大0.02mm，15号器械的尖端为0.15mm，距离尖端16mm处的工作端直径应为 $0.15+0.02\times16=0.47$mm。

**63. D** 若下颌第一磨牙远中根有两个根管，则近中根一般都有两个或两个以上的根管。下颌第二磨牙C形根管发生率高，通常远中根管与近颊根管可相连呈C形，需引起高度重视，近舌根管口因其位置靠近舌侧且位于近舌牙尖的下方，该根管通常细小，临床上易遗漏。

**64. A** K型扩孔钻工作刃断面一般为三角形或四方形。K型根管锉（K锉），工作刃断面为四方形。H型根管锉的工作刃断面为逗点状。R型根管锉的工作刃断面为多边形状。光滑髓针的断面为圆形。

**65. B** H型根管锉（H锉），其工作刃部横截面为逗点状，其刃部锐利，切削能力强。H锉只能进行上下提拉动作，适用于直根管内去除大量牙本质，还可用于根管内旧充填物或棉捻的去除。与K型根管器械相比，H锉不易预弯。

**66. E** 固位形是防止充填体在侧向或垂直方向的力量作用下移位、脱落的形状。窝洞的基本固位形结构包括：倒凹固位、鸠尾固位、侧壁固位、梯形固位。而阶梯结构是一种抗力形。

**67. E** K型根管锉（K锉），是由截面方形的钢丝拧制而成，在拧制过程中钢丝的硬度不断增加。K锉一般用于穿透和扩大根管，由于其螺旋刃与锉长轴角度较大（25°~40°），因此有利于在根管内进行提拉以切割根管壁。器械在根管内顺时针旋转时可切割牙本质，旋转角度为1/4~1/2圈。使用K型器械时，逆时针旋转比顺时针旋转更易折断，因此力量仅为顺时针旋转时的一半。

**68. B** 顽固性根尖周病变和经久不愈的窦道可能与放线菌感染有关，因此临床医生对正在接受规范化根管治疗但根尖周损害仍在加重的病例，可以考虑根尖周放线菌感染的可能性。

**69. D** 侧方加压法在侧压器插入至所需长度后，需在根管内停留 15 秒，防止牙胶的回弹。侧压器可旋转 180° 并施加侧向力进入根管，但若在弯曲根管内侧压器旋转角度应小于 90°，以防止器械发生折断。侧压完成后，也应旋转侧压器，使其变松后再从根管内取出，以免将根管内已经充填的牙胶尖带出。

**70. D** 抗力形指的是使充填体和余留的牙体组织获得足够的抗力，在承受咬合力时不发生折裂的形状。窝洞的抗力形结构设计原则主要有洞深、阶梯结构、盒状洞形、去除无基釉和避免形成无基釉、窝洞外形、去薄壁弱尖。而侧壁倒凹是一种固位形。

**71. D** 龋病的四联因素指：致龋细菌，适宜的底物（糖），易感宿主（牙齿和唾液），时间。牙菌斑是细菌在牙面上赖以生存的生态环境，是龋病发生的始动因子。

**72. D** 牙髓电活力测验存在假性反应的可能，不能作为诊断的唯一依据。

**73. B** 釉质发育不全是指牙釉质基质形成不全或缺陷。有两个基本类型：①遗传性：由遗传基因突变导致，一般牙列中所有牙齿均受累；②环境因素：牙发育过程中机体受到某种环境因素的影响，发育过程受到干扰，造成釉质结构缺陷。可为 1 个或多个牙。过多的氟在釉质发育矿化期进入体内，引起氟牙症。氟牙症是釉质发育不全的一种特殊类型。

**74. B** 氟牙症的临床特点是在同一时期萌出牙的釉质上有白垩色到褐色的斑块，严重者还并发釉质的实质缺损。常见于恒牙，发生在乳牙者甚少，程度亦较轻。对摩擦的耐受性差，而对酸蚀的抵抗力强。

**75. B** 特纳牙是指乳牙根尖周严重感染，导致继承恒牙釉质发育不全。这种情况往往见于个别牙，以前磨牙居多。

**76. D** 氟牙症的表面含氟化物多，酸蚀时间应适当延长，一般为 2 分钟左右。

**77. A** 牙内陷是牙发育时期，成釉器过度卷叠或局部过度增殖，深入到牙乳头中所致。牙萌出后，在牙面可见一囊状深陷的窝洞。常见于上颌侧切牙，偶发于上颌中切牙或尖牙。

**78. B** 先天性梅毒牙包括：半月形切牙（哈钦森牙）、桑葚状磨牙、蕾状磨牙。而特纳牙是由于乳牙根尖周严重感染，导致继承恒牙釉质发育不全。

**79. D** 牙内陷最严重的一种是牙中牙。

**80. E** 个别缺牙多见于恒牙列，且多为对称性，最多见缺少第三磨牙。

**81. E** 釉珠一般不需治疗，必要时可将其磨去。

**82. A** 脱位牙 0.5 小时内进行再植，90% 可避免牙根吸收，如果脱位在 2 小时以后再治疗者，牙髓牙周膜内细胞已坏死，不可能期望牙周膜重建，因此只能在体外完成根管治疗术，并需经根面和牙槽窝刮治后，将患牙植入固定。因此时间越早越好，最好控制在 0.5 小时之内。

**83. C** 若患牙咬合不适，龈沟渗血，松动且无移位（伴半脱位症状），则需牙弓夹板固定，且需定期复查判断牙髓状态，必要时行根管治疗术。若症状轻，不松动，只需调殆，进软食2周。若根折后立即进行根管治疗有可能将根管糊剂压入断端，反而影响其修复。

**84. E** 根折的转归有4种形式：断端被结缔组织分开，断面上有牙骨质生长，但未联合；钙化组织将两断端联合，与骨损伤的愈合相似；断端由慢性炎症组织分开，根端一般有活髓，冠侧端牙髓常坏死；未联合的各段被结缔组织和骨桥分开。但牙根吸收不是根折的转归形式。

**85. D** 牙外伤后可能会出现假阴性反应，牙髓可出现暂时性感觉丧失（“休克”状态），此时电活力测试无反应。随着牙髓神经血管修复再生，牙髓有希望恢复活力，从而牙髓电活力测试显示正常。

**86. B** 因骨膜坚韧、致密，脓液积聚于骨膜下所产生的压力很大，疼痛达到最高峰，所以在骨膜下脓肿时期，患牙的持续性、搏动性跳痛更加剧烈。

**87. A** 根管消毒方法主要有4种：药物消毒、微波消毒、超声消毒及激光消毒，其中药物消毒最常用。

**88. E** 解剖性根尖孔指的是根管在牙根表面的开口。根管预备的终止点为根尖止点。根管预备只需到达根管根尖部的牙本质牙骨质界，该处距根尖0.5~1mm。

**89. B** 龋损的好发牙面以殆面居首位，其次是邻面，再次是颊面。而边缘嵴不易滞留菌斑，因此不是龋病易发部位。

**90. D** 猛性龋为特殊类型的急性龋。表现为在短期内（6~12个月）口腔内有多个牙齿、多个牙面发生龋坏，尤其在通常不易发生龋坏的下颌前牙甚至是切端部分发现龋损。可见于儿童初萌牙列，一般与牙齿的发育和钙化不良有关；也可见于患者涎腺功能被破坏或出现障碍时，如头颈部放疗后或患口干症者。

**91. C** 目前公认，牙髓活力电测验在判断牙髓是死髓还是活髓方面是比较可靠的。试验性备洞是判断牙髓活力最可靠的检查方法，但由于该方法会造成完好牙体组织或修复体的破坏，因此只有在其他方法不能判定牙髓活力或不能实施时才考虑使用。

**92. B** 急性牙髓炎疼痛的性质具有下列特点：自发性阵发性痛；温度刺激加剧疼痛；夜间痛；疼痛不能自行定位。所以选项ACD是急性牙髓炎共有的疼痛性质。急性牙髓炎化脓期，牙髓已有化脓或部分坏死，患牙可表现为“热痛冷缓解”。这可能是由于牙髓的病变产物中有气体出现，受热膨胀后使髓腔内压力进一步增高，产生剧痛；反之，遇冷可使气体体积收缩，减少压力而出现疼痛缓解。

**93. B** G. V. Black分类是以龋损发生的部位为依据，将制备的窝洞分成5类。Ⅰ类洞是发生在所有牙面发育点隙裂沟的龋损所制备成的窝洞。Ⅱ类洞是发生在后牙邻面的龋损所制备的窝洞。Ⅲ类洞是前牙邻面未累及切角的龋损所制备成的窝洞。Ⅳ类洞是前牙邻面累及切角的龋损所制备成的窝洞。Ⅴ类洞是所有牙的颊（唇）舌面颈1/3处的龋损所制备成的窝洞。

**94. E** X线检查结果是牙髓钙化的重要诊断依据，X线片显示髓腔内有阻射的钙化物（髓石）或呈弥漫性阻射影像而使原髓腔处的透射区消失。

**95. C** 牙髓温度测试与对照牙做比较，结果分为正常、敏感、迟钝和无反应。(1) 正常：被测牙与对照牙感觉相同。(2) 敏感：①被测牙比对照牙感觉强烈或略感疼痛，但去除刺激后感觉持续短暂时间后消失（即一过性敏感），提示牙髓充血现象；②被测牙疼痛，刺激去除后仍持续一段时间，或刺激去除片刻后才有疼痛反应并持续一段时间（迟缓性痛），说明牙髓处于炎症状态。（3）迟钝：被测牙比对照牙感觉轻微许多，或加强刺激才能出现轻微感觉，说明牙髓可能处于牙髓炎症晚期、慢性牙髓炎或牙髓变性的状态。（4）无反应：被测牙对冷热刺激均无感觉，说明被测牙牙髓坏死。

**96. D**　Black 分类法中，Ⅲ类洞是前牙邻面未累及切角的龋损所制备成的窝洞，包括切牙和尖牙的邻面洞、邻唇面洞和邻舌面洞。

**97. A**　窝洞的深度是指使充填体能承受正常咀嚼压力的最小厚度。一般洞深要求在釉牙本质界下 0.2 ~ 0.5mm 的牙本质上，具有弹性的牙本质可更好的传递应力。

**98. A**　倒凹是机械固位，是在洞底的侧髓线角或点角处平洞底向侧壁牙本质做出潜入小凹，也可沿线角做固位沟。倒凹和固位沟不宜做得太深，以避免切割过多的牙本质，通常以 0.2mm 深为宜。

**99. C**　此题考查牙震荡的定义。牙震荡是牙周膜的轻度损伤，牙齿轻微酸痛感，叩痛（±）~（+），不松动，无移位，可有对冷刺激的一过性敏感症状。X 线片表现正常或根尖周膜增宽。

**100. A**　若发生冠折，对于有活力的牙髓，应在治疗后 1、3、6 个月及以后的几年中每半年复查 1 次，监测牙髓的活力状况。牙的永久性修复都应在受伤后 6 ~ 8 周进行。

**101. D**　上颌中切牙是单根管，髓室与根管无明显界限，根管多在根尖 1/3 偏向唇侧或远中。

**102. B**　上颌第一前磨牙，根管变异通常比较复杂，多为双根双根管（高于 80%），有时为 1 个扁根管。

**103. D**　上颌第一磨牙：常见 3 ~ 4 个根管（2 ~ 3 个颊根管，1 个腭根管），腭根管最长，近颊根管口位于髓室底的最颊侧，弯曲且较细、变异多，近颊出现 2 个根管的比例约为 66%。

**104. B**　X 线片可见 46 根尖周大面积低密度影，边缘不整齐。根据 X 线片结果考虑为 46 慢性根尖周炎或慢性根尖周炎急性发作。

## 二、A2 型题

**105. D**　根据患者的临床症状及相关检查，符合深龋的临床诊断。在深龋的治疗中，需要使用间接盖髓剂来促进修复性牙本质的形成，氢氧化钙是临床上常用的间接盖髓剂。氧化锌丁香油水门汀可用于安抚治疗。

**106. D**　本题考查复合树脂充填后冷热刺激痛原因。患牙诊断为深龋，术后 1 天即出现冷热刺激痛有可能是制备窝洞时压力过大或冷却不足造成牙髓刺激（持续钻磨产热过多；钻针陈旧钝化或钻头过小常需增加钻磨压力并延长钻磨时间而增加热刺激；慢速手机去腐时窝洞若湿润，产热不易扩散；使用高速涡轮手机降温不足；制备修整窝洞时，过多或长时间切割牙本质小管产生机械刺激）；剩余牙本质厚度较薄时，未行间接盖髓术；使用全酸蚀粘接系统处理牙本质时，未充分冲洗酸蚀剂或酸蚀时间过长导致牙本质酸蚀过度；使用全酸蚀粘接系统时，牙本质过于干燥，粘接剂未能完全封闭脱矿的牙本质小管；遗漏龋洞或其他牙体组织病损。树脂充填后 1 天，继发龋尚未有时间形成。

**107. A**　根据患者的主诉及临床检查，该患牙有深大龋坏，冷测迟缓性痛，去腐未净露髓，无论穿髓孔大小，均应确诊为慢性牙髓炎，此时的治疗计划应为根管治疗及修复。

**108. D** 患牙36临床检查冷测反应同对照牙，诊断为深龋。在去净腐质后由于探针探查窝洞底部而造成机械性露髓，穿髓孔直径小于0.5mm，符合直接盖髓术的适应证，应行直接盖髓术。术后观察1～2周后，患牙无症状且牙髓活力正常，再行永久充填治疗。

**109. E** 复合树脂充填后出现疼痛症状应该判断疼痛的来源及原因。本题中患牙冷诊同对照牙，说明牙髓在树脂充填后没有出现牙髓激惹。当充填材料过高或后牙复合树脂整块充填聚合收缩应力，均可能造成咬合疼痛。此时临床处置首先应检查咬合，调磨咬合高点。

**110. C** 临床检查见牙髓状态正常，去腐后窝洞底部达牙本质浅层，患牙应诊断为中龋。此时可直接进行复合树脂充填术。间接盖髓术可用于深龋、外伤等造成的近髓患牙。

**111. E** 为进行患牙的治疗，首先应鉴别患牙为深龋、可复性牙髓炎还是慢性牙髓炎。需判断牙髓的状态（采用牙髓温度测试，必要时联合诊断性治疗的方法）来辅助明确诊断。

**112. D** 牙震荡患牙叩痛（+）或（±），不松动，无移位。单纯牙震荡无需特殊治疗，必要时可调𬌗患牙，休息1～2周。有些牙齿外伤后牙髓活力测试可能出现暂时的异常，不可以立即根管治疗，需要定期复查，监测牙髓活力直至恢复正常。若明确牙髓坏死再行根管治疗。

**113. B** 继发龋是指发生在龋病治疗后，充填体周边牙体组织的龋坏。本题中45的𬌗面充填材料在位，边缘完好无龋坏，没有发生继发龋。临床检查见45颊侧牙颈部深大龋坏累及牙本质深层，而牙髓温度测试显示牙髓状态正常，故应诊断为再发龋。

**114. B** 根据患者的临床检查患牙颈部1/3折断，牙龈有渗血，松动Ⅰ度，无移位，可诊断为：11牙冠折、牙半脱位。余留牙体组织与对𬌗牙无咬合创伤，牙半脱位多无需处理。牙冠折断后，穿髓孔直径为2.5mm，不是直接盖髓术的适应证，应行根管治疗术后牙冠修复，注意外伤牙不可直接一次性根充。

**115. B** 根据临床检查，可知37诊断为楔状缺损，楔状缺损是一种牙体硬组织的非龋性疾病。该病例中，缺损已达牙本质中层，此时为防止病变进一步加深，应即刻行复合树脂充填治疗。

**116. B** 根据患牙龋坏达牙本质中层，诊断为深龋，窝洞为Ⅰ类洞。玻璃离子水门汀由于强度不足，不能单纯用于Ⅰ类洞的充填修复。使用银汞合金进行深龋的充填治疗时，窝洞深度超过釉牙本质界下0.2～0.5mm的部分需要垫底。当患牙洞深未近髓，可采用单层垫底。聚羧酸盐水门汀对牙髓刺激小，可作为单层垫底材料；磷酸锌粘固剂则因刺激性大，不能直接单层垫底。若洞深近髓，则应双层垫底，一般先用氢氧化钙或氧化锌丁香油水门汀覆盖近髓洞底，再用磷酸锌粘固剂或聚羧酸盐粘固剂垫底至标准深度。

**117. A** 该患者的患牙2年前行树脂充填治疗后，近1周出现对冷热食物的反应性疼痛。通过临床检查可知46牙髓活力正常，不处于牙髓炎症状态。结合46充填体边缘有龋损，提示发生继发性龋坏。

**118. C** 患者21牙齿完全脱位，牙体完好并保存在牛奶内，但脱位时间超过2小时，牙髓和牙周膜细胞已经坏死，此时预后无法形成牙周膜重建，只能在体外即刻完成根管治疗并处理根面及牙槽窝，将患牙再植后固定。

**119. C**　根据临床检查可知，35 牙髓温度测试疼痛明显，去除刺激后疼痛持续一段时间，判断牙髓处于不可复性的炎症状态，对应处置应为根管治疗；36 牙髓温度测试结果为一过性敏感，判断牙髓可能处于可复性炎症状态，应该去除旧充填材料，安抚或间接盖髓，如果出现不可复性牙髓炎症，再进行根管治疗，如牙髓活力恢复正常，则进行永久充填。

**120. D**　根据临床检查结果可知，15 充填体边缘虽密合未见龋坏，但患牙表现为“热痛冷缓解”，且叩痛（±），可判定牙髓处于急性化脓性炎症状态；17 充填体边缘可见龋损，牙髓温度测试结果为一过性敏感，表明牙髓处于可复性炎症状态。根据患者主诉的疼痛性质可判定主诉牙最可能为 15，可能诊断为慢性牙髓炎急性发作。该题同时提醒大家注意一种答题技巧，答题时可以首先明确问题是什么，有时可以少走些弯路，节省时间。

**121. C**　根据临床检查可知，36 冷测敏感，提示其牙髓处于炎症状态，结合主诉症状、临床检查及 X 线片辅助检查，36 牙体完好，且有重度牙周炎，判定 36 应为逆行性牙髓炎。

**122. B**　根据临床检查可知，15 旧充填材料完全脱落，牙髓温度测试结果为一过性敏感，应诊断为可复性牙髓炎，而不是楔状缺损；16 充填体在位，冷刺激一过性敏感，同样处于可复性牙髓炎的状态。

**123. B**　根据临床检查可见 36 冠方重度磨耗，牙本质深层暴露，牙髓温度测试引发剧烈且持续的疼痛，表明此时牙髓处于不可复的急性炎症状态，对应治疗应为根管治疗。

**124. C**　本病例中患者出现因磨耗导致的牙本质暴露，并出现牙本质敏感，牙髓活力正常，此时对应的治疗方案应为牙齿脱敏治疗。

**125. C**　根据患者病史资料可知充填治疗已五年，临床检查见明确继发龋坏，X 线片见冠方有暗影近髓腔，且目前已出现自发性隐痛，冷测迟缓性痛，考虑继发龋坏进展导致的慢性牙髓炎。

**126. A**　本题考查完全脱位牙的临床处置。病例中患牙脱位 15 分钟就诊，牙含口内，无特殊污染，一般暂不特殊处理牙周组织和牙髓组织，切忌搔刮根面及牙槽窝内壁。用生理盐水冲洗患牙及牙槽窝后尽快行再植术并松牙固定，定期复查，检测牙髓活力。因患者 25 岁，患牙为成年恒牙，可分次行牙髓摘除术和根管充填术。

**127. B**　本题考查牙脱出性脱位的临床处置。患者 11 部分脱位，此时应在局麻下复位，并行松牙固定术 4 周，术后 2 周、4 周、6～8 周、6 个月、1 年、5 年定期复诊检查牙髓活力，如果明确牙髓坏死，则进行根管治疗。

**128. A**　患牙术前初步诊断为深龋，术中在去腐未净时发生穿髓，说明龋损发展已经累及牙髓，牙髓已经处于炎症状态，故可推断术前诊断有误，此患牙应诊断为慢性牙髓炎。

**129. E**　牙髓温度测试时，当可疑患牙同对照牙一样，出现短暂的轻度感觉反应，去除刺激后反应立即消失，则表示牙髓状态正常；当出现疼痛但刺激源去除后疼痛即刻消失，表明处于可复性牙髓炎的状态；当产生疼痛反应，且疼痛反应在去除刺激源后仍持续一段时间，表明牙髓出现不可复性炎症。本病例中热测出现明显的激发痛症状，判定牙髓处于急性炎症状态。

**130. B**　牙隐裂好发于中老年后牙𬌗面，以上颌第一磨牙最常见，患牙常见明显磨损和高陡牙尖，一般伴较长时间的咀嚼不适或咬合痛，咬在某一特殊部位可引起剧烈疼痛。叩痛显著处为隐裂所在位置。病例中患者17岁，无咬硬物史，叩痛（-），且患者的主诉牙位前磨牙区为畸形中央尖好发牙位，因此进一步检查应着重注意是否存在畸形中央尖折断所导致的牙髓腔暴露感染。

**131. A** 畸形中央尖的治疗原则为：①容易折断而露髓的较为尖、长的畸形中央尖，临床可在局麻下一次性磨除该中央尖后盖髓。或者在调磨对颌牙的同时少量多次地调磨畸形中央尖，等待修复性牙本质的形成。②若畸形中央尖已经折断，根据牙根的发育情况进行根管治疗、根尖诱导成形术或根尖屏障术。③对于牙根形成过短而合并根尖周严重感染的患牙，根尖周病变与龈沟或牙周袋相交通者，以及重度松动患牙，应拔除。④圆钝且无妨碍的畸形中央尖，临床可不做处置，观察，不适随诊。

**132. D** 对于牙根形成过短而合并根尖周严重感染的患牙，根尖周病变与龈沟或牙周袋相交通者，以及重度松动患牙，应拔除。

**133. E** 次氯酸钠是强氧化剂，其水溶液具有广谱杀菌效力，能迅速杀灭常见的致病菌和病毒，如粪肠球菌、大肠埃希菌、金黄色葡萄球菌、枯草芽孢杆菌、白色念珠菌以及乙型肝炎病毒等，是广泛应用的日常环境消毒剂。

**134. C** 次氯酸钠溶液是临床上常用的根管冲洗液，常用的浓度为0.5%～5.25%。次氯酸钠溶液可以迅速杀灭常见的致病菌和病毒，其具有刺激性，药液溢出到口腔黏膜或皮肤可能造成灼伤，且次氯酸钠溶液在根管内冲洗时切忌加压。

**135. D** 次氯酸钠溶液在冲洗时应使冲洗液始终位于根管系统内，避免将冲洗液推出根尖孔，造成根尖周组织的损伤。

**136. D** 根管内冲洗的常用针头为27号～30号，冲洗针头过粗会影响冲洗针头深入根管进行有效冲洗。冲洗针头在冲洗时需要进入根尖区，但是在冲洗时不能卡紧根尖区加压推注，以防止根管冲洗液推入根尖孔外造成根尖周组织的损伤。该溶液有可能对皮肤或口腔黏膜造成灼伤，在冲洗时应注意保护。根管预备中每更换一支器械都需要进行根管冲洗。

**137. D** 超声荡洗是一种临床上普遍使用的高效根管清理手段，尤其适合清理根管系统中难以清理的侧支根管和峡区等区域。临床上可以配合次氯酸钠和17%的EDTA溶液进行使用。对于直根管可进入到根尖区，弯曲根管中使用时需要预弯。超声荡洗时应避免荡洗针接触根管壁，否则有产生台阶和穿孔的风险。

**138. B** 氢氧化钙依靠氢氧根的碱性抑制绝大部分根管内细菌，抑菌并使感染得到控制。但粪肠球菌例外，其可以耐受氢氧化钙糊剂的碱性环境，因此粪肠球菌难以被氢氧化钙有效杀灭。在恒牙根管内使用时可以借助专用的注射针头、手用锉或螺旋输送器等将其导入到根管内，但应避免将其推出根尖孔。其在根管内的封药具有良好的生物安全性。

**139. C** 临床上使用17%的EDTA溶液进行根管冲洗，该溶液无任何杀菌效果，组织相容性好，可以和牙本质中的钙离子结合使牙本质脱矿，长期放置于根管内会造成牙本质壁强度下降，有发生穿孔的风险。

**140. A** 氯己定是一种阳离子表面活性剂，具有广谱抗菌的特性。口腔临床常用2%质量浓度的氯己定葡萄糖酸盐水溶液，可以有效杀灭粪肠球菌。可以与牙本质壁结合并在一段时间内逐渐释放，是唯一的长效根管冲洗剂，且不会产生细菌耐药。不具备去除玷污层的能力。

**141. C**　浆液期是急性根尖周炎的早期，由于根尖周膜的充血而表现出患牙咬合痛。此时一般无自发痛或只有轻微钝痛，有时患者还可诉有咬紧患牙反而稍感舒服的症状。临床检查可见患牙叩痛（+）~（++），扪诊患牙根尖部位有不适或疼痛，此时牙龈无明显异常。病例中患牙温度测试无反应，考虑牙髓已坏死，结合X线片影像显示根尖区未见暗影，牙槽骨有吸收，考虑急性根尖周炎浆液期，慢性牙周炎。

**142. B**　急性根尖周炎根尖脓肿阶段，主要表现为患牙出现自发性、剧烈持续的跳痛，患牙伸长感加重。临床检查可见患牙叩痛（++）~（+++），松动Ⅱ度至Ⅲ度。根尖区牙龈潮红，扪诊可有轻微疼痛，但尚无明显肿胀。可有对应的淋巴结肿大及压痛。本题考点主要为鉴别急性根尖周炎与智齿冠周炎，以及鉴别急性根尖周炎和慢性根尖周炎急性发作。根据患者主诉症状及临床检查，可知48非主诉患牙，主诉患牙为47，因X线片显示47根尖区未见暗影，则诊断应为急性根尖周炎，而非慢性根尖周炎急性发作。

**143. B**　急性根尖周炎骨膜下脓肿期的患牙表现为更加剧烈的持续性、搏动性跳痛，患者疼痛到达最高峰，可伴有体温升高和身体乏力等全身症状。患牙所在区域淋巴结可有肿大。患牙叩痛（+++），松动Ⅲ度，牙龈红肿，移行沟变浅，有明显的压痛，扪诊深部有波动感。严重者可以出现颌面部蜂窝组织炎症。骨膜下脓肿又称牙槽骨骨膜炎或颌骨骨膜炎，此时局部症状明显，全身症状不重。若全身症状明显，则应注意防止发生颌骨骨髓炎和败血症等并发症。

**144. E**　本题考虑患牙处于急性根尖周炎黏膜下脓肿期，首先处理原则为开髓，疏通根管，引流根尖炎症渗出物同时对黏膜下脓肿行脓肿切开引流术，待急性症状缓解后再予以根管治疗。

**145. D**　上颌侧切牙有时在其舌侧会有畸形腭面沟的存在，当该结构延伸至牙根面时形成畸形根面沟，该解剖结构可能导致牙周炎症，当炎症进展至根尖区时可以形成逆行性牙髓炎，进而可造成根尖周炎。本病例患牙的诊断应为牙周－牙髓联合病变，已经形成了根尖炎症，其病因在于上颌侧切牙畸形根面沟的存在。

**146. C**　当患牙根管已进行桩冠修复而根管桩不能取出或去除可能造成很大根折风险时，可以行根尖手术。

**147. E**　X线片可见患牙冠部异常低密度，根尖周可见明显低密度影，边缘不整齐。首要考虑为慢性根尖周炎。

**148. B**　根尖周囊肿，经过完善根管治疗后仍不愈合，则可以考虑直接行根尖手术。

**149. A**　下颌切牙常见的根管解剖学变异为双根管，临床治疗双根管下颌切牙时容易遗漏舌侧根管。本例患牙拍摄CBCT见舌侧根管遗漏，则应重新进行完善的根管再治疗。

**150. A**　患牙为单根前牙，未邻近重要解剖结构，且牙根较长，根尖区存在感染，折断器械在根尖区无法取出或建立旁路，此时应将折断器械上段的根管部分进行根管充填，然后行根尖手术封闭根尖并清理根尖炎症。

**151. A**　上颌第一磨牙近中颊根的根管常见的解剖学变异为有第二甚至第三根管的存在。本例中经CBCT检查明确有$MB_2$根管遗漏，则此时应进行根管再治疗完善清理和充填

$MB_2$ 根管。

**152. A** 根管穿孔发生后应该尽早进行修补，本例患牙的穿孔为新鲜穿孔，应该在穿孔即刻进行修补，以防止对牙周组织的进一步损伤。在穿孔修补材料的选择上应该首选生物陶瓷类材料，如 MTA（三氧化物聚合物）或 iRootBP Plus 等，复合树脂材料对于牙周组织刺激较大，不能用于髓室底穿孔的修补。

**153. D** 术前见近颊根管重度弯曲，初尖锉可到达工作长度，随着手动预备而工作长度丧失，此时最可能的原因为根尖段形成了台阶。形成台阶的原因有很多，如没有回锉，手用 K 锉进入根管前没有预弯，根管预备过程中产生的碎屑没有充分冲洗，根管预备中没有润滑根管等。

**154. D** 根据患者的临床检查 21 切缘比 11 短约 2mm，结合 X 线片显示 21 根尖区牙周膜间隙消失可以判定 21 牙嵌入性脱位。对于成年人，此类牙外伤的治疗原则为复位固定，2 周复查如明确牙髓坏死，则行根管治疗。

**三、A3/A4 型题**

**155. A** 可复性牙髓炎患牙牙髓温度测试结果应为一过性敏感；逆行性牙髓炎患牙应可探及深达根分叉区或根尖区的牙周袋，本病例中附着丧失为 2 ~ 3mm，一般不会导致逆行性牙髓炎；慢性根尖周炎急性发作时牙髓已经坏死，牙髓温度测试应为无反应。根据题干信息“温度测试结果为敏感，探及附着丧失”，则最可能诊断为 46 慢性牙髓炎急性发作，慢性牙周炎。

**156. C** 患牙诊断为 46 慢性牙髓炎急性发作，慢性牙周炎。X 线检查结果应为冠方低密度影像累及牙髓腔，根尖区无暗影或根尖区牙周膜间隙轻度增宽，因探及附着丧失 2 ~ 3mm，牙槽骨影像可吸收达根颈 1/3。

**157. C** 患牙诊断为慢性牙髓炎急性发作和牙周炎，针对慢性牙髓炎急性发作的治疗为根管治疗及冠修复，针对牙周炎应进行牙周治疗。

**158. C** 根据患者的主诉，临床症状为夜间痛，放射痛和疼痛无法定位等特点，结合饮用冷水时引起疼痛，考虑主诉牙诊断为急性牙髓炎或慢性牙髓炎急性发作。龈乳头炎疼痛为持续性胀痛，患牙有时可出现遇冷敏感，但多可定位且无放射痛。三叉神经痛的发作一般有扳机点，较少夜间痛，冷热刺激也不引发疼痛。根尖周炎可定位且无放射痛，冷热刺激也不引发疼痛。

**159. E** 通过临床检查可知，患者左侧的患牙有两颗，分别位于上颌和下颌。由于患者主诉表现为急性牙髓源性疼痛症状，因此需要先区分可疑牙的牙髓状态，用以明确主诉患牙。首先应采用牙髓温度测试中的冷测，冷测结果敏感的，则为主诉牙。

**160. D** 当牙髓源性疼痛的可疑患牙分别位于上颌和下颌时，如果其他诊断方法对两颗可疑患牙不能做出准确诊断，此时可以考虑使用选择性麻醉法。正确的方法为先对上颌牙进行有效的局部麻醉，一旦疼痛消失则主诉患牙位于上颌。选择性麻醉上颌可疑患牙的原因在于上颌的局部麻醉效果常较好，而下颌的下牙槽神经阻滞麻醉存在着失败的可能。

**161. D** 残髓炎的诊断要点包括患牙有牙髓治疗史，有牙髓炎症的表现，常伴有咬合不适或轻咬合痛，在出现强温度刺激时患牙可有迟缓性疼痛。

**162. B** 当根管再治疗时探查根管内有残髓导致的疼痛症状时可以确诊残髓炎。

**163. A** 残髓炎属于慢性牙髓炎的一种。对于残髓炎的患牙，应该进行彻底完善的根管治疗后再进行修复治疗。牙冠修复为残髓炎患牙完善根管治疗后的下一步治疗计划。

**164. D**　根据患者的症状表现出比较明显的"热痛冷缓解"，可以初步判定患牙处于牙髓急性炎症期牙髓化脓或部分坏死的阶段。此时应首先通过牙髓温度测试明确疼痛的主诉患牙。

**165. A**　根据患者的临床症状（自发痛，夜间痛，进食热食疼痛加重，遇冷可缓解），判定主诉患牙的诊断应为慢性牙髓炎急性发作或急性牙髓炎。26 热诊敏感，为主诉牙。

**166. A**　患者主诉牙诊断为慢性牙髓炎急性发作，应该采取局麻下开髓引流的方法，以释放髓腔压力，可迅速缓解疼痛，完全摘除牙髓，患牙疼痛即可消失。

**167. B**　畸形中央尖好发于下颌第二前磨牙。畸形中央尖折断或被磨损时，临床表现为圆形或椭圆形的黑环，中央有浅黄色或褐色的牙本质釉，在中央有时可见到黑色的小点，该点即为暴露的髓角。颊侧颈部缺损达牙本质中层，一般不至于引发牙髓坏死。牙周袋深度 2～5mm，不考虑牙周－牙髓联合病变。根尖感染形成，最可能的原因是畸形中央尖折断。

**168. C**　畸形中央尖折断而引起牙髓或根尖周感染的患牙，需要拍摄 X 线片了解牙根的生长发育情况和根尖的闭合情况。

**169. E**　对于已经折断的畸形中央尖，可以根据牙根的发育情况进行根管治疗、根尖屏障术或根尖诱导成形术。年轻恒牙首要考虑根尖诱导成形术，待牙根继续发育至根尖孔封闭后，再完善根管治疗；对于长期根尖诱导未能形成根尖屏障的患牙或根尖孔尚未发育完成的成人患牙，可采用根尖屏障术；对于牙根发育完成的患牙，直接进行根管治疗。对于牙根形成过短而又发生根尖周严重感染的患牙，根尖周病变与龈沟或牙周袋相交通者，或重度松动患牙，应进行拔除。

**170. A**　根据题干临床检查结果，首先考虑为畸形舌侧窝，龋坏导致的慢性根尖周炎，需要 X 线片辅助诊断。

**171. D**　病例中未提供有关急性炎症的症状，且 PD：2～3mm，牙槽嵴顶无明显破坏影像，不考虑牙周炎。患牙 X 线片显示根尖区骨质破坏的影像是确诊慢性根尖周炎的关键依据。

**172. B**　牙中牙是牙内陷中较严重的形态变异，X 线片未见牙中牙影像。否认外伤史，X 线片未见根折影像。临床检查见 12 牙冠变色，唇面无龋坏，舌面舌侧窝可见深凹陷，有龋坏达龈下约 0.5mm，表面可见食物残渣残留，PD：2～3mm，可知患牙为畸形舌侧窝引起的龋坏最终导致慢性根尖周炎。

**173. B**　口腔卫生良好，软垢（－），牙石（－），PD：2～3mm，未探及深牙周袋，无需牙周治疗。牙内陷应视其牙髓是否遭受感染而定。此病例因牙内陷而导致慢性根尖周炎，因此需根管治疗。

**174. C**　遗传性乳光牙本质临床表现为牙冠呈微黄色半透明，光照下呈现乳光；釉质易从牙本质表面分离使牙本质暴露，形成严重的咀嚼磨损，造成咀嚼、美观和语言障碍，甚至继发颞下颌关节功能紊乱。

**175. A**　遗传性乳光牙本质，其属于常染色体显性遗传病，男女患病率均等，乳、恒牙均可发生。

**176. B**　遗传性乳光牙本质，牙萌出后不久，髓室和根管完全闭锁。

**177. B**　遗传性乳光牙本质，为防止进一步过度磨损，可行全冠修复，或殆垫修复。

**178. A** 釉质发育不全指在牙发育矿化期间，由全身疾患、营养障碍或严重的乳牙根尖周感染导致的釉质结构异常。根据致病的性质不同，有釉质发育不良和釉质矿化不全。根据釉质发育不全的程度可分为轻症和重症，轻症釉质形态基本完整，仅有色泽和透明度的改变，形成白垩状釉质；重症牙面有实质性缺损，即在釉质表面出现带状或窝状的棕色凹陷。四环素牙是在牙发育矿化期服用的四环素族药物在牙本质层着色，可伴有釉质缺损，恒牙、乳牙均可受累。氟斑牙是在牙发育矿化期有高氟地区居住史，病变呈白垩色，褐色至灰黑色，可伴有缺损，多为恒牙，很少波及乳牙。遗传性牙本质发育不全又称遗传性乳光牙本质，是人类最常见的显性遗传病的一种，牙齿颜色从灰色到棕紫色或黄棕色，均伴有罕见的半透明或乳光色，乳牙和恒牙均可受累，X线片可发现髓腔和根管过早的部分或完全堵塞、闭锁。

**179. E** 引发釉质发育不全的局部因素为乳牙根尖周严重感染，导致继承恒牙釉质发育不全。

**180. E** 中切牙、侧切牙、尖牙和第一磨牙，即出生后第一年发育形成的牙齿，是釉质最常受侵犯的牙齿。前磨牙、第二磨牙和第三磨牙极少受侵犯，因为它们的釉质形成三岁以后才开始。

**181. A** 根据釉质发育不全的部位，推断发育障碍的时间：11、13、16、21、23、26、31、32、33、36、41、42、43、46 近切缘处和牙尖处出现缺损——出生后第1年内；累及12、22 切缘釉质——出生后第1年末或第2年初；累及14、24、34、44 切缘釉质——出生后第1年末或第2年初；累及15、17、25、27、35、37、45、47 切缘釉质——出生后第2~3年。

**182. A** 釉质发育不全是牙在颌骨内发育矿化期间所留下的缺陷，而在萌出以后被发现的，并非是对牙萌出后机体健康状况的反映。所以对这类患牙再补充维生素D和矿物质是毫无意义的。

**183. C** 釉质发育不全的治疗方案可根据缺损大小，患者经济状况及要求等采用贴面或全冠修复，贴面修复中树脂贴面费用相对较低。患者要求前牙美容修复，不想磨除过多牙体组织，不考虑过多的花费，综合考虑可为该患者行纳米树脂贴面美容修复。

**184. E** 充填后牙齿折裂的原因主要是剩余牙体组织抗力不足，常见原因有：①窝洞制备缺陷，如窝洞点线角过锐，存在无基釉或薄壁弱尖等。②患牙存在隐裂未发现。③材料选择不当，隐裂牙不宜用银汞合金充填。隔湿不当时，银汞合金遇水延缓性膨胀。④咬合关系异常，对颌牙有异常牙尖未调磨。

**185. D** 牙冠折裂后，如果冠折片小，则去除旧充填体后重新充填；如果折裂片较大，但断端位于龈上，重新备洞充填或嵌体修复；折裂片较大的牙髓治疗后的牙齿，建议充填后冠修复或桩核冠修复；牙齿折裂至龈下不深的，视情况做冠延长术，重新修复；如在龈下过深（>4mm），考虑拔除。

**186. C** 根据患者的主诉症状考虑左上后牙可能为根管治疗后的牙齿劈裂或牙根纵裂、慢性根尖周炎、殆创伤等情况，为了明确主诉诊断，应通过拍摄患牙根尖片来明确患牙牙根、根管内和根尖周的情况。

**187. C** 根据影像学检查可知26曾行根管治疗，近中颊根呈现J形骨吸收暗影，临床检查见窄而深的牙周袋，水平向叩痛（+），这些都提示有牙根纵裂发生的可能。

**188. C**　单根牙发生牙根纵裂时的治疗方案为拔除患牙，在多根牙的某一个牙根发生牙根纵裂可以考虑通过截根术或牙半切术来保存患牙。

**189. C**　外伤后对患牙进行X线检查非常重要，可了解患牙牙根是否发生根折、移位，明确牙根发育情况、牙周组织的损伤程度和牙周间隙改变等。外伤后即刻检测牙髓状态有可能受到诸多干扰，或是牙髓出现“短暂休克”，但仍需要检测牙髓状态，并定期随访，密切观察牙髓状态。

**190. D**　X线片显示11牙根尚未发育完成，此时的治疗原则为尽可能使牙髓保持活力至根尖发育完成。根尖未发育完成的年轻恒牙的龋源性、外伤性或机械性露髓，可以行牙髓切断术保存活髓。

**191. C**　如果牙髓切断术失败，且牙根未发育完成，可以考虑使用根尖诱导成形术、根尖屏障术或根尖手术等方案进一步治疗。

**192. D**　牙外伤后，为明确牙根是否发生根折，首先应该拍摄X线片辅助检查。光纤透照法可用于牙冠表面隐裂的检查，但无法检查牙根是否发生折裂。

**193. A**　直接盖髓术的适应证为：①根尖已经完成发育，因机械性或外伤性原因露髓，穿髓孔的直径不超过0.5mm的恒牙。②根尖孔尚未发育完全，因机械性或外伤性露髓的年轻恒牙。本例中X线片检查见11根尖发育完全，穿髓孔直径未超过0.5mm，故可行直接盖髓术，随访观察牙髓无感染或坏死后行永久充填治疗。

**194. B**　根据题干，21临床牙冠变短，X线片示21根尖区牙周膜间隙消失可知21发生了嵌入性脱位。对嵌入性脱位的年轻恒牙，不可强行拉出复位，以免造成更大的创伤，诱发牙根和边缘牙槽骨的吸收。因此，对症处理，继续观察，任其自然萌出是最可取的处理方法，一般在半年内患牙能萌出到原来的位置。

**195. E**　根据患者的临床症状，银汞充填术后1周出现咬合痛，考虑最可能的原因为有咬合高点。近3日来出现左侧后牙区自发痛、夜间痛和冷热激发痛等急性牙髓炎症状，说明左侧后牙区患牙处于牙髓急性炎症状态。根据临床检查36冷测同对照牙，判定36并非急性牙髓炎症性疼痛的可疑痛源牙，其咬合痛最可能的原因为充填体有咬合高点所造成的咬合创伤。

**196. D**　根据上题的分析，36应为充填体存在咬合高点而形成的咬合创伤。因此应该进行咬合检查，调磨充填体咬合高点。

**197. E**　操作因素对牙髓的影响，银汞充填深窝洞前未做垫底处理，垫底材料选择不当或复合树脂充填修复时牙本质酸蚀过度等均有可能导致术后一过性敏感的发生。磷酸锌粘固剂对牙髓有刺激性，不可直接做深龋洞的垫底。𬌗面存在咬合高点会导致咬合痛，而不是一过性敏感。

**198. A**　根据病历描述可知，1周前的充填治疗中，充填前使用了双层垫底，但双层垫底材料选择错误，磷酸锌粘固剂直接接触深窝洞的底面，对牙髓造成了刺激。导致患牙温度测试结果为一过性敏感。应诊断为可复性牙髓炎。

**199. A**　37可复性牙髓炎，此时应去除全部旧充填材料，行安抚治疗或间接盖髓治疗观察，1～2周后复诊，待牙髓活力恢复正常后行永久性充填。

## 四、案例分析题

**200. ACDEF** 充填体折断、脱落的原因有：①充填物存在高点。②术中未进行有效隔湿，导致粘接界面被污染。③充填材料调制不当。④窝洞制备缺陷。⑤充填或修复方法选择不当。⑥咬合关系异常。其中若垫底材料过厚，致使粘接面积小，粘接力不足，充填体易脱落。洞缘未在自洁区是继发龋发生的原因之一，而不是充填体脱落的原因；邻面充填体与邻牙接触不良，容易出现食物嵌塞，而不是充填体脱落的原因。

**201. ABCDE** 选项 ABCDE 均可能使患牙出现冷热刺激敏感症状。未修形和抛光，长期可能导致窝洞边缘不密合，边缘着色，但短期 3 个月内并不会引起患牙冷热刺激敏感。

**202. AE** 患牙 3 个月来一直有冷热敏感症状，建议先安抚治疗。因充填材料已脱落，建议安抚无症状后再充填修复。

**203. ABCDF** 鸠尾固位是机械固位结构的一种，多用于双面洞。此种固位形由鸠尾峡和膨大的尾部组成，借助于峡部的扣锁作用防止充填体从与洞底平行方向的脱位，因其外形似斑鸠的尾部，故称鸠尾固位形。

**204. ACD** 16 近远中邻𬌗面有龋坏，排除釉质发育不全；有食物嵌塞痛，冷热刺激敏感，则龋损波及牙本质层，排除浅龋；无自发痛则排除急性牙髓炎。

**205. CDF** 牙髓温度测试时，将刺激源置于待测牙唇（颊）面或舌面的中 1/3 处，紧贴数秒钟，观察患者的反应。

**206. D** 该题考点为可复性牙髓炎、慢性牙髓炎、深龋的鉴别诊断。温度测试患牙反应同对照牙，当冷刺激进入龋洞内时出现疼痛反应，而刺激去除症状不持续，则为深龋；温度测试患牙反应为一过性敏感，则为可复性牙髓炎；温度测试患牙表现为敏感（迟缓性痛）或迟钝则为慢性牙髓炎。

**207. AEF** 深龋的治疗方法：对于无自发痛、激发痛不严重、刺激去除后无延缓痛、能去净龋坏组织、牙髓组织基本正常的患牙，应行垫底充填。当患牙无自发痛，备洞过程中极其敏感时，应先做安抚治疗，待症状消除后再行进一步处理。患牙深龋或外伤近髓，引发的可复性牙髓炎或去腐后未见穿髓，但龋损极近髓难以排除慢性牙髓炎时，应采用间接盖髓术。

**208. ABC** 慢速手机钻磨时要保持术区干燥；为保留健康牙体组织，窝洞预备要求尽量不做预防性扩展；为保护牙髓组织，应间断操作，使用锐利器械，并用水冷却。

**209. AB** 上颌磨牙近中颊、舌尖较大，其下方的髓角也较为突出，是容易发生意外穿髓的部分。

**210. ABCDE** 意外穿髓的常见原因有：对髓腔解剖不熟悉；操作不当，如窝洞预备过程中，去软龋时操作粗糙和使用器械不当；髓腔解剖结构的变异等。扩展洞形时，可使用挖器挖除或大球钻慢速去除深部龋坏组织，切忌用高速手机去腐。若以与洞底平齐的深度向牙尖方向扩展，可造成髓角穿通。预备洞形时，深窝洞不用刻意将底部磨平，可通过垫底将洞底垫平。

**211. BCEG** 上唇皮肤及黏膜均有部分擦伤、肿胀，诊断为上唇擦伤。牙震荡是指牙周膜轻度损伤，没有异常松动和移位。牙半脱位时出现异常松动，但没有移位，龈沟渗血。嵌入性脱位的患牙较之前明显缩短，X 线片可见患牙根尖的牙周膜间隙消失。侧方脱位是牙在外力作用下，偏离长轴向侧方移位。X 线片有时可见一侧根尖周膜间隙增宽。牙脱臼（撕脱性损伤）是牙齿完全从牙槽窝中脱出，牙周膜和牙髓同时损伤，牙槽窝空虚。

**212. ABCGI**　11 诊断为牙半脱位，半脱位一般不需处理；如存在咬合创伤，则调整咬合，患牙休息 2 周；如患牙松动则行牙弓夹板固定。21 诊断为侧方脱位，侧方脱位治疗原则为局麻下，先解除根尖锁结状态，再以柔和力量复位患牙，检查咬合关系后行牙弓夹板固定术，调整咬合，定期复查。22 诊断为牙脱臼（牙撕脱伤），牙撕脱伤治疗：伤后即刻或脱落不足半小时，生理盐水冲洗污染面后复位；超过半小时，不足两小时，需要处理坏死的牙周组织，超过一小时搭配药物处理根面；脱位超过两小时可行即刻根管治疗，并处理根面后再植。牙齿发生外伤后，牙髓可处于休克状态，有可能一段时间后逐渐恢复正常，若 2 周复查后可明确牙髓已经发生坏死，再行根管治疗。

**213. ABCDF**　如伴有牙槽窝骨壁骨折，可用镊子辅助轻轻复位。

**214. ADE**　患牙脱出后应立即冲洗后放入原位，或保存在口内舌下、牛奶内或生理盐水内，并应尽快就诊进行再植。

**215. ABCDE**　牙脱位后，可以发生各种并发症：牙髓坏死、牙髓腔变窄或消失、牙根外吸收（可并发牙内吸收）、边缘性牙槽突吸收。而牙根纵裂是因慢性持续性的创伤力、牙根发育缺陷或无髓牙等原因引发的。

**216. ABCDF**　患者主诉牙自发性疼痛，选项 E 深龋，无自发痛，其余选项均需要进行鉴别诊断。首先明确疼痛是牙源性疼痛还是非牙源性疼痛。非牙源性疼痛发生概率较小，仍需仔细询问既往病史。

**217. ADF**　急性上颌窦炎为持续性胀痛，通常波及上颌多颗患牙均有叩痛，上颌窦前壁可有压痛，还可能伴有头痛、鼻塞、流涕等症状；龈乳头炎也可出现自发性疼痛，但为持续性胀痛，疼痛多可定位，一般伴有食物嵌塞痕迹或食物嵌塞史。三叉神经痛、慢性牙髓炎急性发作、髓石仍需进一步鉴别诊断。

**218. ABCDEF**　探诊可探查左上后牙充填体边缘密合程度，有无继发龋及悬突；探查可疑牙邻面是否有龋损；牙周探针探测牙周袋深度等。叩诊判断根尖部和牙周膜的健康状态和炎症状态。扪诊检查根尖周组织是否存在炎症和𬌗创伤。温度测试判断可疑牙牙髓的状态是否健康。牙髓电活力测试有助于确定牙髓是否有活力，但不能作为诊断的唯一依据。X 线片检查可辅助判断可疑牙是否有龋病、非龋性疾病、牙髓和根尖周病、牙周病等。

**219. D**　三叉神经痛一般有疼痛扳机点，少在夜间发作，冷热刺激不引发疼痛，表现为电击样、针刺样疼痛；髓石一般不引起临床症状，有时可引起牙痛，可与体位有关，一般与温度刺激无关；慢性牙髓炎急性发作的典型症状为自发性阵痛、冷热痛、夜间痛、放散痛不能定位，温度测试可帮助定位患牙。

**220. ABE**　慢性牙髓炎急性发作治疗计划应为根管治疗 + 冠修复或桩冠修复。

**221. ABEG**　选项中牙龈肿痛常见疾病有牙周脓肿、根尖周脓肿、智齿冠周炎，白血病在牙龈的表现也可出现牙龈肿痛。

**222. BDEFGH**　该病例中主诉牙龈反复肿痛，进食酸软。为明确诊断，需要完善如下检查：X 线片检查，牙髓温度测试，牙髓电活力测试，叩诊，探诊及松动度检查。

**223. E**　慢性根尖周炎确诊的关键依据是：X 线片显示患牙根尖区有骨质破坏的透射影像。慢性根尖周炎急性发作或急性根尖周炎时，每一阶段伴有其典型的临床症状：浆液期，叩痛（+）~（++），可有Ⅰ度松动，牙龈可未见明显异常，但根尖区牙龈扪诊疼痛或不适；根尖周脓肿阶段，有自发性、剧烈跳痛，伴伸长感，叩痛（++）~（+++），松动Ⅱ～Ⅲ度，根尖部牙龈潮红，无明显肿胀，扪诊稍疼痛；骨膜下脓肿阶段，叩痛（＋＋＋），松动Ⅲ度，牙龈移行沟变平，扪诊深部有波动感；黏膜下脓肿阶段，叩痛（＋）～（＋＋），松动Ⅰ度，根尖区黏膜呈半球形隆起，波动感明显。刺激痛是牙本质过敏症的主要表现，机械刺激可导致明显的酸痛，但牙髓状态正常。主诉患牙有肿痛及进食酸软的症状，根据临床症状及检查结果，37 为慢性根尖周炎急性发作，36 为牙本质过敏症。

**224. ABCDEG** 此病例为慢性炎症急性发作，在应急处理后，疼痛缓解，才可尝试根管治疗，不可行一次性根管治疗。

**225. ABCEFG** 根据题干腭侧远中舌沟似见细小裂纹，怀疑患牙为隐裂牙。隐裂患牙好发于中老年患者的后牙咬合面，常见殆面明显磨损和高陡的牙尖，最常见于第一磨牙。牙隐裂因为裂纹深度不同，临床表现不同：初期可表现为牙本质过敏，随着裂纹加深，可出现牙髓炎或根尖周炎症状，如激发痛、自发痛及咬合痛。为明确诊断，可进一步检查，温度测验：裂纹处冷刺激最敏感；叩诊：隐裂处叩诊疼痛最显著；在裂纹处咬诊疼痛明显；使用 2.5% 碘酊涂抹牙面后，酒精脱碘，可见裂纹呈线状染色；X 线片辅助检查，有时可见裂隙影像；必要时使用显微镜辅助检查。

**226. AB** 根据显微镜检查结果可证实患牙 16 牙隐裂。又因冷诊迟钝，X 线片可见腭侧根尖区牙周膜影像增宽，考虑隐裂导致的慢性牙髓炎。

**227. ABCDE** 牙隐裂分为 5 度。1 度：隐裂纹局限于釉质内，没有临床症状。治疗方案：酸蚀后使用釉质粘接剂光固化处理。2 度：隐裂纹达牙本质浅层，可有牙本质敏感，治疗方案：沿裂纹处备洞，光固化复合树脂粘接修复。3 度：隐裂纹波及牙本质中、深层，出现可复性牙髓炎或牙髓炎的症状，咬楔测验阳性。治疗方案：可复性牙髓炎间接盖髓，牙髓炎进行根管治疗后全冠修复。4 度：隐裂纹达牙髓腔，出现牙髓炎、牙髓坏死或根尖周炎症状，咬合痛明显。治疗方案：根管治疗后进行全冠修复。5 度：患牙劈裂，出现牙髓－牙周联合病变症状。治疗方案：根据患牙牙位和劈裂位置，可做截根术、牙半切术或拔除术。牙隐裂防治第一步均为调殆，根管治疗前要降低咬合。根管治疗过程中也可做带环，防止牙冠劈裂。

**228. ABCFGHI** 首先视诊判断牙体情况，还需要对牙龈视诊及扪诊，判断感染程度及范围等。患者出现咬合痛，需进一步确认患牙根尖情况，并判断叩痛程度。还需要明确患牙松动度及通过牙周探诊辅助判断牙周状态。进行电活力测试明确牙髓是否坏死。X 线片检查可了解牙体组织、牙周组织及既往治疗等情况。

**229. E** 通过临床表现不难判断患牙为根尖急性炎症，本题考查了急性根尖周炎及慢性根尖周炎急性发作的鉴别诊断。两者区别在于 X 线片显示的影像：急性根尖周炎的 X 线片上根尖部无明显改变，而慢性根尖周炎根尖部有不同程度牙槽骨破坏的透射影。

急性根尖周炎各期临床表现：

| | 浆液期 | 根尖脓肿期 | 骨膜下脓肿期 | 黏膜下脓肿期 |
|---|---|---|---|---|
| 疼痛 | 咬合痛 | 持续性跳痛 | 胀痛、跳痛极剧烈 | 减轻 |
| 叩痛 | （＋）～（＋＋） | （＋＋）～（＋＋＋） | （＋＋＋） | （＋）～（＋＋） |
| 扪诊 | 不适 | 疼痛 | 极痛，深波动感 | 浅波动感 |
| 根尖区牙龈 | 无变化或潮红 | 红肿，局限 | 红肿明显，广泛 | 肿胀明显 |
| 全身症状 | 无 | 无/轻 | 乏力，发热 | 减轻/无 |

**230. ABDGH**　急性根尖周炎的治疗方法为开髓后，使用大量冲洗液对根管进行反复冲洗，将根管内的坏死牙髓彻底清理，疏通根管，引流渗出物。若患牙处于浆液期，则根管预备后可直接封药，不可一次性根充，也不要外敞于口腔中，更不应拔除患牙；若患牙处于根尖脓肿期，则可穿通根尖孔，促进根尖周炎症的渗出物或脓液通过根管引流，使根尖部压力及疼痛得到缓解，若持续有脓液由根管内流出，可开放 2～3 日再进一步治疗。若患牙处于骨膜下脓肿期或黏膜下脓肿期，在髓腔封药同时需做脓肿切开引流，根管治疗需在急症缓解后进行。若患牙无法保留，则应开放髓腔，在急症缓解后拔除。如果炎症局限，髓腔引流通畅，一般可以不用抗生素。对于下列情况，需要给予抗生素，加强抗炎效果：①有系统疾病者；②感染弥散或有全身症状者；③无法建立引流通路的患者。

**231. ACFGH**　下颌前磨牙去腐后，从𬌗面中央窝偏颊侧处平行于牙长轴钻入，稍做颊舌向扩展。入口洞形是颊舌径略长的椭圆形或卵圆形。髓腔顶要揭净，全部根管口暴露到由洞口可直视。下颌前磨牙多为 1 个根管。通畅锉可直线进入根管，到达根尖部。同时也要最大限度的保留牙体组织。

**232. ABCD**　牙髓治疗后近期患牙出现牙髓炎的症状，检查患牙牙冠有暂封材料，X 线片示根管内有充填物影像，探查根管内有疼痛感，这些信息可确诊为残髓炎，选项 EF 可导致残髓炎。

**233. ABCDEG**　根据信息此病例可诊断为残髓炎，需进行根管再治疗。而一次性根管治疗，针对非感染根管，在根管预备完成后，若患牙无症状和体征，根管内干燥，即可进行根管充填，不经诊间根管封药。

**234. ABDE**　根管冲洗，冲洗器针头应插入根管深部，接近根尖区，但不能楔入太紧。根管冲洗要频繁，机械预备的每个步骤都要配合根管冲洗。冲洗剂的量要足够大，每更换一支根管器械，应使用大约 2ml 的冲洗剂冲洗根管。

**235. BCDEG**　选项 BCDEG 均为根管治疗过程中，试尖时主牙胶尖不能达到工作长度的常见原因和处理方法。根管预备完善后，如果试尖时牙胶尖过粗，要换小号的牙胶尖。

**236. ABCD**　根管治疗术失败的评价标准为：无明显症状和体征、仅咬合有轻度不适，X 线片显示治疗前后的根尖周透射区变化不大；或出现较明显症状和体征，不能行使正常咀嚼功能，X 线片显示根尖周透射区较治疗前变大或初始根尖周无异常者出现了透射区。X 线片显示根管内充填物严密填满根尖狭窄部以上空间，根充物距根尖端 0.5～2mm，且根尖部无 X 线透射的根管影像视为恰填，根管充填合格。所以 X 线片显示充填物距根尖端超过 0.5mm，不是根管治疗失败的评定标准。

**237. ABCDEF**　根据病因的不同，着色牙可分为内源性着色牙和外源性着色牙两大类。内源性着色牙指的是因病变或药物，牙内部结构包括牙釉质、牙本质等均发生着色，常伴有牙发育的异常，常与牙髓活力状态无关。外源性着色牙主要指由于外来物质如食物、饮料（如茶叶、咖啡、巧克力等）以及部分药物中的色素在牙表面或修复体表面沉积引起牙着色，牙内部组织结构和牙的功能尚完好。

**238. ABD**　修复体边缘牙组织着色变软，可卡住探针，为继发龋。对原发龋的病灶已进行了修复，但在同一牙齿的其他部位发生的龋损为再发龋。所以初步诊断 36 继发龋、再发龋。37 窝沟发生龋坏，且暂无法明确龋损波及的深度，所以初步诊断为37窝沟龋。

**239. ACDE** 继发龋产生的原因有：①窝洞边缘或修复体边缘破裂。②菌斑的局部滞留。③龋坏组织未去净，感染继续发生、发展。④修复材料与牙体组织密合度差，存在微细间隙。

**240. ABC** 常见的致龋微生物包括乳杆菌属、链球菌属、放线菌属等。而牙龈卟啉单胞菌、伴放线聚集杆菌、中间普氏菌是重要的牙周致病菌。

**241. ABDEF** 糖是龋的四联因素中细菌代谢所需的底物。糖的致龋性是通过局部作用产生，若不经口摄入，则不会致龋。木糖醇经过细菌代谢不产酸也不合成多糖，因此不致龋。在所有糖中，蔗糖最有利于细菌产酸和形成多糖，因此被认为具有最强的致龋性。

**242. BCDE** 37去腐后达牙本质浅层为中龋。一般发生在老年人的中龋，常有较多修复性牙本质形成，牙本质小管渗透性弱，对刺激反应较弱。而且对于洞底距髓腔的牙本质厚度大于1.5～2mm的浅窝洞，不需要垫底，可直接行复合树脂充填。发生在所有牙齿的任何牙面的窝沟点隙的龋损所制备的窝洞是Ⅰ类洞。

**243. ABDF** 龋损牙本质存在4个区域：坏死崩解层、细菌侵入层、脱矿层、透明层。

**244. BCDEF** 充填修复后短期内出现与温度刺激无关的咬合痛，一般是因为殆面存在高点，咬合时出现早接触，需咬合纸检测高点，调磨早接触点。

**245. CE** 探诊是检查牙本质过敏症的最常用方法。牙髓温度测试可判断牙髓状态。

**246. AB** 磨损是正常咀嚼运动之外的反复机械摩擦造成的牙体硬组织快速丧失。磨耗是正常咀嚼造成的牙体硬组织缓慢丧失。牙本质敏感症的诊断要点：首先排除实体性疾病（如龋齿、酸蚀、楔状缺损等），排除牙髓病变；临床症状特点是激发痛，机械刺激后尤为明显，探针可探及敏感点或敏感区。

**247. ABCDEF** 选项ABCDEF均是磨损可引起的并发症。

**248. ABCDFG** 非必要时不进行预防性牙髓治疗，对于引起牙髓病变和根尖周病的磨损患牙，或经过治疗仍长期不愈而严重影响正常生活的重症患牙则需进行根管治疗。

**249. ABDEG** 牙本质敏感症是牙齿上暴露的牙本质受到机械、化学或温度刺激时，产生一种特殊的酸、软、疼痛的症状。牙本质敏感症并不是一种独立的疾病，而是多种牙体疾病共有的症状，无自发痛。

**250. ABCDEF** 选项ABCDEF内容均为牙本质敏感症的治疗原则。

**251. BCDEG** 常用的药物脱敏剂有：氟化物、氟化铵银、氯化锶、碘化银、树脂类脱敏剂（如牙本质粘接剂）、其他药物脱敏剂（如4%硫酸镁液、30%草酸钾液、硝酸银、5%硝酸银液、生物活性玻璃脱敏剂）等。

**252. F** 根据临床表现，患牙呈轻度白垩状，散在云雾状，边界不清楚，部分牙齿有浅黄色斑条，可疑为氟牙症。牙齿发育矿化期，在高氟地区居住，可导致氟斑牙。因此需询问是否有在高氟区生活史。

**253. ABDEF** 氟牙症多见于恒牙，乳牙少见，程度亦较轻。这是由于乳牙的发育分别在胚胎期和婴儿期，该时期胎盘对氟有一定的屏障作用。但如氟摄入量过多，超过胎盘筛除功能的限度时，乳牙上也能出现不规则的氟牙症表现。

**254. ABCEF**　氟主要损害釉质发育期牙胚的成釉细胞，故只有在牙发育矿化期，过多的氟进入机体后才能发生氟牙症。若在6～7岁之前，长期居住在饮水中含氟量高的地区，即使日后迁往他处，以后萌出的恒牙也多受累；如6～7岁后才迁入高氟区者，则不出现氟牙症。

**255. A**　已形成的氟牙症，一般不需要治疗。重症者，可用树脂修复，前牙可做贴面、烤瓷冠；轻症者，用4%盐酸涂擦牙面，使表面色素溶去，再用2%氟化钠涂擦，以促使釉质再矿化。此病例为轻症，因此首选脱色。

**256. ABD**　氟牙症多见于恒牙，乳牙少见，程度亦较轻。乳牙的釉质形成和钙化大多在胚胎期和哺乳期，而胎盘对氟有一定的屏障作用。但氟摄入量若过多，超过胎盘筛除功能的限度时，乳牙上也能有不规则的表现。氟斑牙与婴幼儿喝水量及体内钙含量多少无关。

**257. ABCDE**　全口牙列灰暗色，后牙局部釉质缺损，可疑为四环素牙，因此需询问是否有服用四环素类药物史。此外还可问诊是否有冷热刺激痛或自发痛、夜间痛等，帮助了解35牙髓状态。

**258. AEF**　需要X线片辅助判断牙齿和牙槽骨情况，需要牙髓活力测验判断牙髓状态。

**259. CD**　在牙的发育、矿化期服用四环素类药物，可使牙齿的颜色、结构发生变化，称四环素牙。患者母亲在妊娠期曾服用四环素类药物，结合临床表现，可知患者为四环素牙。X线片见35根尖周圆形透射区，直径约8mm×6mm，边界清晰有白线围绕，此为慢性根尖囊肿根尖影像的特征。

**260. ABDEFG**　乳牙着色比恒牙明显，因为乳牙的釉质较薄、较透明，不易遮盖牙本质中四环素结合物的颜色，因此选项C错误。牙齿染色是永久的，骨组织如果着色，是可随着代谢逐渐消失的。

**261. ABCDF**　选项ABCDF均为四环素牙可采用的治疗方法，选项E为牙本质过敏症的治疗方法，患者后牙釉质缺损处探诊正常，无牙本质敏感症，无需脱敏治疗。

**262. BCDE**　患牙25颊面颈部缺损，冷诊敏感，则诊断应为急性牙髓炎。患牙23、24、26缺损程度不同，但冷诊均正常，则诊断为23、24、26楔状缺损。

**263. ACDEFGH**　楔状缺损的两个斜面应为光滑、边缘整齐的。除选项B外，均为楔状缺损的特点。

**264. ABDEF**　根据题干可知患牙25急性牙髓炎，则需牙髓治疗后桩冠修复，进一步保护患牙，防止折断。患牙24为缺损达牙本质深层的楔状缺损，需垫底后树脂充填，患牙23、26为缺损达牙本质浅层的楔状缺损，则可直接树脂充填。

**265. ACDEF**　前牙发生楔状缺损引发牙髓炎或根尖周疾病，行根管治疗时，需在橡皮障隔湿下，楔状缺损处窝洞制备，行树脂充填后，行常规根管治疗。上颌切牙的开髓口一般位于舌面。因此B为正确做法。

**266. ABCDF**　漱口可用弱碱性含漱液，如2%小苏打（碳酸氢钠）溶液，不可用酸性含漱液漱口。

# 第四章　牙周病学

## 一、A1/A2 型题

**1. C**　牙周袋累及牙面情况不同，分类也不同：①只累及一个牙面为单面袋。②累及两个及以上牙面为复合袋。③起源于一个牙面的螺旋形袋，扭曲回旋于一个以上牙面或根分叉区的为复杂袋。

**2. D**　牙槽黏膜位于附着龈根方，两者之间存在的明显界限，称为膜龈联合。

**3. A**　内斜切口一般是用 11 号或 15 号刀片，刀片与牙面约呈 10°角，刀片指向根尖方向，在距离龈缘 0.5～2mm 处进刀，直达牙槽嵴顶或附近。

**4. B**　因临床探诊时深度常大于组织学上袋深度，所以探诊结果为探诊深度，而不是牙周袋深度。当探诊深度相同时，牙龈炎患牙没有附着丧失，而牙周炎患牙有附着丧失。对于牙周炎患牙，当龈缘位于釉牙骨质界根方时，临床附着丧失 = 探诊深度 + 釉牙骨质界到龈缘的距离；当龈缘位于釉牙骨质界冠方时，临床附着丧失 = 探诊深度 - 釉牙骨质界到龈缘的距离。所以，当探诊深度相同时，临床附着丧失程度不一定相同。同理，假设牙周袋深度相同时，临床附着丧失程度也不一定相同。

**5. D**　附着水平是龈沟底或牙周袋底至釉牙骨质界之间的距离。

**6. C**　垂直骨吸收形成的骨下袋属于引导性组织再生术的适应证。引导性组织再生术对于窄而深的骨下袋治疗效果好，对于三壁骨袋以及窄而深的二壁骨袋，效果是最好的，因为有来源丰富的牙周膜细胞和利于牙周膜细胞生长的空间。

**7. E**　常见的可能导致药物性牙龈肥大的药物如下：①用于治疗高血压的钙通道阻滞剂如硝苯地平、维拉帕米等。②治疗癫痫的抗惊厥药物如苯妥英钠（大仑丁）。③用于治疗重度银屑病或用于器官移植患者抗排异反应的免疫抑制剂环孢素。对乙酰氨基酚是一种具有解热镇痛作用的药物，具有止痛作用强且迅速的特点，可持续达数小时，一般可用于治疗感冒后发热或用于减缓各种疼痛（如牙痛、偏头痛、神经痛、痛经、手术后疼痛等），而不会导致牙龈肥大。

**8. E**　急性龈乳头炎是一种较常见的局限于个别牙龈乳头的急性病损，是一种急性非特异性炎症。牙龈乳头因受机械或化学的刺激而表现出牙龈乳头红肿、出血、自发性胀痛或触痛，常伴有剧烈疼痛。

**9. B**　上颌第一、二磨牙颊面及下颌前牙舌面均对应着唾液腺导管开口，导致该处牙面上较易沉积更多牙石。

**10. D**　牙周袋分为真性牙周袋和假性牙周袋，前者是沟底向根方延伸，后者是龈缘向冠方迁移，两者均非引起牙齿松动的原因。导致牙松动的最主要原因是牙槽骨的吸收使牙周支持组织减少。当发生创伤时，可能导致牙周膜间隙增宽，牙槽骨发生垂直吸收，可使牙齿发生松动。当发生牙周脓肿或急性根尖周炎时，牙周膜会表现出充血水肿、有渗出，牙周韧带急性炎症可导致牙明显松动。无论生理性还是病理性的牙根吸收均可使牙松动。此外，牙周翻瓣手术术中可能需要去除部分骨质，同时手术的创伤、组织的水肿会导致牙齿暂时性松动。月经期、妊娠期以及一些女性长期口服激素类避孕药物，均可能有牙齿松动的表现。

**11. D**　游离龈与牙面之间的间隙即为龈沟。正常龈沟的底部在牙完全萌出后便位于釉牙骨质界。健康牙龈的龈沟探诊深度不超过2～3mm。

**12. D**　陶瓷修复体正常表面是光滑的，不会导致菌斑堆积。而存在悬突的修复体或充填体则容易使菌斑形成、细菌增殖。正畸患者佩带矫治器，常不易清洁，容易使菌斑增加，导致牙龈炎症。过凸的修复体外形，易导致外形凸处与龈缘之间的牙面上菌斑堆积，不利于牙龈健康。局部义齿设计不良时可能会导致菌斑更易堆积，基牙的咬合负担过重，引发和加重牙周病。

**13. B**　牙周支持组织发生破坏后，袋底从釉牙骨质界开始向根方迁移，形成真性牙周袋。此时根据牙周袋的形态和袋底位置与相邻组织的关系可分为骨上袋和骨下袋。①当袋底迁移至牙槽骨嵴顶的冠方时形成骨上袋，此时牙槽骨主要呈水平型吸收。②当袋底迁移至牙槽嵴顶的根方，牙周袋壁软组织界于牙根面和牙槽骨之间时，形成骨下袋，此时牙槽骨成为牙周袋壁的一部分。累及两个及以上牙面的牙周袋是复合袋。

**14. A**　青春期龈炎是受内分泌影响的牙龈炎之一。女性患者稍多于男性。青春期龈炎好发生于前牙唇侧的牙龈乳头和龈缘，舌侧牙龈相对较少波及。

**15. A**　依据患牙根周骨质破坏后剩余的骨壁数量，可分为一壁骨袋、二壁骨袋、三壁骨袋、四壁骨袋、混合骨袋。①当牙槽骨破坏严重，仅有一侧骨壁存留时即为一壁骨袋，常见于邻面骨间隔区。②当骨袋仅存留两个骨壁时即为二壁骨袋，多见于相邻两牙的骨间隔破坏，仅存留颊、舌两个骨壁。③当袋的一个壁是牙根面，其他三个壁均为骨质时即为三壁骨袋。④当牙根四周均为垂直性吸收形成的骨下袋，骨壁与牙根面不贴合，牙根“孤立地”位于骨下袋中央时即为四壁骨袋。⑤当各个骨壁均发生不同程度的垂直性吸收形成的骨下袋在近冠端的骨壁数少于近根尖部分的骨壁数目时即为混合骨袋。

**16. C**　用钝头牙周探针轻轻探入龈沟内或牙周袋内，取出探针30秒后，观察有无出血及出血程度。以0～5指数记分：当牙龈健康，无炎症及出血时记为0；当牙龈颜色有炎症性改变但探诊不出血时记为1；探诊后有点状出血时记为2；当探诊后出血沿牙龈缘扩散时记为3；当探诊后出血流满并溢出龈沟时记为4；当自动出血时记为5。

**17. E**　一般对于烟斑、色素较多的患牙，尤其当色素位于邻面间隙不易清理或是釉面不光滑、釉质发育不全时，可以通过喷砂进行有效的抛光。但一定要注意对于患有以下疾病的患者不适合采用喷砂抛光：呼吸系统疾病、血液系统疾病、高血压、电解质平衡紊乱等。

**18. E**　长期吸烟，会导致患者的牙龈等口腔黏膜上产生深灰和棕黑色的色素沉着，导致患者的牙面上产生棕褐色的烟斑。慢性铅中毒会导致患者的牙龈缘沉积硫化铅，出现灰蓝色的“铅线”，多见于尖牙至第一磨牙的颊侧牙龈。一些皮肤较黑的人的牙龈常对称出现黑色或褐色的、相互融合成片的色素沉着斑。发生在牙龈上的扁平苔藓多位于磨牙区和前庭沟，一般表现为树枝状或线条状的白色花纹，可以从前庭沟向附着龈延伸，若发生在附着龈上一般为白色单线条状。常食用酱油等颜色较深的食物不会导致牙龈颜色变化。

**19. B** 牙齿进行松动度检查：当松动超过生理动度，但在1mm以内即为松动Ⅰ度。松动幅度在1~2mm之间即为Ⅱ度。松动幅度在2mm以上即为Ⅲ度。

**20. D** 患者一般在妊娠前就存在不同程度的菌斑性龈炎，从妊娠2~3个月开始逐渐出现明显症状，到妊娠8个月时严重程度达到高峰。当分娩后约2个月时，龈炎可逐渐减轻至妊娠前水平。

**21. E** 急性坏死溃疡性龈炎开始时表现为龈乳头充血水肿，可见个别牙龈乳头的顶端存在坏死性溃疡，溃疡表面覆有一层灰白色坏死物。去除坏死物后一般可发现牙龈乳头的颊、舌侧尚存，同时中央凹向下，形状类似"火山口状"。若未及时治疗，病变将迅速沿牙龈缘扩展至邻牙牙龈，此时龈缘如"虫蚀状"，坏死区可见灰褐色假膜，可轻易去除坏死组织，暴露出血创面。当龈乳头被严重破坏后将与龈缘成一直线如"刀切状"。急性坏死溃疡性龈炎的病损一般不波及附着龈。

**22. D** 发生急性龈乳头炎时，一般因自发性胀痛或触痛就诊，还可能表现为明显的自发痛和中等程度的冷热刺激痛，需要与牙髓炎鉴别。临床检查牙龈乳头发红、肿胀，探诊、触碰和吸吮时易出血，有时可发现刺激物，对应患牙可能因牙周膜炎症水肿而出现叩痛（+）。女性患者在月经期可能会疼痛感加重。

**23. B** 约有30%的艾滋病首先在口腔出现症状。AIDS在口腔中的临床表现可能有复发性口腔溃疡、毛状白斑、白色念珠菌感染等，晚期可发生Kaposi肉瘤，约有1/2可发生在牙龈上，可疑时需可做病理检查确诊。此外，与HIV有关的牙周病损有以下三种：①线形牙龈红斑；②坏死溃疡性牙龈炎；③坏死性溃疡性牙周炎。其中，线形牙龈红斑表现为在牙龈缘可见明显感染的和颜色鲜红的宽2~3mm的红边，如在附着龈上则表现为"瘀斑状"，极易出血。但此种病损并非艾滋病独有的，偶可见于非HIV感染者，需仔细鉴别。

**24. A** 当出现下列情况时可进行牙周翻瓣术：①当牙龈存在广泛的显著的增生肥大时，为避免单纯牙龈切除术造成过大的创面，可采用翻瓣术或将翻瓣术与牙龈切除术联合应用。②当经过基础治疗后牙周袋仍深达5mm以上或仍存在复杂性牙周袋，且牙周探诊后出血，可采用翻瓣术辅助清除菌斑牙石、消灭深牙周袋。③当牙槽骨缺损需做骨修整或进行植骨、牙周组织再生性治疗时，需要联合翻瓣术。④当患牙存在根分叉病变同时有深牙周袋或牙周-牙髓联合病变时，需通过翻瓣术辅助以便直视下进行刮治及根面平整，清晰的暴露根分叉病变或进行某一患根的截除，从而治疗根分叉病变。⑤当深牙周袋的袋底超过膜龈联合时应采用翻瓣术，而不可采用牙龈切除术。

**25. C** 菌斑性龈炎常因刷牙时或咬苹果时牙龈出血就诊，可能伴有牙龈局部痒胀不适，可能存在口腔异味。临床检查可见游离龈和龈乳头颜色鲜红或暗红，可伴有牙龈红肿、光亮，点彩消失，边缘变厚，与牙面不贴合，质地变得松软脆弱，龈沟探诊深度可达3mm以上，龈沟出现探诊出血，龈沟液量增多，但不存在附着丧失和牙槽骨吸收。

**26. E** 牙龈瘤是来源于牙周膜和牙龈结缔组织的发生在牙龈上的局限性生长的炎症反应性增生物，是较常见的瘤样病损（不具备肿瘤的生物学特性）。一般好发于龈乳头。形态一般呈圆形、椭圆形或分叶状。有蒂者如息肉状；无蒂者基底宽广。如果是血管性和肉芽肿性牙龈瘤，一般质软、色红；如果是纤维性牙龈瘤，一般质地硬而韧，色粉红。当发生溃疡时，可伴疼痛，否则一般无痛。当较大的牙龈瘤长期存在时可因压迫导致牙槽骨吸收。X线片可显示局部牙周膜增宽。牙龈瘤在切除后容易复发。

**27. B**　PLS 即掌跖角化 - 牙周破坏综合征。一般在4岁前同期出现皮损及牙周病变。皮损表现为局限性的过度角化及鳞屑、皲裂，波及部位包括手掌、足底、膝部及肘部。而牙周病损在乳牙萌出后不久即可发生，可表现为牙龈重度炎症、伴口臭，存在深牙周袋、伴溢脓，牙槽骨迅速吸收导致牙齿松动移位。在5~6岁时乳牙逐一脱落。待恒牙萌出后，牙周炎症和破坏会按萌出的顺序相继发生。十多岁时，牙一般逐个自行脱落或拔除。患儿的身体及智力发育正常。

**28. A**　由牙龈炎发展为牙周炎时，结合上皮向根方增殖，可探及釉牙骨质界，有附着丧失。原龈沟底处（原结合上皮的冠方部分）与牙面发生分离，使龈沟加深形成的牙周袋即为真性牙周袋。

**29. B**　有无附着丧失是判断牙周炎的重要指征，有附着丧失则为牙周炎。

**30. B**　袋底深度超过膜龈联合的深牙周袋宜采用翻瓣术。

**31. A**　牙龈是性激素的靶器官，而青春期内分泌激素水平发生变化以及牙菌斑刺激是患病的主要原因。

**32. B**　急性坏死溃疡性龈炎（ANUG）主要发生于青壮年，以及患某些传染病的或营养不良的儿童，好发于男性吸烟者及精神紧张者。本病起病急，疼痛明显，发展迅速，是局限于牙龈的坏死性炎症，特征性损伤是龈乳头和龈缘的坏死，下前牙较后牙及上前牙多见，无牙周附着丧失。

**33. B**　有牙周 - 牙髓联合病变时，应尽量查清感染源，确定治疗的主次，彻底治疗原发病变，同时积极酌情治疗牙周及牙髓两方面病变。在无法明确原发病变时，若患牙为死髓牙则先做根管治疗，同时进行牙周治疗；若患牙为活髓牙则先进行牙周治疗和调𬌗，当治疗效果不佳时，再酌情行牙髓治疗。

**34. A**　牙菌斑是牙周病的始动因子，而非牙周病的局部促进因素。牙石、食物嵌塞、𬌗创伤、牙齿位置异常、错颌畸形、不良修复体、不良正畸治疗、解剖因素以及一些不良习惯如口呼吸、刷牙创伤等都是牙周病的局部促进因素。

**35. E**　由于龈谷的上皮无角化、无钉突，导致其对局部刺激物的抵抗力较差，牙周炎易始发于此。

**36. D**　牙龈𬌗向增生，结合上皮未向根方迁移时形成假性牙周袋。此类牙周袋无论探诊深度是多数，都没有附着丧失的存在。

**37. A**　生物学宽度指龈沟底与牙槽嵴顶之间约 2mm 的恒定距离。它包括结合上皮（宽约 0.97mm）及结合上皮的根方和牙槽嵴顶之间的纤维结缔组织（宽约 1.07mm）。

**38. B**　在松牙固定前一定要先分析牙齿松动的原因，先针对病因，改变患牙疾病状态。如果患牙有牙周炎，则先进行牙周基础治疗。之后观察患牙治疗后情况，分析是否可行松牙固定。松牙固定适应证：①如果牙周治疗后，仍存在不适或是妨碍咀嚼的松动患牙，则需要固定；如果松牙未妨碍咀嚼且未感不适，说明患牙已具有适应和代偿功能，则无需固定。②如果松动患牙发生继发性咬合创伤，加重了患牙动度，甚至发生移位，此时务必进行夹板固定，防止病情继续进行性加重。当松动

Ⅲ度的患牙，牙槽骨已吸收达根尖1/3者，则可进行拔除术。

**39. B** 牙龈纤维瘤病发生于牙萌出以后，可累及全口的牙龈边缘、牙龈乳头及附着龈，甚至达膜龈联合处，多见于儿童，可有家族史。牙龈纤维瘤病通常增生的牙龈颜色正常，质地坚韧，表面光滑或结节状，不易出血。

**40. D** 坏死性溃疡性龈炎是龈缘和龈乳头发生的急性炎症和坏死，表现为龈乳头呈“火山口”状破坏，一般伴牙龈疼痛和自动出血。此外，有腐败性口臭和伪膜形成。也可发生唾液黏稠，淋巴结肿大，疲乏，低热等全身症状。急性白血病患者可出现显著的口腔和皮下黏膜瘀斑或自发出血现象。

**41. B** 根据题干探诊可穿透患牙根分叉区颊舌侧，且根分叉处有牙龈覆盖，证明根分叉区牙槽骨已吸收至颊舌侧穿通，可以判断患牙属于Ⅲ度根分叉病变。由于解剖形态复杂，此时已经很难仅通过机械方法彻底清除根分叉区的菌斑及牙石，也很难使牙周组织再生。此时常可选择根向复位瓣术，隧道成形术，分根术或牙半切除术等术式（若为上颌牙还可选择截根术）来彻底清除菌斑、牙石，同时消除牙周袋，使根分叉区充分暴露，以利于日常清洁。

**42. D** ①当种植修复体表面有菌斑、牙石，种植体部位探诊深度≤4mm，对应黏膜BOP（+），不伴有溢脓，可采用CISI－A方案：机械性清除菌斑、牙石。②当种植体部位探诊深度4～5mm，对应黏膜BOP（+），伴或不伴有溢脓，可采用CISI－A＋B方案：机械治疗＋应用氯己定。③当种植体部位探诊深度≥6mm，对应黏膜BOP（+），伴或不伴有溢脓，且X线片显示有骨吸收≤2mm，可采用CISI－A＋B＋C方案：机械治疗＋应用氯己定＋全身抗生素治疗。④若经过上述治疗后，种植体周围感染已控制，但骨缺损＞2mm，可采用CISI－A＋B＋C＋D方案：机械治疗＋应用氯己定＋全身抗生素治疗＋手术治疗。⑤当种植体探诊深度超过8mm，BOP（+），伴溢脓，或有窦道，同时种植体松动，X线片显示牙槽骨已吸收达整个种植体全长，整个种植体周围均有透射影像，应及早拔除。

**43. D** 根据题干患牙“冷热刺激痛，自发痛，夜间痛，临床检查冷测敏感”，初印象为急性牙髓炎。但“患牙完好，X线片显示牙槽骨角形吸收至根尖1/3，根分叉区低密度影，根尖周无低密度影像”，则分析考虑最可能的情况是牙周病变感染通过根尖1/3处的侧支根管波及髓腔导致牙髓发炎，并急性发作。则最可能的诊断为逆行性牙髓炎。

**44. E** 侵袭性牙周炎的局部刺激物的量和牙槽骨吸收程度不呈正比。由题干可知患者口腔卫生尚可，无明显菌斑、牙石等刺激物，且牙槽骨吸收明显，印象诊断是侵袭性牙周炎。但为明确诊断，首先需要排除是否患者经历了慢性牙周炎牙周治疗史。此外，还要排除一些可能导致慢性牙周炎牙槽骨加速吸收和快速附着丧失的病因：①严重的错殆，可能导致咬合创伤；②不正规的正畸治疗史，或正畸治疗前已存在牙周炎；③存在菌斑刺激因素，如食物嵌塞、邻面龋、不良修复体等；④全身疾病如糖尿病、HIV感染等。当妇女处于妊娠期、月经期或长期服用激素类避孕药时，牙齿动度可能稍增加，但不会导致或促进牙槽骨吸收。

**45. D** 若急性坏死溃疡性龈炎未彻底治疗或反复发作可转变为慢性坏死性龈炎，典型表现：牙龈乳头消失，高度低于龈缘，呈反波浪状，牙龈乳头颊舌侧分离，甚至可从牙齿表面翻开，牙龈一般无坏死物存在。疱疹性龈口炎多发生于幼儿，牙龈充血一般波及全部牙龈，表现为多个成簇小疱破溃后形成溃疡，无坏死。中性粒细胞缺乏导致的龈坏死范围较大，不局限于龈乳头或附着龈，甚至可见于扁桃体或腭部，伴有剧烈疼痛。慢性龈缘炎及龈乳头炎可局部充血水肿而不会导致牙龈乳头消失。

**46. D**　根据题干患者处于妊娠期，首先考虑妊娠期龈瘤。妊娠期龈瘤（又称孕瘤），易发生于妊娠期第 4 ~ 9 个月，多见于下前牙唇侧龈乳头，呈鲜红色或暗紫色，质地松软光滑，易出血，可有蒂或无蒂，直径一般不大于 2cm。待分娩后孕瘤可自行缩小，去除局部刺激物后才可能完全消失，若不能完全恢复的需进行手术切除。

**47. D**　在第一阶段牙周基础治疗中：①首先要向患者详细说明治疗计划，与患者讨论，最终确定可行的治疗方案；②拔除无保留价值或预后极差的患牙；③进行口腔卫生指导，让患者清楚口腔卫生对维护牙周健康的重要性；④机械治疗清除牙齿表面菌斑、牙石及被内毒素侵蚀的牙骨质；⑤消除导致局部菌斑滞留的不良刺激因素，纠正不良行为习惯如吸烟、叩齿等；⑥酌情暂时松牙固定；⑦辅助药物治疗；⑧全身疾病治疗；⑨定期复查进行疗效评估，牙周维护；⑩咬合调整应在炎症控制后进行。

**48. A**　局限型侵袭性牙周炎 X 线片检查第一磨牙为垂直型骨吸收，呈典型的“弧形吸收”。而在切牙区是呈水平吸收。

**49. A**　急性牙周脓肿时，不可以进行深度清洁，以免导致牙周组织感染、破坏加重，只可轻轻去除大块牙结石，用生理盐水冲洗牙周袋或脓腔。待急性期过后，才可进行常规牙周基础治疗。患者诊断为急性牙周脓肿，颊侧牙龈可扪及波动感，应立即切开，引流脓液。牙周袋局部用药具有抗炎、抗菌、镇痛等作用，可局部牙周袋内用药，加速恢复。急性牙周脓肿必要时可以全身应用抗生素或支持治疗。

**50. A**　四环素类药物对多种牙周可疑致病菌有抑制作用，如牙龈卟啉单胞菌、螺旋体，特别是对放线杆菌（Aa）有较强的抑制作用。牙周治疗常用的四环素类药物有四环素、多西环素和米诺环素。

**51. B**　根据病情描述分析，16 与 17 相邻两牙边缘嵴高度不一致，常会导致垂直性嵌塞，而患牙长期食物嵌塞会导致牙龈乳头退缩，牙槽嵴顶吸收，进而导致水平性嵌塞。所以最可能的原因是食物嵌塞。

**52. A**　题干提示 36 𬌗面深龋达髓腔，牙髓无活力，颊侧探及窄而深的牙周袋，X 线片未见明显牙槽骨吸收，根尖周膜增宽，首要考虑最可能的情况是患牙病变来自牙髓感染。分析是龋坏加重导致牙髓感染坏死，感染通过根尖孔或侧支根管扩散至根尖周，根尖周感染急性发作形成牙槽脓肿，脓液沿阻力较小的途径排出，形成窄而深的牙周袋，临床上容易被误认为牙周脓肿。因患牙牙周病变由牙髓病变影响而形成，且两者相融合，则考虑为牙髓感染来源的牙周 - 牙髓联合病变。

**53. B**　牙槽骨吸收在牙根的颈 1/3 以内为Ⅰ度；牙槽骨吸收超过根长 1/3、但不足根长 2/3 为Ⅱ度；牙槽骨吸收超过根长 2/3 为Ⅲ度。

**54. C**　当无软垢或着色时，软垢指数为 0；当软垢覆盖牙面不超过牙面颈 1/3，或牙面上存在外源性着色时，软垢指数为 1；当软垢覆盖牙面 1/3 以上，但不超过牙面 2/3 时，软垢指数为2；当软垢覆盖牙面2/3以上时，软垢指数为3。

**55. B** 软垢指数只检查6个牙（16、11、26、31的唇颊面和36、46的舌面），以代表全口。

**56. C** 牙龈纤维瘤病可发生在乳牙期，患儿在替牙期时可能出现萌牙困难。多数在恒牙萌出后牙龈逐渐增生，以上颌磨牙的腭侧最显著。增生的牙龈可覆盖部分甚至整个牙冠而妨碍咀嚼。增生牙龈的挤压也可能导致牙齿移位。牙龈的颜色一般正常，质地坚韧，有时呈颗粒状或小结节，不易出血。在少见的牙龈感染或局部发生溃疡时，牙龈可表现有红肿、疼痛等。

**57. A** 根据题干，考虑牙周感染逆行导致牙髓感染形成牙周－牙髓联合病变（逆行性牙髓炎）。牙周－牙髓联合病变的治疗原则是找出原发病因，积极处理牙周、牙髓病变，彻底消除感染源。对于牙周病情较轻的逆行性牙髓炎可同时治疗牙髓炎和牙周炎；如牙周病非常严重，预后差的可以直接拔除。有深牙周袋，同时牙髓活力正常的患牙可先行牙周治疗，必要时可进行牙周手术。但对于较重的牙周炎或经过彻底牙周治疗后仍效果不佳者，应定期监测牙髓活力是否异常，酌情行牙髓治疗。牙髓、根尖病变引起牙周感染者，需尽早去除感染牙髓；对牙周病病程短的患牙，经过单纯根管治疗后牙周病变可随即愈合；对牙周病病程长的患牙，需清除牙周袋内感染后再完善根管充填。在无法确定感染源时，对死髓牙应首先进行根管治疗，同时联合牙周治疗；对活髓牙先行牙周治疗，随时监测牙髓活力异常或长期治疗效果差的，则酌情行牙髓治疗。

**58. C** 患者有吸毒史和不洁性行为史，是艾滋病高危人群。根据题干“牙龈在距牙龈边缘2mm内呈鲜红色”，为线状牙龈红斑的表现。与HIV相关的牙周病有三种：①线状牙龈红斑；②坏死性溃疡性牙龈炎；③坏死性溃疡性牙周炎。所以此时首要考虑艾滋病。

**59. C** 菌斑性龈炎患者在刷牙或咬硬物时，往往会出现牙龈出血，临床常见下前牙牙龈乳头红肿。龈乳头炎均伴有疼痛不适（如自发胀痛、冷热刺激痛、触痛、轻度叩痛）。患者并非在青春期，排除青春期龈炎。无附着丧失，排除牙周炎。急性坏死性龈炎起病急，疼痛明显，而该患者无疼痛。

**60. C** 牙周脓肿与牙槽脓肿鉴别诊断：①前者一般无龋坏且牙髓活力可正常；后者一般有龋或非龋疾病，也可有修复体存在，牙髓无活力。②前者存在牙周袋且感染来源于牙周袋；后者一般无牙周袋，感染来源于牙髓及根尖周感染。③前者肿胀部位一般局限于牙周袋壁，距龈缘较近；后者肿胀中心多靠近根尖区、移形沟处。④前者急性期疼痛及叩痛均较重，慢性期疼痛较轻，叩痛较轻；后者疼痛较重，叩痛较重。⑤前者消肿前后均松动明显；后者消肿后松动可恢复。⑥前者一般3～4天脓肿破溃流脓；后者一般5～6天脓液经黏膜排出。⑦前者牙槽骨嵴顶破坏，可有骨下袋；后者可有根尖周骨质破坏。牙周脓肿与牙槽脓肿都可以有龈下牙石，是否有龈下牙石不能作为鉴别诊断依据。

**61. C** 白血病引起的龈病主要表现为：①牙龈肿大，呈暗红色发绀或苍白；②龈缘组织坏死、溃疡和假膜形成；③牙龈明显出血倾向；④严重时，口腔黏膜坏死或牙剧痛，可出现全身症状（发热、局部淋巴结肿大、乏力、贫血等）。根据题干信息“患者病程为1个月，范围波及全口牙龈，牙龈颜色发绀，易出血，且出现全身症状”，怀疑是白血病引起的牙龈病变，应尽快做血常规及血涂片检查，做初步诊断。在明确排除白血病前，切忌进行手术或组织活检，治疗尽量保守。

**62. A** 急性牙周脓肿的治疗原则是止痛，引流脓液，防止感染扩散。扪及波动感后可切开引流，生理盐水反复冲洗脓腔及牙周袋，局部用药，可外用含漱液含漱。题干所给提示无拔牙指征，且急性期不宜拔牙。

**63. A** 根据患者上颌窦炎病史，分析患者长期口呼吸，使口轮匝肌松弛。黏膜表面干燥，食物残渣、软垢易附着于牙齿表面和牙龈上，导致牙龈的炎症和增生肥大。

**64. D** 根据题干信息，考虑诊断为妊娠期龈炎。经过基础治疗及加强菌斑控制，一般在分娩后妊娠期龈炎的病变可逐渐缩小，无需尽早手术。对于不能完全消退的妊娠瘤则需分娩后再手术切除。若牙龈体积增大到妨碍进食，则可在妊娠4~6个月时切除。

**65. D** 急性龈乳头炎的治疗：①去除大块牙石或局部刺激因素。②用3%过氧化氢溶液、0.12%氯己定等局部冲洗，局部上药。③止痛，必要时局部封闭。④急性炎症控制后，治疗原有的龈炎。

**66. E** 根据题干“患者1月前右下后牙行近中邻𬌗面银汞充填术，之后该牙牙龈乳头出现球形肥大，探诊出血”，考虑可能是充填体存在悬突，刺激牙龈造成牙龈肥大。

**67. E** 根据患者的现病史“自觉右上后牙冷热敏感半年，偶尔进食后疼痛，近2日出现自发性疼痛和夜间疼痛”，和临床检查结果“16𬌗面深大龋坏，叩痛（±），不松动，冷测敏感”，证实牙髓急性炎症表现。根据检查结果“牙周袋内可探及根分叉形态，颊舌侧牙龈退缩。X线片显示根分叉区未见明显骨密度减低影像”，考虑慢性牙周炎，Ⅰ度根分叉病变。首先需要立即根管治疗解决患者的疼痛问题，同步行龈上洁治+龈下刮治+根面平整等牙周基础治疗。Ⅰ度根分叉病变属于病变早期，如果根分叉处牙槽骨外形较好，则一般进行非手术治疗；若牙周袋较深，且牙槽骨形态差，应在基础治疗后行翻瓣手术时使牙周袋变浅和修整骨外形。对于根分叉区破坏较多，牙龈退缩严重到无法覆盖根分叉区，则可行根向复位瓣。因患牙牙龈稍退缩，且根分叉破坏不严重，所以不可行根向复位瓣。

## 二、A3/A4 型题

**68. C** 根据题干“牙龈肿大、坏死、出血不止，黏膜见瘀斑，全身乏力、发热”，高度怀疑为白血病。此时需应急处理牙龈出血问题，可局部压迫或药物止血，必要时可放置牙周塞治剂。

**69. A** 经过血常规、血涂片检查，若发现血细胞数目及形态异常，可初步诊断为白血病，但需要骨髓穿刺检查才可明确诊断。

**70. B** 白血病患者牙龈病损禁止手术或活体组织检查，以免发生出血不止或感染、坏死。当脓肿扪及波动感时，可局部穿刺、抽吸脓液，减轻疼痛。

**71. D** 可导致全口牙龈肥大的疾病主要有药物性牙龈肥大，遗传性牙龈纤维瘤病，增生性龈炎，白血病牙龈病损。根据题干可知患者刷牙伴出血2年，否认全身症状，有高血压病史。则首要考虑药物性牙龈肥大，应询问长期服药史及所服用药物。

**72. D** 抗高血压药物中常用钙通道阻断剂，若长期服用该类药物易导致药物性牙龈肥大。

**73. D** 硝苯地平（又名心痛定）属于钙通道阻断剂，是常用的高血压药物。

**74. D** 牙龈肥大增生，同时伴有牙槽骨垂直吸收及角化龈过窄，不适于单纯采用牙龈切除术，而应采用翻瓣术来治疗。

**75. C** 牙龈纤维瘤病表现为牙龈严重增生，可累及全口的牙龈缘、龈乳头和附着龈，甚至达龈膜联合处，以上磨牙腭侧最为严重，有明显的家族遗传倾向，本病术后易复发。虽然患者处于青春期，但考虑术前牙龈增生严重，有家族史，且术后易复发，首要考虑为牙龈纤维瘤病。

**76. A** 牙龈纤维瘤病的病因为遗传因素，通常为常染色体显性遗传。

**77. E** 牙龈纤维瘤病增生牙龈常覆盖牙冠的2/3以上。

**78. E** 牙龈纤维瘤病属于良性增生，手术后易复发，但复发后仍可再次手术治疗。有的牙龈纤维瘤病患者的病情在青春期后可改善，所以手术最好在青春期后再进行。不需要服用激素药物。

**79. A** 根据题干所给信息“未探及釉质牙骨质界”，则患牙无附着丧失，排除各类牙周炎。根据题干所给信息“全口牙石（+）~（++），菌斑Ⅱ°，牙龈乳头红肿，探诊出血”，符合慢性龈炎的临床表现，且牙列拥挤是促进慢性龈炎的局部因素，所以首要考虑为最常见的仅与菌斑有关的牙龈炎即慢性龈炎。

**80. A** 慢性龈炎的治疗原则为去除病因和防止复发。通常采用牙周洁治术清除菌斑和牙石等刺激因素。

**81. B** 慢性龈炎的治疗：①采用洁治术彻底清除菌斑、牙石。②去除易导致菌斑滞留或刺激牙龈的因素，如充填体悬突等。③严重的牙龈炎患者，可配合局部药物治疗，如采用1%或3%过氧化氢、0.12%~0.2%氯己定以及碘制剂等。④一般不全身应用抗生素。⑤口腔卫生宣教，控制菌斑，定期复查。

**82. B** 糖尿病患者发生急性口腔感染，需立刻应急处理。糖尿病患者在进行牙周系统治疗前，必须先明确血糖情况。一般可进行菌斑控制和非手术治疗，必要时搭配药物治疗，但在血糖控制良好之前，不可进行手术治疗。

**83. E** 对糖尿病患者进行牙周治疗前需明确：糖尿病诊断类型；患病时间；糖尿病并发症史；目前用药及治疗史；血糖控制水平；患者依从性等。

**84. A** 糖尿病本身不会引起牙周炎。

**85. A** 牙周治疗需避开胰岛素药物作用的峰值期，最好安排在上午饭后和服用降糖药后。治疗时动作一定要轻柔，时间尽量短。

**86. C** 急性坏死性溃疡性牙龈炎好发于青壮年，男性、吸烟者多见。起病急，病程短。病程初期牙龈乳头呈“火山口状”，病变发展后龈缘呈“虫蚀状”，当牙龈乳头被破坏后牙龈如“刀切状”。牙龈有自发痛，触痛，自发出血；可伴有腐臭、口臭。根据题干，患者口内情况符合急性坏死性溃疡性牙龈炎的临床表现。菌斑性龈炎、慢性牙周炎、侵袭性牙周炎均无坏死病损，一般不痛，牙龈无自发出血。疱疹性龈口炎多发于幼儿，可表现为全部牙龈充血，还可见多个成簇的小疱，破溃形成溃疡并相互融合，但无坏死。

**87. A** 除了通过临床表现帮助鉴别以外，坏死区细菌涂片，检查有无特殊细菌可帮助确诊。

**88. E** 病损坏死区涂片可见大量梭形杆菌和螺旋体。

**89. E** 急性坏死性溃疡性龈炎的治疗：

急性期只可轻轻去除大块牙石，去除牙龈乳头及龈缘的坏死组织，局部可使用3%过氧化氢溶液擦拭、冲洗和反复含漱，必要时可在局部应用抗厌氧菌制剂。全身给予维生素C、蛋白质等支持疗法，重症者可全身应用抗厌氧菌药物。口腔卫生指导，加强控制菌斑，定期复查。急性期后再进行牙周洁治，去除局部刺激因素。

**90. A**　梭形杆菌、螺旋体和中间普氏菌都是坏死性溃疡性龈炎的优势菌。

**91. E**　坏死性溃疡性龈炎的易感因素有微生物，已患有菌斑性龈炎或牙周炎，免疫功能低下，吸烟以及精神紧张。而饮酒并非易感因素。

**92. B**　急性期治疗可轻轻去除坏死组织，初步去除大块结石。局部可用3%过氧化氢溶液擦拭、冲洗和反复漱口。治疗该病不需使用激素。重症患者可口服抗厌氧菌药物，以及全身支持疗法。

**93. E**　甲硝唑是抗厌氧菌的最佳药物。

**94. B**　基础治疗后，牙周探诊深度仍在5mm以上，且探诊出血，无需做骨成形者，可采用改良Widman手术治疗。目的是使牙周袋变浅，而不是完全消除牙周袋。

**95. D**　当治疗邻近缺牙隙的牙周袋，或末端磨牙远中的深牙周袋时，可采用远中楔形瓣切除术。

**96. A**　根分叉病变需暴露根分叉且附着龈过窄者，或牙周袋底超过膜龈联合者，要尽量保留附着龈，可行根向复位瓣术。Ⅱ度根分叉病变，若骨质破坏不多，牙龈能充分覆盖根分叉开口处的下颌磨牙才适合采用引导性组织再生术。

**97. B**　根据题干“患者牙龈被动出血、红肿，龈沟深度加深，探诊出血，探不到釉牙骨质界，无附着丧失，X线片也显示牙槽嵴顶白线清晰连续”，符合牙龈炎的临床表现，不属于牙周炎。病程半年，且波及范围并非单个牙龈乳头，则排除病程急且病变局限的急性龈乳头炎。经期正常，排除妊娠期龈炎，所以最可能的诊断是慢性龈炎。

**98. A**　慢性牙龈炎与早期牙周炎的鉴别主要是有无附着丧失，牙槽骨吸收。根据题干“牙石（+），色素（+），牙周探诊深度普遍3～4mm，牙无松动，可探及患牙的釉牙骨质界，X线片见牙槽嵴顶处骨白线模糊”，属于早期牙周炎。则最可能的诊断是慢性牙周炎。

**99. A**　正常的牙龈附着于釉牙骨质界处。当牙龈退缩，但龈缘仍位于釉牙骨质界冠方时，临床附着丧失=探诊深度－釉牙骨质界到龈缘的距离。

**100. C**　正常的牙龈附着于釉牙骨质界处。当牙龈退缩至釉牙骨质界根方时，临床附着丧失=探诊深度+釉牙骨质界到龈缘的距离。

**101. C**　曲面断层显示全口牙槽骨在水平吸收的基础上，同时伴有个别牙垂直吸收（即混合型吸收），多见于牙周炎晚期。结合题干临床特点，口腔卫生差，牙石（++）～（+++），有吸烟史，局部刺激物的量与牙槽嵴破坏程度成正比，符合慢性牙周炎表现，排除侵袭性牙周炎。牙源性中央性颌骨骨髓炎一般急性期有面部的剧烈疼痛，伴发热症状等，有明确病原牙，急性期未控制转为慢性期后，全身症状不明显，主要表现有经久不愈的瘘管，有脓液溢出；影像学表现为以病原牙为中心的单发或多发密度减低影，边界模糊不清，破坏区中可有界限清楚的致密团块，密质骨外有高密度线条状影像（线状骨膜反应）。根尖周囊肿多有病原牙存在，以病原牙根尖为中心，形成形状规则、边缘清晰的圆形或卵圆形低密度影，边缘可有一致密的线条影。牙周脓肿是局限性化脓性炎症，牙龈表面未见窦道开口，也未扪及波动感，无脓液溢出。

**102. E** 医生要向患者解释清楚诊断、病因、预后、费用、不同的治疗计划及不同的治疗效果等。根据患者的实际情况（如时间、经济基础、本人意愿等），尽量设计多种治疗方案，包括重建和维护口腔健康的一整套过程。与患者认真沟通过后，再选择最可行的方案。

**103. B** 在非手术治疗或手术治疗 3 个月后，牙槽骨的吸收和牙龈外形、龈缘位置已基本稳定，可以进行一般的修复治疗。

**104. B** 一般至少 6 个月复查。但对于吸烟患者，劝其戒烟的同时，建议在基础治疗后的6个月内，每2～3 个月复查一次。

**105. B** 牙周系统治疗后，下列情况需缩短复诊间隔时间：①牙石形成较快；②探诊后出血的位点≥20%或某些部位多次检查后始终出血；③根分叉病变难清洁者；④探诊深度≥6mm；⑤正在进行正畸治疗；⑥吸烟者；⑦糖尿病患者或有明确家族史者。

**106. D** 在牙周组织中，由致密的骨板组成的固有牙槽骨与 X 线片白色阻射线相对应，所以当牙片上白色阻射线消失提示牙槽骨破坏。

**107. E** X 线片可清晰的显示近远中的骨质情况，颊舌侧骨板与牙影像重叠而显示不清。牙周炎骨吸收的早期表现为硬骨板消失、嵴顶模糊呈虫蚀状，正常骨嵴顶距釉牙骨质界的距离为1.08～1.15mm。骨量减少 30% 以上才可在 X 线片上显示出来，牙槽骨实际吸收情况重于 X 线片的表现。

**108. D** 牙槽嵴顶部到釉牙骨质界的距离大于 2mm，判断为存在牙槽骨吸收。

**109. E** 再评估包括以下内容：牙龈颜色、形状、质地，菌斑控制情况，牙松动度，咬合关系，探诊深度，附着水平，探诊出血情况，根分叉病变，牙周袋溢脓，附着龈宽度，系带位置等。

**110. D** 使用电刀切龈时严禁触及牙面和根面，电流会传入牙髓，刺激牙髓导致病变。

**111. B** 患者多个牙的颊、舌侧龈瓣高度不一致应分别在颊、舌侧做单侧连续悬吊缝合，可使龈瓣分别固定在各自的水平。

**112. E** 两牙之间有较大缝隙或龈乳头较宽时，为使龈瓣能更好地贴合骨面，一般可做水平褥式缝合。此法也可与连续悬吊缝合联合使用。

**113. C** 牙龈炎患者也应每隔 6～12 个月进行洁治，以防复发或进一步发展为牙周炎。

**114. B** 侵袭性牙周炎的主要致病菌为伴放线聚集杆菌。

**115. C** 牙周附着快速丧失和骨吸收是侵袭性牙周炎的主要特征。随着牙槽骨的吸收，可能出现继发性殆创伤、根分叉病变、牙龈退缩、牙齿松动甚至脱落等。除非同时患有其他疾病，否则侵袭性牙周炎不会有牙龈实质性增生的表现。

**116. E** 探诊力量、探入角度、探针的粗细及形状、探针刻度的精确性、牙石的阻挡以及炎症程度均可能影响探诊结果的准确性。

**117. B** 侵袭性牙周炎在牙周维护初期应每1～2 个月复诊一次最佳，半年后可酌情延长间隔时间。

**118. D** 调殆时机应在牙周组织炎症控制

后进行比较准确。

**119. C**　将全口牙分为上、下颌的前牙及左、右侧的后牙共六个区段，逐区行龈上洁治避免遗漏。

**120. C**　超声洁治时，工作头的前端轻轻地与牙面平行或以小于15°角放至牙石下方，不停移动，利用超声震动击碎并使牙石脱落。接触角度大于15°时会损害超声工作头。工作尖能作用在牙石上或烟斑上。

**121. E**　龈下刮治中，放入器械时，工作面与牙根面平行，刮除牙石时工作面与牙根面形成45°～90°角，最佳角度是80°。

**122. B**　“短距离刮、连续刮”要求刮治时每一下刮治动作要有重叠，保证刮治的牙面无遗漏处。

**123. E**　手工龈上洁治时，采用改良握笔法握持器械，以中指或中指、无名指一起作支点，器械工作刃顶端1～2mm处紧贴牙面进入牙周袋，以探查的动作放至牙石的根方，工作面角度应与牙面呈70°～90°角。先向牙面施加侧向压力，再转动前壁－腕部发力，将牙石整块向冠方刮除，不可层层刮削牙石。

**124. D**　患者龈上洁治术后不需要进行根面脱敏，在龈下刮治术或根面平整术后，如果患者存在牙齿敏感症状可对患者进行根面脱敏术。

**125. E**　Gracey刮治器有牙位和牙面特异性。刃面与颈部呈70°角，偏侧刃缘，只有一侧长而凸的外侧缘为工作刃缘。

**126. E**　对于生活不能自理但能配合治疗的患者，需要进一步询问全身疾病史，进行常规口腔检查后明确诊断，要告诉患者及家属诊断、病因、预后、治疗计划以及不及时治疗的后果。还需要根据患者的病情、本人及家属意愿以及经济或时间等问题，与患者及家属讨论，最终选择一个合理的治疗方案。作为医生不可以直接建议单纯用药的治疗。对生活不能自理患者，需要对患者及家属同时进行口腔卫生指导，告诉其清洁口腔的重要性及方法。

**127. B**　因患者有高血压病史，长期服用钙通道阻断剂（硝苯地平）易导致牙龈增生。

**128. D**　对牙周病的治疗，主要是通过机械方法去除病因因素（菌斑、牙石等），药物治疗只是牙周治疗的辅助手段。单纯药物治疗可以控制急性感染，调节宿主的防御机能，但是无法彻底杀灭病原微生物。

**129. B**　15、25探及深牙周袋，牙槽骨吸收至根尖1/3区，叩痛（－），松动Ⅲ度，对于这种有深牙周袋、过于松动、已无保留价值的患牙要尽早拔除。27是无对㓦牙且伸长的残根，需要拔除。告知患者吸烟与牙周炎的关系，以及吸烟对治疗的影响，建议患者戒烟。38、48阻生牙引发食物嵌塞、冠周炎或存在牙周隐患，需要拔除。

**130. E**　牙周炎晚期表现不包括龈乳头溃疡糜烂，其余选项均为牙周炎晚期常出现的伴发症状。

**131. D**　卒中后6个月内易复发，非急症不处理；卒中6个月后可进行短时间牙周治疗，对焦虑患者可使用少量镇静剂；卒中半年后的患者因长期口服抗凝药，进行牙周治疗要注意出血问题，治疗前能否停药要咨询内科医生。

**132. D**　引起牙齿松动的原因：牙槽嵴吸收，创伤，牙周膜的急性炎症，牙根纵裂。

**133. D**　牙周组织的检查器械除常规使用的口镜、牙科镊和普通探针外，还需配备牙周探针、牙线、咬合纸和蜡片。

**134. C** 牙周探诊可明确牙周袋探诊深度、位置、形状，附着水平，根面解剖形态及牙石的分布和量，探诊出血情况等。

**135. E** 探诊应用探针以提插的方式移动探查每个牙面的龈沟或牙周袋情况。

**136. C** 咬合创伤的患牙存在持续性咬合不适，咬合时牙齿可有震颤，牙齿松动或移位，X 线片见牙周膜间隙楔形增宽，硬骨板模糊或消失等。

**137. C** 三壁骨袋的患牙一个壁是牙根面，其余三个壁均为骨质，所以相对预后最好。

**138. D** 四壁骨袋的牙根四周均为垂直吸收形成的骨下袋，牙根“孤立地”位于骨下袋中央，骨壁与牙根不贴合，相当于患牙的四个面均为一壁骨袋，支持组织均破坏，预后差。

**139. A** 再评估时发现患者菌斑控制欠佳，局部炎症和刺激因素尚未清除，则不应进行手术治疗。下一步应牙周基础治疗，尽量改善或去除局部刺激因素，同时患者要加强菌斑控制，否则不利于术后愈合及预后。

**140. B** 为保持术中视野清楚，术中应使用吸引器；为避免棉纤维留在伤口内，不要使用干纱布。避免牙槽骨不必要的长时间暴露和损伤，应保持骨的湿润。术中用无菌生理盐水冲洗，温度最好接近体温。缝合时软组织瓣应将骨面完全覆盖，不可张力太大。

**141. A** 锚式缝合常用于最后一个磨牙远中楔形瓣缝合；连续悬吊缝合常用于多牙颊、舌两侧的龈瓣复位高度不一致；间断缝合常用于唇、舌侧龈瓣张力相等、高低一致；悬吊缝合常用于颊、舌侧龈瓣复位高度不一致；褥式缝合常用于两牙之间存在较大缝隙或龈乳头较宽。

**142. B** 一般翻瓣术后愈合过程至少需要 6 周时间，为避免影响上皮附着，6 周内不能探测牙周袋。

**143. E** 需要先明确食物嵌塞的原因，才能针对原因进行处理。造成食物嵌塞的原因有：邻面龋坏，修复体邻接区接触不良，𬌗面过度磨损，边缘嵴或溢出沟磨平，外展隙变窄，牙列不齐、稀疏，对𬌗充填式牙尖，对𬌗牙伸长，邻牙倾斜等。咬合力量多与食物嵌塞无关。

**144. C** 当邻面接触关系正常时，可磨改牙齿外形（如调磨边缘嵴，调磨牙尖，加大外展隙，重建食物溢出沟）来改善垂直型食物嵌塞。当邻面接触关系不正常时，可采用充填术或冠修复来改善食物嵌塞。

**145. C** 牙齿不均衡磨耗产生高陡牙尖，功能运动时易产生较大的侧向力，导致咬合创伤。在喷水降温条件下，可以用砂石轮调磨高陡牙尖，减小𬌗面的颊舌径。钻速不要过高，间断磨改，一次少量磨牙，注意咬合平衡。调磨松动牙齿时，可用手指固定，减少创伤和不适感。若选磨的牙位较多，应分次完成。调磨结束后抛光牙面。

**146. D** 早接触点的选磨原则：①若正中𬌗有早接触，非正中𬌗协调，说明仅有个别牙尖与舌窝或𬌗窝在正中𬌗时存在早接触，而当牙尖循斜面滑行时，则咬合协调无早接触，故此时只能磨改牙尖相对应的舌窝或𬌗窝的早接触区。②若正中𬌗协调，非正𬌗不协调，说明患牙牙尖循相应斜面滑行时存在早接触，但当回到正中𬌗时，牙尖与窝的关系以及其他牙关系是协调的。此时只能磨改与该牙尖相对应的斜面。③正中𬌗和非正中𬌗都存在早接触或不协调时，功能性牙尖或切缘与对颌牙的窝和斜面均有早接触，应磨改早接触的牙尖或下颌前牙的切缘。

**147. D**　后牙龈下刮治时，Gracey#7/8、#9/10 适用于磨牙及前磨牙的颊舌面；Gracey#11/12 适用于磨牙和前磨牙的近中面；Gracey#13/14 适用于磨牙和前磨牙的远中面。

**148. A**　前牙龈下刮治时，采用 Gracey#5/6，适用于切牙及尖牙的唇面、舌面、近中面、远中面。

**149. C**　龈下刮治时，常用的 Gracey 刮治器为#5/6、#7/8、#11/12、#13/14。

**150. B**　牙龈卟啉单胞菌是慢性牙周炎的主要致病菌；变形链球菌是龋病的主要致病菌；伴放线聚集杆菌是侵袭性牙周炎的主要致病菌；中间普氏菌是妊娠期龈炎的优势菌，中间普氏菌与慢性牙周炎有关，但不是主要致病菌。

**151. E**　局部用药较全身用药的优势：局部药物浓度高；用量少；对个别位点的药物辅助治疗更精准、效果好；更小的副作用；不易产生耐药菌；由医生操作不受患者依从性影响。全身用药作用范围更大：可杀灭侵入牙周袋壁的微生物；对全口多牙受累的牙周炎治疗效果较强；可清除口腔中隐匿部位的病原微生物。

**152. B**　氯己定又称洗必泰，不易产生耐药菌株，副作用小。过氧化氢溶液长期用药会导致白色念珠菌继发感染。含甲硝唑的含漱剂不能长期应用，避免产生继发感染。碘伏、碘甘油用于牙周袋内涂布上药。

**153. B**　氯己定含漱剂作为局部用药的浓度范围是 0.12% ~0.2%。

**154. E**　过氧化氢溶液冲洗牙周常使用3% 的浓度，有助于清除袋内残余的牙石碎片及肉芽组织。1% 浓度的过氧化氢可用于口腔含漱，抑制厌氧菌，辅助治疗。

**155. E**　牙周治疗的目标包括：去除病因、消除炎症；恢复软组织及骨的生理外形；恢复功能和美观，保持长久疗效；促进牙周组织的再生。

**156. A**　牙周基础治疗包括以下内容：①向患者解释治疗计划；②拔除无望保留的牙；③口腔卫生指导；④洁治、刮治及根面平整；⑤消除局部刺激因素；⑥纠正不良行为习惯，如戒烟；⑦暂时性松牙固定；⑧调𬌗；⑨药物辅助治疗；⑩关注全身健康状况；⑪疗效再评估。

**157. E**　创伤对牙周组织的影响：①短期的𬌗创伤不会引起牙周袋，也不会引起或加重牙龈的炎症。②𬌗创伤会增加牙的动度，但动度增加并不一定是由于𬌗创伤导致，也可能是以往创伤的结果。③当患者有严重的牙周炎或口内存在明显的局部刺激因素时，长期的𬌗创伤会加重牙周袋和牙槽骨吸收。④自限性牙松动无牙龈炎症发生时，不造成牙周组织的破坏。在牙周炎的治疗中，消除炎症是第一位，而不是消除𬌗创伤。

**158. B**　正中𬌗协调，非正中𬌗不协调，在前牙应调磨与该牙尖相对应的斜面。

**159. D**　右下后牙冷热痛及自发性疼痛提示主诉牙表现为牙髓炎，46 温度刺激激发痛，47 温度测试正常，则 46 为主诉牙。因患牙 46 牙冠无缺损，有深达根尖区的牙周袋和严重的牙龈退缩，牙齿松动明显，牙髓有明显激发痛，符合牙周 - 牙髓联合病变（逆行性牙髓炎）的临床表现，所以主诉牙应诊断为 46 牙周 - 牙髓联合病变。

**160. C**　Ⅰ度：牙槽骨吸收在牙根的颈

1/3以内。Ⅱ度：牙槽骨吸收超过根长1/3，但在根长2/3以内，或吸收达根长的1/2。Ⅲ度：牙槽骨吸收超过根长2/3。

**161. C** Ⅲ度根分叉病变：根分叉区牙槽骨吸收，牙周探诊可贯通式插入根分叉区至对侧，表面有牙龈覆盖，X线片可见根分叉区完全透射影。

**三、案例分析题**

**162. BCF** 菌斑性龈炎患者牙龈有时可有痒、胀痛等不适感；急性龈乳头炎患者可因局部刺激因素导致持续性的胀痛、冷热刺激痛、触痛等；急性上颌窦炎可表现为持续性胀痛。急性牙髓炎疼痛尖锐而剧烈；坏死性溃疡性龈炎通常是中、重度疼痛；牙髓坏死无自觉症状。

**163. C** 当局部牙龈乳头受到机械或化学刺激时可能导致急性龈乳头炎，痛点可定位。根据题干"患者胀痛3日，且3日前有机械刺激史"，考虑诊断为急性龈乳头炎。急性上颌窦炎一般波及多个同侧上后牙，患牙叩痛，上颌窦前壁可有压痛，还可伴有头痛、鼻塞、流脓涕等症状。

**164. ABCDF** 当相邻两牙之间食物嵌塞，邻面龋坏，存在不良修复体，修复体或充填体邻面存在悬突，使用不当的工具剔牙或被过硬、尖锐的食物刺伤等局部刺激均可造成急性或慢性的龈乳头炎。

**165. ADFGH** 龈乳头炎的典型表现为牙龈乳头发红水肿，质软，易出血，触痛，轻度叩痛，冷热刺激痛。

**166. ABCF** 治疗急性龈乳头炎首先去除局部刺激因素，消除急性炎症，一般无需采用全身治疗，也不需要龈下刮治，可以局部使用抗菌消炎药物（如用3%过氧化氢溶液冲洗），待急性炎症控制后，再治疗原有牙龈炎。对患者进行口腔卫生宣教。

**167. ABCDEGH** 所给选项均可引起牙龈肥大。因患者是男性，年龄40岁，而青春期龈炎患者处于青春期这一特殊年龄段，妊娠期龈炎是妊娠期孕妇患有的疾病。

**168. C** 药物性龈增生有长期用药史，发生于全口牙龈，上下前牙区常最重，严重时可波及舌、腭侧牙龈。增生龈可覆盖牙面1/3或更多。病损早期点彩增加并出现颗粒状或疣状突起，后发展呈结节状、球状或分叶状。颜色一般呈淡粉红色，质地坚韧，但伴有炎症时也可呈现紫红色，质地变松软。根据题干"患者有癫痫病史，长期苯妥英钠用药史，肿大范围为全口牙龈，覆盖牙面1/3以上，肿大时间为2年"，考虑为药物性龈增生。牙龈瘤多发生于单个牙。遗传性牙龈纤维瘤病多发生于儿童和青少年，可有家族史，牙龈增生范围更广泛，常覆盖2/3牙面，无长期服药史。增生性龈炎通常增生程度较轻，覆盖牙冠面积一般不超过1/3，无长期服药史。白血病有自发性出血及全身症状。浆细胞性龈炎可发生于鼻腔或口腔黏膜，主要发生于牙龈（常包括附着龈），可波及多个牙齿，牙龈色鲜红、肿大、松软易碎，表面可呈透明状、颗粒状或肉芽组织状，极易出血。HIV相关性龈炎表现为线形牙龈红斑和坏死性溃疡性牙周病，前者牙龈缘有明显的鲜红色红边，极易出血；后者发生牙龈坏死，伴疼痛、自发出血。

**169. ACDEFG** 药物性龈增生均有与牙龈增生有关的药物服药史。与牙龈增生有关的药物有三类：苯妥英钠、环孢素、钙通道阻断剂。苯妥英钠为抗惊厥药物，治疗癫痫病，该患者存在癫痫病，长期服用苯妥英钠易发生药物性龈增生。牙龈增生程度与年龄、服药时间、服药剂量、菌斑量、牙石量均有关。本病与遗传因素无关。

**170. ABCDGH**　药物性龈增生的治疗措施：首先通过洁治、刮治去除牙石、菌斑等局部刺激因素。若牙龈炎症明显，可局部使用药物，待炎症控制后再进一步治疗。经过上述治疗后，若牙龈仍不能完全消退者，可进行手术治疗。口腔卫生宣教指导患者严格控制菌斑，以减轻服药期间的牙龈增生程度，减小术后的复发程度或概率。必要时酌情更换引起牙龈增生的药物。

**171. BDE**　在基础治疗消退牙周炎症后，牙龈仍肥大者再进行手术。不可将麻药直接注射到病变牙龈上，以免牙龈发生肿大变形影响牙龈术后形态设计的精准性。牙龈切除术开始前，首先采用印镊法或探针法，为手术切口做标记。标记点根方 1 ~ 2mm 即为手术切口位置。注意切龈时刀刃朝向冠方，与牙长轴呈 45°角。术中要一次切到根面，不可反复切割破坏牙龈组织。

**172. AB**　牙龈癌男性多见，好发于后牙区，可表现为菜花状、结节状或溃疡状。牙龈瘤女性较多，好发于前牙或前磨牙区，临床上多见牙龈乳头呈圆形、椭圆形样增生，大小可从几毫米到一二厘米。根据题干信息“牙龈乳头见大小 1cm 的肿物，表面见溃疡”，考虑可能为结节状生长的牙龈癌或表面发生溃疡的牙龈瘤，两者不易鉴别。急性龈乳头炎是局部牙龈受到机械或化学刺激引发的急性牙龈炎症，表现为局部龈乳头充血、肿胀，探诊易出血，牙龈不会肿大至 1cm，急性炎症也不会持续肿大半年。根据题干信息“患者月经正常”，排除妊娠瘤。牙龈纤维瘤病和浆细胞性龈炎波及多牙甚至全口牙。

**173. AB**　肉芽肿性牙龈瘤的病理特点为：许多新生的毛细血管及成纤维细胞，伴许多炎性细胞浸润，纤维成分较少。纤维性牙龈瘤的病理特点：肉芽组织纤维化，可见钙化或骨化发生，细胞及血管成分少；血管性牙龈瘤的病理特点：血管多，血管间纤维组织可有水肿及黏液性变，伴炎性细胞浸润。

**174. ABDF**　牙龈瘤是由于牙周膜及牙龈结缔组织发生炎症反应形成的瘤样增生物，并非真性肿瘤。常由局部刺激导致，多见于女性，好发于唇颊侧龈乳头，舌腭侧少见。一般通过手术切除治疗，但术后易复发。

**175. ACDE**　牙龈瘤一般发生于局部牙龈乳头。呈圆形或椭圆形，可呈分叶状，大小不一，可从几毫米到一二厘米，可有蒂如息肉状，也可无蒂则基底宽。一般生长缓慢，若长时间存在的较大肿块可导致牙槽骨壁破坏，此时 X 线片可见骨质吸收、牙周膜间隙增宽现象。严重时，牙齿可发生松动、移位。

**176. ABCDEF**　牙周塞治剂用于牙周手术后覆盖术区表面，可以保护创面，同时可以压迫止血、止痛，还可发挥固定龈瓣的作用。个别的牙周塞治剂也可具有杀菌作用。总之可促进创口愈合。

**177. ACDEFH**　可能引起门牙牙缝变大的情况包括：上唇系带附丽过低；牙龈乳头退缩；门牙邻面龋坏缺损；牙槽骨吸收促进牙移位；牙外伤致牙移位；存在额外牙。

**178. ABCDEFG**　题干可知口腔卫生尚可，上唇系带附丽正常，切牙近中邻面无明显龋坏，可见多牙牙龈退缩，颈部暴露。询问是否接受过不正规的正畸治疗导致牙槽嵴吸收致牙松动移位。询问是否有外伤史，排除外伤致牙移位。此外因口腔卫生尚可，要询问是否曾有牙周系统治疗史，以利于正确判断口腔卫生状况与牙周组织破坏程度是否成正比。考虑侵袭性牙周炎，要询问有无家族遗传史或家族聚集性。需要拍摄X线片排除额外牙，以及了解牙槽骨吸收情况。还要进行探诊、松动度检查、叩诊来明确牙周临床指标。

**179. ABCDEGH** 侵袭性牙周炎的特点：多见于35岁以下，牙周组织破坏程度与口腔内牙石、菌斑等局部刺激物的量不匹配，却伴有快速的骨吸收和附着丧失，导致在疾病发生的早期即可出现前牙移位和松动，一般无明显全身系统疾病，有家族聚集性。结合题干分析，考虑为侵袭性牙周炎。侵袭性牙周的治疗方法：尽早进行机械治疗，手术治疗，配合局部和全身用药。口腔卫生宣教，一定要定期复查，维护治疗。在炎症控制且牙周袋变浅后，对于病情不太严重的，可酌情进行正畸治疗排齐患牙。

**180. ABCDE** 治疗侵袭性牙周炎，通过机械性治疗可减少龈下菌斑、破坏生物膜，此时搭配应用抗菌药物，尤其在检测龈下微生物后有针对性地精准用药，可更好的改变龈下菌群的组成，减少病变复发。但抗菌药物不能促进牙槽骨再生。

**181. G** 侵袭性牙周炎的优势菌是放线杆菌。甲硝唑是专门针对专性厌氧菌的药物，甲硝唑+阿莫西林是治疗侵袭性牙周炎的有效组合。

**182. CE** 根据题干可知，"患者在青春期前后发病，主要波及切牙和第一磨牙，口腔卫生状况与患牙病情不匹配"，考虑为侵袭性牙周炎。为明确诊断除了临床检查外，还应进行影像学检查了解牙槽骨吸收情况，若有条件时还可做微生物学检查明确牙周致病菌，或检查中性粒细胞有无趋化和吞噬功能的异常。

**183. C** 局限型侵袭性牙周炎的临床表现：①一般发生于30岁以下，开始于青春期前后。②快速的牙周附着丧失和骨吸收。③牙周组织破坏程度与局部刺激物的量不成正比。④病变一般局限于第一恒磨牙和切牙，至少波及两个恒牙，其中一个为第一磨牙，第一磨牙和切牙以外的患牙不超过两个。⑤X线片可见第一磨牙近远中均呈垂直型骨吸收，呈典型的"弧形吸收"，切牙多呈水平型骨吸收。⑥早期即可出现牙齿的松动和移位。⑦伴有家族聚集性，可能有家族史。题干信息分析，该病最可能的诊断是局限型侵袭性牙周炎。

**184. ABD** ①侵袭性牙周炎发病率低于慢性牙周炎。②侵袭性牙周炎发病年龄多为青春期至35岁以下，发展迅速；慢性牙周炎多为成人，35岁以后患病率明显增高，发展缓慢。③侵袭性牙周炎口腔卫生情况与患牙局部刺激物的量不呈正比，而慢性牙周炎呈正比。④侵袭性牙周炎的牙周袋普遍较慢性牙周炎深，其在早期即可产生深袋，但慢性牙周炎随着病程加重牙周袋由浅变深。⑤侵袭性牙周炎早期即可发生牙松动，慢性牙周炎早期一般不会发生牙松动。⑥侵袭性牙周炎预后差，慢性牙周炎预后一般良好。

**185. BDEF** 侵袭性牙周炎的病因尚未明确，目前认为引起侵袭性牙周炎的主要因素是某些特定微生物的感染和机体防御能力的缺陷。现代观点认为牙周炎是由多种微生物共同作用，而非单一细菌引起的。此外，吸烟及遗传基因可能有一定影响。

**186. DE** 单靠机械刮治很难彻底清除入侵牙周组织的细菌，可联合局部和全身药物治疗，同时在基础治疗结束后4~6周复查，根据检查结果酌情再次行龈下清创术，也可酌情行翻瓣术清除入侵组织的微生物。

**187. ABCD** 根据题干信息，可知36有一个或以上的分叉区发生骨吸收，但破坏未致穿通，属于Ⅱ度根分叉病变。影响根分叉病变的发病因素包括：①菌斑微生物；②殆创伤；③解剖因素：釉突和釉珠、根柱和根的长度、根分叉开口处的宽度及分叉角度、根面的外形、副根管。

**188. ABCDEFGH**　为明确根分叉病变治疗方法需提前分析下列因素：①患牙在牙列中的位置，与对殆牙的关系；牙髓健康状况；牙根的解剖因素；牙齿松动度；牙周探诊深度；根分叉病变的分布情况及病变程度；剩余牙周支持组织的量等。②患牙保留价值以及患者个人的年龄、健康状况、对功能和美观的要求、社会经济能力、菌斑控制能力等。

**189. BE**　2 个月前患牙已完成了第一阶段的牙周基础治疗，且目前口腔卫生较好，牙石（－），暂不考虑再次龈上洁治。对于存在深牙周袋的Ⅱ度以上根分叉病变患牙，考虑行第二阶段的牙周手术治疗。若骨质破坏不严重，牙龈可充分覆盖根分叉时，可考虑行引导性组织再生术；若根分叉形成了二壁或三壁骨袋，可行引导性组织再生术联合植骨术加屏障生物膜。若根分叉骨质严重破坏吸收，牙龈退缩明显，以致术后牙龈无法完全覆盖分叉区，可以行根向复位瓣和骨成形术。对于深Ⅱ度根分叉病变，若不宜进行再生性手术或骨成形术，患牙条件允许时，可酌情行分根术或隧道成形术。若为消除多根牙中唯一病变较重的牙根时可采用截根术。当下颌磨牙需要保留半个牙作基牙时可以采用牙半切除术。

**190. BCDEG**　根分叉病变的治疗目标：①彻底清除根分叉区牙根表面的牙石、菌斑等刺激因素，破坏生物膜。②创造一个便于患牙清洁和控制菌斑的外形，防止病情加重或复发。③早期病变争取牙周组织再生。

**191. ABC**　患者是 38 岁女性，否认全身系统疾病。术前必要的化验检查包括凝血功能，血常规，传染病筛查。

**192. ACEG**　引导性组织再生术（GTR）操作步骤：①设计切口时要考虑黏骨膜瓣复位后能完全覆盖创口。②翻起全厚瓣范围比缺损区大 3～4mm，方便放置膜。③清除骨缺损区内所有的肉芽组织，并进行彻底的根面清创。④将修剪好的膜放置至骨缺损处，要把骨缺损完全覆盖，并且要超过骨缺损边缘至少 2～3mm。膜材料在冠方与根面贴合，注意与缺损周边的骨面紧密贴合，避免折叠和塌陷，保留膜下方的间隙，为组织再生提供空间。⑤龈瓣复位时注意将膜完全覆盖。若龈瓣不足以将膜完全覆盖，可将龈瓣做冠向复位。为保证邻面颊、舌侧瓣的闭合，可在龈乳头处做改良褥式缝合或垂直褥式缝合。

**193. ABCD**　适用于牙周植骨术的骨或骨替代品植入材料包括：①自体骨：取自患者本身。可来源于自身口腔内的拔牙创牙槽骨、骨成形术和骨切除术中获取的骨碎片、无牙区牙槽嵴、上颌结节、磨牙后区及颏部等处。②异体骨：来自同一物种的不同个体。③异种骨：来自不同物种。④作为骨替代品的非骨移植材料有磷酸钙生物材料，如羟基磷灰石、β－磷酸三钙等。

**194. ABCDEFGHIJ**　所有选项均为牙周维护治疗的主要内容，此外还需要检查有无冠、根面龋，有无溢脓情况等。一般每隔6～12 个月对全口牙或个别牙进行 X 线片检查，监测牙槽骨变化。

**195. D**　青春期龈炎是特定发生在青春期的一种慢性非特异性龈炎。临床表现为牙龈红肿、肥大、易出血。口腔检查存在炎症刺激因素，如菌斑、软垢、牙石，或容易导致菌斑滞留的局部因素，如牙列拥挤、正畸治疗等。但牙龈炎症表现的程度往往超过局部刺激的程度，且治疗后仍易于复发。

**196. ACDE** 青春期患者不易保持良好的口腔卫生习惯，而且替牙期牙齿排列不齐，更不易彻底清洁牙齿，若还存在口呼吸或佩戴矫治器等因素则更易造成菌斑的滞留，引起牙龈炎。由于内分泌（激素水平）改变，牙龈组织对局部刺激因素的反应增强，炎症反应更明显，可导致牙龈肥大加重。

**197. ABCD** 青春期龈炎与菌斑性龈炎临床表现类似，只是牙龈组织对局部刺激因素产生的炎症反应更重。临床表现为龈乳头呈球状肥大，颜色暗红或鲜红、光亮，质软，易出血，龈沟加深形成龈袋，但无附着丧失，无牙槽骨吸收，范围可波及边缘龈和龈乳头，治疗后易复发。

**198. ABDEF** 青春期龈炎的治疗：①口腔卫生宣教，教会患者正确控制菌斑的方法；②牙周洁治；③纠正不良习惯；④去除不良修复体或不良矫治器；⑤炎症控制后牙龈仍外形不良者可行龈切除术和龈成形术；⑥完成治疗后应定期复查，维护治疗。

**199. ABCEFG** 为明确诊断，需对患牙进行视诊了解脓肿部位及有无可疑龋病或非龋疾病等；牙周探诊记录探诊深度；松动度检查明确松动度；牙髓电活力检查明确患牙牙髓是否有活力；扪诊明确肿大范围、牙龈的质地、有无波动感；X 线检查了解有无牙体疾病及既往治疗史，有无侧穿、牙根纵裂等，了解牙槽骨吸收情况、根周骨质情况等。需要通过以上检查来鉴别各种导致牙龈肿包的疾病，常见的如牙周脓肿，牙槽脓肿，牙龈脓肿等。

**200. ABCDEFGH** 急性牙周脓肿是患牙的唇颊侧或舌腭侧牙龈红肿，肿大形成椭圆形或半球状的突起，靠近龈缘，可单发或多发，有深牙周袋和附着丧失，患牙可完好、无龋坏，牙髓可有活力。在脓肿的早期，疼痛较剧烈，可有搏动感。随着病情发展，患牙可有“浮起感”，叩痛、松动均较明显。脓肿后期疼痛稍减轻，牙龈肿包处质地较软，可扪及波动感。可伴有局部淋巴结肿大，或白细胞轻度增多。在急性牙周脓肿的发展变化过程中，以上选项中的症状均可能发生，均可作为疾病鉴别诊断依据。

**201. ACE** 慢性牙周脓肿为彻底清除根面的菌斑和牙石，可酌情在牙周洁治基础上直接进行脓肿切除术或翻瓣术。患牙经过正规治疗和精心维护，还可能保留多年，并非都只能拔除。

**202. ABCG** 牙周翻瓣术是应用最广泛的牙周手术，主要治疗对象之一是牙周袋。常见的翻瓣术包括改良 Widman 翻瓣术、根向复位瓣术、嵴顶原位复位瓣术、远中楔形瓣术等。切口分为水平切口和纵行切口（垂直切口）。水平切口包括三个步骤：①内斜切口是翻瓣术最关键的切口，也称第一切口，是将刀尖指向根尖方向，从近龈缘处切入，直接切至牙槽嵴顶或附近，形成创面朝向牙面的龈瓣。②沟内切口为第二切口，是将刀片从袋底直接切至牙槽嵴顶或附近，使袋壁组织与牙面分离。③牙间切口为第三切口，在开始前，先将牙龈骨膜瓣从骨面略做分离，使内斜切口最根方暴露，然后在骨嵴顶的冠方，将刀片与牙面垂直，切断袋壁组织与骨嵴顶的连接。

**203. ABCEFG** 内斜切口的优点有：切除部分牙周袋，同时切除袋内壁的上皮和炎症组织；保留角化龈；较薄的龈瓣边缘易贴附骨面和牙面，可获得良好的牙龈外形，减小了牙龈退缩和根面暴露的程度。

**204. ABDEF** 翻瓣术的主要适应证：①经基础治疗后袋深仍在 5mm 及以上的复杂牙周

袋或深牙周袋探诊后出血；②牙周袋底超过膜龈联合，不宜做牙周袋切除术；③有骨下袋形成，需进行骨修整或植骨术、牙周组织再生术；④牙周－牙髓联合病变或根分叉病变同时伴深牙周袋；⑤范围过大的牙龈肥大，为避免过大创面，不宜单纯采用牙龈切除术治疗者。

**205. ACDEGH**　内斜切口在距离龈缘0.5～2mm处进刀。刀片一般与根面成10°角左右。若牙龈明显增生肥厚，为形成较薄易贴合牙面的龈瓣，切口位置应距龈缘远些，切入角度大些。改良Widman翻瓣术切口和根向复位瓣术的切口靠近龈缘，以便保留附着龈。嵴顶原位复位瓣术一般用在附着龈较宽的后牙或腭侧，在骨嵴顶略冠方切入，以便切除牙周袋壁。

**206. ABCD**　翻瓣术中龈瓣的缝合方式中牙间间断缝合、悬吊缝合最常用，此外常用的还有水平褥式缝合和锚式缝合。

**207. BCDEG**　在经过第一阶段牙周基础治疗或第二阶段手术治疗或第三阶段修复治疗及正畸治疗后均可进入第四阶段维护期，并坚持终生定期维护。牙周维护治疗并非仅靠患者自身进行菌斑控制来预防牙周炎复发，而是要定期复查，通过医生检查后重新评估患者的全身病史及口腔病史，督促患者加强菌斑控制，必要时制定并进行下一步治疗方案，以此维护口腔健康，避免牙周炎复发。

**208. ABCDEFGH**　在牙周维护期，以下情况需1～3个月复查：①口腔卫生差，牙石形成较快；②存在较深的牙周袋或超过20%的牙周袋探诊出血；③牙周手术仍未能有效改善牙周组织状况者；④咬合异常；⑤存在根分叉病变不易清理者；⑥有龋病、复杂修复体或正在进行正畸治疗等容易滞留菌斑的因素；⑦吸烟；⑧有糖尿病等与牙周疾病相关的病史。

**209. CD**　患牙11修复体边缘未探及悬突，且根管治疗完善，则无需拆除牙冠。冠远中边缘位于龈下2mm，结合影像学检查结果，考虑修复体破坏了生物学宽度，可采用冠延长手术重建生物学宽度。所以最可能的治疗方案为经过牙周基础治疗消除牙龈炎症、控制菌斑后进行冠延长手术。牙冠延长术的适应证：①生物学宽度被破坏，需要通过冠延长手术重建生物学宽度；②当牙外伤等原因导致牙冠断缘达龈下而影响牙冠修复治疗时，可考虑通过冠延长手术将牙断缘暴露；③当龋坏达龈下、牙根外吸收或根管侧穿发生在颈1/3处而患牙尚有保留价值时，可通过冠延长手术将缺损处暴露后进行治疗；④临床冠过短者，可通过牙冠延长术延长临床牙冠高度。

**210. BC**　冠延长手术在术后4～6周组织愈合，龈缘位置基本稳定；术后6周～6个月期间，龈缘仍有可能退缩或冠向移位（一般<1mm）。

**211. BDF**　牙冠延长术后冠修复应在组织完全愈合及重建后再开始。在手术后1～2周应该戴用临时冠，永久冠修复最好在术后6周以后，涉及美容修复的冠制作应至少在术后2个月以后。以免过早修复，影响组织的正常愈合。

**212. ADE**　修复体冠边缘位于龈下过多，会导致牙龈反复红肿，甚至牙龈退缩，牙槽嵴吸收。健康龈沟深度一般为2mm，对于需要将边缘放在龈下的修复体，为避免破坏生物学宽度，冠缘一般不超过龈沟深度的1/2，冠缘距龈沟底至少1mm，且与牙面密合，无悬突。

**213. DH**　药物治疗、控制全身疾病、消除不良习惯、调整咬合、治疗食物嵌塞等均属于牙周基础治疗。氯己定溶液可以杀死细菌，对真菌和某些病毒也有抑制和杀灭作用。

**214. BCEF** 单纯的药物治疗只是一种辅助治疗，不能代替机械治疗。牙周病治疗主要通过机械方法清除大部分病因因素。但对于一些重度牙周病，某些部位器械无法达到、微生物侵入牙周组织无法清除或口腔内存在致病微生物时，仅通过机械治疗无法彻底清除局部刺激因素，可辅助药物治疗，加强治疗疗效。

**215. ABDEF** 避免全身给药，尤其是强效抗菌药物。尽量采用局部给药途径，合理合规用药，避免耐药。

**216. ACDFH** 常见的改善食物嵌塞的方法：①修复缺损或缺失牙。②拔除造成食物嵌塞而无保留价值的患牙。③牙列不齐导致食物嵌塞者，可做正畸矫治。④选磨法：调磨边缘嵴，使边缘嵴斜向𬌗面，或使相邻两牙边缘嵴高度尽可能一致；加大外展隙、缩小过宽的邻面接触区；恢复牙尖的生理形态，重建食物溢出沟，但并非恢复牙尖高度。

**217. AF** 对于牙周炎患者复诊间隔期不应超过6个月，一般为3个月。若患者牙周炎复发，则应及时中断维护治疗，通过复诊检查，重新制订治疗计划。

**218. ABCDEH** 牙龈炎、急性牙髓炎不会引起牙松动。其余选项均可能导致牙齿松动。

**219. EH** 患者口内多个牙松动提示侵犯范围较大，牙周炎、牙外伤、颌骨骨髓炎、颌骨囊肿或肿瘤均可能导致多牙松动。病程较长，提示为慢性疾病。急性颌骨骨髓炎常伴有发热等全身症状，患者无外伤史及全身症状，则最可能的诊断为牙周炎、颌骨囊肿。

**220. C** 根据曲面断层检查结果可排除颌骨囊肿，诊断为牙周炎。牙周炎分型：①轻度牙周炎：探诊深度≤4mm，附着丧失1～2mm，牙槽骨吸收不超过根长1/3，牙龈有炎症，探诊出血，可伴口臭。②中度牙周炎：探诊深度≤6mm，附着丧失3～4mm，牙槽骨吸收超过根长1/3，但不超过根长的1/2，牙龈有炎症，探诊出血，甚至溢脓。③重度牙周炎：牙周袋＞6mm，附着丧失≥5mm，牙槽骨吸收超过根长的1/2，存在根分叉病变，多牙松动。炎症较明显，甚至发生牙周脓肿。

**221. ABCEG** 牙槽骨破坏方式可分为垂直型吸收、水平型吸收、凹坑状吸收及其他形式骨变化。水平型吸收是最常见的吸收方式，通常形成骨上袋；垂直型吸收也称角形吸收，多形成骨下袋，可能由𬌗创伤或炎症引起。当牙槽嵴顶到釉牙骨质界的距离超过2mm时，视为牙槽骨吸收。

**222. ABCDG** 调𬌗应在牙周炎症被控制后进行。牙龈切除术和成形术的适应证：①牙周基础治疗后存在假性牙周袋或牙龈仍增生、肥大；②后牙区中等深度的骨上袋，袋底不超过膜龈联合，并有足够的附着龈宽度；③牙龈瘤及严重妨碍进食的妊娠瘤；④垂直阻生牙𬌗面上的龈片。重度牙周炎在基础治疗后应根据复查结果评估是否需要进行牙周手术治疗。

**223. ABCDEFGHI** 牙龈出血的疾病最常见的是慢性龈炎、妊娠期龈炎、牙周炎、坏死性溃疡性龈炎、服用抗凝药物、患有可导致凝血功能障碍的疾病（如白血病、肝硬化、脾功能亢进、尿毒症等）。牙龈出血的范围可提示是导致局部牙龈出血的疾病，还是导致全口牙龈均出血的疾病。牙龈出血时间可提示是长期慢性病，还是短期急性病。询问全身系统疾病及全身症状、询问服药史，考虑是否存在全身系统疾病导致牙龈出血，或是服用抗凝药物导致的牙龈凝血异常。白血病或坏死性溃疡性龈炎可导致牙龈自发出血，发生龈坏死，伴牙龈疼痛症状。询问妊娠期或月经期情况，考虑是否可能为妊娠期龈炎。

**224. D**　慢性牙周炎一般波及全口多数牙齿，探诊深度>3mm，探诊后出血，有附着丧失，牙槽骨吸收，晚期可出现松动甚至移位。题干信息及影像学检查结果符合慢性牙周炎的临床特点。

**225. ACFHI**　牙石指数才需要分别检查每个牙的颊、舌侧两个面。软垢指数需要检查口腔牙齿的6个面来代表全口的总体口腔卫生状况。六个面包括：16、11、26和31的唇颊面，36、46的舌面。软垢指数在0.0～0.6，说明口腔清洁，而不是口腔健康。

**226. ABC**　改良Widman翻瓣术包含内斜切口、沟内切口、牙间切口。

**227. ACF**　内斜切口位置尽量靠近龈缘。黏骨膜瓣的翻瓣仅需达牙槽嵴顶水平。一般不做骨修整，除非骨外形妨碍龈瓣与牙颈部贴合。为避免邻面骨质暴露，龈瓣需原位复位。

**228. ABCDEH**　牙周塞治剂过度伸展，可能形成肿痛或溃疡，从而引发或加重疼痛。术中骨面暴露过多、暴露时间过长、过于干燥均可导致疼痛，术后感染也可引发疼痛。术后当天可以刷牙，不可刷术区，良好的口腔环境有利于术区愈合，并非导致术后疼痛原因。翻瓣术后冰敷时间为术后24小时内，可减轻组织水肿。

**229. BC**　心血管疾病如心脏介入手术史、佩戴心脏起搏器或除颤器、感染性心内膜炎、心绞痛、心肌梗死、脑血管意外史、高血压等，需要与内科医师明确患者身体状况是否可以进行牙周基础治疗以及牙周手术。一般佩戴心脏起搏器、除颤器者禁用超声洁牙机，避免造成患者心律失常等症状。

**230. ABC**　对于心血管疾病患者进行牙周治疗前，都要全面询问和收集病史，包括既往发作史、用药情况、有无其他危险因素等，对于治疗方案的可行性，治疗时机和药物的选择等需要与内科医生沟通明确。①对先天性心脏病、风湿性心脏病和有人工心脏瓣膜者应预防性使用抗生素，避免感染性心内膜炎，一般在接受牙周检查或治疗的当天需要服用抗生素。②对于患有不稳定性心绞痛的患者，仅在咨询内科医师后进行急症处理，不可进行其他牙周治疗。③不是所有高血压患者治疗都必须征得内科医师同意。当高血压患者收缩压<140mmHg或舒张压<90mmHg时，牙周治疗可正常进行；当收缩压<160mmHg或舒张压<100mmHg时，需常规咨询内科医生，避免过度精神紧张，牙周治疗可正常进行；当收缩压<180mmHg或舒张压<110mmHg时，需常规咨询内科医生，可进行牙周的非手术治疗；当收缩压>180mmHg或舒张压>110mmHg时，患者需立即前往内科进行治疗，在咨询内科医生后，只能进行牙周急症的处理。④脑血管意外患者，在卒中后6个月内易复发，非急症不处理；卒中6个月后，必要时可在缩短就诊时间及注意出血问题的情况下进行牙周治疗，需要咨询内科医生停用抗凝药物是否可行；脑血管意外患者务必控制感染，感染可能引发脑血管栓塞。

**231. ABCDEFGH**　患有结核、乙肝抗原阳性、HIV感染等传染性疾病的患者禁用超声洁牙机和喷砂机，以防产生的喷雾污染周围的环境。患有哮喘、支气管炎、慢性肺病等呼吸系统疾病的患者不应使用超声洁牙机和喷砂机，以防给患者带来危险。心内膜炎患者，以及进行血液透析、限制钠盐饮食等患有影响电解质平衡疾病的患者也不适合进行喷砂治疗。

**232. ACDEF** 当血糖控制差（空腹血糖 >7.0mmol/L，HbA1c >7.5%），可进行非手术治疗，预防性使用抗生素。如果必须进行手术，术前可预防性使用抗生素。

# 第五章　口腔黏膜病学

一、A1/A2 型题

**1. D**　唇部是复发性疱疹性口炎最好发的部位，少数可发生于牙龈和硬腭。

**2. E**　唇疱疹愈合后一般不留瘢痕，个别病例可有暂时性的色素沉着。

**3. B**　单纯疱疹病毒（HSV）感染引起的单纯疱疹是临床上口腔黏膜最常见的病毒感染性疾病。

**4. E**　单纯疱疹病毒传染主要通过唾液、飞沫、直接接触疱疹液等传播，也可通过胎盘或产道垂直传播。

**5. B**　目前，引发人类念珠菌病的微生物主要是白色念珠菌、光滑念珠菌、热带念珠菌。

**6. E**　目前，公认的念珠菌病的分型为伪（假）膜型念珠菌病、急性红斑型（萎缩型）念珠菌病、慢性红斑型（萎缩型）念珠菌病、慢性增殖型念珠菌病。

**7. C**　原发性疱疹性口炎的发病过程可分为前驱期、水疱期、糜烂期、愈合期，不包括静止期。

**8. E**　扁平苔藓患者的病损可单独发生在皮肤或黏膜上，也可同时发生。

**9. B**　扁平苔藓的发病与多种致病因素有关，发病率仅次于复发性阿弗他溃疡。该病好发于中年人，女性多见，皮肤及黏膜可单独或者同时发病。

**10. E**　扁平苔藓发病与多种因素相关，包括精神因素、感染因素、系统性疾病、免疫力、局部刺激等。

**11. B**　扁平苔藓口腔黏膜的病变表现为白色的线状或花纹状损害，与皮肤损害的 Wickham 纹相似。扁平苔藓的皮肤病损表现为扁平的多角形丘疹。蝴蝶斑为慢性盘状红斑的典型皮肤损害。靶形红斑是多形性红斑的典型皮肤病损。扁平苔藓的口腔黏膜病损可表现为溃疡、糜烂，但不是最典型的表现。

**12. A**　扁平苔藓的皮肤病损表现为扁平的多角形丘疹，边界清楚，常呈紫红色。蝴蝶斑为慢性盘状红斑狼疮的典型皮肤损害。靶形红斑是多形性红斑的典型皮肤病损。

**13. E**　口腔黏膜扁平苔藓病损发生在舌缘及舌腹部，出现充血、糜烂并伴有自发性疼痛时，应警惕是否发生恶变，因此需注意观察并进行活检。

**14. E**　萎缩型扁平苔藓的病损表现为上皮萎缩变薄，可见充血性红斑，多分布在白色病损周围，严重时糜烂溃疡，可有烧灼感或刺痛感。

**15. D**　口腔白斑是发生于口腔黏膜上以白色为主的损害，不能被擦去，临床和组织病理学不能被诊断为其他疾病，属于癌前病变或潜在恶性疾患。

**16. E**　地图舌预后良好，不需要手术治疗。

**17. C**　疣状型白斑的口腔黏膜病损表现为白色斑块，厚而高起，高出黏膜表面，质地硬，粗糙，表面呈刺状或结节状突起。

**18. B** 发生于口底、舌缘、舌腹的白斑易癌变。

**19. D** 与白斑发生癌变相关的因素包括病损部位、临床类型、病程、性别、吸烟、病损面积。

**20. D** 扁平苔藓属于癌前状态，病程长，极少数可癌变，白斑属于癌前病变。

**21. A** 寻常型天疱疮发生口腔黏膜损害最为常见。

**22. A** 天疱疮是自身免疫性大疱性皮肤黏膜疾病，病情较严重。

**23. C** 义齿性口炎又称慢性红斑型（萎缩型）念珠菌病；多见于女性患者，上颌发生率高于下颌，可单独发生，不一定伴发唇部和口角的损害。急性红斑型念珠菌口炎又称抗生素口炎或抗生素舌炎。

**24. E** 天疱疮的疱壁薄而透明，易破碎，病变愈合后不留瘢痕。

**25. E** 性别对念珠菌病的发病无影响。

**26. A** 寻常型是天疱疮中预后最差的类型。

**27. E** 天疱疮、扁平苔藓、红斑狼疮、带状疱疹均可发生皮肤病损，口腔白斑仅发生在口腔黏膜。

**28. D** 黏膜类天疱疮是一种自身免疫性疾病，曾被称为瘢痕性类天疱疮和良性黏膜类天疱疮，发生在眼部的损害可影响患者视力。该病的主要病理变化为上皮下疱，无棘层松解。

**29. B** 天疱疮活检切取组织时应选择病变边缘，上皮完整处，以利于提高检测的阳性率。

**30. C** 牙龈是黏膜类天疱疮病变最好发的部位，其次为腭部和颊部。

**31. C** 天疱疮和黏膜类天疱疮均属于自身免疫性疾病，病损均可发生于口腔黏膜和皮肤。

**32. E** 直接免疫荧光法是诊断天疱疮的辅助方法，具有重要的诊断价值，沉积在棘细胞层间的主要抗体是 IgG。

**33. D** 胸腺素是免疫增强剂，属于治疗复方性阿弗他溃疡的全身药物。

**34. C** 慢性唇炎病因尚未明确，相关因素包括温度、化学、机械刺激，精神状况等，不包括遗传因素。

**35. E** 卡波西肉瘤是与 HIV 相关的恶性肿瘤，其余 4 个选项均是梅毒相关的临床表现。

**36. B** 一期梅毒常见的口腔损害是唇硬下疳。三期梅毒的口腔黏膜损害主要包括舌白斑、舌炎和树胶肿。哈钦森牙和桑葚牙是先天性梅毒的标志性损害。结节性梅毒疹是三期梅毒的皮肤损害。

**37. A** 地图舌可发生于各个年龄人群，儿童多见。

**38. E** 无症状的沟纹舌一般不需治疗，但要消除患者的恐惧心理。软毛刷清洁舌沟纹防止细菌和食物残渣积聚。舌沟纹过深，不适明显时可采用手术切除沟纹部位后拉拢缝合。使用漱口液保持口腔卫生。

**39. D** 大疱性类天疱疮和黏膜类天疱疮是类天疱疮的两种类型。两者均表现为尼氏征阴性，其中黏膜类天疱疮相对较常见。

**40. D** 梅 - 罗综合征的三种典型症状为复发性口面部肿胀、复发性面瘫、裂舌症，肉芽肿性唇炎是其表现之一。

**41. B**　慢性非特异性唇炎又称慢性唇炎。

**42. D**　毛状白斑多见于男同性恋者。

**43. E**　卡波西肉瘤最常见的部位是腭部，其次是舌和牙龈。

**44. A**　念珠菌唇炎有时可表现为唇红黏膜干燥、脱屑、黏膜充血发红明显，其余选项不是念珠菌唇炎的特点。

**45. D**　鹅口疮多见于婴幼儿，典型症状为颊、舌、软腭及唇黏膜出现散在的白色小斑点，质地柔软，早期黏膜充血明显。白色斑片稍用力可擦掉。

**46. D**　义齿性口炎又称慢性红斑型（萎缩型）念珠菌病，常在上颌义齿腭侧面相接触的腭、牙龈黏膜发病。承重侧黏膜呈充血水肿，病损涂片可见念珠菌孢子及菌丝，念珠菌培养阳性。符合以上临床表现和实验室检查结果即可诊断为义齿性口炎。

**47. C**　念珠菌口角炎的损害多发生于双侧，口角区的皮肤及黏膜皲裂，表面常有糜烂或渗出物，或有薄痂，邻近皮肤与黏膜充血，张口时疼痛或溢血。该病例患者为老年人，长期佩戴义齿，未及时更换，容易发生真菌感染。

**48. E**　盘状红斑狼疮可有结缔组织内胶原纤维变性、水肿、断裂，而扁平苔藓没有此种改变。

**49. B**　舌缘的白色斑块不能被擦去，且去除尖锐牙尖后斑块未消失，符合白斑的临床表现，因此该疾病应为白斑。白斑的病理变化不包括棘层松解。

**50. D**　依据临床表现和病史特点，该病例符合慢性唇炎，其病因不明，可能与温度、化学、机械性因素的长期刺激有关。本病例患者有咬唇、舔唇不良习惯。

**51. A**　依据临床表现和病史特点，该病例符合慢性脱屑性唇炎，其局部治疗方法首要为避免刺激因素，改变习惯性搓揉嘴唇的习惯，局部湿敷后涂抹抗生素或糖皮质激素类药物，A 选项属于抗病毒药物。

**52. B**　该病例临床特征符合慢性糜烂性唇炎，其主要治疗方法是唇部湿敷。湿敷主要采用消毒抗炎液体（0.1% 依沙吖啶、3% 硼酸溶液、5% 生理盐水）或者具有清热解毒功效的中药药液（双花液等）。

**53. C**　该病变舌背中央区舌乳头萎缩、周边区舌乳头增生，分界明显且病变位置呈游走性改变，符合地图舌的临床特征。

**54. C**　该病变为发生在舌背上的多条沟纹，长短深浅不同，临床表现符合沟纹舌的诊断。

**55. E**　该病变临床表现符合沟纹舌的诊断，ABCD 四项均为深的沟纹舌与舌开裂性创伤的区别。

**56. B**　本病例腭黏膜有弥散性红斑，并有水疱形成，疱壁较厚，同时伴有面部张力性水疱，尼氏征阴性，符合类天疱疮的临床特征，属于自身免疫性疾病。

**57. E**　本病例临床表现符合类天疱疮的临床特征。选项 ABCD 均是类天疱疮与天疱疮的不同之处。

**58. B**　天疱疮的水疱壁薄而透明，易破，出现不规则糜烂面，有周缘扩展现象，检查尼氏征阳性。类天疱疮的疱壁较厚，尼氏征阴性。扁平苔藓常见的病损为白色放射状条纹或斑块，尼氏征阴性。多形性红斑的颊黏膜损害多表现为黏膜广泛充血、糜烂，尼氏征阴性。

白斑的常见病损是白色或灰白色斑块，尼氏征阴性。

**59. C** 该病例口腔病损为牙龈黏膜大面积糜烂，尼氏征阳性，有周缘扩展现象，符合天疱疮的临床特征。天疱疮的主要病理变化为棘层松解、上皮内疱形成。

**60. D** 该患者曾与梅毒患者有性接触史，口腔病损为腭部溃疡，并造成组织破坏，符合三期梅毒典型病损树胶肿的表现。

**二、A3/A4 型题**

**61. D** 急性疱疹性龈口炎好发于 6 岁以下儿童。发病时可有发热、头痛等全身症状。患儿常流涎、拒食、烦躁不安。口腔黏膜出现成簇小水疱，易破溃形成片状溃疡，牙龈常出现广泛充血。鹅口疮在新生儿及小于 6 个月的婴儿最常见，病损区黏膜充血水肿，有散在的白色柔软小斑点，状如凝乳，后可融合扩大表现为乳白色绒状伪膜。手足口病会在口腔黏膜、手掌、足底出现散在水疱、丘疹与斑疹。多形性红斑中青年多见，广泛损及皮肤和黏膜，皮肤损害有靶形红斑或虹膜状红斑。疱疹性咽峡炎病损分布于口腔后部，牙龈不受累。

**62. C** 急性疱疹性龈口炎具有自限性，但未经有效治疗的病例恢复缓慢，可超过 10 天。

**63. E** 目前 HSV 疫苗尚在研究中。

**64. E** 原发性疱疹感染愈合后，部分病例可反复性损害，多位于唇或接近口唇处，又称为复发性唇疱疹。复发的损害总是在原先的发病部位，或者邻近部位起疱，为多个成簇的疱。复发时可出现前驱症状，病损区有刺激痛、灼痛、痒等症状。紫外线、局部机械损伤、发热等刺激因素可诱发病变反复发作。

**65. C** 复发性唇疱疹由单纯疱疹病毒感染引起。一般全身反应较轻，可早期局部涂抹阿昔洛韦软膏或阿昔洛韦乳膏等。

**66. B** 复发性唇疱疹应注意保持患部清洁，应避免刺激因素，不能涂抹唇膏，防止复发。

**67. E** 三叉神经带状疱疹的主要表现是疱疹成簇沿三叉神经带状分布，单侧发生，损害不超过中线。面部皮肤表现初期皮肤呈不规则红斑，后发生水疱，逐渐增多合并为大疱，部分疱破溃糜烂。口腔黏膜损害为密集疱疹，破溃后形成大面积溃疡，唇、颊、舌、腭均可累及，有时可伴有牙齿疼痛。发病前阶段常有低热、乏力症状。

**68. B** 带状疱疹是由水痘－带状疱疹病毒感染引起的皮肤黏膜损害。单纯疱疹病毒感染引起的是疱疹性口炎。柯萨奇病毒感染引起的是手足口病。轮状病毒是引起婴幼儿腹泻的主要病原体之一。HPV 感染能引起人体皮肤黏膜的鳞状上皮增殖。

**69. C** 带状疱疹是由水痘－带状疱疹病毒感染引起的皮肤黏膜损害，不属于超敏反应。三叉神经带状疱疹损害不超越中线。带状疱疹病毒引起的皮肤黏膜损害最常见为胸腹或腰部带状疱疹，其次为三叉神经带状疱疹。三叉神经带状疱疹病毒可入侵膝状神经节，累及面神经。

**70. B** 手足口病的口腔典型症状是在口内颊黏膜、软腭、舌及唇黏膜散在红斑和小疱疹，周围黏膜充血红肿；皮疹多出现在手掌、足底、会阴及臀部，初始表现为红色斑丘疹，后可形成小水疱。

**71. C** 引起手足口病的病原微生物是柯萨奇病毒。

**72. B** 该疾病检查发现周缘扩展现象，

揭皮试验阳性，结合临床表现，可诊断为天疱疮，其余四种疾病没有周缘扩展现象。

**73. B**　除临床检查外，组织病理活检是诊断天疱疮的重要检测方法，其余几种方法无法明确诊断。

**74. C**　糖皮质激素是治疗天疱疮的首选药物，如泼尼松、泼尼松龙、地塞米松等。

**75. B**　黏膜类天疱疮口腔病损多发生于牙龈黏膜，表现为剥脱性龈炎样损害，其疱壁较厚，破损后遗留溃疡面。检查尼氏征阴性，睑－球粘连，首要考虑黏膜类天疱疮。

**76. A**　该病例的确诊除了临床检查外，还需进行活体组织病理检查和直接免疫荧光检查。

**77. E**　黏膜类天疱疮的病理变化为上皮完整，无棘层松解。上皮与结缔组织之间有水疱或裂隙，上皮下疱形成。结缔组织表面平滑，大量炎症细胞浸润。

**78. B**　瘢痕性类天疱疮基底膜区有免疫球蛋白沉积，采用直接免疫荧光法检查可见基底膜区有一连续的细长荧光带。

**79. E**　黏膜类天疱疮病变大多累及口腔，还可累及结膜、皮肤等。口腔黏膜病损需消除局部刺激因素，保持口腔卫生，采用糖皮质激素控制和减轻炎症。发生眼部损害，需用糖皮质激素防止纤维性粘连，尽早到眼科就诊治疗。皮肤病损少见，需要到皮肤科就诊。黏膜类天疱疮的治疗需依据受累部位、病情进展程度来治疗，但均需采用糖皮质激素制剂来控制局部或全身病情。

**80. B**　该病例存在明确的尖锐牙尖的刺激因素，常可引起相应部位的创伤性溃疡。

**81. A**　患者溃疡大而深，疼痛剧烈，且长期未愈合，无局部刺激因素，符合腺周口疮的临床表现。

**82. C**　该病例症状较重，经久不愈，建议采用局部及全身相结合的方法治疗，若仍不愈合，则建议组织病理检查。

**83. E**　两者都是慢性炎症，其余选项均描述正确。

**84. E**　疱疹样阿弗他溃疡，好发于中青年，反复发作，溃疡数目较多，直径不超过5mm，散在分布，疼痛明显，无皮肤损害。可出现唾液分泌增多，头痛，低热，淋巴结肿大等不适症状。疱疹性咽峡炎的病损多位于口腔后部，为成簇小水疱，破溃后形成溃疡。多形性红斑表现为黏膜充血水肿，有时可见红斑及水疱，疱破溃形成大面积糜烂，表面假膜较厚，易出血。口腔单纯疱疹中急性疱疹性龈口炎好发于婴幼儿，急性发作，有发疱期。

**85. E**　疱疹样阿弗他溃疡全身反应较轻，急性疱疹性龈口炎全身反应较重。

**86. D**　ABCE四个选项均是疱疹样复发性阿弗他溃疡的局部用药，D选项阿昔洛韦适用于单纯疱疹病毒和带状疱疹病毒引起的皮肤和黏膜感染。

**87. E**　ABCD四个选项均可以出现唇红部干燥、开裂、脱屑症状。

**88. D**　结合患者全身健康状况，本病例最可能是慢性脱屑性唇炎。

**89. E**　慢性脱屑性唇炎首要的治疗措施是避免各种刺激因素。

**90. E**　选项ABCD均可有唇红部糜烂性损害。

**91. B**　慢性唇炎病损不超过唇红缘；盘状红斑狼疮发生于唇红部时，糜烂凹下似盘状，边缘稍隆起，病损可超过唇红缘，周围有放射状排列的白色细短条纹，可伴有皮肤损害；多形性红斑多有过敏史或复发史，发病急骤，口唇糜烂常形成褐红色厚痂，皮肤可见靶形红斑；扁平苔藓病损周围多见白色网状条纹，并可伴发其他部位口腔黏膜或皮肤病损。因此，本病例最可能是慢性糜烂性唇炎。

**92. E** 慢性糜烂性唇炎采取的治疗手段应以唇部湿敷为主。

**93. D** 地图舌病损发生部位和形态变化具有游走性发作特点。

**94. D** 地图舌的病变区基底层完整。

**95. A** 扁平苔藓病损以白色斑块或条纹损害为主，由细小白纹构成，无昼夜间游走变位特征。

**96. C** 生殖器官有溃疡等病变时，要考虑是否为性传播疾病，要询问有无不洁性生活史。

**97. E** 梅毒螺旋体，又称苍白密螺旋体。感染 HIV 的患者，梅毒的发病风险增加。

**98. E** 本病例口腔病损的临床表现均可被诊断为 ABCD 选项中的疾病。

**99. C** 真菌阴性，可以排除念珠菌感染。

**100. B** 该病例活检结果符合扁平苔藓的病理变化，病损局限且无症状者，可不用药，观察随访。

**101. E** 本病例口腔病损的临床表现均可被诊断为选项中的疾病。

**102. C** 扁平苔藓可同时伴有皮肤病变，该患者的皮损为典型的丘疹，左右对称分布，同时有口腔白色病变，符合扁平苔藓的临床表现。

**103. E** 扁平苔藓的病因尚未明确。目前认为与免疫因素、精神因素、内分泌因素、感染因素、微循环障碍因素、遗传因素等有关，不包括创伤。

**104. B** 该病例的临床表现结合病理表现，符合白斑的诊断。

**105. E** 白斑分为均质型、颗粒型、疣状型、溃疡型。该病损表面糜烂，疼痛明显，符合溃疡型白斑的特点。

**106. C** 本病例表面溃疡，伴有疼痛，且有吸烟史，发生癌变的倾向性较大，应选择手术切除。

## 三、案例分析题

**107. ABCDEFG** 白色角化症、白色水肿、念珠菌性口炎、白斑、扁平苔藓、球菌性口炎、梅毒黏膜斑均可表现为口腔黏膜上的白色病损。

**108. CDEF** 白色角化症通常是由长期机械刺激或化学刺激引起的白色角化斑块，病例中未发现局部刺激因素。白色水肿多见于双颊黏膜咬合线附近，表现为透明的灰白色光滑的“面纱样”膜。梅毒黏膜斑表现为灰白色光亮而微隆的类圆形斑片，周围暗红色浸润，可同时伴有皮肤梅毒疹－玫瑰疹出现，患者有不洁性交史。

**109. F** 白斑、扁平苔藓的白色损害不能拭去。假膜型念珠菌病的黏膜病损不易剥离。球菌性口炎病损表面覆盖较厚的灰白色或灰黄色假膜，可擦去，遗留出血糜烂面，可伴淋巴结肿大、发热等全身症状。

**110. C** 念珠菌病实验室检测方法采用直接涂片法时，在镜下观察到念珠菌芽生孢子及菌丝时，则为阳性。

**111. ADFG** 口腔念珠菌病局部药物治疗可选择2%～4%碳酸氢钠溶液、2%氯己定和制霉菌素、氟康唑等。视黄酸多用于白斑、口腔扁平苔藓的局部治疗。利福平为抗结核药物。阿昔洛韦是治疗单纯疱疹病毒感染的首选药物。维生素 C 不具有治疗白色念珠菌的作用。

**112. E**　疱疹性口炎、复发性阿弗他溃疡和白塞病的病损多为溃疡。红斑病损为黏膜红色斑块，间杂型红斑表现为黏膜红斑上散在白色斑点。多形性红斑的口腔病损常为红斑、糜烂、溃疡。白色角化症是由长期的机械或化学刺激引起，该病例未发现尖锐牙尖或不良修复体等刺激因素。口腔扁平苔藓的典型表现为黏膜白色条纹，病变常呈双侧对称分布。

**113. ABDF**　扁平苔藓的典型病理变化为上皮过度不全角化，基底层液化变性，固有层密集淋巴细胞浸润，颗粒层明显，棘层增生或萎缩，上皮钉突不规则延长，下端呈锯齿状改变。选项 EG 为慢性盘状红斑狼疮的病理表现。

**114. ABCEG**　扁平苔藓的治疗方法包括心理治疗、局部治疗和全身治疗。局部治疗可选择视黄酸类药物、糖皮质激素、免疫抑制剂，全身治疗可选择免疫抑制剂和免疫调节剂如雷公藤、糖皮质激素、转移因子等。阿昔洛韦为抗病毒类药物。氯雷他定为抗过敏药物。

**115. ACDE**　天疱疮常表现为水疱和糜烂；疱疹性口炎口腔病损多为成簇小水疱及疱破溃后形成的糜烂；而患者的病损表现为白色斑块，且与其相对位置有不良修复体，该疾病可能为白色角化症、口腔扁平苔藓、念珠菌病、白斑。

**116. ABCDF**　局部刺激因素去除后，白色斑块能否消退对疾病诊断很重要。应在明确诊断后给予治疗方案，不应直接手术切除。

**117. C**　结合临床表现及病史情况，考虑口腔白斑，口腔白斑患者中，白色念珠菌检出率约 34%。而白斑的确诊需要依据临床表现和病理变化综合判断。

**118. ACDE**　白斑的病理变化为上皮增生，伴有过度正角化或过度不全角化；粒层明显；棘层增厚；上皮钉突伸长变粗，固有层和黏膜下层中有炎症细胞浸润。

**119. ABCG**　白斑病损突然出现疼痛、糜烂、出血、面积增大、红斑、基底变硬或发生浸润时，要警惕其发生上皮异常增生。上皮异常增生表现在上皮组织分层不规则，排列变紊乱，上皮钉突呈滴状或藕节状；核分裂象增加，核质比率增加，核染色质增加，核浓染，核仁增大；基底细胞极性改变，基底层增生，出现多层基底细胞；细胞多形性、异形性，棘层内出现单个细胞或细胞团角化，细胞间黏合性丧失。具备 2 项以上改变者为轻度异常增生，2～4 项为中度异常增生，5 项或 5 项以上为重度异常增生。

**120. A**　口腔扁平苔藓病损多呈对称分布。白色角化症有局部长期刺激病史，刺激去除后病变可消退。慢性盘状红斑狼疮口腔黏膜典型损害为圆形或椭圆形红斑，边缘隆起呈盘状，周围可见放射状白色短条纹。白色水肿一般发生在双颊咬合线处。白塞病表现为口腔黏膜溃疡及眼、生殖器、皮肤等多器官病损；白色海绵状斑痣为家族遗传病，病损为较柔软的灰白色水波样皱褶或沟纹。结合该病例的临床表现考虑为口腔白斑。

**121. BD**　依据该疾病的临床表现考虑疣状白斑，属于非均质型白斑。

**122. BFG**　依据临床表现和病理变化进行白斑的诊断。脱落细胞检查可发现早期癌变的脱落细胞。甲苯胺蓝病损表面染色后，深蓝色染色部位为可疑癌变部位，有助于组织活检部位的选择。

**123. ABCDEFG** 白斑病因尚未明确，可能与局部长期刺激以及某些全身因素有关：①烟、酒、过烫或酸辣食物、槟榔等局部理化刺激因素；②白色念珠菌；③人乳头瘤病毒；④全身因素包括微量元素、微循环改变和障碍、遗传易感因素、脂溶性维生素缺乏等。

**124. BCDFG** 伴有上皮异常增生的白斑，病变程度越重癌变率越高；疣状、颗粒状、溃疡状白斑癌变率较高；发生于舌缘、舌腹、口底等部位的白斑癌变率较高；病程较长者、不吸烟患者、女性患者的白斑癌变率较高；病损面积大于200mm$^2$的白斑患者癌变率较高。

**125. ABCDEFG** 扁平苔藓可伴有水疱萎缩、糜烂等表现而无溃疡病损，其余选项疾病均可出现溃疡病损。

**126. ABCDEFG** 选项中所有病史对于明确诊断均具有重要意义。

**127. E** 该病例口腔溃疡表现为红、凹、痛的特点，且具有复发性、周期性、自愈性、愈后无瘢痕。直径5～10mm，数量不超10个，无明显全身症状与体征，这些表现符合轻型复发性阿弗他溃疡的诊断。

**128. ABCEFGH** 与创伤因素相关的是创伤性溃疡，其余选项都可能与复发性阿弗他溃疡相关。

**129. ABCDEH** 复发性阿弗他溃疡发作频繁且症状较重时，可采用局部治疗结合全身治疗以促进愈合。利多卡因凝胶可以镇痛。西地碘片、氯己定含漱液具有杀菌、收敛作用。糖皮质激素可促进创面愈合，地塞米松加2%利多卡因局部封闭，能够镇痛和促进溃疡愈合。激光治疗应用于难治性溃疡，可以止痛、促进溃疡愈合。沙利度胺为免疫抑制剂，应用于顽固性溃疡。阿昔洛韦属于抗病毒类药物。视黄酸主要用于治疗白斑、扁平苔藓。

**130. F** 复发性阿弗他溃疡的病因及发病机制尚未清楚，目前尚无根治该疾病的特效方法。

**131. H** 选项中所有疾病均可出现该病变。

**132. BCDEFG** 该病例的病损为唇部圆形斑块，不是溃疡，与创伤史无关。

**133. C** 依据患者上唇圆形斑块反复发作，结合个人不洁性生活史，首先选择梅毒螺旋体检查。

**134. BF** 梅毒是由梅毒螺旋体（又称苍白密螺旋体）引起的一种慢性性传播疾病。

**135. D** 一期梅毒常见的口腔损害是唇硬下疳。

**136. B** 依据病例的临床表现，可诊断为梅毒，其首选治疗药物是青霉素。

**137. ACEGH** 念珠菌性口炎、毛状白斑、白斑、斑块型口腔扁平苔藓、白色角化症都可能表现为白色斑块病损。

**138. C** 结合病损临床特点及患者曾有同性性生活史，考虑毛状白斑。毛状白斑见于HIV感染者。

**139. C** 毛状白斑严重者可选择阿昔洛韦局部治疗。

**140. BF** 患者口腔黏膜的白色膜状物，稍用力可擦掉，下方为红色糜烂面，有轻度出血，考虑假膜型念珠菌口炎。涂片及分离培养等实验室检测方法可明确是否为口腔念珠菌感染。念珠菌感染好发于婴幼儿和老年人，而不是青壮年，结合患者曾有采血行为，且出现颈部、腋下、腹股沟淋巴结肿大及体重减轻症状，考虑患者免疫功能低下，HIV 感染可能性大，为了明确诊断，应进行 HIV 检测。

**141. BC**　HIV 抗体阳性，有明显真菌感染，可确诊为艾滋病。艾滋病患者及 HIV 携带者都是本病的传染源，具有传播危险性。

**142. ABCE**　艾滋病的传播途径包括性接触传播、血液传播、母婴传播（包括经胎盘、产道、哺乳等方式）。

**143. EG**　HIV 感染的口腔表现包括真菌感染、病毒感染、卡波西肉瘤、HIV 相关性牙周病、坏死性口炎、溃疡性损害、唾液腺疾病、非霍奇金淋巴瘤等。

# 第六章　儿童口腔医学

## 一、A1 型题

**1. D**　乳牙外伤的诊疗原则应考虑以下因素：乳牙牙根与继承恒牙牙胚间关系的密切程度；替牙的时间；患儿的配合程度。

**2. C**　混合牙列阶段（6～12 岁）是指从乳牙开始脱落，恒牙依次萌出，一直到全部乳牙被替换完毕前。

**3. D**　上颌乳侧切牙与乳尖牙之间，下颌乳尖牙与第一乳磨牙之间存在间隙，这种间隙称为灵长间隙。随着颌骨发育，3～6 岁乳牙列中出现的生理性间隙称为发育间隙。

**4. C**　第一恒磨牙的牙胚在胚胎萌出 3～4 个月开始形成，出生时开始钙化，2～3 岁时牙冠钙化完成，6～7 岁开始萌出，9～10 岁牙根发育完成。

**5. A**　上下切牙的替换方式不同，上颌恒切牙随着乳牙牙根吸收向唇侧移位萌出，下颌恒切牙在乳切牙的舌侧萌出。

**6. E**　儿童口腔辅助检查方法包括：X 线检查，龋活跃性检测，牙髓状态检测，模型分析，实验室检查。探诊属于儿童口腔基本检查方法。

**7. B**　两位数牙位记录法，第一位数表示牙齿所在象限，第二位数表示牙位。第一位数是 5 代表是乳牙，且在右上象限。第二位数由 1 至 5 代表由乳中切牙至第二乳磨牙。

**8. A**　乳牙牙冠按比例观察，近远中径较大，而高度较短，故牙冠的外形显得粗短。

**9. E**　7～8 岁时，第一乳磨牙的牙根开始吸收，属于生理性吸收。

**10. B**　年轻恒牙是指已经萌出，但形态、结构上尚未完全形成和成熟的恒牙。恒牙一般在牙根形成 2/3 左右时开始萌出，于萌出 2～3 年后牙根达到应有的长度，3～5 年根尖发育完成。

**11. C**　Nolla 把 X 线片上的恒牙钙化过程分为 10 个阶段，作为临床常用的评估牙齿发育程度的参考指标。在第 8 阶段，牙根形成 2/3，牙齿大部分已在牙龈黏膜下，或已经暴露在口腔内，即牙齿开始临床萌出。

**12. D**　乳牙的萌出顺序是 A－B－D－C－E。

**13. B**　多生牙可发生于任何牙位，约 90% 多生牙发生在上颌，最常见上颌正中多生牙。多生牙多见于混合牙列和恒牙列，其好发顺序是混合牙列 > 恒牙列 > 乳牙列。多数萌出到口腔中，也有少数在颌骨内不萌出。形态异常，以锥形为主。常导致正常恒牙发育和萌出障碍。

**14. A**　牙瘤是由牙胚细胞异常增殖所致，分为两种类型：组合性牙瘤、混合性牙瘤。组合性牙瘤中，所有牙齿组织有序排列，解剖上与牙齿相似。多发生于尖牙和切牙区，上颌比下颌多见。X 线检查表现为小的牙齿样结构。混合性牙瘤，仅仅是牙齿组织的混合，多发生于后牙区，X 线检查表现为阻射团块。

**15. A**　畸形中央尖指在前磨牙的中央窝处，或者接近中央窝的颊尖三角嵴上的圆锥形牙尖。最多出现于下颌第二前磨牙，其次为下颌第一前磨牙、上颌第二前磨牙、上颌第一前磨牙。余选项均描述正确。

**16. C**　釉质发育不全是釉质在发育过程中，受到某些全身性或局部性因素的影响而出现的釉质结构异常。由于乳牙的慢性根尖周感染导致的继承恒牙釉质发育不全称为 Turner 牙，属于外源性釉质发育不全。

**17. C**　年轻恒牙列阶段（12～15 岁），此阶段全部乳牙已被替换完毕，除第三磨牙外，全部恒牙均已萌出，一部分恒牙牙根基本形成，但髓腔较大，牙齿硬组织还在继续钙化；一部分恒牙萌出不久，牙根尚未完全形成。

**18. A**　当乳牙的局部根尖周组织和牙槽骨有急性化脓性炎症时，应在药物控制后再拔除，以免炎症扩散。余选项均属于乳牙拔除适应证。

**19. E**　乳恒牙临床上以下列几点加以鉴别：磨耗度；色泽；形态；大小；排列。在大小方面，以同名相比，乳牙比恒牙小。余选项均为正确描述。

**20. B**　乳前牙反𬌗的治疗方法有：上颌𬌗垫活动矫治器；下颌斜面导板；调磨乳尖牙；压舌板咬撬法；上颌前方牵引器。W 腭弓矫治器用于乳后牙反𬌗。

**21. D**　儿童恒牙根折，一般近冠 1/3 根折的牙齿预后较差，根尖 1/3 折断的牙齿预后较好。根尖 1/3 折断的牙齿，若几乎不松动，无明显咬合创伤，可不用固定，若明显松动，伴咬合创伤则应固定。均需定期复查，观察牙髓状态，必要时根管治疗。根中 1/3 折断，一般弹性固定 2～3 个月，同样定期复查。

## 二、A2 型题

**22. A**　诞生牙是指婴儿出生时口腔内已经萌出的牙齿，多见于下颌乳中切牙。早萌乳牙牙冠形态基本正常，但釉质、牙本质菲薄，且矿化不良，牙根尚未发育或发育很少，无牙槽骨支持。松动者可影响吮乳或有自行脱落吸入呼吸道的危险，应及时拔除。

**23. D**　乳牙急性牙髓炎的典型症状是自发痛、阵发痛及夜间痛，首选治疗方案是根管治疗术。

**24. D**　根据题干“牙龈颜色苍白，出血倾向明显，不易止血等”，应进一步进行血常规、血涂片检查等。

**25. B**　慢性鼻炎史导致患者形成习惯性口呼吸，口呼吸时牙龈长时间暴露于空气中，不利于菌斑自清洁，刺激牙龈增生。

**26. C**　一般情况下，牙根形成 2/3，牙齿开始萌出。11 萌出 1 年后牙根形成 1/3，说明其牙根发育尚不足 1/3 时，就提早萌出了。

**27. B**　对于年轻恒牙的根尖周炎，因其牙根尚未发育完全，应进行根尖诱导成形术，诱导其牙根发育完成。

**28. A**　新生儿颌骨骨髓炎的典型表现是发病突然，全身状况差，伴高热。局部症状主要在面部，红肿始于眶下区，后向眼眶周围扩散。

**29. C**　患牙根尖发育完全，所以应进行根管治疗。但因患者未满 18 岁，咬合关系未完全稳定，牙列尚在发育，所以建议行临时冠修复，18 岁后再更换永久冠。

**30. B**　急性牙髓炎的典型表现是自发痛、阵发痛、夜间痛及冷热刺激痛。

**31. E**　患牙曾受外伤，需进行 X 线检查确定根尖发育情况、有无根折及根周骨质情况。

**32. A** 畸形中央尖指在前磨牙的中央窝处，或者接近中央窝的颊尖三角嵴上的圆锥形牙尖。最多出现于下颌第二前磨牙，其次为下颌第一前磨牙、上颌第二前磨牙、上颌第一前磨牙。因其结构高耸凸出，并且有髓角突入，容易折断引起牙髓症状。

**33. D** 急性牙髓炎的表现是自发痛、阵发痛、夜间痛及冷热刺激痛。慢性牙髓炎的刺激性痛是在刺激去除后仍持续一段时间。深龋的疼痛是冷热刺激入龋洞内，引发敏感或疼痛，去除刺激后疼痛消失。

**34. E** 21迟萌的恒牙牙根基本形成，提示需要进行牵引。因邻牙移位导致缺牙间隙变小，需要配合间隙扩展。

**35. B** 患儿年龄可提示患牙为年轻恒牙。冠折露髓的年轻恒牙，需依据牙髓暴露情况选择行直接盖髓术或活髓切断术。

**36. B** 上皮珠是新生儿牙槽黏膜上出现的角质珠，是类似牙齿的白色或灰色的球状物，米粒大小，可出现一个、数个至数十个。上皮珠是牙板上皮剩余所形成的角化物，并非真正的牙齿，一般不需治疗，出生数周可自行脱落。

**37. A** 从症状及临床检查可诊断该牙为年轻恒牙深龋。因为年轻恒牙的修复能力强，其深龋治疗必要时可考虑二次去腐修复。首次去腐时，近髓处的软化牙本质不去除，在洞底覆盖氢氧化钙制剂后充填。10～12周后再次治疗，用挖匙去除软化牙本质，间接盖髓后垫底及永久修复。前后X线片对比可见到软化牙本质的再矿化。

**38. D** 根据题干信息诊断为61慢性根尖周炎急性发作。因乳前牙的牙根仅少量吸收，替换恒牙牙根仅形成1/3，对于这种情况的根尖周炎，应进行根管治疗。乳牙根尖周炎易引起牙龈肿胀，易导致乳牙牙根吸收，但因牙槽骨代谢活跃，一般治疗效果较好。

**39. E** 因患者年龄较小，牙根尚未发育完全，而牙髓已经是慢性感染状态。可将感染牙髓全部摘除后行根尖诱导成形术或根尖屏障术或血管再生术，形成根尖区封闭。考虑到年轻恒牙抗感染和修复能力的潜力，尝试做活髓保留的治疗也具有重要意义。

**40. B** 该病例结合病史及检查，初步考虑为乳牙根尖周炎感染扩散导致了间隙感染。首次治疗应先进行患牙开髓开放，引流脓液。

**41. E** 手足口病是由柯萨奇病毒引起的发疹性传染病，在手、足或口腔出现类似水痘样疱疹，3岁以下儿童常见。

**42. C** 诊断为根尖周炎的年轻恒牙，由于其根尖孔未完全闭合，需先根管清创，控制感染，通过根尖诱导成形术使根尖封闭后再进行永久性根管充填。

**43. A** 脱位患牙应保存在生理性储存溶液或等渗溶液中，生理性储存溶液主要包括组织培养液、细胞运送培养液。由于难以获得，其应用十分有限。Hank平衡盐溶液、牛奶等与牙周膜细胞生存的生理环境相近，有利于再植预后。

**44. B** 保留患牙，并行牙根牵引+牙体修复的治疗方案，能最大程度保证牙槽嵴高度，有利于18岁后永久修复。但该方案就诊次数多，对医生操作要求高。

**45. D** 疱疹性龈口炎由单纯疱疹病毒引起，好发于6岁以下儿童，始发可有发热、疲乏、咽痛等症状；继而出现口腔黏膜充血水肿、糜烂、溃疡。

**46. B** 慢性增生性牙髓炎常见于龋病穿髓孔较大的乳磨牙。因其根尖孔大，血运丰富，使慢性发炎的牙髓组织过度增生。

**47. A**　乳牙直接盖髓术的适应证是牙髓活力正常，无明显症状，备洞或外伤导致的机械性露髓，露髓孔小于1mm。

**48. E**　年轻恒牙牙髓治疗过程中，彻底清除根管内感染物质，消除根尖周围炎症是促使根尖形成的重要因素。

**三、A3/A4 型题**

**49. E**　第一恒磨牙异位萌出是指第一恒磨牙萌出时近中阻生，同时伴随第二乳磨牙牙根吸收和间隙丧失。

**50. E**　造成第一恒磨牙异位萌出的因素很多，通常认为的原因有：第二乳磨牙和第一恒磨牙牙冠较大；颌骨短小，特别是上颌结节发育不足；恒牙萌出角度异常。

**51. B**　第一恒磨牙异位萌出有可逆性异位萌出和不可逆性异位萌出。一般 8 岁以后的第一恒磨牙异位萌出视为不可逆性异位萌出。8 岁前的第一恒磨牙异位萌出可临床追踪观察，暂不做处理，若 8 岁后仍未自行调整萌出到正常位置，应视情况进行相应治疗。若第二乳磨牙牙根吸收局限于远中根的局部，可采用铜丝分离法；若远中根完全吸收则采取截冠法诱导第一恒磨牙萌出。

**52. C**　护髓是深龋治疗的重点，深龋充填之前，应用氢氧化钙制剂间接盖髓再充填，尽量保存活髓。

**53. C**　直接盖髓术是用药物覆盖在牙髓暴露处，以保护牙髓、保存牙髓活力的方法，可用于外伤性露髓、机械性露髓、龋源性露髓。牙髓切断术是切除炎症牙髓组织，以盖髓剂覆盖于牙髓断面，保留正常牙髓组织。

**54. C**　对于牙体大面积缺损，尤其是乳磨牙牙髓治疗后，性能最优越的修复方式是金属预成冠，能有效恢复牙冠的解剖外形、近远中径和功能。

**55. A**　患者 12 岁，处于青春期，内分泌性激素改变，这期间牙龈对少量局部刺激会产生明显的炎症反应。

**56. D**　青春期龈炎的治疗一般采用洁治术去除菌斑和牙石，或可配合局部药物治疗，病程长且过度肥大增生者，常需手术切除。

**57. E**　牙龈纤维瘤病又名家族性或特发性牙龈纤维瘤病，为牙龈组织的弥漫性纤维增生。表现为口内大部分或全部牙龈呈弥漫性增生，增生的牙龈颜色正常，质地坚韧，表面光滑或呈结节状，不易出血。

**58. A**　急性根尖周炎主要是牙髓感染、坏死后，根管内的感染物质通过根尖孔使根尖周围组织产生局限性的炎症反应。根尖周组织充血、水肿，主要症状是持续性疼痛。有的患者自觉咬紧牙后缓解是因为咬合的压力可以暂时缓解局部血管的充血状态，使根尖周膜因组织水肿所形成的压力得到减轻。

**59. D**　X 线检查显示主诉牙的根尖尚未发育完全，为年轻恒牙，应先通过根尖诱导成形术使其根尖继续发育、根尖形成封闭。

**60. E**　由于患牙治疗前牙根的发育状态和炎症程度不一，诱导后并非都能形成正常的牙根形态。经根尖诱导成形术后，牙根发育状况分以下 4 种情况：根尖继续发育，管腔缩小，根尖封闭；根管腔无变化，根尖封闭；X 线片上未见根尖发育，根管内探测有阻力；X 线片上根端 1/3 处有钙化屏障。

**61. B**　年轻恒牙牙外伤后需 X 线辅助检查确认恒牙牙根发育程度及有无根折等情况；牙髓感觉测试和牙髓活力检测均属于牙髓状态检测，因年轻恒牙牙根未发育完成，牙髓状态检测需结合病史和其他检查结果进行全面分析。

**62. D** 一般来说，根尖 1/3 折断的牙齿预后较好。如果临床几乎不松动，无明显咬合创伤，可以不用固定处理，只需嘱患儿不要用受伤部位咀嚼，进行定期追踪复查。如果出现根尖病变或牙髓钙化，可做根管治疗后行根尖切除术和根尖倒充填术。

**63. E** 根折的转归有 4 种形式：两断端由钙化组织联合，与骨损伤的愈合很相似；结缔组织将各段分开，断面上有牙骨质生长；未联合的各段由结缔组织和骨桥分开；断端由慢性炎症组织分开。

## 四、案例分析题

**64. CH** 通过病史、临床检查及 X 线检查可以判断主诉牙为 84 慢性根尖周炎急性发作，因该病例中主诉牙牙根吸收达 1/2，且根分叉区见大面积低密度影，根管治疗预后欠佳，建议拔除。由于继承恒牙的牙根刚开始发育，应提前保持间隙，防止间隙丧失。

**65. BCDE** 继发龋是充填后与修复体相接触的洞壁或洞底发生龋坏。乳牙继发龋的特点是发展快、范围广并有多发倾向，但是继发龋发生的时间不可能在 3 日内。短时间内出现的充填后疼痛，可能的原因较多：备洞时机械切削的刺激；近髓深龋未垫底或垫底不完善，冷热易于传导而刺激牙髓；意外穿髓未发现或未及时处理；充填物过高，咬合时存在早接触。

**66. C** 上颌中切牙初萌时会存在生理性的间隙，因为恒侧切牙的牙胚位于中切牙的根端，使中切牙牙根向近中，牙冠偏远中。一般在切牙、尖牙萌出后自行消失。但如果存在唇系带附着位置过低的情况，需进行系带修整。

**67. ADE** 年轻恒牙根尖周炎临床表现可有自发痛、咬合痛，患牙可松动。常见病因有龋病、牙齿发育异常（如畸形舌侧窝、畸形中央尖）、牙外伤。畸形舌侧窝呈囊状凹陷，容易滞留食物残渣，菌斑易堆积，同时舌侧窝处牙体组织存在发育不良的可能，是龋病的好发部位。

**68. CG** 年轻恒牙的牙髓和根尖周炎症会影响牙根的发育，使根尖无法形成有效的封闭，不能进行常规的根管治疗，应采用牙髓摘除术或根尖诱导成形术，使牙根发育完成后，再行根管治疗术。

**69. CG** 在根尖诱导成形术中，可促进根尖组织屏障形成的制剂称为诱导剂。诱导剂能控制根管内感染，消除根尖端残留的炎症组织。常用的诱导剂有氢氧化钙、MTA。

**70. CDE** 题干中未提示釉质发育不全的信息。浅龋一般无症状。中、深龋对酸甜饮食敏感，对过冷、过热饮食也可产生酸痛感觉，刺激去除后疼痛立即消失。可复性牙髓炎去除刺激后症状仅持续数秒即消失。急性牙髓炎存在“冷热刺激痛，自发痛，夜间痛，无法定位”的特点。慢性根尖周炎不会因酸性饮料引发牙痛。

**71. ACE** 龋病的治疗可以选择直接树脂充填；如因去腐近髓敏感或因可复性牙髓炎导致敏感，可安抚治疗，观察期内无症状再进行充填治疗；对于深龋近髓或可复性牙髓炎可行间接盖髓术。

**72. C** 混合牙列阶段是指恒牙萌出，乳牙依次替换完毕的时期。9 岁患儿应处于混合牙列时期。

**73. C** 结合该病例的临床表现“患儿，5 岁，患牙 54 龋坏，叩痛（+ +），松动Ⅱ度，牙龈肿包，有波动感”，首要考虑根尖周炎的急性期。慢性根尖周炎急性发作与急性根尖周炎鉴别的关键依据是患牙 X 线片上根尖或根分歧区域骨质破坏，因此可判断其为 54 慢性根尖周炎急性发作。

**74. CDE**　慢性根尖周炎急性发作的应急处理是开放引流、切开排脓，必要时口服抗生素。

**75. C**　乳牙牙髓治疗的目的包括：去除感染和慢性炎症，消除疼痛；延长患牙的保存时间；防止对继承恒牙产生病理性影响。

**76. ABCEFG**　龋病进展到牙本质中层及深层时为深龋，食物嵌塞入龋洞时压迫牙髓导致内部压力增加，产生疼痛。深龋表现为遇冷热刺激入龋洞时产生疼痛，但冷测正常。因此本病例主诉牙应诊断为深龋。

**77. D**　护髓是深龋治疗的重点，对于深度近髓的窝洞，应用硬质氢氧化钙制剂先做护髓，再选用对牙髓刺激小的水门汀垫底后充填。由于磷酸锌水门汀对牙髓刺激大，不适合做活髓牙的垫底材料。

**78. ACDEF**　年轻恒牙的髓腔大，髓角高，备洞时应注意避免意外露髓，必要时考虑二次去腐修复，应慢速多次去腐。

# 第七章　口腔预防医学

## 一、A1 型题

**1. A**　龋病的一级预防包括：开展口腔健康教育，提高自我口腔保健意识，养成良好的口腔卫生习惯；控制及消除龋病的危险因素，采取适当的预防措施，适当限糖，进行窝沟封闭，合理使用氟化物防龋。早诊断、早预防属于龋病的二级预防。

**2. E**　长期积累的临床资料表明：不良生活方式如吸烟、咀嚼槟榔、饮酒、营养缺乏如血清中维生素 A 含量低等与口腔癌的发生有重要关系。

**3. A**　适宜摄氟量是指防龋和维护其他正常生理功能的生理需要量，每公斤体重的摄氟量在 0.05 ~ 0.07mg 之间为适宜，一般不应超过上限。

**4. E**　抽样调查中，使样本均数与总体均数之间出现差别的重要原因之一是存在抽样误差。标准误用来表示抽样误差的大小。

**5. E**　刷牙，使用牙线、牙签，洁治等机械方法是去除菌斑、保持口腔卫生的重要措施。漱口可以暂时减少口腔微生物的数量，但漱口的力量不足以去除牙菌斑。

**6. B**　碘伏用作表面消毒时，可将表面喷射湿润，保持 5 ~ 10 分钟。用于医疗器械、玻璃制品消毒时，需浸泡 1 ~ 2 小时。

**7. A**　统计资料一般分为计量资料与计数资料。计量资料是对每个观察单位用定量方法测定某项指标的数值，一般用度量衡等单位表示。

**8. A**　牙膏的基本成分包括摩擦剂、洁净剂、润湿剂、胶粘剂、防腐剂、甜味剂、芳香剂、色素、水。抛光剂不属于牙膏基本成分。

**9. D**　牙科常规使用以下四种灭菌法：高压蒸汽灭菌；化学熏蒸灭菌；干热灭菌；玻璃球/盐灭菌。超声清洁一般用于灭菌前的预清洁。

**10. D**　患龋率 = 患龋病人数/受检人数 × 100%。龋病发病率 = 发生新龋的人数/受检人数 × 100%。龋均 = 龋、失、补牙之和/受检人数 × 100%。龋面均 = 龋、失、补牙面之和/受检人数 × 100%。龋面充填构成比 = 受检人群已充填牙面数/受检人群龋、失、补牙面数之和 × 100%。

**11. B**　口腔癌的一级预防以病因预防为主，针对致病因素采取预防措施。早发现、早诊断、早预防又称为三早预防，属于二级预防。

**12. C**　高压蒸汽灭菌法适用于下列物品灭菌：优质不锈钢器械、耐高温消毒手机、布类、玻璃杯、包扎的器械以及耐热塑料器械。高温灭菌的缺点是对碳金属器械有腐蚀作用。针头、油类、粉类、蜡类不应高温灭菌。

**13. C**　队列研究是指选择一个尚未发生所要研究疾病的人群，根据有无暴露于研究因素而将其分为暴露组和非暴露组。队列研究的特点是从“因”到“果”，属于前瞻性研究；研究期间不给予干预措施，只是暴露组人群将暴露于某研究因素；要观察整个病程，所以研究时间长。病例对照研究是将研究对象分为病例组和对照组。

**14. D**　人体氟的主要来源是饮水，患龋率一般与水氟浓度呈负相关。

**15. B**　选择偏倚的控制方法包括：随机分配；设立对照；严格诊断标准；提高应答率。收集客观指标的资料属于信息偏倚的控制方法。

**16. B**　氟防龋主要的作用方式是牙齿萌出后游离氟的局部作用，而不是在牙齿萌出前形成结合氟的作用。牙齿周围溶液中的氟离子能抑制龋病形成过程中的脱矿过程，同时促进再矿化。

**17. A**　在我国，口腔癌以舌癌、颊黏膜癌、牙龈癌等为常见。依好发部位不同由高到低依次为舌癌、口底癌、牙龈癌、颊癌，而唇癌比较少见。

## 二、A2 型题

**18. C**　针对社区口腔预防保健工作，口腔流行病学调查是收集资料应进行的第一步。

**19. D**　社区牙周指数（CPI）的计分标准为：0 = 牙龈健康；1 = 龈炎，探诊出血；2 = 牙石，但探针黑色部分全部露在龈袋外；3 = 早期牙周病，龈缘覆盖部分探针黑色部分，龈袋深度为 4 ~ 5mm；4 = 晚期牙周病，探针黑色部分被龈缘完全覆盖，牙周袋深度在 6mm 或以上；X = 除外区段；9 = 无法检查。

**20. C**　某些全身系统疾病如糖尿病是比较明确的牙周病危险因素。

**21. C**　抽样调查的方法包括单纯随机抽样、系统抽样、分层抽样、整群抽样、多级抽样。

**22. A**　牙周病的局部危险因素包括：牙石、食物嵌塞、不良修复体、牙位异常等。牙周病的全身危险因素包括：吸烟、糖尿病、遗传因素、宿主的免疫炎症反应。

**23. E**　患龋率指在调查期间内某一人群中患龋病的频率，人口基数以百人计算，故常以百分数表示。

**24. B**　$P > 0.05$ 表示统计学无显著意义；$0.05 \geqslant P > 0.01$ 表示统计学有显著意义；$P \leqslant 0.01$ 表示统计学有高度显著意义。

**25. B**　一级预防又称初级预防，是指在牙周组织受到损害之前防止致病因素的侵袭。主要是对大众进行口腔健康教育和指导，并定期进行口腔保健，维护口腔健康。

**26. C**　随机对照试验是按照随机化的原则分为试验组和对照组，同时开展临床试验，同时干预，同期随访，最后比较两组试验结果。能够较好处理两组人群间混杂因子，结果较可靠，是临床试验的经典方法。

**27. D**　三级预防是为了预防慢性疾病，针对慢性疾病发生、发展的不同阶段分别采取的三种预防措施。一级预防又称病因预防，是疾病尚未发生时针对病因采取的措施，是预防、控制和消灭疾病的根本措施。二级预防又称临床前期预防，是为阻止或延缓疾病的发展而采取的措施。三级预防又称临床期预防，是为了减少疾病的危害和恶化而采取的措施，旨在防止伤残和促进功能恢复。

**28. B**　医院感染的定义是住院患者在医院内获得的感染，包括在住院期间发生的感染和在医院内获得出院后发生的感染，但不包括入院前已开始或者入院时已处于潜伏期的感染。医院工作人员在医院内获得的感染也属于医院感染。

**29. E**　龋病是多因素慢性细菌感染性疾病，龋病的预防包括菌斑控制、控制糖摄入、增强宿主抵抗力、建立良好的口腔保健习惯。

**30. D** 临床试验的基本分类有：历史性对照研究；非随机同期对照试验；随机对照试验；交叉设计临床试验；序贯临床试验。

**31. A** 高速手机在使用过程中易受到血液和唾液的污染，一般选择高温灭菌消毒。

**32. A** 随机对照临床试验需严格按照随机化方法将研究对象分成试验组和对照组，采用盲法，前瞻性地观察两组结果。最大程度排除主观因素的影响，设计严谨，结果可靠。

**三、A3/A4 型题**

**33. B** 将饮用水的氟浓度调整到适宜的水氟浓度，既能防止龋病的发生，又不引起氟牙症的流行。饮水的适宜氟浓度一般应保持在0.7～1mg/L之间。

**34. E** 氟对光滑面龋的预防效果优于点隙窝沟龋。氟可使游离光滑面龋减少85%，邻面龋减少78%，窝沟龋减少26%～45%。只有将氟化物和窝沟封闭联合使用，才能最大限度地预防龋齿。

**35. B** 肾脏是排泄体内氟的主要途径，一般成人摄氟量的40%～60%由尿排出。

**36. D** 窝沟封闭的适应证为窝沟深，特别是可以卡住探针；患者其他牙，特别对侧同名牙患龋或有患龋倾向。

**37. C** 30%～40%的磷酸使牙釉质表层丧失最小而酸蚀树脂突深度最大。

**38. D** 窝沟封闭过程中，恒牙酸蚀半分钟，乳牙酸蚀1分钟，可达到理想的粘接效果。乳牙有机质含量多于恒牙，有较强耐酸力，需增加酸蚀时间。

**39. D** 窝沟封闭的操作可分为清洁牙面、酸蚀、冲洗和干燥、涂布封闭剂、固化、检查六个步骤。封闭是否成功，完全依赖于每一个步骤的认真操作，这是封闭剂完整保留的关键。

**40. E** 窝沟封闭后应定期（3个月、半年或1年）复查，观察封闭剂保留情况，脱落时应重做封闭。

**41. B** 巴斯刷牙法又称水平颤动法或龈沟法，因其能够高效清除菌斑，所以被广泛接受。刷牙要领：手持刷柄，刷毛指向根尖方向，刷毛与牙长轴呈45°角。以短距离（2～3mm）水平颤动牙刷，勿使刷毛端离开龈沟，至少颤动10次。重新放置牙刷时将牙刷移至下一组2～3颗牙，注意重叠放置。

**42. B** 牙线对清除牙间隙中的食物残渣，去除牙齿邻面菌斑有较好效果。但当龈乳头退缩，对于前磨牙邻面的凹陷处或根分叉区的牙菌斑，用牙间隙刷清洁的效果显著优于牙线。

**43. D** 描述性流行病学，是对疾病或健康现象在人群中的分布以及发生、发展的规律做客观的描述。主要有以下几种：横断面研究，纵向研究，常规资料分析。

**44. B** 分析性流行病学，是对所假设的病因或流行因素进一步在选择的人群中探索疾病发生的条件和规律，验证病因假设。它包括病例对照研究和群组研究。

**45. E** 口腔健康教育的任务主要有以下几方面：提高社会人群口腔预防保健的知识水平；深化口腔健康教育内容；引起社会各方人员对口腔健康问题的关注；传递最新的科学信息，促进新的口腔保健措施的推广与应用。

**46. B** 针对不同情况，口腔健康教育一般采取四种方法：个别交谈；组织小型讨论会；借助大众传播媒介；组织社区活动。

**47. D**　口腔健康教育评价的基本内容有：口腔健康意识的变化；口腔健康知识的变化；对口腔健康问题所持态度的变化；口腔健康行为的变化。

**48. A**　含氟漱口液一般推荐使用中性或酸性氟化钠配方，0.2% NaF 溶液每周使用一次，5~6 岁儿童使用 5mL，6 岁以上每次使用 10mL，含漱一分钟后吐出，半小时内不进食或漱口。

**49. B**　0.05% NaF 溶液每天使用一次，5~6 岁儿童使用 5mL，6 岁以上每次使用 10mL，含漱一分钟后吐出，半小时内不进食或漱口。

**50. C**　含氟泡沫由于是泡沫，使用量少于凝胶，含氟泡沫的用量是含氟凝胶的 1/5~1/4。

**51. C**　普查是为了了解某口腔疾病的患病率或健康状况，在特定时间内对一定范围人群中的每一个成员进行的全面调查或检查。特定时间一般较短，1~2 天或 1~2 周，大规模的普查最长不超过 2~3 个月。普查可以同时调查几种疾病，比较适用于患病率较高的疾病，而且要求有比较容易且准确的监测手段和方法。普查的同时可以普及医学科学知识的教育。普查的不足是工作量大，花费大，组织工作复杂。

**52. A**　随机误差是在抽样调查过程中产生的变异，由于机遇不同所造成，不能完全避免但可测量其大小，并能通过抽样设计和扩大样本来加以控制。

**53. B**　因抽样过程未按照设计方案进行，而是随意选择，使调查对象的代表性很差，破坏了同质性，导致了调查结果与总体人群患病情况之间产生误差，称为选择性偏倚。

**54. D**　社区牙周指数不仅反映牙周组织健康状况，也反映牙周的治疗需要情况，且操作简便，因此被世界卫生组织采纳，推荐作为牙周病流行病学调查指数。

**55. A**　社区牙周指数（CPI）以探诊为主，结合视诊。检查内容为牙龈出血、牙石和牙周袋深度。牙龈指数（GI）只观察牙龈情况，检查牙龈颜色和质的改变，以及出血倾向。

**56. B**　简化口腔卫生指数（OHI-S），检查 6 个牙面，16、11、26、31 的唇（颊）面，36、46 的舌面。

**57. C**　龋均是指受检查人群中每人口腔中平均龋失补牙数，反映受检查人群龋病的严重程度。

**58. A**　龋均（mean DMFT）是指受检查人群中每人口腔中平均龋、失、补牙数。龋面均（mean DMFS），指受检查人群中每人口腔中平均龋、失、补牙面数。

**59. D**　龋病三级预防应恢复功能，对牙体缺损及牙列缺失及时修复，恢复口腔功能，保持身体健康。ABE 选项属于一级预防，C 选项属于二级预防。

**60. C**　队列研究，又称群组研究，是将特定人群按其是否暴露于某种因素分为两组，追踪观察一段时间，比较两组中某种疾病的发病率，进而检验该因素与该疾病之间联系的假设。其特点是研究结果准确度高，属于前瞻性研究，研究时间长。

**61. A** 在群组研究（队列研究）中，根据人群中某种危险因子的暴露与否将研究对象分为不同的组。暴露于该危险因子的组称为暴露组，未暴露于该危险因子的组为非暴露组。

**62. E** 随机对照研究是将试验组和对照组按随机化的原则分组后，分别给予一定的干预措施，最后比较两组试验结果，属于一种特殊的前瞻性研究。

# 第八章　口腔颌面医学影像学

## 一、A1 型题

**1. A**　人体内组织器官对放射线敏感程度分为三档：高度敏感组织包括淋巴组织、骨髓、胃肠黏膜、睾丸等；中等敏感组织包括生长期的骨与软骨、唾液腺、肠胃及肺等器官；低敏感组织包括成熟的红细胞、神经、肌肉组织等。

**2. E**　E 选项不符合距离防护的原则，在保证投照质量的前提下，放射线源要尽量远离患者皮肤，若 X 线机的最高管电压为 60kV 或以下时，焦点距离患者皮肤不得小于 200mm。

**3. B**　吸收剂量的国际单位是戈瑞（Gray，Gy），有效剂量的国际单位是希沃特（Sivert，Sv）。全球平均每人每年受到的天然本底辐射剂量指有效剂量，反映的是放射线对整个机体的危害程度，约 2.4mSv。

**4. E**　锥形束 CT 的投照速度一般为十几秒至几十秒，较螺旋 CT 快；其价格较螺旋 CT 低，辐射剂量一般不足同范围的螺旋 CT 的一半；锥形束 CT 的空间分辨率较高，其最小层厚可达 0.1mm，而螺旋 CT 一般为 1mm；锥形束 CT 又称为牙科 CT，是因为其只对牙齿及骨骼等硬组织成像较好，软组织结构无法分辨，所以其密度分辨率差。

**5. E**　口内片是投照时胶片置于口内的投照方式，包括根尖片、殆翼片和殆片三种。其中殆片又分为上颌与下颌多种殆片。颌下腺侧位片属于口外片，常与下颌横断殆片共同用于诊断颌下腺导管结石，颌下腺侧位片主要用于导管后部结石，下颌横断殆片用于导管前部结石；现常用 CBCT 代替。

**6. C**　分角线投照技术指投照时 X 线中心线垂直于胶片长轴与被照牙长轴的角平分线。

**7. D**　上颌中切牙位根尖片中常可见到：腭中缝、切牙孔、鼻腔、前鼻棘、鼻中隔和鼻尖软组织影。上颌磨牙区根尖片中常可见到：上颌窦腔、窦壁、颧骨和颧突、翼板、喙突。不可能出现翼腭窝。

**8. B**　下颌切牙位根尖片中常可见到：颏棘和营养管。下颌磨牙区根尖片中常可见到：内斜线、外斜线、下颌神经管、下颌下缘、颏孔。

**9. B**　殆翼片主要包括上下牙列的牙冠部，是检查邻面龋的最适宜方法。根尖片更注重于牙整体的观察；曲面体层片一般用于观察牙列整体及上下颌骨；锥形束 CT 及螺旋 CT 诊断牙齿邻面龋及殆面龋相较根尖片并没有优势。

**10. D**　图示位置为茎突。翼板位于上颌后部而该部位位于下颌角后方；颈部血管钙化一般为环状或团块状；脊柱椎突与脊柱相连，不会呈条状；体外金属异物一般为高密度影，较釉质密度高。

**11. D**　图示为左上颌骨额突。

**12. A**　图中箭头所指为翼腭管，内部走行有腭降动脉，后分为腭大动脉和腭小动脉；腭神经，后分为腭大神经、腭中神经、腭后神经。

**13. C** 图中所示结构位于鼻腔和上颌窦之间，为上下方向走行的鼻泪管的横截面。

**14. D** 涎腺造影的适应证包括：①阴性涎石、导管狭窄等引发的唾液腺阻塞性炎症；②唾液腺反复炎症、肿胀；③干燥综合征等自身免疫性疾病；④观察涎瘘的种类、位置。涎腺造影的禁忌证：①急性炎症期；②唾液腺阳性结石；③碘制剂过敏。

**15. A** 用于唾液腺的造影剂分为水溶性造影剂和油溶性造影剂。其中水溶性造影剂流动性较好，多用于干燥综合征患者；油溶性造影剂图像对比好，表面张力大，用于导管灌注；有机碘水一般是螺旋 CT 增强时所用的对比剂。儿童复发性腮腺炎造影检查时使用的造影剂是 40% 碘化油。

**16. C** 超声可初步确定腮腺有无肿瘤并定位及估计肿瘤形状，速度快，价格较低且无辐射，是首选的方式。曲面体层片及锥形束 CT 无法显示软组织肿物。唾液腺造影及螺旋 CT 检查较为复杂，且有辐射，不建议首选；但若确定有肿瘤可以通过螺旋 CT 明确部位、边界等。

**17. E** 颞下颌关节盘是软骨成分，只有在核磁共振中才可显影体现。其他检查颞下颌关节的方式中，薛氏位及锥形束 CT 可以观察髁突位置及骨质情况；经咽侧位片及曲面体层片只能观察髁突骨质情况。

**18. B** 该病例 X 线检查显示多颗牙齿缺失，部分牙齿畸形，符合外胚叶发育不全的影像表现。AC 选项牙列一般较完整，仅牙齿结构出现异常；D 选项一般为多牙而不是少牙；E 选项表现为颌骨或牙槽骨发育异常或密度较低，牙齿矿化差但数目正常。

**19. D** Burnout 征象指牙颈部近中或远中釉牙本质界与牙槽嵴顶之间 X 线片上显示为弥散无边界的低密度透射区，是由本身部位牙体组织较薄而邻近组织致密导致的。

**20. B** 颞下颌关节滑膜炎及关节囊炎为软组织炎症，多伴积液，观察软组织较好的核磁共振更加适用。

**21. B** 图中结构为片状且不与牙体相连，排除牙石。牙根纵裂多从根尖开始，且一般沿根管方向。根折一般横向或斜向，部分根折断片移位后可出现图中表现。

**22. C** 根尖周病变大多是龋坏或牙齿发育异常导致，但不绝对，咬合创伤也可以导致根尖周病变。根尖周肉芽肿的边缘一般较清晰，形状较规则，大小不超过 1cm。根尖周囊肿可大可小，较小者 1～2cm，较大者可导致颌骨膨隆；一般较清晰，但是继发感染后可以变模糊。根尖周脓肿以骨破坏为主，所以不会导致颌骨膨隆。

**23. C** 根尖周致密性骨炎主要表现为骨小梁增粗变密后局部牙槽骨弥散的密度增高，与正常骨无明显边界，并不表现为骨团块。

**24. A** 颌骨骨髓炎常见分类为化脓性骨髓炎和非化脓性骨髓炎。其中化脓性骨髓炎又分为急性化脓性骨髓炎、慢性化脓性骨髓炎和婴幼儿颌骨骨髓炎。非化脓性骨髓炎则包括 Garré 骨髓炎、慢性硬化性颌骨骨髓炎、特异性骨髓炎（结核分枝杆菌引起）。而物理、化学原因导致的颌骨损害与骨髓炎类似，临床也称放射性骨髓炎或由某种化学物质导致的骨髓炎，例如砷、磷等。

**25. E** 牙源性中央性颌骨骨髓炎与牙源性边缘性颌骨骨髓炎同为化脓性颌骨骨髓炎，具有一般化脓性颌骨骨髓炎的特点：由局部感染造成颌骨的骨质破坏，可出现骨膜反应，后期可有死骨形成，病变形状不规则，边界模糊不清。但由于下颌骨血运较上颌骨差，更易发生于下颌骨。

**26. C**　Garré 骨髓炎是一种少见的、非化脓性骨髓炎，其特点是骨膜成骨，阻射层与透射层交替存在，呈葱皮样改变，不形成脓肿，无骨坏死发生。

**27. C**　下颌骨骨折的好发部位包括髁突颈部、下颌角区、颏孔区及正中联合。

**28. E**　一般下颌骨骨折不易造成舌后坠，只有双侧颏孔区骨折时，中间骨折段被舌肌群向后牵拉，易导致窒息。

**29. C**　双侧髁突可见移位，升支后缘皮质骨不连续，而下颌角及颏部均未见明显骨折线。

**30. D**　静止性骨腔是边界清晰的颌骨骨质缺损。ABC 选项边缘均无明显骨白线，大多呈粗糙欠光整的边缘；E 选项牙源性角化囊肿本身边界清晰，但是伴感染后或手术刮治后边缘会变模糊。

**31. D**　根尖囊肿是发生于根尖周的牙源性炎症性囊肿，不属于发育性囊肿。AC 选项均为牙源性发育性囊肿，BE 选项为一种疾病的不同名称，是非牙源性发育性囊肿。

**32. B**　选项 ACDE 均为基底细胞痣综合征的影像表现，选项 B 是颅骨锁骨发育不良的影像表现。

**33. A**　牙源性角化囊肿和成釉细胞瘤均可为单房或多房病变。相较于成釉细胞瘤，牙源性角化囊肿可有多发，一般无牙根吸收，病变内部可有钙化，病变多沿颌骨长轴发展，颊舌侧膨隆不明显。

**34. C**　牙骨质－骨结构不良有多种影像学表现，其中家族性巨大型牙骨质瘤可以伴有颌骨膨隆变形。

**35. D**　图中所示疾病为多发病变，而 AE 选项多为单发；B 选项为高低密度混杂病变，与图中低密度病变不符；C 选项为左右对称性发病，且颌骨多膨隆明显，与图中所示不符。因此最可能的疾病为牙源性角化囊肿。

**36. B**　牙骨质－骨结构不良在融骨期可以表现为低密度病变，后期才会出现高密度病变。AC 选项为同一病变的不同名称，又称特发性骨硬化，是颌骨内孤立的高密度病变；D 选项是牙骨质增生形成的与牙根相连的高密度团块影；E 选项是根尖周病变所造成的周围骨的反应性增生，表现为高密度。

**37. A**　薛氏位主要显示颞下颌关节外侧 1/3 侧斜位影像，可同时显示关节窝、关节结节、髁突及关节间隙影像。

**38. E**　牙源性黏液瘤的特征性表现：多房分隔为清晰而细的直线条，大部分肿瘤边界清晰，也可边界不清；病变区牙可移位，也可见牙根吸收，一般无局部钙化。其余选项均可有内部高密度钙化表现，形态各异。

**39. D**　若关节盘有穿孔，行关节上腔造影或下腔造影时，造影剂可穿过关节盘到达另一腔隙，是诊断关节盘穿孔的最好方法。核磁共振诊断关节盘穿孔常因成像质量问题或穿孔较小无法确定。其他检查方式无法观察关节盘。

**40. C**　二者的主要区别是组合牙瘤内部可见大小形态异常的牙齿结构，而混合牙瘤内部是高密度团块；其余表现均类似。

**41. D**　AB 选项为良性病变，只会造成神经管受压移位；CE 选项以骨质破坏为主，有可能造成神经管管壁缺损，但其本身不会迂曲变形；D 选项发生于神经管内的下牙槽动脉，可造成神经管的迂曲变形、移位等。

**42. C** Nolla分期10期分别为：1期牙囊存在；2期牙冠开始钙化；3期牙冠形成1/3；4期牙冠形成2/3；5期牙冠接近形成；6期牙冠形成；7期牙根形成1/3；8期牙根形成2/3；9期牙根接近形成，根尖孔大；10期牙根形成，根尖孔缩小。

**43. A** X线片上，若患牙根尖、根侧方或根分叉处可见卵圆形或圆形的低密度影像，直径一般小于1cm，边界清楚，无致密的硬骨板，通常为根尖周肉芽肿。

**44. B** 牙根膨大是由于牙骨质增生导致；牙骨质-骨结构不良和骨化纤维瘤都是颌骨内纤维改变；成牙骨质细胞瘤是牙根部的良性肿瘤，一般为球形伴周围的低密度影，不沿牙根轮廓膨大；釉珠为磨牙根分歧处的釉质突起。

**45. E** 成釉细胞瘤恶变后具有恶性肿瘤的表现，生长迅速，骨破坏加重，所以内部骨分隔可有破坏，肿物生长变大，牙根吸收加重，边缘骨质破坏。E选项一般为术后复发的表现，不是恶化的表现。

**46. A** A选项为牙源性恶性肿瘤；BC选项为非牙源性恶性肿瘤；DE选项为牙源性良性肿瘤。

**47. E** 主导管迂曲扩张是慢性阻塞性腮腺炎的典型造影表现，其余均是舍格伦综合征的造影表现。

**48. E** 阴性结石较大时也可导致主导管影像中断，末端呈分叉状；其余均为正常阴性结石的影像表现。

**49. B** A选项在CT的轴位图像中表现为点状高密度影，过长的茎突可达颌下区，但是在矢状位较好辨别；CDE选项均为颈部的钙化，有可能与颌下腺的结石混淆。B选项虽可表现为颌下腺肿大，但一般无高密度钙化，不会与结石混淆。

**50. B** 腮腺结石比较少见，临床上绝大多数发生于颌下腺；在颌下腺中，因主导管走行先向后然后转向下方，在转折的轴柄处容易淤积导致结石产生。

**51. D** ABC选项均为儿童复发性腮腺炎的造影表现，腺体排空功能迟缓，急性炎症期为腮腺造影的禁忌证。

**52. C** 唾液腺结核病变导致淋巴结包膜破溃时，波及腺实质，可造成造影剂外溢，形成团块表现，类似恶性肿瘤表现。其他选项造影剂一般局限于导管系统内部，虽表现各异但不会出现造影剂外溢。

**53. D** 腮腺恶性肿瘤超声表现为形态不规则、边界不清，内部回声不均匀，后方回声衰减。

**54. B** 颞下颌关节骨性强直的主要表现是致密性的骨性团块代替关节的正常结构，髁突及关节窝形态消失；髁突影响下颌生长发育，有可能造成患侧升支较对侧短；由于患者张口受限，用力开口时开口肌群牵拉下颌骨，可出现角前切迹加深、喙突过长等表现。

**55. C** 釉质发育不全指牙釉质的发育障碍，不会影响牙齿萌出，而其他疾病都有可能造成牙齿阻生。

**56. D** 图中11恒牙胚的牙根形成2/3，根据Nolla期，属于8期。

**57. A** 颧弓中断受力后向内移位，颧骨颞突及颞骨颧突根部也易发生折断，整体呈M形。

**58. C** 颧骨颧弓骨折主要累及的是颧骨、颞骨组成的颧弓，经常伴发上颌窦窦壁骨折。颧骨与邻近骨骼的骨缝亦会受影响，但额骨一般不会出现骨折。

**59. D**　牙源性腺样瘤内的钙化为粟粒样。牙源性角化囊肿内的钙化多为云片状，较少见；骨化纤维瘤及牙瘤内为不规则团块状钙化，其中牙瘤内可见畸形牙形状；牙源性纤维瘤内一般无钙化。

**60. C**　成釉细胞瘤可以有多房表现，内部有分隔。而单纯性骨囊肿和静止性骨腔内部无分隔；牙源性腺样瘤为高密度病变，内部一般较均匀；颌骨中央性鳞癌为骨质破坏，无明显分隔。

**61. A**　直而细的分隔是牙源性黏液瘤的典型影像表现之一；而牙源性腺样瘤及牙源性钙化囊性瘤分隔较少见；牙源性纤维瘤分隔较少；成釉细胞瘤可为单房或多房，但是分隔并不类似网球拍状网络。

**62. D**　骨纤维异常增殖症颌骨常沿外形膨隆；AE 选项颌骨局部膨隆；B 选项膨隆较 A 选项的轻，对于下颌而言常偏舌侧；C 选项一般不会造成颌骨膨隆。

**63. B**　骨纤维异常增殖症可累及多个骨质，且一般不过中线；其余疾病多为单发。

**64. A**　急性牙髓炎是指牙髓组织出现炎症，而牙髓组织在 X 线上是不显影的，无法通过根尖片来进行诊断，主要通过临床检查判断。其余疾病均可在根尖片上体现。

**65. B**　图中 25 远中冠部可见低密度影，邻近髓腔，应诊断为深龋。慢性牙髓炎指牙髓的炎症状态，不能通过根尖片诊断。

**66. A**　图中 42 冠部低密度影是因开髓所致，而畸形中央尖多发生于前磨牙，畸形舌侧窝多发生于上颌侧切牙。42 根尖病变边缘模糊不清，符合根尖周脓肿的影像表现。

**67. D**　ABC 选项不会导致局部影像模糊。该根尖片尚可见牙周膜影像，牙根吸收不会出现模糊而是清晰的牙根缺损。

**68. D**　上下颌根尖片有不同结构，例如上颌窦、颏孔等。上颌牙槽骨密度较低，骨小梁呈交织状，X 线上为颗粒状影像，下颌骨小梁呈水平方向排列。上颌磨牙髓腔多为圆形，下颌类似 H 形。牙根多有变异，不能通过牙根数目判断上下颌。

**69. B**　双侧上颌侧切牙最易出现畸形舌侧窝，或者畸形舌侧尖、牙中牙等畸形。

**70. D**　双侧下颌侧前磨牙最易出现畸形中央尖。

**71. D**　Le Fort Ⅰ型骨折相当于上颌骨的下薄弱线，从梨状孔下部开始，于牙槽突底部和上颌结节上方，水平向后延伸至翼突。

**72. D**　Le Fort Ⅱ型骨折相当于上颌骨的中薄弱线。横过鼻梁，沿眶内壁向下达眶底，于颧骨下方或颧颌缝至翼突。

**73. C**　Le Fort Ⅲ型骨折相当于上颌骨的上薄弱线。横过鼻梁、眼眶经颧骨上方向下后达翼突，形成完全颅面分离。

**74. B**　一般认为鼻腭管宽度大于 6mm 时怀疑有囊肿。

**75. B**　一般冠周间隙超过 2. 5 ~ 3mm 时考虑为含牙囊肿。

**76. C**　瘘道造影能显示鳃裂瘘的瘘口位置、瘘道形成和范围，并能帮助鉴别完全性瘘和不完全性瘘，显示瘘口与周围组织的关系。

**77. D**　拍摄曲面体层片时，由于脊柱、舌骨、鼻甲、会厌均重叠在一起，会影响对上下颌及牙齿的观察，而通过 CBCT 重建断层片，可避免这些结构的影响。而上颌窦底的骨质在两者上均可体现。

**78. A** 因为脊柱影像的重叠，曲面体层片中上下颌前牙区显示较差。

**79. C** 成人标准全口根尖片一共有14张。

**80. B** 儿童标准全口根尖片一共有10张。

**81. D** 下颌尖牙位于牙弓转折处，与邻牙扭转角度差距较大，需单独拍摄。

**82. D** 投照前牙时胶片边缘要高出边缘7mm。

**83. D** 腮腺肿瘤的CT值多在30～45HU之间，增强后多在60HU左右，但是脂肪瘤的CT值在－100HU左右，可以通过螺旋CT明确诊断。

**84. A** 根尖周囊肿由牙髓炎症超出根尖达到颌骨内，以病原牙根尖为中心，是颌骨内最常见的牙源性、炎症性囊肿。

**85. E** 球状上颌囊肿的诊断标准是：囊肿位于上颌恒侧切牙和尖牙之间，邻牙为活髓牙，X线表现局部为倒梨形密度减低区，组织学上不能诊断其他病变。

**86. E** 骨结构不良第一期为融骨期，病变密度均匀减低；二期牙骨质形成期，密度不均匀增高；三期成熟期，密度均匀增高，周围可见低密度影包绕。

**87. D** 釉质发育不全的牙齿釉质厚度比正常牙釉质薄，根尖片上因釉质较薄所以冠部密度低，是因为牙釉质重叠的较少造成的，但是牙釉质本身的密度并没有减低。

**88. E** 遗传性乳光牙本质牙根比正常的薄而短，部分较尖细。

**89. B** ABE选项均为良性，其中牙源性角化囊肿多为囊性肿物，对牙根压迫较少；牙瘤大多发生于牙冠方或根旁，发生于根旁的会造成牙根移位，冠方的多伴牙齿阻生；成釉细胞瘤多为实性，易压迫牙根吸收。C选项为恶性肿物，破坏颌骨造成牙齿“悬浮征”，不会导致牙根吸收。D选项为颌骨硬化，一般不累及牙齿。

**90. D** ABE选项多为实性肿物，C选项血运丰富，均不易感染；D选项多为囊性肿物，且部分内部有角化物，容易继发感染。

**91. C** 牙骨质较薄，且与牙本质密度接近，所以在根尖片上牙骨质无法与牙本质区分，显示不明显。

**92. D** 骨硬板指的是与牙周膜相邻的外侧牙槽窝的骨壁，因硬度较高在根尖片上显示为高密度线状影，称为骨硬板。

**93. A** 成釉细胞瘤具有局部侵袭性，反映在影像上其边缘呈现切迹状，向牙槽突间突入，易于复发；其余良性肿物边缘一般清晰光整，不易复发。

**94. E** 皮样囊肿内含皮肤及其附件，有可能含有角化物。

**95. A** 异物影属于检查中出现异于正常组织的，不应该出现于正常检查的影像。B选项属于运动伪影，CD选项属于金属伪影，E选项属于系统伪影。

## 二、A2型题

**96. B** 15岁患者颌骨仍处于生长发育中，髁突作为下颌骨的生长发育中心，表面皮质骨尚未完全形成，所以B选项是正常表现，其余选项均为颞下颌关节骨关节病的表现。

**97. C** 术后三个月不一定能出现新生骨，所以C选项可以是正常现象。ABE选项均可以作为病变复发的依据，D选项可能是局部出现恶变的依据。

**98. E**　因右侧磨牙区锁𬌗，无法判断右侧磨牙龋坏情况，右上磨牙区根尖未见明显低密度影。右侧上颌窦内可看到液平面，是典型的右侧上颌窦炎的表现，有可能导致右上颌面部的疼痛，所以 E 选项可能性最大。

**99. C**　骨岛表现为骨内不规则高密度影，边界清晰且内部密度均匀，符合题干描述。ABD 选项内部密度不均匀；E 选项一般为圆形、卵圆形，与牙根相连。

**100. E**　25 位于 24、26 之间，仅牙齿萌出异常，应诊断为阻生。26 受压吸收，为外吸收。28 牙根未见，仍在萌出中，无法判断之后是否阻生，描述为牙胚发育中而不是阻生。

**101. D**　成釉细胞瘤无明显钙化。其余选项均是成釉细胞瘤的可能表现。

**102. B**　该表现为髁突畸形，是髁突发育畸形的一种。

**103. E**　儿童复发性腮腺炎为腮腺局部炎症，不累及其他腺体；流行性腮腺炎可以累及颌下腺及舌下腺。

**104. C**　颞下颌关节失去正常形态，关节间隙影像模糊，且伴有外伤史，是比较典型的颞下颌关节骨性强直的表现，属于颞下颌关节内强直。

**105. D**　颞下颌关节单音弹响是可复性关节盘前移位的较典型的特征，加之 CBCT 显示的前间隙增宽，使得关节盘更易前移位。

**106. B**　该影像描述为牙内吸收的典型表现，且临床表现为红褐色牙冠也印证了这一诊断。

三、A3/A4 型题

**107. B**　曲面体层摄影能够较全面的观察颌骨情况，初步明确病情后，若有必要再进一步检查。

**108. D**　朗格汉斯组织细胞增生症、慢性硬化性骨髓炎均可表现为颌骨密度增高，但增高的骨密度并不是图片所示的毛玻璃状。颌骨中央性鳞癌主要表现为骨质破坏，以低密度为主。颌骨发育畸形虽然会有双侧颌骨不对称，但不会出现颌骨密度增高。

**109. C**　骨纤维异常增殖症和骨化纤维瘤均可伴有牙齿移位，其中骨化纤维瘤有可能有牙根吸收，骨纤维异常增殖症牙根吸收非常罕见。

**110. D**　骨纤维异常增殖症罕有牙根吸收，其他选项均为骨纤维异常增殖症的影像特点。

**111. B**　早期骨纤维异常增殖症均以修复颌骨外形为主要治疗目的，多次手术无效或出现恶变倾向的才会进行截骨手术。

**112. D**　颌骨中央性血管畸形为骨内病变，一般表现为下颌神经管迂曲扩张，不易导致颌骨膨隆，其他选项均有可能造成双侧的下颌骨膨隆。

**113. B**　巨颌症表现为颌骨明显膨隆，伴多房低密度影，多对称性发生，可同时累及上下颌骨。其他选项中，A 选项一般不会表现为膨隆，C 选项一般不会对称发生，D 选项表现为颌骨密度增高，E 选项无低密度影表现，均不符合。

**114. E**　巨颌症一般不累及髁突，但会累及喙突及升支体部。ABD 选项均可从影像中看出；C 选项亦有可能发生，但本病例影像未体现。

**115. A**　巨颌症是一种良性自限性疾病，无明显功能障碍的情况下一般不做处理。

**116. E** AC 选项会影响拔牙创愈合；B 选项因下方肿物缘故缺损区过大，会影响愈合；D 选项容易导致骨髓炎，影响愈合。E 选项一般不会导致拔牙创愈合差。

**117. B** 因患者拔牙较多，且有明显溢脓症状，根尖片很难完全囊括异常部位，所以能观察较大范围的曲面体层为首选，且曲面体层观察后牙区效果较好。如若曲面体层发现异常且需要进一步检查的，可以进行 CT 或核磁检查。

**118. A** 47、48 对应缺牙区牙槽骨可见不规则低密度影，边界清晰，内部密度不均。

**119. B** 骨膜反应及死骨是骨髓炎较典型的表现，该病例病变边缘模糊，周围骨可见反应性增生硬化；一般骨髓炎以骨质破坏为主，增生表现为骨膜反应，不会像囊性病变一样导致骨质膨隆。

**120. B** 图中可发现双侧髁突不对称，右髁突形态正常，左髁突有增大，密度较均匀，有可能是髁突骨瘤导致。其余疾病在曲面体层上并未发现。

**121. E** 恶性肿瘤及炎症累及神经可以造成颌骨麻木，有些临界性肿物也可能出现麻木的表现，例如牙源性黏液瘤；其余良性肿物不会出现麻木。

**122. E** 该病例影像特点为低密度病变，边界较清晰，局部呈虫蚀状，颌骨颊舌侧未见明显膨隆，受累牙齿牙根未见吸收，符合牙源性黏液瘤的影像表现。

**123. D** 临界型肿物表现界于良性与恶性之间，在影像上主要表现为边界的不同，临界型肿物的边界可能更趋向恶性肿物，局部为虫蚀状。

**124. D** 该疾病表现为临界型肿物，局部具有恶性肿物表现，为防止复发，需进行区段截骨。

**125. B** 病变围绕于 45 根尖区，45 牙根未完全发育形成，提示其可能因牙髓问题导致根尖发育异常，牙髓问题进而发展为根尖病变。病变范围较大，边界较清晰，考虑为根尖周囊肿。

**126. C** 45 髓腔粗大的原因是牙根未完全发育形成，在发育期根尖周出现病变导致根尖孔未闭合。

**127. C** 畸形中央尖好发于下颌前磨牙，若牙齿发育期畸形中央尖折断导致牙髓炎，会引起牙根发育停滞，根尖孔无法闭合。

**128. E** 根据 CBCT 重建的曲面断层及轴位图均可判断，病变内部密度高低混杂，并不均匀。

**129. A** B 选项虽呈稍高密度但一般边界不清；C 选项为低密度病变；D 选项高密度病变内可见釉质密度影像；E 选项增生骨一般为日光放射状，且边界不清。该病变影像呈混合密度且边界清晰，符合骨化纤维瘤的影像表现。

**130. B** 骨纤维异常增殖症与骨化纤维瘤临床症状及病理表现相近，临床上多依靠影像鉴别诊断。

**131. A** 由图可见神经管受压移位，所以 A 选项不是可能原因。由图可知该病变颊舌侧膨隆不明显，且皮质骨连续，反映在临床症状上患者下颌膨隆不明显，且扪诊无波动感；受累牙齿未见牙根吸收，牙髓为活髓不会出现牙髓症状；病变边界清晰，若继发感染出现局部肿痛或流脓，边缘一般模糊不清。

**132. B** 含牙囊肿边缘一般包绕于牙颈部，该病例 38 完全位于病变内部；成釉细胞瘤膨隆明显且一般伴随牙根吸收；牙源性黏液瘤内部多见细而直的分隔；根尖囊肿要有病原牙，且以病原牙根尖为中心。牙源性角化囊肿符合本病例影像表现，沿颌骨长轴发展，颊舌侧膨隆不明显，且舌侧膨隆更常见，可含牙。

**133. C**　临床上由于颌骨囊性肿物中，牙源性角化囊肿与成釉细胞瘤均发病率较高且表现相近，常需进行鉴别诊断。含牙囊肿与根尖囊肿、牙瘤的特点较明显，一般不需鉴别。

**134. C**　影像可见下颌低密度影，范围 35－44 对应根尖下方，边界清晰，内部可见粟粒样钙化影，唇侧膨隆明显，34 阻生于病变内部，74 滞留。

**135. D**　该病例内部钙化为粟粒状，是牙源性腺样瘤的钙化特点。

**136. B**　35、36 间可见低密度影，考虑根尖周炎可能性大；根尖病变一般围绕病变牙根尖，因为 36 近中根尖可见高密度影像，根尖孔周围未见低密度影，所以考虑 35 慢性根尖周炎。

**137. D**　病变牙根尖周可见高密度团块影，与牙根相连，根周膜显示不清；高密度病变周围有低密度影包绕，内部密度均匀，符合成牙骨质细胞瘤的表现。

**138. C**　根尖周高密度病变受累牙根周膜消失是成牙骨质细胞瘤的一个较特征性的表现，需要与之鉴别的是牙骨质增生，但牙骨质增生基本还能保持牙根形态，仅表现为牙根膨大，而不是团块状高密度影。

**139. B**　静止性骨腔好发于下颌角区，位于神经管下方，距牙根尖区较远，排除 C 选项；A 选项骨白线一般欠清；DE 选项一般范围较大，且一般位于承牙区。

**140. D**　静止性骨腔一般是因为异位的腺体压迫颌骨导致，所以其舌侧皮质骨连续，被压入到颌骨内，其他选项的表现均不一定发生。

**141. E**　静止性骨腔内部大多是腺泡或腺体组织，少数内部是脂肪或纤维结缔组织；因为静止性骨腔不是囊肿，所以内部不会是囊液。

**142. A**　静止性骨腔为发育异常，不是疾病，无明显临床症状，可以终生观察。

**143. A**　根据根尖片所示，可以看到 11、21 切缘牙体缺损，22 牙体未见缺损；12－22 未见明显根折线；根尖片上一般无法诊断牙槽突骨折。

**144. C**　由于冠折未露髓，选择树脂充填即可，由 CBCT 图可知 21 唇侧牙槽突骨折，纤维夹板固定至少需 4 周。

**145. A**　进行有创操作前建议先进行影像检查，对于单颗牙齿问题首选根尖片检查，若根尖片范围不够或无法确诊，再考虑进一步的检查方式。

**146. A**　牙源性角化囊肿容易出现感染，累及牙齿可以导致上述表现。硬化性颌骨骨髓炎为非化脓性骨髓炎，一般不会出现溢脓；成釉细胞瘤一般不会出现感染；根尖脓肿牙齿松动不明显，且为根尖溢脓；切牙管囊肿位于上颌正中，且不易出现感染。

**147. E**　44 可见根折。双侧下颌骨内均可见高密度影像，为骨结构不良，其中左下颌 35－38 对应位置因感染形成骨髓炎，可见死骨。右上颌窦内可见卵圆形软组织影，为黏膜下囊肿。双侧髁突未见明显异常，无法诊断骨关节病。

**148. C**　根尖周牙骨质－骨结构不良可以

多发或单发，一般位于下颌前牙根尖区；局灶型牙骨质－骨结构不良主要为发生于下颌后牙区的孤立性病变；繁茂型牙骨质－骨结构不良包饶于多个牙根周围，常发生于双侧上下颌骨后牙区；家族性巨大型牙骨质瘤与繁茂型表现相似，但具有遗传性，发病年龄小，可造成颌骨膨隆。

# 第九章　口腔病理学

## 一、A1 型题

**1. C**　慢性化脓性骨髓炎的主要病理表现为骨吸收和死骨形成。结核性骨髓炎颌骨骨髓腔内形成结核性肉芽肿，结节中心可见干酪样坏死。慢性骨髓炎伴增生性骨膜炎以骨膜下反应性新骨形成为特点，纤维结缔组织出现在骨小梁之间。慢性局灶性硬化性骨髓炎病变区骨小梁比周围正常骨组织致密。放射性骨髓炎主要是骨的变性和坏死，皮质骨变化比松质骨明显。

**2. B**　骨内型成釉细胞瘤又称实性或多囊型成釉细胞瘤，肿瘤剖面分为实性和囊性，囊腔内含黄色或褐色液体。肿瘤巢周细胞呈立方或柱状，核呈远离基底膜的栅栏状排列。瘤巢中央细胞排列疏松，呈多角形或星形。滤泡型成釉细胞瘤形成上皮岛，周围细胞细胞核呈极性倒置。丛状型成釉细胞瘤上皮增殖呈网状连接，中心部类似星网状层细胞。

**3. E**　多形性腺瘤结构呈多形性，由腺上皮、变异肌上皮与黏液样组织、黏液或软骨样组织混合。嗜酸性粒细胞出现在 Warthin 瘤和嗜酸性腺瘤组织内。

**4. D**　腺样囊性癌生长缓慢，由上皮细胞和肌上皮细胞排列成不同形态结构，侵袭性强，缺乏细胞异型性，肿瘤易向神经、血管和骨浸润和破坏性生长。

**5. A**　转移性成釉细胞瘤具有良性组织学表现，与通常的成釉细胞瘤无明显区别，但是发生了远处转移，具有恶性生物学表现。成釉细胞癌－原发型细胞具有恶性特点。牙源性影细胞癌，肿瘤细胞和胞核呈多形性，核分裂象多见。原发性骨内鳞状细胞癌，癌细胞排列呈团块状或丛状癌巢。牙源性透明细胞癌，肿瘤细胞胞浆透明，胞核深染，具有核分裂象。

**6. A**　2005 年世界卫生组织（WHO）根据口腔癌的肿瘤恶性程度、细胞和细胞核的多形性、细胞分裂活性，将其分为高、中、低分化三级。角化程度、细胞和细胞核的多形性、细胞分裂活性也属于分级方式，但是并非来源于 WHO。

**7. C**　高分化鳞癌与正常鳞状上皮相似，角化明显，核分裂象少。中分化鳞癌具有独特的核多形性和分裂。低分化鳞癌以不成熟的细胞为主，有大量的不正常核分裂，角化较少。疣状癌由厚的棒状乳头和具有明显角化的鳞状上皮钝性突入间质。基底细胞样鳞状细胞癌由基底样细胞和鳞状细胞两部分组成。

**8. D**　急性化脓性颌骨骨髓炎的病理表现为骨髓组织高度充血并伴有炎症性水肿，骨髓组织内可见大量中性粒细胞浸润，组织溶解坏死，骨髓腔内形成脓肿。病变区骨小梁成骨活性降低。慢性化脓性颌骨骨髓炎的病理改变为颌骨化脓性病灶内伴有明显骨吸收和死骨形成。

**9. C**　急性化脓性颌骨骨髓炎的病理表现为骨髓组织高度充血出现炎症性水肿，伴大量中性粒细胞浸润，组织溶解坏死，形成脓肿等。慢性化脓性颌骨骨髓炎的主要病理表现为出现明显骨吸收和死骨形成。慢性骨髓炎伴增生性骨膜炎的主要病理特点为骨膜下反应性新骨形成。慢性局灶性硬化性骨髓炎的主要病理表现为病变区骨小梁较正常骨致密。结核性骨髓炎的病理表现为骨髓腔内形成结核性肉芽组织。

**10. E** 急性化脓性颌骨骨髓炎的病理表现为骨髓组织高度充血出现炎症性水肿，伴大量中性粒细胞浸润，组织溶解坏死，形成脓肿等。慢性化脓性颌骨骨髓炎的主要病理表现为出现明显骨吸收和死骨形成。慢性骨髓炎伴增生型骨膜炎的主要病理特点为骨膜下反应性新骨形成。慢性局灶性硬化性骨髓炎的主要病理表现为病变区骨小梁较正常骨致密。结核性骨髓炎的病理表现为骨髓腔内形成结核性肉芽组织，结节中心可见干酪样坏死。

**11. C** 成釉细胞瘤局部可见较薄的、无特征的非角化上皮。牙源性鳞状细胞瘤，为分化良好的鳞状上皮岛分布在成熟的结缔组织间质内。牙源性角化囊性瘤，囊肿上皮呈波浪状或皱褶状，表层呈不全角化。牙源性钙化上皮瘤，多边形上皮细胞可见清晰的细胞间桥。牙源性腺样瘤，由结节状实性细胞巢和腺管样结构组成，肿瘤上皮可形成不同结构，非波浪状或皱褶状。

**12. D** 实性或多囊型成釉细胞瘤，又称为骨内型成釉细胞瘤，成釉细胞瘤组织结构和细胞形态变异较大，可分为滤泡型、丛状型、棘皮瘤型、颗粒细胞型、基底细胞型和角化成釉细胞瘤。

**13. E** 成釉细胞瘤可能来自牙源性上皮或者牙源性上皮剩余，包括成釉器、Serres 上皮剩余、Malassez 上皮剩余、牙源性囊肿衬里上皮、缩余釉上皮、口腔黏膜上皮等。

**14. E** 牙龈瘤组织病理学分类，包括肉芽肿性龈瘤、纤维性龈瘤、血管性龈瘤、巨细胞性龈瘤。

**15. A** 多形性腺瘤是最常见的唾液腺上皮性肿瘤。

**16. B** 取材的组织块大小不宜超过 2.0cm × 1.5cm × 0.3cm。

**17. A** 常规外检标本固定液为 10% 福尔马林，大标本固定时间为 24 小时以上，小标本固定时间为 12 小时以上。

**18. E** 大体样本常规石蜡切片的制作过程为固定 – 脱水 – 浸蜡 – 包埋 – 切片。

**19. B** 活检取材，用手术刀在肿瘤边缘和正常组织交界处切取 0.5 ~ 1cm 楔状组织。

## 二、A2 型题

**20. C** 放射性骨髓炎发生在放疗后半年到 3 年，出现拔牙后创口愈合不良。临床症状为局部间断性疼痛，伴有软组织蜂窝织炎。主要病理改变为骨的变性和坏死。皮质骨变化比松质骨明显。骨髓组织出现纤维化和炎症细胞浸润。病变骨周围可见大量破骨细胞和成骨细胞。

**21. C** 患者 X 线表现及病理特征符合多囊型成釉细胞瘤。滤泡型肿瘤细胞形成孤立的上皮岛，中心细胞形成星网状层。丛状型肿瘤上皮呈网状增殖。棘皮瘤型，肿瘤形成上皮岛，内呈现广泛的鳞状化生。颗粒细胞型，肿瘤上皮发生颗粒样变，颗粒细胞取代星网状细胞。角化成釉细胞瘤，瘤内出现广泛角化。

**22. E** 成釉细胞癌 – 原发型表现与成釉细胞瘤相近，X 线为透射区边界不清或边缘不整齐，或造成骨皮质穿孔。其组织学表现具有成釉细胞瘤特征，细胞呈现多形性、核分裂、局部坏死、核深染以及神经周浸润等。

**23. B** 致密、相对无血管和少细胞的纤维组织构成纤维上皮息肉。纤维性龈瘤，由富于细胞的肉芽组织和成熟的胶原纤维束组成。先天性龈瘤，瘤细胞呈片状排列，胞质有大量嗜酸性颗粒。乳头状增生，乳头表面覆盖复层鳞状上皮。神经鞘瘤包膜完整，切面呈现灰白或者灰黄色，主要由梭形细胞组成。

**24. B**　疣状癌属于非转移性高分化鳞癌亚型，棒状乳头和鳞状上皮钝性突入间质内。基底细胞样鳞状细胞癌属于侵袭性、高级别的鳞状细胞癌亚型，由基底样细胞和鳞状细胞组成。乳头状鳞状细胞癌，属于鳞状细胞癌独特亚型，肿瘤以乳头状生长为特点。棘层松解性鳞状细胞癌，肿瘤细胞棘层松解，形成假的腔隙和腺管。腺鳞癌，由鳞状细胞癌和腺癌构成。

**25. A**　成釉细胞瘤 X 线检查可见单房或多房性低密度影像，病变区牙根受累移位、吸收。此外，根据题干病理结果可见类似成釉细胞和星网状层细胞，则可明确诊断为成釉细胞瘤。牙源性鳞状细胞瘤，表现为分化良好的鳞状上皮岛分布在成熟的结缔组织间质内。牙源性钙化上皮瘤，多边形上皮细胞内可见清晰的细胞间桥。牙源性腺样瘤，由结节状实性细胞巢和腺管样结构组成。牙源性角化囊性瘤，囊肿上皮呈波浪状或皱褶状。

**26. A**　滤泡型成釉细胞瘤，肿瘤形成孤立的上皮岛，中心类似于星网状层细胞，外层类似于成釉细胞。丛状型成釉细胞瘤，肿瘤上皮呈网状连接的上皮条索。棘皮瘤型成釉细胞瘤，肿瘤上皮岛内出现广泛的鳞状化生。颗粒细胞型成釉细胞瘤，肿瘤细胞发生颗粒样变性。基底细胞型成釉细胞瘤的特点为肿瘤上皮密集成团或呈树枝状。

**27. D**　患者临床表现符合妊娠性龈瘤，属于血管性龈瘤，病理表现为血管内皮细胞增生呈实性片块，大的薄壁血管或小血管增多，间质呈现水肿，炎症细胞浸润不等。纤维性龈瘤由肉芽组织和胶原纤维束构成。

**28. E**　多形性腺瘤术后复发的可能原因包括：肿瘤以黏液样成分为主时，易流散；包膜薄厚不一，肿瘤侵犯包膜；肿瘤出现包膜下裂隙；肿瘤结节穿破包膜。肿瘤较大，生长时间较长，不是造成多形性腺瘤易复发的原因。

**29. E**　患者临床表现和肿瘤组织观察符合多形性腺瘤表现，肿瘤大部分由变异肌上皮构成。黏液样组织内为嗜碱性或弱嗜酸性物质。软骨样细胞胞质呈空泡状。肿瘤上皮细胞可发生鳞状化生。浆细胞样肌上皮细胞核偏位，胞质嗜酸性均质状。

**30. A**　高分化鳞癌，肿瘤形成明显的角化珠，核分裂象、多核细胞、胞核和细胞多形性均不明显。中分化鳞癌，肿瘤中角化较少，细胞核多形性较明显。低分化鳞癌，以不成熟细胞为主，有大量的核分裂象。疣状癌，癌组织呈推进式生长。基底细胞样鳞状细胞癌，癌细胞较小，类似基底细胞。

**31. A**　高分化黏液表皮样癌，以黏液细胞和表皮样细胞为主。低分化黏液表皮样癌，以表皮样细胞和中间细胞为主。腺性型腺样囊性癌，肿瘤团块内含有筛孔状囊样腔隙。管状型腺样囊性癌，肿瘤细胞形成小管状或者条索状结构。充实型腺样囊性癌，肿瘤细胞排列成团块状。

## 三、A3/A4 型题

**32. E**　患者临床表现及病理特征符合多形性腺瘤，其基本结构为腺上皮、黏液、肌上皮、黏液样组织及软骨样组织。

**33. D**　多形性腺瘤腺管样结构，内含粉染的均质性黏液，PAS 染色阳性，阿尔辛蓝染色弱阳性，甲苯胺蓝不呈γ异染性。肌上皮结构，可见嗜伊红均质样物质。黏液样组织细胞，PAS呈弱阳性，阿尔辛蓝染色呈阳性，甲苯胺蓝呈γ异染性。软骨样组织，Mallory染色呈蓝色。肿瘤间质较少，纤维结缔组织发生玻璃样变。

**34. E** 多形性腺瘤，近黏液样成分包膜薄、不完整或没有包膜。细胞成分越丰富，越易发生恶变。包膜内常有瘤细胞侵入，易复发。病程5～10年以上，直接大于4cm，术中需仔细观察有无恶变和包膜外浸润。

**35. A** 腺样囊性癌，由上皮和肌上皮排列成管状、实性巢、筛状等，肿瘤容易出现神经症状。腺性型腺样囊性癌，肿瘤团块内含筛孔状囊样腔隙。管状型腺样囊性癌，肿瘤细胞形成管状结构。实性型腺样囊性癌，肿瘤排列成大小不等的团块状。微囊型腺泡细胞癌，肿瘤细胞之间形成大量微小囊状间隙。滤泡型腺泡细胞癌，肿瘤细胞形成类似甲状腺滤泡结构。

**36. D** 腺性型腺样囊性癌筛孔内的黏液物质呈网状，嗜酸或者嗜碱，不均匀，PAS染色弱阳性，阿尔辛蓝染色呈强阳性；管状型腺样囊性癌的中央管腔，内含PAS强阳性黏液。

**37. D** 牙源性角化囊性瘤的病理特点独特，衬里上皮由厚度一致、较薄的复层鳞状上皮构成。上皮表面表现为波浪状。棘细胞层较薄，细胞出现内水肿。基底细胞层界限清晰，呈栅栏状排列。纤维囊壁较薄，一般无炎症，合并感染有炎症细胞浸润。

**38. B** 牙源性角化囊性瘤容易复发的原因包括：囊壁薄、易破碎，术中难以完整取出囊壁；残留上皮囊壁增殖能力较强，如果不彻底摘除，造成复发；囊壁内含微小子囊或者卫星囊，术后残留，或可复发；生长具有局部侵袭性呈指状外突性生长，病变范围超出X线显示范围。牙源性角化囊性瘤的生长方式为沿颌骨前后方向生长，不是造成复发的原因。

**39. D** 患者临床表现符合牙龈瘤特点，肉芽肿性龈瘤和血管性龈瘤是临床名称，组织学上，这两种病变是一致的，组织学特点为血管内皮细胞增生呈实性片块或条索，或者出现小血管增多伴炎症细胞浸润。纤维性龈瘤，病理可见增生的纤维组织内慢性炎症细胞浸润。病理结果可见间质血管丰富及较多大小不等的多核巨细胞，符合巨细胞性龈瘤。先天性龈瘤见于新生儿口腔，瘤细胞片状紧密排列，细胞体积大，内含嗜酸性颗粒。

**40. E** 巨细胞性龈瘤，镜下可见间质内出现灶性聚集的多核破骨细胞样细胞。巨细胞之间有纤维间隔。病变区和覆盖的上皮之间也有纤维间隔。毛细血管丰富，可见出血灶和含铁血黄素沉着。此疾病来源于骨膜，而不是牙龈。

**41. D** 血管性肿瘤或者血管畸形不可采用活检，避免出血。恶性黑色素瘤不可采用活检，避免出现肿瘤转移。

**42. D** 常规石蜡样本用10%中性甲醛溶液固定。透射电镜组织样本用4%戊二醛溶液固定。透射电镜细胞样本用2.5%戊二醛溶液固定。糖原特殊染色样本用Carnoy固定液固定。该组织可用丙酮固定。

**43. A** 多形性腺瘤具有结构多形性，通常由变异肌上皮、上皮与黏液、黏液样组织或软骨样组织混合，肿瘤剖面为灰白色囊实性，囊腔内含软骨样组织、透明黏液、黄色角化物。肌上皮瘤肿瘤剖面呈灰白色或黄褐色实性，细胞呈现为梭形细胞、上皮样细胞、浆细胞样细胞或透明细胞。Warthin瘤由腺上皮构成，常呈囊性，间质为数量不等的淋巴样组织。多形性低度恶性腺癌，由导管上皮细胞和肿瘤性肌上皮细胞组成，结构多形性，包括小叶状结构、乳头或筛状结构、乳头囊状结构、小导管样结构和条索状结构。基底细胞腺瘤常见于60~70岁患者，以基底细胞样形态的肿瘤细胞为特点，缺乏黏液软骨样成分。

**44. A**　唾液腺肿瘤的手术原则为：从包膜外正常组织进行，切除腺体。腮腺浅叶良性肿瘤，腮腺浅叶及肿瘤同时切除，行面神经解剖术。腮腺深叶肿瘤，同时切除腮腺深叶。手术过程中尽量保留面神经，减少机械创伤。

**45. C**　多形性腺瘤腺管样结构管腔内的粉染均质性黏液PAS染色阳性，阿尔辛蓝染色弱阳性，甲苯胺蓝不呈γ异染性。多形性腺瘤黏液样组织细胞PAS呈弱阳性，阿尔辛蓝染色呈阳性，甲苯胺蓝呈γ异染性。

**46. C**　多形性腺瘤癌变最早期变化，体现为外周肌上皮细胞完整，癌细胞取代导管内层细胞。非侵袭性癌，癌变部分停留在多形性腺瘤内。微侵袭性癌，癌侵入包膜外等于或者小于1.5mm，细胞向周围组织浸润。侵袭性癌，癌细胞向周围组织侵入大于1.5mm。

**47. A**　舌前部舌癌淋巴结向颈深淋巴结上、中群及下颌下转移。舌癌发生于舌背或者越过中线者，淋巴转移至对侧淋巴结。舌尖部舌癌，淋巴可转移至颏下、颈深中群淋巴结。

**48. C**　中分化鳞癌的病理表现为独特的核分裂和多形性，包括细胞间桥不明显和角化不常见。低分化鳞癌的病变主要以不成熟的细胞组成。高分化鳞癌的病理表现为多核细胞极少和非典型核分裂，胞核和细胞多形性不明显。

**49. A**　疣状癌，是非转移性高分化鳞癌亚型，由棒状乳头和鳞状上皮钝性突入间质内。基底细胞样鳞状细胞癌，属于侵袭性、高级别的鳞状细胞癌亚型，由基底样细胞和鳞状细胞组成。乳头状鳞状细胞癌，属于鳞状细胞癌独特亚型，肿瘤以乳头状生长为特点。棘层松解性鳞状细胞癌，肿瘤细胞棘层松解，形成假的腔隙和腺管。腺鳞癌，由鳞状细胞癌和腺癌构成。

# 第十章　口腔正畸学

## 一、A1/A2 型题

**1. E**　模型分析是口腔正畸临床诊断、制订治疗计划中的一个重要步骤，矫治前必须有记录患者牙𬌗情况的模型，称之为记存模型。

**2. E**　营养不良是后天因素导致的错𬌗畸形的表现，包括缺乏维生素 A、B、C、D 等。其他选项均为常见的先天性发育障碍及缺陷。额外牙指牙齿数目比正常人多者。先天性缺牙最常见的是上下颌第三磨牙。牙大小形态异常多见于上颌中切牙和侧切牙的过大或过小牙。舌形态异常是指巨舌症和小舌症。

**3. C**　颌间支抗是以上颌（上牙弓）或下颌（下牙弓）作为支抗来矫治对颌牙齿，或是以上下颌间的交互支抗来矫正颌位。颌内支抗是支抗设计与矫治牙在同一牙弓内，利用一些牙作为支抗而使其他一些矫治牙移动。颌外支抗是指支抗部位在口外，如以枕部、颈部、头顶部等作为支抗部位，这样可以作为较大矫治力的支抗来源。

**4. C**　拥挤度为牙列中所有牙齿牙冠大小与现有牙弓长度之间的差值。牙列拥挤分度：轻度拥挤（Ⅰ度拥挤）：牙列拥挤程度小于 4mm；中度拥挤（Ⅱ度拥挤）：牙弓拥挤程度在 4～8mm 之间；重度拥挤（Ⅲ度拥挤）：牙弓拥挤程度超过 8mm。

**5. B**　最常见的错𬌗畸形为牙列拥挤。

**6. D**　第一序列弯曲是在矫治弓丝上做水平向的一些弯曲。第二序列弯曲是矫治弓丝在垂直向的弯曲。第三序列弯曲是在方形弓丝上做转矩，而使其产生转矩力。

**7. B**　X 线头影测量的主要应用：①研究颅面部生长发育；②牙颌、颅面畸形的诊断分析；③确定错𬌗畸形的矫治设计；④研究矫治过程中及矫治后的牙颌、颅面形态结构变化。

**8. A**　FR－Ⅲ型功能矫治器的适应证：功能性安氏Ⅲ类错𬌗，由肌功能紊乱、不良习惯、𬌗干扰等因素引起的轻度骨性Ⅲ类错𬌗，上颌发育不足，下颌正常或轻度前突，下颌能后退至切牙对刃，具有有利的生长型，无明显遗传史。

**9. A**　托槽位置的高度是指由牙尖或切缘至托槽沟的𬌗向底面间的距离。

**10. E**　眶点（O）：眶下缘之最低点。眼耳平面（FH）：由耳点与眶点连线组成。全颅底平面（Ba－N）：颅底点与鼻根点之连线。前颅底平面（SN）：由蝶鞍点与鼻根点之连线组成。下颌平面（MP）：① 通过颏下点与下颌角下缘相切的线；② 下颌下缘最低部的切线；③下颌角点与下颌颏顶点间的连线。

**11. C**　个别乳牙逾期不脱落者，称为乳牙滞留。乳牙滞留时，继承恒牙因萌出受阻可能埋伏阻生或错位萌出。

**12. C**　Bolton 指数是指上下前牙牙冠宽度总和的比例关系与上下牙弓全部牙牙冠宽度总和的比例关系。测量上下颌牙的宽度，用 Bolton 指数可诊断患者上下牙弓中是否存在牙冠宽度不协调的问题。

**13. D**　固定矫治器要求在支抗磨牙粘带

环。要求与牙齿密贴粘着，具有良好的固位作用，并不妨碍咬𬌗，对牙龈无刺激。

**14. C**　邻面去釉一般是针对第一恒磨牙之前的所有牙齿，而不是某一两颗牙齿。邻面去除釉质的厚度仅仅为0.25mm。在两个第一恒磨牙之间邻面去釉共可得到5～6mm的牙弓间隙。

**15. B**　上前牙牙冠覆盖下前牙牙冠超过1/3者称为深覆𬌗，可分为3度。①Ⅰ°深覆𬌗：上前牙牙冠覆盖下前牙超过冠1/3而不足1/2者。②Ⅱ°深覆𬌗：上前牙牙冠覆盖下前牙超过冠1/2而不足2/3者。③Ⅲ°深覆𬌗：上前牙牙冠覆盖下前牙超过冠2/3者。

**16. C**　上唇系带异常可造成上中切牙间隙。

**17. D**　微螺钉型种植体临床上常见的适应证包括：①强支抗最大限度内收前牙；②压低后牙和前牙；③纠正中线；④推磨牙向后；⑤移动后牙向前；⑥其他：直立磨牙，上下牙槽骨间的颌间牵引。

**18. D**　呼吸功能异常使颊肌受压迫，内侧失去舌体支持，导致上颌弓的宽度得不到正常发育，气流通过口腔使腭顶不能在生长发育中下降，而使腭穹隆高，逐渐会导致牙弓狭窄，腭盖高拱，前牙拥挤或前突。睡眠时，口呼吸的表现最明显，张口呼吸，舌及下颌后退，形成下颌后缩畸形。当扁桃体肥大时，咽腔变窄，为了减轻呼吸困难，舌体必须前伸，舌根离开会厌，带动下颌向前，久而久之，会造成下颌前突畸形。

**19. E**　口腔不良习惯包括：吮指习惯，舌习惯（舔牙、吐舌、伸舌等），唇习惯（咬唇、覆盖下唇），偏侧咀嚼习惯，咬物习惯，睡眠习惯。异常吞咽习惯属于口腔功能异常。

**20. C**　替牙期暂时性错𬌗的临床表现：①上颌左右中切牙萌出早期，出现间隙。②上颌侧切牙初萌时，牙冠向远中倾斜。③恒切牙萌出初期，可能因较乳牙大，而出现轻度拥挤现象。④上下颌第一恒磨牙建𬌗初期，可能为偏远中关系。⑤上下恒切牙萌出早期，可出现前牙轻度深覆𬌗。

**21. D**　错𬌗畸形的两大病因是遗传因素（种族演化和个体发育）和环境因素。其中环境因素分为先天因素和后天因素。先天因素包括：①母体因素；②胎儿因素；③常见发育障碍及缺陷（多生牙、先天性缺失牙、牙齿大小和形态异常、舌形态异常、唇系带异常）。后天因素包括：①全身性疾病；②乳牙期及替牙期的局部障碍（乳牙早失、乳牙滞留、乳牙下沉、乳尖牙磨耗不足、恒牙早失、恒牙早萌、恒牙萌出顺序紊乱、恒牙异位萌出）；③功能因素（咀嚼、吞咽、发音、呼吸功能异常等）；④口腔不良习惯（舌习惯、唇习惯、偏侧咀嚼习惯、咬物习惯、睡眠习惯、吮指习惯）。

**22. E**　A选项可矫治上牙弓宽于下牙弓，后牙深覆盖或正锁𬌗；B选项可矫治前牙开𬌗，可能表现为面部下1/3过高；C选项可矫正牙齿拥挤错位；D选项可矫正后牙为远中错𬌗，前牙深覆盖，颏部后缩；E选项可矫治上下牙弓狭窄。

**23. A**　在错𬌗畸形的检查诊断中需询问有无全身性疾病及鼻咽部疾病以利于确定错𬌗畸形的病因。BCDE选项均属于错𬌗畸形的检查诊断。

**24. C**　上下前牙切端的前后距离超过3mm以上者，称为深覆盖。深覆盖分为三度：①Ⅰ度深覆盖：覆盖为3～5mm；②Ⅱ度深覆盖：覆盖为5～8mm；③Ⅲ度深覆盖：覆盖为

8mm以上。

**25. D** 矫治器是一种治疗错𬌗畸形的装置，或称正畸矫治器。它可产生作用力，或是咀嚼肌、口周肌功能作用力通过矫治器使畸形的颌骨、错位牙齿及牙周支持组织发生变化，以利于牙颌面正常生长发育。

**26. D** 活动矫治器包括固位、加力和连接三个部分。固位部分包括卡环、邻间钩、短唇弓。加力部分包括弹簧、弓簧、螺旋器、弹力橡皮圈和永磁体等。连接部分包括基托和环托、唇、舌弓。带环是固定矫治器的组成部分。

**27. A** 上颌双侧𬌗垫矫治器是纠正前牙反𬌗常用的活动矫治器。肌激动器对安氏Ⅱ类Ⅰ分类错𬌗有很好的治疗效果，矫治器通过使下颌前移，以及控制牙齿萌出，使颌骨的矢状关系及垂直关系得以改善。错𬌗畸形经过积极的矫治后，牙齿或颌骨移动至某一特定位置，为了让其周围骨质及其邻近组织恢复正常，一般需要戴用保持器，标准的Hawley保持器是目前最常用的活动保持器。单侧活动式𬌗垫矫治器常用于单侧后牙反𬌗的矫正。Crozat矫治器又称金属支架式活动矫治器，主要适应证为个别错位牙的矫治、纠正颌间关系的异常、扩大牙弓、修复前的正畸矫治、错𬌗矫治完成后的保持。

**28. E** 功能矫治器是一种可摘矫治器，本身并不产生任何机械力，在口内的固位一般也不严格，其作用是通过改变口面肌肉功能促进𬌗发育和颅面生长，从而矫正形成中的错𬌗畸形。常用于生长发育期的青少年，即主要使用时期为混合牙列期。

**29. B** 骨性反𬌗是上下颌骨大小不调所致的上下颌矢状向关系异常的错𬌗畸形，常为上颌骨发育不足，下颌骨发育过度所致。上颌骨发育不足，下颌位置前移或轻度发育过度的患者可选用上颌面罩前方牵引器来促进上颌骨的发育。

**30. C** SNA角是由蝶鞍中心、鼻根点及上齿槽座点所构成的角。反映上颌相对于颅部的前后位置关系。当此角过大时，上颌前突、面部侧貌可呈凸面型，反之上颌后缩面部呈凹面型。

**31. E** 乳牙期的矫治适应证包括：①前牙反𬌗，下颌前突；②后牙反𬌗；③严重深覆𬌗，远中𬌗；④凡妨碍颌、面正常发育及正常功能的不良习惯所造成的开𬌗、下颌前突等。选项ABCD均是替牙期间的暂时性错𬌗。

**32. C** 直丝弓矫治器通过调节托槽底的厚度，以消除第一序列弯曲，使牙齿在牙弓中保持正确的唇（颊）舌位置关系。

**33. E** 缺隙保持器的适应证包括：①乳牙早失，恒牙胚牙根形成不足1/2，牙冠上覆盖有较厚的骨组织。②间隙已缩小或有缩小趋势的患者。③一侧或双侧多数乳磨牙早失，影响患儿咀嚼功能者。

**34. D** 邻面去釉的适应证包括：①轻中度牙弓间隙不足，特别是低角病例；②牙齿较大，或上下牙弓牙齿大小比例失调；③口腔健康状况好，牙齿龋坏少；④成年患者。

**35. E** 恒牙期安氏Ⅱ类Ⅰ分类错𬌗正畸治疗的目标：①解除可能存在的牙列拥挤，排齐牙列；②减小前牙的深覆𬌗；③减小前牙的深覆盖；④矫治磨牙远中关系。

**36. C** 正畸矫治牙列拥挤的总原则是减少牙量或增加骨量。减少牙量可通过拔牙和邻面去釉的方法。增加骨量可通过扩大牙弓的方法。

**37. C** 上颌乳尖牙的近中和远中出现间

隙称为灵长间隙。在前牙部分，3～6岁由于生长发育而出现牙列间隙，但没有一定的类型，称生长间隙。乳尖牙及第一、第二乳磨牙的牙冠宽度总和大于替换后的恒尖牙和第一、第二前磨牙宽度总和为替牙间隙。牙弓弧形长度即为可用间隙。乳尖牙及第一、第二乳磨牙牙冠宽度总和与替换后的恒尖牙和第一、第二前磨牙牙冠宽度总和的差称为离位间隙。

**38. B**　采用强支抗时，磨牙前移占去的间隙不超过拔牙隙的1/4；使用中度支抗时为1/4～1/2；弱支抗时至少为1/2。

**39. C**　毛氏Ⅱ$^1$的主要症状是磨牙近中错𬌗、前牙对𬌗或反𬌗；毛氏Ⅱ$^2$的主要症状是后牙远中错𬌗、前牙深覆盖；毛氏Ⅱ$^3$的主要症状是后牙中性𬌗、前牙反𬌗；毛氏Ⅱ$^4$的主要症状是后牙中性𬌗、前牙深覆盖；毛氏Ⅱ$^5$的主要症状是双颌或双牙弓前突。

**40. A**　牙颌畸形的手术中，上颌前突的术式为上颌做Le FortⅠ型截骨，上颌后移，减少前突；双颌前突的术式为拔除上下左右四颗第一前磨牙后，上下颌骨前部截骨；下颌前突的术式为在下颌升支部切断颌骨使下颌后移；下颌后缩的术式是下颌升支矢状纵劈术；开𬌗的术式为在颌骨或牙槽骨进行截骨矫治。

**41. E**　成人牙周炎正畸治疗禁忌证包括：①牙周治疗后，病损尚未得到控制；②牙周破坏累及根尖1/3或根分叉暴露；③Ⅲ°松动牙；④牙槽骨薄而脆，牙根形态明显可视并可用手触及；⑤其他进行性疾病因素未能控制。牙周病患者牙槽骨吸收不到1/2时，控制牙周病后可进行正畸治疗。

**42. A**　后牙反𬌗的病因包括：①由于乳磨牙早失或滞留引起恒牙上后牙舌向错位或下后牙的颊向错位，可导致个别牙后牙反𬌗；②一侧深龋，只能用另一侧咀嚼，日久可导致单侧多数后牙反𬌗；③口呼吸患者两腮压力增大，上牙弓逐渐变窄，可引起双侧多数后牙反𬌗；④腭裂患者，上牙颌弓宽度发育不足，常有双侧后牙反𬌗；⑤对一侧下颌的不正常压力，如长期有一侧托腮的习惯，可使下颌逐渐偏向另一侧，也可引起另一侧多数后牙反𬌗。

**43. E**　正畸过程中的主要目标包括：①解除拥挤，排齐牙齿；②矫治覆𬌗、覆盖异常，改善面部侧貌形态；③改善Spee曲线曲度；④通过颌位和牙齿移动调整磨牙关系。

**44. B**　根据上下颌骨前后向的位置关系，将矢状骨面型分为3类：①Ⅰ类骨面型：上颌颌骨协调无畸形，呈直面型；②Ⅱ类骨面型：上颌骨前突，或下颌骨后缩或兼有之，呈凸面型；③Ⅲ类骨面型：下颌骨前突，或上颌骨后缩或兼有之，呈凹面型。

**45. D**　活动矫治器的优点包括：①患者能自行摘戴，便于洗刷，能保持矫治器和口腔卫生；②避免损伤牙体、牙周组织；③不影响美观；④能矫治一般常见的错𬌗畸形；⑤此类矫治器构造简单，制作容易。

**46. D**　口外支抗类矫治器支抗部件包括：①颈带；②头帽；③颏兜；④额垫；⑤面具。

**47. C**　颌凸角反映面部的上颌部分相对于整个侧面的关系。ANB角反映上下颌角对颅部的相互位置关系。Y轴角反映颏部的突缩，同时代表面部的生长发育方向。下颌平面角代表下颌体的陡度、下颌角的大小，也反映面部的高度。面角反映下颌的突缩程度，此角越大表示下颌越前突，反之表示下颌后缩。

**48. B**　乳前牙反𬌗，反覆𬌗深者可以设计下颌联冠式斜面导板。不能做上颌𬌗垫式矫治器，因为必须将𬌗垫升得很高才能脱离反𬌗牙的锁结关系，𬌗垫过高将压低乳磨牙，使切牙覆𬌗加深；同时乳牙冠倒凹小，矫治器𬌗垫过厚、过重将影响矫治器的固位。上颌前牵引矫治用于替牙期或乳牙期上颌发育不足为主的骨性前牙反𬌗。头帽颏兜常作为一种矫治手段与其他口内矫治器并用。

**49. B** 肌激动器功能矫治器通过改变下颌位置刺激咀嚼肌兴奋，由此产生的力通过矫治器传至牙齿、颌骨，起到功能性颌骨矫形作用。此患者下颌骨基骨后缩，上颌正常，因此属于肌激动器功能矫治器的适应证。并且功能性矫治器适合在青春生长迸发期前1~2年开始，并持续整个迸发期。对于中国儿童，女性平均9~10岁，男性平均12~13岁进入迸发期。FR－Ⅲ型功能矫治器矫治适用于安氏Ⅲ类错𬌗。

**50. B** 下牙弓及下颌处于远中位置为远中错𬌗或安氏Ⅱ类错𬌗；除磨牙远中错𬌗关系之外，还有上颌切牙的唇向倾斜则为安氏$Ⅱ^1$分类错𬌗；若只有一侧为远中错𬌗，另一侧为中性𬌗关系则为安氏$Ⅱ^1$分类亚类错𬌗；若除磨牙远中错𬌗关系之外，还有上颌切牙的舌向倾斜则为安氏$Ⅱ^2$分类错𬌗；安氏Ⅰ类错𬌗，磨牙成中性关系；安氏Ⅲ类错𬌗，磨牙成近中关系。

**51. A** 丝圈式缺隙保持器用于个别后牙早失。下颌第一磨牙带环附固定舌弓用于下尖牙早失。活动义齿式缺隙保持器用于多数乳磨牙早失。固定正畸治疗用邻牙替代早失牙用于恒牙早失患者。

**52. D** 此患者属于安氏Ⅱ类二分类错𬌗，并且拥挤度为轻度拥挤，因此应采取不拔牙矫治。因为此患者年龄为14岁，已经超过使用功能矫治器的阶段。另外活动矫治器一般只适用于简单的错𬌗畸形。

**53. A** 拔除14、24常见于上颌或上牙弓前突，下牙弓拥挤不严重及下前牙不前突，下颌平面角不大的病例。此患者年龄17岁，生长发育高峰期已过，不适合功能矫治器矫治。

**54. B** 此患者上牙列为中度拥挤，拔除15、25有利于磨牙关系的调整。下牙列为重度拥挤，拔除34、44有利于拥挤和前牙反𬌗的解除。由于患者已经过了生长发育高峰期，因此不适合应用功能矫治器。

**55. B** 此患者上牙列为轻中度拥挤，而且为直面型，因此适合不拔牙矫治。磨牙为偏远中关系，推磨牙向后可调整磨牙关系。

**56. B** 此患者下牙列为轻中度拥挤，上颌虽然有间隙，但面型为严重的凸面型，因此选择拔除14、24、34、44以利于改善面型。

**57. A** 儿童在2岁或3岁前有吮指习惯可视为正常的生理活动，这种习惯通常在4~6岁以后逐渐减少而自行消失。此患儿已7岁，所以应进行干预。破除吮指习惯的常用矫治器是腭网矫治器。唇挡丝常用于破除咬唇不良习惯。颊屏常用于破除吮颊不良习惯。前庭盾常用于改正口呼吸不良习惯。

**58. A** 乳牙滞留，继替恒牙已萌出情况下应尽早拔除滞留的乳牙以便恒牙在萌出过程中尽可能地调整位置。乳下切牙滞留、恒下切牙舌向萌出的患者，在拔除乳下切牙后，由于舌的活动，舌向错位的下切牙可能向唇侧移动到正常位置。如不能到达正常位置，待乳牙期晚期或恒牙期早期再进行矫治。

**59. C** 对于唇系带附着异常的患者常用固定矫治器使左右侧切牙向中线靠拢关闭间隙，待间隙关闭后从牙槽嵴顶切除附着的异常唇系带及全部纤维组织以保持间隙关闭后的效果。牙冠修复并不适合此患者，首先患者年龄较小，颌骨还在生长发育中，其次磨除牙齿对牙齿损伤大，而且并没有真正解除病因，唇系带过低，冠修复后的美观效果较差。

**60. E**　方丝弓矫治器的基本矫治步骤包括：①排齐和整平牙列；②关闭拔牙间隙及矫治殆关系；③牙位及殆接触关系的进一步调整；④保持。

## 二、A3/A4 型题

**61. A**　此患者父亲有类似畸形，因此患儿有Ⅲ类骨性畸形的倾向。所以采用前方牵引的方法更适合。患者年龄较小，不适合进行固定矫治，待混合牙列晚期或恒牙列期方可进行。下颌联冠式斜面导板一般适用于牙性反殆的矫治。

**62. E**　前牙反殆的病因包括：①遗传因素。②先天性唇腭裂。③后天因素：a. 全身因素：垂体功能亢进。b. 呼吸道因素：慢性扁桃体炎、腺样体增生、肿大等。c. 乳牙及替牙期局部障碍：乳磨牙邻面龋；上颌乳磨牙早失；多数乳磨牙早失；上颌乳切牙滞留；乳尖牙磨耗不足。d. 口腔不良习惯：伸舌、吮指、咬上唇、下颌前伸习惯及不正常人工喂养。

**63. E**　在做出治疗计划之前应确定病因。由于咬上唇习惯和乳磨牙磨耗不足均是前牙反殆的病因，因此必须去除。由于不良口腔习惯常常和心理因素有关，因此给予此患儿一定的心理辅导，更有利于破除口腔不良习惯。此患儿口腔卫生状况较差，戴用矫治器之前应对其进行口腔卫生宣教。

**64. D**　根据临床检查此患者属于骨性安氏Ⅱ类错殆，而且根据患者年龄，患者正处于生长发育高峰期阶段。因此第一期可先进行功能性矫治刺激下颌生长，第二期进行固定矫治。

**65. B**　肌激动器功能矫治器通过改变下颌位置刺激咀嚼肌兴奋，由此产生的力通过矫治器传至牙齿、颌骨，起到功能性颌骨矫形作用。此患者下颌后缩，属于肌激动器功能矫治器的适应证。FR－Ⅲ型功能矫治器矫治和前方牵引矫治均适用于安氏Ⅲ类错殆。

**66. D**　固定矫治弓丝的应用一般遵循从细到粗，从软到硬，从圆到方的原则。在排齐阶段常使用有记忆功能的镍钛丝。

## 三、案例分析题

**67. BCDEF**　14、24、34、44 为临床最常用的拔牙模式，可以为前牙拥挤、前突提供最大限度的可利用间隙。适用于安氏Ⅰ类拥挤、或双牙弓前突病例，也可以在伴下前牙拥挤或前突的安氏Ⅱ类Ⅰ分类、伴上前牙拥挤的安氏Ⅲ类错殆畸形患者采用。15、25、35、45 适用于牙列拥挤或牙弓前突较轻的安氏Ⅰ类边缘病例。牙列重度拥挤并智齿发育良好的情况下可考虑拔除 16、26、36、46。14、24、35、45 适用于安氏Ⅱ类Ⅰ分类患者。15、25、34、44 适用于安氏Ⅲ类患者。牙列重度拥挤并智齿发育良好的情况下可考虑拔除 17、27、37、47。

**68. D**　由于患者上下牙列拥挤度属于重度拥挤，矫治过程需要强支抗，这样才能保证牙列拥挤的解除。平面导板主要应用于深覆殆需要打开咬合的病例。垂直向高度的控制主要是在矫治高角病例时考虑进行。

**69. BCDE**　由于患者上下牙列拥挤度属于重度拥挤，矫治过程需要强支抗，选项 BCDE 均是加强支抗的措施。而平面导板主要应用于深覆殆需要打开咬合的病例。Ⅱ类和Ⅲ类牵引在需要调整磨牙关系时应用，不能起到增加支抗的作用。

**70. BCDEF**　此患者上下牙列为轻度拥挤，因此适合不拔牙矫治。由于患者已经过了生长发育高峰期，因此不适合进行功能矫治和矫形治疗。

**71. C** 此患者已经过了生长发育高峰期，因此不适合进行矫形治疗或功能矫治。前方牵引、头帽颏兜和 FR－Ⅲ型功能矫治器矫治常应用于生长发育高峰期的患者；平面导板和斜面导板常用于深覆𬌗患者打开咬合。

**72. ABCE** 错𬌗畸形经过积极的矫治后，牙齿或颌骨移动至某一特定位置，佩戴保持器可使其周围骨质及其邻近组织恢复正常。智齿的萌出需要萌出空间，智齿萌出时的萌出力将使下牙列向前，可能造成复发，因此需拔除智齿。不良口腔习惯可能是造成错𬌗畸形的病因，因此在保持器去除前，必须完全破除。定期复诊有助于随时观察下颌的发育情况，避免下颌发育过度，造成复发。此患者已经过了生长发育高峰期，不适合再应用头帽颏兜。

# 第十一章　公共理论

## 一、A1 型题

**1. B**　乙类传染病是指：传染性非典型肺炎、艾滋病、病毒性肝炎、脊髓灰质炎、人感染高致病性禽流感、麻疹、流行性出血热、狂犬病、流行性乙型脑炎、登革热、炭疽、细菌性和阿米巴痢疾、肺结核等。

**2. D**　营造关爱艾滋病病毒感染者、艾滋病患者及其家庭和支持艾滋病防治的社会环境，努力减少社会歧视。建立为其提供关怀和救助的社会支持机制。艾滋病病毒体外存活时间很短。使用艾滋病患者用过的马桶，通常不会传染，可以与艾滋病患者同桌吃饭，也可以握手。

**3. B**　二级及以上医院和疾控中心可以检测艾滋病病毒。

**4. A**　艾滋病传播途径包括：性传播；血、血制品、器官移植和污染的注射器；母婴垂直传播。

**5. D**　艾滋病检测记录保存期限是十年。

**6. C**　医师具有在职业活动中应遵守医疗卫生管理法律（含宪法、法律、法规、部门规章与地方规章）的义务；不违反禁止性医疗操作规范；尊重患者人格，保守患者隐私；向患者及其家属如实告知病情、医疗措施、医疗风险。

**7. D**　受县级以上人民政府卫生行政部门委托的机构或组织有权对医师的业务水平、工作成绩和职业道德状况进行定期考核。

**8. B**　根据《医疗事故处理条例》规定，医院对参加医疗事故处理的患者近亲属所需的交通费、误工费和住宿费的损失赔偿人数不超过 2 人。

**9. A**　注册执业助理医师开具的处方需要经执业地点的执业医师签字后才可以生效。

**10. C**　突发事件应急工作应当遵循预防为主、常备不懈的方针，贯彻统一领导、分级负责、反应及时、措施果断、依靠科学、加强合作的原则。

**11. D**　全国突发公共卫生事件应急预案应由卫生部制定，国务院批准。

**12. A**　国务院卫生行政主管部门按照分类指导、快速反应的要求，制定全国突发事件应急预案，报请国务院批准。

**13. E**　有下列情形之一的，省、自治区、直辖市人民政府应当在接到报告 1 小时内，向国务院卫生行政主管部门报告：发生或者可能发生传染病暴发、流行的；发生或者发现不明原因的群体性疾病的；发生传染病菌种、毒种丢失的；发生或者可能发生重大食物和职业中毒事件的。

**14. E**　国家实行艾滋病自愿咨询和自愿检测制度。

**15. B**　对传染病患者或疑似传染病患者污染的场所和物品，医疗保健机构应当及时进行必要的卫生处理。

**16. D**　《中华人民共和国执业医师法》适用于依法取得执业医师资格或者执业助理医师资格，经注册在医疗、预防、保健机构中执业的专业医务人员。

**17. A** 医疗机构对其医疗废物暂时贮存的时间不得超过 2 天。

**18. A** 具有下列条件之一的，可以参加执业医师资格考试：具有高等学校医学专业本科以上学历，在执业医师指导下，在医疗、预防、保健机构中试用期满一年的；取得执业助理医师执业证书后，具有高等学校医学专科学历，在医疗，预防、保健机构中工作满二年的；具有中等专业学校医学专业学历，在医疗、预防、保健机构中工作满五年的。

**19. C** 被甲类传染病病原体污染的污水、污物、粪便，相关单位必须在卫生防疫机构的指导监督下进行严密消毒后处理。

**20. B** 必须由患者及其家属或者关系人签字同意的诊疗行为包括手术、特殊检查、特殊治疗。

**21. A** 国务院是制定和发布《公共场所卫生管理条例》的立法机关或行政机关。

**22. B** 公共卫生场所的卫生许可证复核期限是每 2 年复核一次。

**23. C** 制修订卫生法规的调查论证的主要内容有必要性和可行性。

**24. D** 甲类传染病是指鼠疫、霍乱。

**25. C** 依据《传染病防治法》，我国法定的传染病共有甲类、乙类和丙类三类共 40 种。

**26. C** 对于疑似甲类传染病的患者在明确诊断前，应在指定场所进行医学观察。

**27. B** 一般情况下处方开具当日有效，但特殊情况时可以延长有效期，但有效期最长不超过 3 天。

**28. E** 对乙类传染病中传染性非典型肺炎、炭疽中的肺炭疽和人感染高致病性禽流感，采取甲类传染病的预防、控制措施。

**29. E** 患者的权力包括：①知情同意权；②隐私保护权；③医疗监督权；④损害索赔权；⑤平等医疗权。医务人员的权力包括：①人身安全权；②科学研究权；③设备使用权；④医疗诊治权；⑤继续教育权；⑥民主管理权；⑦经济待遇权。

**30. B** 医学道德评价者包括广泛的社会成员和社会组织。

**31. A** 医学道德评价的首要标准是：是否有利于患者疾病的缓解和康复。

**32. E** 医学科研伦理道德的基本原则：对参加者无害的原则；匿名和保密原则，自愿参加原则，普遍性道德行为准则；特殊道德行为准则。不包括承担医疗风险的原则。

## 二、A2 型题

**33. A** 具有高等学校医学专科学历或者中等专业学校医学专业学历，在执业医师指导下，在医疗、预防、保健机构中试用期满一年的，可以参加执业助理医师资格考试。

**34. D** 医师注册后有下列情况之一的，其所在的医疗、预防、保健机构应当在三十日内报告准予注册的卫生行政部门，卫生行政部门应当注销注册，收回医师执业证书：死亡或者被宣告失踪的；受刑事处罚的；受吊销医师执业证书行政处罚的；依照规定暂停执业活动期满，再次考核仍不合格的；中止医师执业活动满二年的；有国务院卫生行政部门规定不宜从事医疗、预防、保健业务的其他情形的。

**35. E** 新生儿因病需进行换血疗法，应由经治医师申请，主治医师核准；患儿家属或监护人签字同意；由血站和医院输血科提供适合的血液；由经治医师和输血科人员共同实施。

**36. A**　医疗保健机构经县级以上地方人民政府卫生行政许可，可进行婚前医学检查、遗传病诊断、产前诊断以及施行结扎手术和终止妊娠手术。

**37. B**　定期考核不合格的医师，暂停执业活动期满后可再次进行考核，考核合格者可继续执业。

**38. C**　以师承方式学习传统医学满三年或者经多年实践医术确有专长的，经县级以上人民政府卫生行政部门确定的传统医学专业组织或者医疗、预防、保健机构考核合格并推荐，可以参加执业医师资格或者执业助理医师资格考试。考试的内容和办法由国务院卫生行政部门另行制定。

**39. E**　医师在执业活动中违反卫生行政规章制度或者技术操作规范，造成严重后果的责令暂停执业活动，暂停期限为 1 年以上，1 年半以下。

**40. C**　医疗机构发现重大食物中毒事件时，应当在 2 小时内向所在地县级人民政府卫生行政主管部门报告。接到报告的卫生行政主管部门应当在 2 小时内向本级人民政府报告，并同时向上级人民政府卫生行政主管部门和国务院卫生行政主管部门报告。

**41. A**　《母婴保健法》规定，对于依法接受终止妊娠或结扎手术的，应当给予免费服务。

**42. D**　医师经执业注册后可以从事相应的医疗、预防、保健业务。

**43. C**　献血者两次采血的间隔时间不得少于 6 个月。

**44. E**　任何单位或个人开展医疗活动，必须依法取得《医疗机构执业许可证》。

**45. D**　受处罚机构对市卫生局做出的行政处罚决定不服，可以自受到行政处罚决定之日起 60 日内提出行政复议申请。

**46. E**　出现导致患者死亡的或者可能为二级以上的医疗事故时，医疗机构应在 12 小时内向所在地卫生行政部门报告。

**47. A**　对于隐匿、伪造或者擅自销毁医学文书及有关资料，构成犯罪的行为将依法追究刑事责任。

**48. A**　被吊销医师执业证书的行政处罚，自处罚之日起不满 2 年的不予医师执业注册。

**49. B**　患者在输血过程中如果出现疑为溶血性反应时，应第一时间停止输血并积极抢救，及时报告上级医生。

**50. C**　依据医疗事故对患者造成的损害程度进行分级，造成患者轻度残疾、器官组织损伤导致一般功能障碍的医疗事故属于三级医疗事故。

## 三、A3/A4 型题

**51. D**　医师注册后有下列情况之一的，其所在的医疗、预防、保健机构应当在 30 日内报告准予注册的卫生行政部门，卫生行政部门应当注销注册，收回医师执业证书：死亡或者被宣告失踪的；受刑事处罚的；受吊销医师执业证书行政处罚的；暂停执业活动期满，再次考核仍不合格的；中止医师执业活动满两年的；有国务院卫生行政部门规定不宜从事医疗、预防、保健业务的其他情形的。

**52. B**　卫生行政部门工作人员或者医疗、预防、保健机构工作人员违反有关规定，弄虚作假、玩忽职守、滥用职权、徇私舞弊，尚不构成犯罪的，依法给予行政处分；构成犯罪的，依法追究刑事责任。

**53. C**　医师注册后有下列情况之一的，其所在的医疗、预防、保健机构应当在三十日内报告准予注册的卫生行政部门，卫生行政部门应当注销注册，收回医师执业证书：死亡或者被宣告失踪的；受刑事处罚的；受吊销医师执业证书行政处罚的；依照规定暂停执业活动期满，再次考核仍不合格的；中止医师执业活动满二年的；有国务院卫生行政部门规定不宜从事医疗、预防、保健业务的其他情形的。

**54. A** 被注销注册的当事人有异议的，可以自收到注销注册通知之日起15日内，依法申请复议或者向人民法院提起诉讼。

**55. D** 突发事件监测机构、医疗卫生机构和有关单位发现发生或者可能发生传染病暴发、流行的，应当按照卫生部规定的时限向所在地县级人民政府卫生行政主管部门报告。

**56. B** 医疗卫生机构应当对因突发事件致病的人员提供医疗救护和现场救援，对就诊患者必须接诊治疗，并书写详细、完整的病历记录；对需要转送的患者，应当按照规定将患者及其病历记录的复印件转送至接诊的或者指定的医疗机构。医疗卫生机构内应当采取卫生防护措施，防止交叉感染和污染。医疗卫生机构应当对传染病患者密切接触者采取医学观察措施，传染病患者密切接触者应当予以配合。

**57. E** 医疗事故技术鉴定有下列情形之一的，不属于医疗事故：在紧急情况下为抢救垂危患者生命而采取紧急医学措施造成不良后果的；在医疗活动中由于患者病情异常或者患者体质特殊而发生医疗意外的；在现有医学科学技术条件下，发生无法预料或者不能防范的不良后果的；无过错输血感染造成不良后果的；因患方原因延误诊疗导致不良后果的；因不可抗力造成不良后果的。

**58. C** 当事人对首次医疗事故技术鉴定结论存在异议的，可以自收到首次鉴定结论之日起15日内向医疗机构所在地卫生行政部门提出再次鉴定的申请。

**59. E** 有下列情形之一的，医疗机构不得提出会诊邀请：会诊邀请超出本单位诊疗科目或者本单位不具备相应资质的；本单位的技术力量、设备、设施不能为会诊提供必要的医疗安全保障的；会诊邀请超出被邀请医师执业范围的；省级卫生行政部门规定的其他情形。

**60. A** 会诊结束后，邀请医疗机构应当将会诊情况通报会诊医疗机构。医师应当在返回本单位2个工作日内将外出会诊的有关情况报告所在科室负责人和医务管理部门。

# 模拟试卷

## 一、单选题

**提示：本部分在答题过程中可以回退（对已作答试题可以返回检查或修改答案）。**

**单选题（每题1个得分点）：以下每道试题有五个备选答案，请选择一个最佳答案。**

**1.** 患者，男，29岁。右下后牙疼痛3个月，影像学检查发现45冠部大范围龋坏，其根尖区可见局限性类圆形透明阴影，边缘整齐，可见白色骨质反应线，则该病最可能的诊断为

A. 残余囊肿　　B. 根端囊肿

C. 角化囊肿　　D. 始基囊肿

E. 滤泡囊肿

**2.** 下列不属于成釉细胞瘤临床特点的是

A. 多发生于青壮年

B. 常见于下颌升支及下颌角部位

C. 肿瘤向口腔发展时可引起咬合错乱

D. 发生于下颌骨时可出现下唇麻木不适

E. 发生在下颌骨的肿瘤可引起病理性骨折

**3.** 关于涎腺腺样囊性癌，下列描述不正确的是

A. 易沿神经扩散

B. 浸润性极强

C. 颈淋巴结转移率高

D. 可沿骨髓腔浸润

E. 易造成血行转移

**4.** 发生于舌下腺的肿瘤应首先考虑为

A. Warthin瘤　　B. 混合瘤

C. 黏液表皮样癌　　D. 腺样囊性癌

E. 腺泡细胞癌

**5.** 牵张成骨的3个临床分期分别是

A. 间歇期、牵引期、改建期

B. 牵引期、稳定期、改建期

C. 牵引期、稳定期、钙化期

D. 间歇期、牵引期、稳定期

E. 牵引期、间歇期、稳定期

**6.** 髁突颈部骨折后，最常见的移位方向是

A. 前内　　B. 外后

C. 前外　　D. 下内

E. 下外

**7.** 下颌骨骨折最常见的体征是

A. 骨折段移位

B. 下唇麻木

C. 张口受限

D. 骨折段异常动度

E. 咬合错乱

**8.** 小唾液腺肿瘤最常见的部位是

A. 磨牙后腺　　B. 腭腺

C. 唇腺　　D. 舌腺

E. 以上都不是

**9.** 下列选项没有遵守口腔颌面部恶性肿瘤“无瘤”操作的是

A. 保证切除手术在正常组织内进行

B. 避免切破肿瘤，污染手术野

C. 创口缝合时需消毒手套及器械后再使用

D. 对外露部分应以纱布覆盖、缝包

E. 为防止肿瘤扩散，还可以使用电刀

**10.** 下列关于鳃裂囊肿的描述，不正确的是

A. 临床上最常见的是第二鳃裂囊肿

B. 好发于20～50岁

C. 穿刺可见透明、微浑浊的黄色稀薄或黏稠性液体

D. 第二鳃裂囊肿常位于舌骨水平，胸锁乳突肌上 1/3 前缘附近

E. 外科手术彻底切除是根治方法

**11.** 关于口咽癌，下列描述不正确的是

A. 发生在舌根部、舌咽腭弓、扁桃体、软腭或咽后壁黏膜的癌性病变

B. 口咽恶性肿瘤大多为鳞癌

C. 好发于 50 ~ 70 岁的男性，早期不易发现

D. 主要是以手术为主的综合治疗

E. 口咽癌的 5 年生存率较高

**12.** 恶性黑色素瘤多来自

A. 皮内痣　　B. 交界痣

C. 复合痣　　D. 毛痣

E. 雀斑样痣

**13.** 易造成颅面分离的骨折类型是

A. Le FortⅠ型骨折

B. Le FortⅡ型骨折

C. Le FortⅢ型骨折

D. 锥形骨折

E. 颧骨骨折

**14.** 关于颌骨骨折的治疗原则，下列描述不正确的是

A. 颌骨骨折伤员应尽早治疗

B. 骨折线上的牙齿应该尽量拔除，避免影响骨折愈合

C. 当颌面骨折合并颅脑损伤时，应首先处理颅脑损伤，稳定生命体征

D. 应同时处理伴发的软组织损伤

E. 应以恢复患者原有的咬合关系为治愈标准

**15.** RIF 已成为颌骨骨折治疗的首选方法，下列选项不属于其适应证的是

A. 多发性下颌骨骨折

B. 大的开放性骨折

C. 无牙颌的下颌骨骨折

D. 感染的下颌骨骨折

E. 移位不明显的上颌骨骨折

**16.** 女工的发辫被卷入开动着的机器中，最可能造成的损伤是

A. 擦伤　　B. 挫伤

C. 切割伤　　D. 撕脱伤

E. 挫裂伤

**17.** 下颌骨骨折的临床愈合时间是

A. 2 ~ 4 周　　B. 6 ~ 8 周

C. 12 ~ 24 周　　D. 2 ~ 4 个月

E. 5 ~ 6 个月

**18.** 临界瘤的生物学行为介于良性与恶性肿瘤之间，下列属于临界瘤的是

A. Warthin 瘤　　B. 牙龈瘤

C. 多形性腺瘤　　D. 骨肉瘤

E. 纤维瘤

**19.** 患者，男，15 岁。发现左下颌骨囊肿性病变，若临床诊断为始基囊肿，则该病的好发部位是

A. 下颌升支及第三磨牙区

B. 下颌骨体

C. 下颌角处及下颌升支

D. 下颌前磨牙区

E. 下颌前牙区

**20.** 下列关于含牙囊肿的描述不正确的是

A. 又称滤泡囊肿

B. 发病年龄高峰在 10 ~ 39 岁

C. 穿刺可得草黄色囊液，在显微镜下可见到胆固醇结晶

D. X 线检查可见圆形或椭圆形透射区，囊腔内含有牙冠，多数为多房性，少数为单房性

E. 治疗原则为囊肿刮治术

**21.** 成釉细胞瘤的主要治疗方式为外科手术治疗，下列说法错误的是

A. 至少在肿瘤周围的骨质外 0.5cm 处切除

B. 刮除术可保存功能及容貌，可常规应用

C. 较小的肿瘤可行下颌骨方块切除术

D. 较大的肿瘤应将病变的颌骨节段性切除

E. 对于壁性成釉细胞瘤可采用开窗减压术

**22.** 下列关于海绵状血管瘤的描述，不正确的是

A. 腔窦内血液可凝固成血栓，并钙化成静脉石

B. 由衬有内皮细胞的无数血窦形成

C. 表浅病损呈蓝色或紫色

D. 扪诊有震颤感，听诊有吹风样杂音

E. 体位移动试验阳性

**23.** 一患者因阻塞性窒息出现呼吸停止，拟紧急情况下行环甲膜切开术进行复苏，则环甲膜插管时间不宜超过

A. 6 小时　　B. 12 小时

C. 24 小时　　D. 48 小时

E. 72 小时

**24.** 患者，男，34 岁。因骑车摔伤 4 小时急诊就诊，患者自诉受伤后有短暂的意识丧失，则最可能伴发的颅脑损伤是

A. 脑震荡　　B. 硬膜外血肿

C. 硬膜下血肿　　D. 脑内血肿

E. 颅前窝底骨折

**25.** 患者，女，31 岁。因车祸导致上颌骨骨折，若患者诊断为 Le Fort Ⅱ型骨折，则骨折线不可能经过的位置是

A. 鼻额缝　　B. 眶内侧壁

C. 眶底　　D. 颧额缝

E. 翼突

**26.** 患者，男，25 岁。因发现左口底肿物 2 个月就诊，检查发现左口底一 2cm × 2cm 大小的肿物，位于下颌舌骨肌以上的舌下区，表面呈紫蓝色，扪之柔软有波动感，穿刺可见蛋清样黏稠液体。则根治该病的最佳治疗方案是

A. 囊腔内注射 2% 的碘酊

B. 手术切除囊肿

C. 手术切除舌下腺

D. 冷冻治疗

E. 激光治疗

**27.** 一患者因车祸伤导致颧骨颧弓骨折，三维 CT 重建后发现颧骨体骨折向后内下移位，不伴转位，则根据 Knight 和 North 提出的 6 型分类法，此患者的骨折属于

A. Ⅰ型　　B. Ⅱ型

C. Ⅲ型　　D. Ⅳ型

E. Ⅴ型

**28.** 患者，男，37 岁。左上唇肿物 8 个月就诊。临床检查见左上唇近鼻底处可见 1.5cm × 1.0cm 大小的肿物，与皮肤粘连不活动，中央可见一小色素点。穿刺检查可见白色凝乳状分泌物。则最可能的诊断是

A. 皮样囊肿　　B. 表皮样囊肿

C. 皮脂腺囊肿　　D. 纤维瘤

E. 海绵状血管瘤

**29.** 一患者发现口底肿物，就诊后诊断为皮样囊肿，则与该诊断无关的是

A. 患者为儿童

B. 生长缓慢，呈圆形

C. 囊肿坚韧而有弹性，似面团样

D. 穿刺物为乳白色豆渣样分泌物

E. 言语不清，呈典型的“含橄榄”语音

**30.** 患者，女，34岁。左颈部包块3年余就诊，自诉生长缓慢，无疼痛等症状，感冒时包块可增大，未予治疗。检查发现左颈上部可见一4.0cm×3.0cm大小的包块，表面光滑，质地软，有波动感，无搏动，不随吞咽运动。则最可能的诊断是

A. 甲状舌管囊肿

B. 颈动脉体瘤

C. 第一鳃裂囊肿

D. 第二鳃裂囊肿

E. 皮样囊肿

**31.** 患者，男，14岁。左上颌骨膨隆2年就诊，临床初步诊断为骨化纤维瘤，则对于该病说法不正确的是

A. 常见于青年人，多为单发

B. 下颌骨较上颌骨多见

C. 生长缓慢，早期不易发现

D. 上颌骨多见，常为多发

E. 发生于下颌者，可引起咬合错乱

**32.** 一患者右侧颈部包块，经切除活检后证实为恶性淋巴瘤，则该病的早期表现是

A. 颌骨破坏

B. 包块内组织增生

C. 淋巴结肿大

D. 全身转移

E. 坏死性肉芽肿表现

**33.** 在牙体缺损修复中，牙体预备时将修复体覆盖基牙𬌗面窝沟点隙的主要原因是

A. 去尽腐质

B. 良好的美学效果

C. 防止继发龋

D. 保护牙龈

E. 恢复咬合关系

**34.** 暂时冠桥修复的目的不包括

A. 保护基牙

B. 维持基牙位置稳定

C. 恢复美观

D. 避免基牙磨损

E. 恢复一定的咀嚼功能

**35.** 牙体缺损修复过程中，可能会对牙髓产生损伤的操作不包括

A. 牙体预备

B. 戴修复体

C. 灌石膏模型

D. 预备体消毒

E. 戴临时冠

**36.** 关于铸造桩修复体，下列说法错误的是

A. 桩的长度不少于临床牙冠的长度

B. 桩在牙槽骨内的长度大于根在牙槽骨内长度的1/2

C. 在一定范围内，桩直径越大，固位效果越好

D. 桩的外形主要有平行桩、梯形桩和锥形桩

E. 桩的边缘要和冠的龈方边缘处于同一水面

**37.** 前牙烤瓷冠牙体预备时，应将切缘斜面与牙体长轴制备呈

A. 30°

B. 45°

C. 50°

D. 60°

E. 90°

**38.** 金属烤瓷全冠修复时唇侧肩台的宽度一般为

A. 0.5mm

B. 0.8mm

C. 1.0mm

D. 1.5mm

E. 2.0mm

**39.** 全冠牙体预备的要求不包括

A. 颊舌侧应无倒凹

B. 轴线角要圆钝

C. 龈缘处预备光滑、连续

D. 两邻面应完全平行

E. 预备完成后应磨光

**40.** 桩核冠修复时，为保证根管治疗的根尖封闭效果，根尖部的充填材料至少要保留

A. 1mm　　B. 2mm

C. 2.5mm　　D. 4mm

E. 5mm

**41.** 全口义齿的前牙排牙应是

A. 浅覆殆，浅覆盖

B. 深覆殆，浅覆盖

C. 浅覆殆，深覆盖

D. 对刃殆

E. 反殆

**42.** 关于小连接体的描述，下列说法错误的是

A. 有分散殆力的作用

B. 与牙龈紧密接触

C. 表面光滑无锐角

D. 不可进入倒凹区

E. 有足够的强度

**43.** 与固定桥相比，可摘活动义齿的优点错误的是

A. 基牙预备简单　　B. 适应范围广

C. 咀嚼效能高　　D. 制作费用低

E. 可以修补

**44.** 决定可摘局部义齿基托伸展范围的是

A. 缺失牙的数目

B. 人工牙的种类

C. 舌体大小

D. 唾液的质量

E. 以上都对

**45.** 可以作为可摘局部义齿间接固位体的是

A. 对半卡环　　B. 铸造舌杆

C. 三臂卡环　　D. 殆支托

E. 铸造腭杆

**46.** 下列关于舌杆的描述错误的是

A. 上缘低于牙龈 3mm

B. 舌杆断面为半梨形

C. 舌杆宽度至少 4mm

D. 垂直型舌侧牙槽嵴，舌杆应离开黏膜

E. 倒凹型舌侧牙槽嵴，舌杆位于倒凹之上

**47.** 牙列缺损若不及时修复可能导致的不良结果是

A. 牙齿移位

B. 咀嚼功能下降

C. 发音障碍

D. 颞下颌关节功能紊乱

E. 以上都对

**48.** 在相同条件下，如果桥体的厚度减半，则桥体的弯曲变形量增加为原来的

A. 相同　　B. 2 倍

C. 4 倍　　D. 6 倍

E. 8 倍

**49.** 患者，男，67 岁。下颌 $\overline{654321|123456}$ 缺失，牙槽嵴轻度吸收，颌间距离正常。缺牙区 $\overline{6543|}$ 牙槽嵴上存在散在骨尖，压痛（+）。$\overline{|7}$ 近中舌侧倾斜，松动Ⅰ°，$\overline{7|}$ 不松动。可摘局部义齿修复前需要处理的是

A. 拔除 $\overline{|7}$　　B. 牙槽骨加高术

C. 唇颊沟加深术　　D. 牙槽嵴修整

E. 取印模

**50.** 患者，男，70 岁。$\underline{8765421|15678}$ 缺失，患者要求行活动义齿修复。则该患者缺失牙的肯氏分类为

A. 第一类第一亚类

B. 第一类第二亚类

C. 第二类第一亚类

D. 第四类第二亚类

E. 第四类

**51.** 患者，男，65岁。因拔牙后3个月要求镶牙就诊。检查：$\overline{7654|5678}$ 缺失，牙槽嵴轻度吸收。$\overline{8|}$ 近中倾斜，𬌗面龋坏浅，探痛（–），叩痛（–），不松动。$\overline{54|}$ 处舌隆突明显，倒凹较大。口腔卫生差，牙石（++）。患者选择可摘局部义齿修复，在修复前需要进行的治疗有

A. 拔除48

B. 拔除48+牙周治疗

C. 48龋坏治疗+牙周治疗

D. 拔除48+牙周治疗+右侧舌隆突修整

E. 48龋坏治疗+牙周治疗+右侧舌隆突修整

**52.** 患者，男，55岁。$\overline{87654|45678}$ 缺失，余留牙未见明显异常，口底浅、舌系带附丽较高。若患者选择可摘局部义齿修复，则义齿的大连接体应选择

A. 舌杆　　B. 舌隆突杆

C. 舌板　　D. 双舌杆

E. 颊杆

**53.** 患者，男，65岁。$\underline{8765|45678}$ 缺失，行可摘局部义齿修复。在制取上颌模型时的印模方法是

A. 解剖式印模　　B. 静态印模

C. 无压力印模　　D. 功能性印模

E. 一次印模

**54.** 患者，女，60岁。$\underline{8765|45678}$ 缺失，行可摘局部义齿修复。戴义齿时发现基牙 $\underline{4|}$ 颊侧卡环体处形成支点，导致义齿无法就位。下列处理方法正确的是

A. 调磨卡环体组织面

B. 去除颊侧卡环臂

C. 调磨基牙相对应部位

D. 基托组织面重衬

E. 重新制作义齿

**55.** 患者，女，75岁。颌面部外形对称，皮肤较白，口内 $\underline{321|123}$ 缺失，若患者选择可摘局部义齿修复，则人工牙应选

A. 颜色略白，切端有磨损

B. 颜色略白，切端无磨损

C. 颜色略黄，切端有磨损

D. 颜色略黄，切端无磨损

E. 无特殊要求

**56.** 患者，女，55岁。上牙列缺失，行上颌全口义齿修复。因外观要求，而致上前牙过于唇倾，自诉戴义齿后，说话时义齿易脱落，其主要原因是

A. 牙槽嵴条件差

B. 基托边缘过短

C. 基托组织面与黏膜不密合

D. 人工牙咬合关系不良

E. 人工牙排列不在中性区

**57.** 患者，女，70岁。7年前行全口义齿修复，自觉使用良好。3个月前发现咀嚼效率下降。出现咀嚼效率下降最可能的原因是

A. 牙槽嵴吸收

B. 𬌗干扰

C. 人工牙𬌗面磨损

D. 患者年龄增加，咀嚼无力

E. 心理因素影响

**58.** 患者，女，75岁。因旧假牙无法吃饭就诊。检查发现下颌牙槽嵴重度吸收，原有全口义齿固位差。若该患者重新全口义齿修复，则对制取印模的说法不正确的是

A. 需制作个别托盘

B. 采用一次印模法

C. 使用硅橡胶材料

D. 进行边缘整塑

E. 采取功能性印模

**59.** 患者，女，70岁。上下牙列缺失，行全口义齿修复。全口义齿排牙时，若前伸运动前牙接触而后牙不接触，则应

A. 增大补偿曲线曲度

B. 减小补偿曲线曲度

C. 增大横𬌗曲线曲度

D. 减小横𬌗曲线曲度

E. 以上均不对

**60.** 患者，男，76岁。上下牙列缺失，行全口义齿修复。初戴全口义齿时发现在正中𬌗时，仅第二磨牙有接触，其余牙均无咬合接触，则正确的处理方法是

A. 调磨第二磨牙

B. 加高其他人工牙

C. 增大补偿曲线曲度

D. 减小补偿曲线曲度

E. 重新确定颌位关系

**61.** 患者，女，78岁。上下牙列缺失，行全口义齿修复。初戴全口义齿，若在侧方运动时，平衡侧牙尖接触，而工作侧牙尖不接触，则应调磨

A. 上颌后牙颊尖舌斜面和下颌后牙舌尖颊斜面

B. 上颌后牙颊尖舌斜面和下颌后牙颊尖舌斜面

C. 上颌后牙舌尖颊斜面和下颌后牙颊尖舌斜面

D. 上颌后牙舌尖颊斜面和下颌后牙舌尖颊斜面

E. 上颌后牙舌尖和下颌后牙颊尖

**62.** 患者，女，66岁。上下牙列缺失，行全口义齿修复。初戴全口义齿在前伸运动时，仅前牙接触而后牙不接触，则应调磨

A. 上切牙切缘

B. 下切牙切缘

C. 上切牙切缘舌斜面和下切牙切缘舌斜面

D. 上切牙切缘舌斜面和下切牙切缘唇斜面

E. 上切牙切缘舌斜面和下切牙切缘

**63.** 患者，女，68岁。上下牙列缺失，行全口义齿修复。检查：上下颌牙槽嵴中度吸收，上下颌弓位置关系不协调，下颌弓明显宽于上颌弓。造成上下颌弓不对称吸收的原因是

A. 患者年龄　　B. 拔牙时间

C. 拔牙原因　　D. 骨质密度

E. 健康情况

**64.** 患者，男，78岁。上牙列缺失，行上颌全口义齿修复。义齿戴用1周后复诊，自诉右侧咬食物时义齿不脱落，左侧咬食物时义齿脱落。检查：上下全口义齿固位稳定性良好，正中咬合接触良好。此时应该选磨

A. 左侧上后牙颊尖或下后牙舌尖

B. 左侧上后牙舌尖或下后牙颊尖

C. 右侧上后牙颊尖或下后牙颊尖

D. 右侧上后牙舌尖或下后牙舌尖

E. 上下后牙中央窝

**65.** 釉质发育不全与浅龋的区别是

A. 釉面有缺损　　B. 釉面白垩斑

C. 探诊硬而光滑　　D. 患者无症状

E. 釉面色素斑

**66.** 玻璃离子体完成固化的时间是

A. 6～8小时　　B. 8～12小时

C. 12～24小时　　D. 24～36小时

E. 24～72小时

**67.** 关于氟牙症，下列说法不正确的是

A. 多见于恒牙

B. 耐酸不耐磨

C. 界限清楚的白垩色斑

D. 发生在多数牙

E. 高氟区生活史

**68.** 四环素牙最先变色的牙面是

A. 切牙的唇面　　B. 尖牙的唇面

C. 切牙的舌面　　D. 尖牙的舌面

E. 磨牙的殆面

**69.** 服用四环素，一般不会引起令人注目的牙着色的年龄是

A. 3～4岁后　　B. 4～5岁后

C. 5～6岁后　　D. 6～7岁后

E. 7～8岁后

**70.** 畸形中央尖多见于

A. 35、45　　B. 15、25

C. 44、34　　D. 14、24

E. 34、35、44、45

**71.** 畸形中央尖的高度一般为

A. 1～2mm　　B. 1～3mm

C. 2～4mm　　D. 3～5mm

E. 4～6mm

**72.** 隐裂中等深度，已有继发龋，无明显症状，牙髓活力正常者，治疗方案为

A. 根管治疗　　B. 全冠修复

C. 备洞充填　　D. 调殆治疗

E. 拔除患牙

**73.** 隐裂牙可能出现的症状有

A. 牙髓充血　　B. 急性牙髓炎

C. 慢性牙髓炎　　D. 慢性根尖炎

E. 按隐裂部位及程度可能出现上述任何症状

**74.** 我国现行水质标准适宜的氟浓度是

A. 0.1～0.2ppm　　B. 0.2～0.3ppm

C. 0.3～0.6ppm　　D. 0.7～1.0ppm

E. 0.5～1.0ppm

**75.** 诊室漂白术使用的药物是

A. 40%过氧化脲　　B. 40%过氧化氢

C. 30%过氧化脲　　D. 30%过氧化氢

E. 16%过氧化脲

**76.** 某患者正畸治疗前进行曲面体层检查，结果如下图，发现左下第一磨牙需要治疗，则该患牙初步诊断为

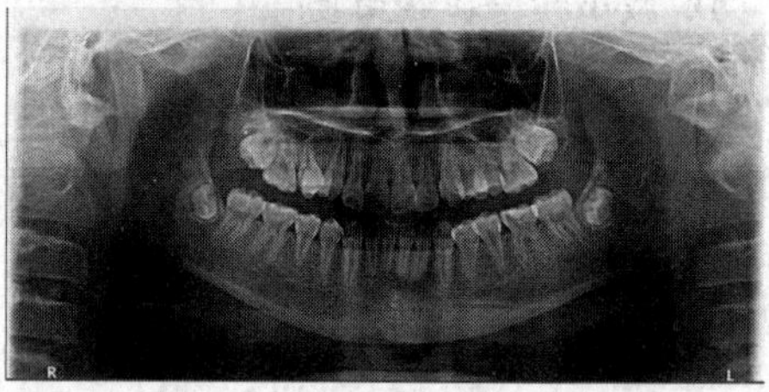

A. 继发龋

B. 慢性牙髓炎

C. 慢性根尖周炎

D. 急性牙髓炎

E. 急性根尖周炎

**77.** 无髓牙漂白术时，髓腔预备清理范围延至根管口下

A. 1～2mm　　B. 1～3mm

C. 2～3mm　　D. 3～5mm

E. 5～6mm

**78.** 根管冲洗使用超声冲洗法时，工作尖在根管内的长度要短于工作长度

A. 0.5～1mm　　B. 1～1.5mm

C. 1～2mm　　D. 2～2.5mm

E. 2.5～3mm

**79.** 根管预备逐步后退技术，后退预备时，每增大一号锉，进入工作长度减少

A. 无需减少长度　　B. 0.5mm

C. 1.0mm　　D. 1.5mm

E. 2.0mm

**80.** 根管的工作长度是指

A. X线片上根管的长度

B. 开髓孔到根尖的长度

C. 骨内牙根的长度

D. 切缘或牙尖到根尖止点的长度

E. 切缘或牙尖到根尖的长度

**81.** 疏通根管时，一般将小号锉的尖端（ ）预弯后进行

A. 1~2mm　B. 1mm

C. 2mm　D. 2~3mm

E. 3mm

**82.** 下列关于主尖锉说法错误的是

A. 完成根尖预备所用的最大号锉

B. 主尖锉一般比初尖锉大 2~3 号

C. 主尖锉至少为 25 号锉

D. 到达根管工作长度并与根管壁有摩擦感的第一根锉

E. 主尖锉可以为 55 号锉

**83.** 当用 G 钻预备根管中上部时，每换用大一号 G 钻时，操作长度减少

A. 1mm 左右

B. 2mm 左右

C. 3mm 左右

D. 4mm 左右

E. 无须减少预备长度

**84.** 关于根管冲洗，下列说法错误的是

A. 润滑根管壁

B. 消毒灭菌，溶解坏死组织

C. 使根管壁牙本质软化，有助于根管的化学预备

D. 清除根管内的残余组织与碎屑

E. 清除牙本质小管深层和侧支内的细菌

**85.** 为达到消毒目的，使用牙胶尖前，可将其置于

A. 2.5%~5% NaClO 或 75% 乙醇溶液

B. 1%~2.5% NaClO 或 75% 乙醇溶液

C. 17% EDTA 或 75% 乙醇溶液

D. 三氯甲烷

E. 丙酮

**86.** 根管断面呈 C 形的根管多见于

A. 下颌尖牙　B. 上颌磨牙

C. 下颌前磨牙　D. 下颌第一磨牙

E. 下颌第二磨牙

**87.** 患者，女，22 岁。2 小时前外伤致前牙嵌入性脱位，下列不可能发生的预后是

A. 牙髓坏死　B. 边缘骨丧失

C. 牙根吸收　D. 自然萌出复位

E. 牙齿脱落

**88.** 患者，男，66 岁。因左上后牙冷热激发痛 3 日来诊，夜间疼痛加重。X 线检查如下图。则此时缓解疼痛最有效的方法是

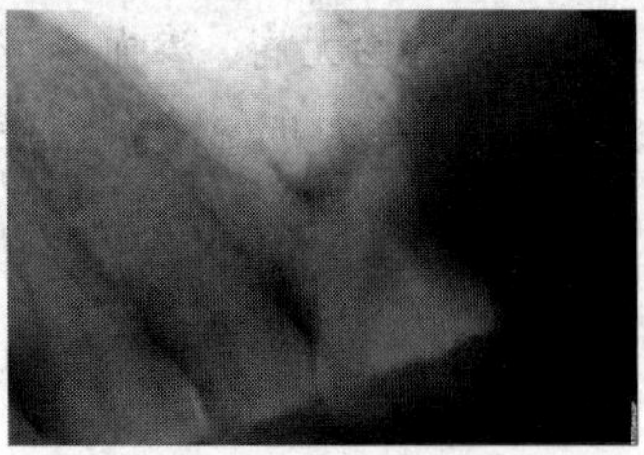

A. 开髓减压，摘除牙髓

B. 龋洞内放置丁香油小棉球安抚

C. 开髓开放，缓解髓腔压力

D. 穿透髓腔后放置失活剂

E. 口服止痛药

**89.** 患者，女，14 岁。左上中切牙冠斜折露髓 2 日，折断片近牙龈缘。该牙牙根已发育完成，则恰当的处置是

A. 拔髓后根管治疗

B. 根尖诱导成形术

C. 活髓切断术

D. 部分活髓切断术

E. 直接盖髓术

**90.** 患儿，男，7 岁。左下第一恒磨牙深龋洞，去除大量腐质，近髓处留少许软化牙本质，上方用氢氧化钙盖髓后充填。下次复诊进行二次去腐质的时间是

A. 1~2 周　B. 3~4 周

C. 6~8 周　　D. 10~12 周
E. 16 周

**91.** 患者，女，20 岁。右上颌中切牙及侧切牙受外伤，叩痛（+），不松动，无移位，牙龈未见明显异常。下列处置方法错误的是
A. 定期追踪复查
B. 消除咬合创伤
C. 釉质若出现裂纹，可用复合树脂修复
D. 避免不良刺激
E. 嘱勿咬硬物

**92.** 患儿，女，8 岁。前牙外伤 1 周。左上中切牙冠斜折 2/3，近中缺损达龈下约 1mm，断端露髓处探诊无痛，渗血暗红色，松动Ⅰ度。X 线片未见明显根折影像，牙根发育 8 期。此时的治疗方案为
A. 根尖诱导成形术
B. 根管治疗术
C. 氢氧化钙活髓切断术
D. 拔除
E. 甲醛甲酚活髓切断术

**93.** 患者，男，22 岁。3 个月前进食不慎咬硬物，此后左上后牙咬物疼痛，1 日前左上后牙自发痛，夜间疼痛加剧。临床检查见左侧上下颌牙均无龋，26 叩痛（++），无松动，口腔卫生良好，牙石（-）。引起疼痛的病因最有可能的是
A. 牙周脓肿
B. 牙隐裂
C. 颌骨囊肿急性感染
D. 隐匿龋
E. 间隙感染

**94.** 患者，女，40 岁。3 个月前因左上第一磨牙牙髓炎已行根管治疗，经治疗后患者仍偶尔出现热刺激疼痛，叩痛（±），X 线片示三个根管根充完善。可能的原因是
A. 根管充填材料选择不当
B. 有可能遗漏了一个 $MB_2$ 根管未做治疗
C. 观察时间不够长
D. 患牙发展为根尖周病变
E. 未进行冠修复

**95.** 患者，女，45 岁。左下后牙咀嚼不适 1 年余，曾有自发痛及牙龈反复肿痛史，近期出现咬合疼痛。临床检查见 36 磨损，牙本质暴露，未查及明显牙体龋坏，冷测无反应，叩痛（+），松动Ⅰ度，近中颊侧可探及深 7mm 窄牙周袋，牙龈稍红肿，未见窦道口。余牙未见明显异常。X 线片示 36 近中根管影像可见直线状均匀增宽，牙周膜间隙增宽，牙槽嵴垂直吸收至根尖 1/3；远中根牙槽骨吸收至根中 1/3，牙周膜间隙增宽。诊断正确的是
A. 36 原发性牙根纵裂、慢性根尖周炎
B. 36 牙周脓肿
C. 36 牙周炎
D. 36 原发性牙根纵裂、牙周炎
E. 36 继发性牙根纵裂

**96.** 患儿，男，4 岁。因乳牙呈棕黄色，逐渐变短就诊。临床检查见全口乳牙呈微黄色半透明，磨损严重。X 线片示牙髓腔明显缩小，根管呈细线状。其父亲的恒牙列有相似症状。该患儿所患疾病为
A. 色素沉着　　B. 四环素牙
C. 氟牙症　　D. 牙髓坏死
E. 遗传性乳光牙本质

**97.** 患者，男，64 岁。患牙根管较细，在根管预备过程中 K 锉折断于近中颊侧根管中，未超过根尖孔，无法取出，下列处理方法可行的是
A. 干髓术　　B. 牙髓塑化疗法
C. 复合树脂充填术　　D. 活髓切断术
E. 空管疗法

98. 下列关于牙龈健康的说法错误的是
A. 正常牙龈组织质地坚韧
B. 长期炎症可使牙龈变松软
C. 质地坚韧的牙龈是健康牙龈
D. 健康牙龈不一定都有点彩
E. 附着龈点彩消失是牙龈炎的早期症状

99. Mazza 出血指数为 3 代表
A. 牙龈颜色有炎症改变，探诊不出血
B. 探诊后有点状出血
C. 探诊出血沿龈缘扩散
D. 出血流满并溢出龈沟
E. 有自发出血倾向

100. 下列关于种植体周围黏膜炎的说法错误的是
A. 牙龈红肿、出血
B. 不累及骨组织
C. 病变可逆转
D. 类似牙龈炎
E. 严重时种植体松动

101. 下列关于种植体周围炎的说法错误的是
A. 机械去除菌斑可以使用塑料器械
B. 金属刮治器不能用于种植体表面
C. 机械去除菌斑不可以使用钛刮治器
D. 可拆除种植体上部结构，以便进行菌斑和牙石的彻底清除
E. 检查咬合关系，必要时可调殆

102. 下列关于医患沟通的说法错误的是
A. 患者初次就诊时，医生应多倾听，引导患者敞开心扉，陈述其对疾病的担忧和疑虑，建立信任
B. 多应用积极性的话语或眼神交流
C. 辨别患者对疾病的认知和价值观等
D. 避免过多使用专业词汇，以便患者理解，方便沟通
E. 为尽早治愈患者，可引导患者选择对其治疗最有利的方案

103. 下列不适于邻面清洁的方法是
A. 牙刷　　B. 牙线
C. 牙签　　D. 牙间隙刷
E. 冲牙器

104. 患者，男性，25 岁。体健，吸烟，每日 1 包。主诉：牙龈自动出血，伴牙龈疼痛、腐败性口臭 5 日。临床检查：龈缘呈虫蚀状，表面覆盖坏死假膜。此患者最佳的首诊治疗措施是
A. 口服抗菌药物
B. 彻底除净牙石及菌斑，3% $H_2O_2$ 冲洗
C. 去除大块牙石及坏死物，3% $H_2O_2$ 冲洗
D. 全身给予维生素 C、蛋白质等支持疗法
E. 3% $H_2O_2$ 含漱 1 周

105. 患者，男，54 岁。为慢性牙周炎患者，牙周基础治疗后 6 周复查时，多数牙牙颈部有菌斑，但无牙石，牙龈边缘仍有轻度充血、水肿，影响其疗效的主要因素是
A. 釉突
B. 创伤
C. 未做手术治疗
D. 洁治不彻底
E. 自我控制菌斑效果不佳

106. 患者，男，60 岁。主诉左下后牙咀嚼疼痛。口腔检查：36 牙体无明显病变，颊侧牙周袋深 6mm，牙龈退缩可见根分叉区完全开放，探针能水平通过分叉区。按 Glickman 根分叉病变分度法，此根分叉病变属于
A. Ⅰ度　　B. Ⅱ度
C. Ⅲ度　　D. Ⅳ度

E. 正常

**107.** 患者，女，24 岁。左下后牙突然自发性疼痛 1 日，否认咬硬物史。临床检查：左下后牙局部牙龈乳头充血水肿，牙间食物嵌塞，疼痛明显，叩痛（+）。最有可能的诊断是

A. 妊娠期龈炎　　B. 急性龈乳头炎

C. 牙根折裂　　D. 急性坏死性龈炎

E. 青春期龈炎

**108.** 患者，男，65 岁。左侧牙剧烈疼痛 3 日，夜间疼痛，无法确定牙齿的位置。检查显示左侧牙均无明显牙体组织缺损，26 松动Ⅱ度，叩痛（+），近中牙周袋深度为 7mm。X 线片显示，26 近中牙槽骨吸收已达根尖 1/3。患者的诊断是

A. 牙周脓肿

B. 急性化脓性牙髓炎

C. 慢性溃疡性牙髓炎

D. 逆行性牙髓炎

E. 急性根尖周脓肿

**109.** 患者，女，13 岁。口腔黏膜溃疡半月未愈合就诊。右侧口角内侧黏膜见一大小约 12mm 的深大“弹坑样”溃疡，表面可见灰白色坏死组织，周围组织红肿隆起，基底微硬，疼痛剧烈，影响进食。下列诊断不可能的是

A. 复发性坏死性黏膜腺周围炎

B. 重型复发性阿弗他溃疡

C. 腺周口疮

D. 复发性瘢痕性口疮

E. 口炎型口疮

**110.** 患儿，男，2 岁。上前牙唇面、邻面呈环形龋坏。患儿有含奶瓶入睡、夜奶、不刷牙等不良习惯。其诊断应为

A. 多发龋　　B. 猛性龋

C. 猖獗龋　　D. 奶瓶龋

E. 湿性龋

**111.** 氟牙症的临床特点是

A. 6～7 岁迁入高氟区的儿童会出现氟牙症

B. 多发生在恒牙，乳牙较少

C. 6～7 岁前生活在高氟区，以后迁移至非高氟区，恒牙氟牙症可仅累及前牙和第一恒磨牙

D. 典型表现是白垩色斑，其纹线与釉质生长发育线吻合

E. 其釉质表面有光泽，牙本质变色，呈黄褐色

**112.** 下图根尖片中箭头所示为

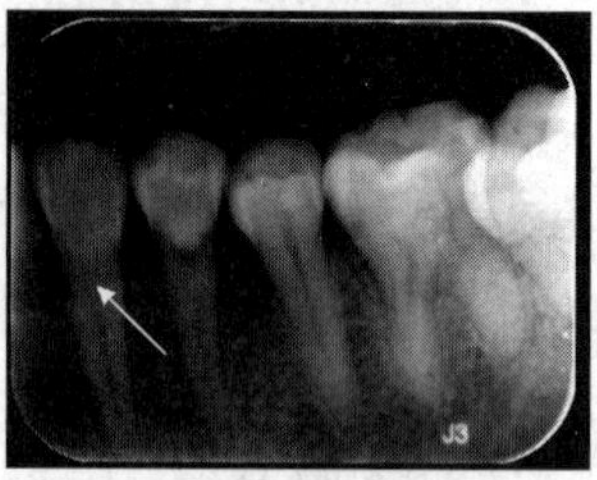

A. 髓室顶　　B. 髓室底

C. 髓石　　D. 釉珠

E. 充填体

**113.** 患者因右侧腮腺区肿物入院治疗，术后病理发现肿瘤组织内疑似淀粉样变，为明确诊断应该采用的染色方式是

A. 油红 O 染色　　B. 甲基紫染色

C. 苏丹Ⅳ染色　　D. Masson 三色法

E. 过碘酸希夫染色

**114.** 患者，男，24 岁。主诉“地包天”要求矫治。经询问其父亲也是“地包天”。怀疑其属于遗传性骨性前牙反殆，若此患者为骨性反殆，下列检查结果不应该出现的是

A. 近中磨牙关系

B. ANB 角小于 0°，Ⅲ类骨面型

C. 下颌能后退至前牙对刃

D. 前牙代偿明显

E. 颌骨的大小、形态和位置均异常

**115.** 某医生在术前与患者及家属进行沟通时，患者及其家属对于手术方案意见不统一。根据诊疗同意制度，医师应当以谁的意见为准

A. 应当等患者和家属或者关系人统一意见后才能决定诊疗方案

B. 患者本人

C. 患者家属或者关系人

D. 医师讨论做出决定

E. 对患者诊疗有利者

**116.** 为消除可摘局部义齿的不稳定，下列方法中错误的是

A. 游离端尽量扩展基托面积

B. 减小人工牙颊舌径

C. 在支点或支点线的同侧增加平衡力

D. 选用半解剖式人工牙，减小侧向力

E. 消除殆支托在基牙上的支点

**117.** 可摘局部义齿进行模型观测的目的是确定

A. 义齿就位道　　B. 基牙导线

C. 卡环类型　　D. 基托伸展范围

E. 以上都对

**118.** 通过调整基牙间的分散程度，可以增强义齿固位作用的原因是

A. 基牙越分散，各固位体间的相互制约作用越强

B. 基牙越集中，各固位体间的相互制约作用越强

C. 基牙越分散，倒凹深度越大

D. 基牙越集中，倒凹深度越大

E. 基牙越分散，义齿越稳定

**119.** 关于回力卡环的描述，错误的是

A. 基牙牙冠呈锥形

B. 基牙牙冠较短

C. 有应力中断作用

D. 基牙为磨牙

E. 减轻基牙所受殆力

**120.** 圈形卡环卡环臂的尖端在上颌磨牙的

A. 颊侧　　B. 舌侧

C. 近中面　　D. 远中面

E. 邻间隙

**121.** 患者，男，68 岁。$\dfrac{54321|}{654|}$缺失，余留牙无明显异常。为了在模型上建立正确的关系，应采用

A. 在模型上利用余留牙确定

B. 在模型上利用殆堤记录确定

C. 在模型上利用蜡殆记录确定

D. 在口内利用殆堤记录确定

E. 在口内利用蜡殆记录确定

**122.** 患者，男，70 岁。因拔牙后 3 个月要求镶牙就诊。检查：$\underline{8765421|12567}$ 缺失，牙槽嵴中度吸收，双侧上颌结节明显，有倒凹。28 近中颊侧倾斜，不松动，无 38 对颌牙。在活动义齿修复前需进行的处理是

A. 右侧上颌结节修整术

B. 双侧上颌结节修整术

C. 拔除 28

D. 拔除 28，右侧上颌结节修整术

E. 无需其他处理

**123.** 患者，男，45 岁。15 缺失，余留牙无明显异常。若选择可摘局部义齿修复，则支点线为

A. 直线式　　B. 横线式

C. 斜线式　　D. 纵线式

E. 平面式

**124.** 患者，女，70 岁。$\overline{876|45678}$ 缺失，可摘局部义齿修复后，患者自诉经常咬舌，其原因可能是

A. 初戴义齿不适应

B. 后牙舌侧覆盖过大

C. 后牙舌侧覆盖过小

D. 人工牙舌尖过锐

E. 人工牙有早接触点

**125.** 患者，男，65 岁。$\dfrac{|45678}{|45678}$ 缺失，牙槽嵴重度吸收，上下颌余留牙不同程度松动。若行可摘局部义齿修复，人工牙应选用

A. 解剖式塑料牙　B. 半解剖式塑料牙

C. 瓷牙　D. 金属𬌗面牙

E. 以上均可

**126.** 关于各类卡环的描述，正确的是

A. 联合卡环有固定松动基牙的作用

B. 对半卡环可以防止食物嵌塞

C. 圈形卡环多用于最后孤立的磨牙上

D. 长臂卡环无游离臂

E. 连续卡环可关闭相邻两牙之间的邻间隙

**127.** 可摘局部义齿大连接体包括

A. 腭杆　B. 舌杆

C. 腭板　D. 舌板

E. 以上都对

**128.** 对于可摘局部义齿基托伸展范围描述正确的是

A. 前牙缺失必须放置唇侧基托

B. 基托边缘应圆钝

C. 上颌基托后缘尽可能伸长

D. 下颌后缘应完全覆盖磨牙后垫

E. 基托边缘可少量进入倒凹区

**129.** 在下颌可摘局部义齿修复中，舌杆适用于

A. 舌隆突明显

B. 下颌舌侧倒凹大

C. 下前牙舌倾明显

D. 舌系带附着过高

E. 舌系带附着较低

**130.** 可摘局部义齿进行模型观测时，对于导线的正确描述是

A. 导线用目测即可绘制

B. 导线就是基牙的解剖外形高线

C. 基牙向缺隙侧倾斜时所画出的导线为Ⅰ型导线

D. 基牙向缺隙侧倾斜时所画出的导线为Ⅱ型导线

E. 卡环设计和导线无关系

**131.** 放射性颌骨骨髓炎是头颈部肿瘤放疗后严重的并发症，一般剂量控制在多少以下不会引起骨坏死

A. 60Gy　B. 65Gy

C. 70Gy　D. 75Gy

E. 80Gy

**132.** 口腔最常见的恶性肿瘤为

A. 恶性黑色素瘤　B. 纤维肉瘤

C. 口腔癌　D. 血管肉瘤

E. 恶性纤维组织细胞瘤

**133.** 患者左下颌智齿反复发炎，下列情况的智齿可以考虑冠周龈瓣切除术的是

A. 下颌智齿牙位不正，反复引起冠周炎

B. 下颌智齿没有足够萌出位置

C. 下颌智齿龋坏，或导致第二磨牙龋坏

D. 导致下颌智齿与第二磨牙之间食物嵌塞

E. 牙位正常，且有足够萌出位置

**134.** 患者因左下颌肿胀就诊，检查发现患者下颌咬肌区肿胀，开口受限，皮肤红肿，及凹陷性水肿，局部穿刺有脓液。若行

脓肿切开引流术，下列说法错误的是

A. 排除脓液和腐败坏死物，消炎解毒

B. 解除局部疼痛、肿胀

C. 引流脓液，避免中心性颌骨骨髓炎

D. 预防感染扩散

E. 避免感染并发症

**135.** 患者左下颌智齿水平阻生，拔除时采用涡轮机辅助拔牙，局部麻醉后，切开翻瓣，下列后续操作的主要目的是解除邻牙阻力的是

A. 去骨　　B. 分牙

C. 增隙　　D. 挺出

E. 缝合

**136.** 患者拔除上颌磨牙时，若采用上牙槽后神经阻滞麻醉，口内进针点为

A. 第二磨牙颊侧远中根部黏膜褶皱处

B. 第二磨牙颊侧近中根部黏膜褶皱处

C. 第一磨牙颊侧远中根部黏膜褶皱处

D. 第一磨牙颊侧近中根部黏膜褶皱处

E. 第三磨牙颊侧近中根部黏膜褶皱处

**137.** 患者2日前拔除右侧下颌智齿，出现开口受限和吞咽困难，口内检查发现48相应舌侧下后方黏膜红肿，触压痛明显，穿刺有少量脓液。询问病史，患者拔牙前48智齿冠周炎症未彻底恢复。下列说法正确的是

A. 患者可能为拔牙后慢性感染

B. 患者可能为咽峡前间隙感染

C. 患者可能为咽旁间隙感染

D. 患者为正常拔牙术后反应

E. 患者感染与48冠周炎无关

**138.** 患者因右下智齿肿疼3日，伴开口受限就诊。口内检查，48远中牙龈红肿。此时，判断是否形成脓肿的主要方法为

A. 穿刺法　　B. 波动实验

C. B超检测　　D. CT检测

E. X线检测

**139.** 患者因颌面部感染就诊，脓肿切开引流术后，采用万古霉素药物配合治疗。该类抗菌药物的抗菌机制是

A. 干扰细菌细胞壁合成

B. 损伤细菌胞浆膜，破坏屏障作用

C. 影响蛋白质合成

D. 影响核酸代谢

E. 阻碍遗传信息的复制

**140.** 患者口腔检查时发现多颗智齿，关于上颌智齿，下列选项中不符合拔除适应证的是

A. 无对颌牙

B. 部分萌出，反复冠周炎

C. 出现咬颊或者摩擦颊黏膜症状

D. 完全埋伏骨内无症状

E. 压迫第二磨牙，导致龋齿

**141.** 患者因右下颌智齿冠周炎治疗不及时，出现右侧面部皮肤面颊瘘，追溯患者冠周炎炎症扩散的过程，下列描述正确的是

A. 炎症－下颌骨外斜线－咬肌前缘和颊肌后缘皮下脓肿－面颊瘘

B. 炎症－下颌骨外斜线－骨膜下脓肿－咬肌前缘和颊肌后缘皮下脓肿－面颊瘘

C. 炎症－磨牙后区－骨膜下脓肿－咬肌前缘和颊肌后缘皮下脓肿－面颊瘘

D. 炎症－下颌支外侧－骨膜下脓肿－咬肌前缘和颊肌下缘皮下脓肿－面颊瘘

E. 炎症－下颌支外侧－骨膜下脓肿－咬肌前缘和颊肌后缘皮下脓肿－面颊瘘

**142.** 患者因左下第一磨牙重度牙周炎拔除，使用牙钳拔牙时，使牙齿脱离牙槽窝的

主要方式以及其中使牙齿松动的主要方式为

A. 摇动、扭转、牵引，摇动
B. 摇动、扭转、牵引，扭转
C. 摇动、扭转、牵引，牵引
D. 摇动、旋转、牵拉，摇动
E. 摇动、旋转、牵拉，旋转

**143.** 患者罹患痣样基底细胞癌综合征，患者可能出现的临床表现不包括

A. 多发性皮肤基底细胞癌
B. 颌骨多发性牙源性角化囊性瘤
C. 骨异常
D. 额部和颞顶骨隆起
E. 钾、磷代谢正常

**144.** 咽旁间隙的后界为

A. 翼下颌韧带　B. 下颌下腺上缘
C. 咽上缩肌　D. 翼内肌
E. 椎前筋膜

**145.** 患者因牙源性角化囊性瘤术后复发就诊。下列因素不会导致复发的是

A. 囊壁薄、易破碎
B. 囊壁内含有微小子囊
C. 生长具有局部浸润性
D. 来源于黏膜上皮囊肿，未将与囊肿粘连的黏膜切除
E. 棘细胞常呈细胞内水肿

**146.** 病史的询问和记录主要是针对患者的

A. 主诉、现病史和全身病史
B. 主诉、现病史和疾病的发生发展
C. 主诉、现病史和治疗过程
D. 主诉、现病史和临床检查
E. 主诉、临床检查和诊断

**147.** 主诉的三要素为

A. 主要症状、疾病发生发展和持续时间
B. 患病的部位、主要症状和持续时间
C. 患病的部位、主要症状和疾病发生发展
D. 患病的部位、发病时间和疾病发生发展
E. 主要症状、发病时间和持续时间

**148.** 在恒牙列中，患龋率最高的是

A. 上颌第一磨牙　B. 下颌第一磨牙
C. 上颌第二磨牙　D. 下颌第二磨牙
E. 下颌前磨牙

**149.** 患牙X线检查结果如下图，最可能的诊断为

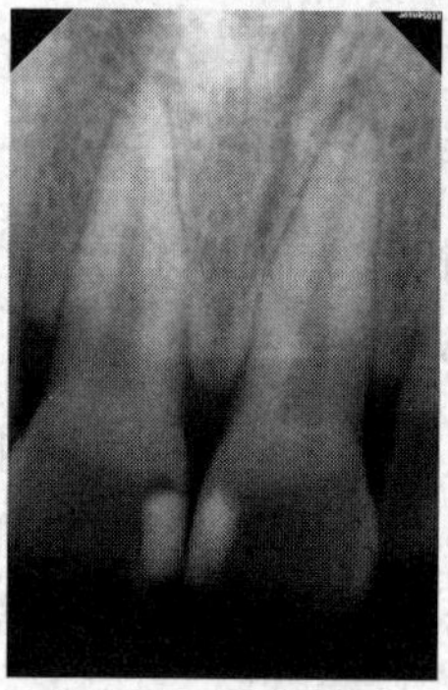

A. 深龋　B. 再发龋
C. 牙内吸收　D. 继发龋
E. 牙体缺损

**150.** 根管充填时，侧方加压充填法主牙胶尖在根管内应到达

A. 操作长度或稍短0.1mm
B. 操作长度或稍短0.5mm
C. 0.2～0.5mm
D. 0.5～1.0mm
E. 1.0～2.0mm

**151.** 患牙X线片结果如下，为鉴别诊断，下列最重要的检查为

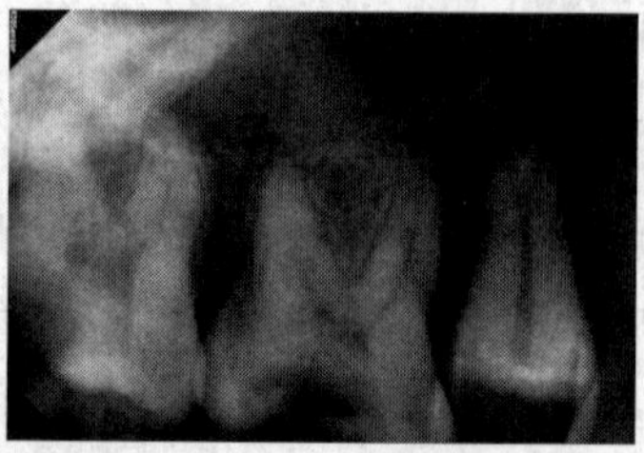

A. 探诊　B. 叩诊
C. 扪诊　D. 局部麻醉
E. 牙髓温度测试

**152.** 连续波充填技术，使用时将携热头直接插入牙胶直到距离根尖
A. 1mm　B. 2mm
C. 3mm　D. 4mm
E. 5mm

**153.** 根管充填时，恰填是指 X 线片显示充填物到达距根尖
A. 0.1mm
B. 0～0.3mm
C. 0～0.5mm
D. 0.5～1.0mm
E. 0.5～2.0mm

**154.** 釉质粘接的主要粘结方式是
A. 机械性粘接
B. 物理性粘接
C. 化学性粘接
D. 机械性与化学性粘接
E. 机械性与物理性粘接

**155.** 下颌第一前磨牙开髓时，最容易侧穿的部位是
A. 舌侧　B. 颊侧
C. 远中颈部　D. 近中颈部
E. 以上都不是

**156.** 窝洞预备时，邻面洞的龈壁与相邻牙面的间隙需为
A. 0.2mm　B. 0.3mm
C. 0.2～0.4mm　D. 0.4～0.5mm
E. 大于 0.5mm

**157.** 银汞合金的打磨抛光是在充填后
A. 1 小时　B. 3 小时
C. 12 小时　D. 24 小时
E. 36 小时

**158.** 银汞合金从调制到充填完毕，应在（　）分钟内完成
A. 1～3 分钟　B. 3～5 分钟
C. 6～7 分钟　D. 7～8 分钟
E. 8～10 分钟

**159.** 殆面窝洞制备时，两洞缘间的距离大于（　）时，可制成两个单独的窝洞
A. 0.1mm　B. 0.2mm
C. 0.3mm　D. 0.4mm
E. 0.5mm

**160.** 患者因左上前牙有洞就诊。临床检查见 22 近中邻面深龋累及牙髓腔，探痛（－），冷测无反应，叩痛（±），X 线片显示 22 根尖暗影，界限清晰，根管治疗过程中可见根管内有淡黄色清亮液体渗出，镜下图片可见胆固醇结晶。则关于 22 的诊断最可能的是
A. 急性根尖周炎
B. 深龋
C. 慢性根尖周肉芽肿
D. 慢性根尖周脓肿
E. 慢性根尖周囊肿

**161.** 下列能够彻底切除袋内壁上皮和感染的组织的切口是
A. 纵斜切口　B. 牙间水平切口
C. 外斜切口　D. 沟内切口
E. 内斜切口

**162.** 根据 X 线检查结果，下列诊断不可能的是

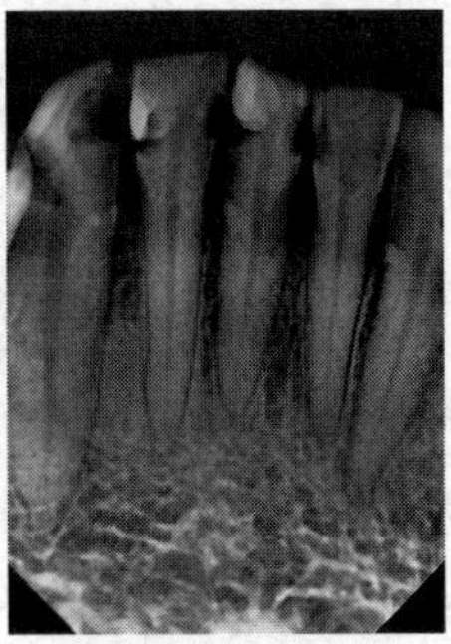

A. 楔状缺损　B. 龋病
C. 急性牙髓炎　D. 急性根尖周炎
E. 牙内吸收

**163.** 下列选项中，局限性侵袭性牙周炎的好发牙位是
A. 上下切牙　B. 第一恒磨牙
C. 第二恒磨牙　D. 前磨牙
E. 第一恒磨牙和上下切牙

**164.** 牙周探诊时，下列探诊压力最适宜的是
A. 5~10g　B. 10~15g
C. 15~20g　D. 20~25g
E. 25~30g

**165.** 下列关于反映牙龈炎症的指标说法错误的是
A. 临床上可用出血指数和牙龈指数来表示
B. 牙龈指数无法区分探诊后出血的程度
C. 出血指数较牙龈指数更敏感地反映牙龈炎症程度
D. 出血指数能客观地反映牙龈和牙周袋内壁的炎症情况
E. 出血指数是根据牙龈的色、形、质及探诊出血情况，综合评定牙龈的炎症程度

**166.** 下列关于牙龈指数说法错误的是
A. 可用来评价全口牙
B. 可用来评价一组牙
C. 吹干或擦干牙龈，观察牙龈色、形、质的改变程度
D. 牙周探针插入袋底或龈沟底，轻轻滑动后观察有无出血
E. 分值2.1~3.0代表牙龈重度炎症

**167.** 牙龈指数（gingival index，GI）为2代表
A. 牙龈正常
B. 牙龈轻度炎症，探诊不出血
C. 牙龈轻度炎症，探诊出血
D. 牙龈重度炎症，探诊出血
E. 牙龈重度炎症，有自发出血倾向

**168.** 患者，女，23岁。正畸治疗半年余。近2个月自觉刷牙牙龈出血，多牙牙龈乳头呈球状肿大，质地松软，未探及釉牙骨质界。月经正常，最有可能的诊断是
A. 青春期龈炎　B. 菌斑性龈炎
C. 妊娠瘤　D. 龈乳头炎
E. 早期牙周炎

**169.** 患者，女，25岁。主诉：下前牙唇侧牙龈有肿物3个月。若诊断为妊娠瘤，下列治疗方案不正确的是
A. 牙周基础治疗
B. 去除不良修复体
C. 必要时手术期可选择妊娠的第4~6个月
D. 尽量在分娩后切除
E. 若妊娠瘤表面感染，应及时配合全身应用抗生素治疗

**170.** 患者，女，55岁。高血压多年，诊断为药物性牙龈增生。该患者的治疗方案不正确的是
A. 牙周基础治疗　B. 全身应用抗生素
C. 口腔卫生宣教　D. 酌情更换降压药
E. 牙周手术

**171.** 患者，男，38岁。诊断为慢性牙周炎，体健，8年吸烟史。经牙周系统治疗及配合局部药物治疗后效果仍不理想，自我菌斑控制尚可，则影响其疗效的因素应首先考虑
A. 吸烟
B. 营养因素
C. 选择局部药物不当
D. 工作紧张

E. 医患关系

**172.** 患者，男，62 岁。唇部圆形溃疡 2 周。检查上唇唇红处有一个圆形溃疡，直径 3mm，边界较清楚，周围隆起触之略硬。同时发现肛周、阴茎处有多个无痛性溃疡，表面坏死。患者 2 个月前曾有同性性接触史。该病损属于

A. 先天性梅毒　　B. 一期梅毒

C. 二期梅毒　　D. 三期梅毒

E. 潜伏梅毒

**173.** 下列对乳牙牙根形态的描述正确的是

A. 乳前牙均为 1 个牙根，向舌侧弯曲

B. 上颌乳磨牙一般为 2 个根，即颊侧根和腭侧根

C. 下颌乳磨牙一般为 3 个根，即 2 个近中根和 1 个远中根

D. 乳牙的牙根达到一定年龄时会发生生理性吸收

E. 乳磨牙根分叉区距离髓室底较远，各根分叉度较小

**174.** 信度又称可靠性或可重复性，最常用的信度检测是

A. 相关分析　　B. 百分符合率

C. Kappa 值　　D. P 值

E. 系统误差

**175.** 用60%的泛影葡胺做腮腺造影时，一般成人的剂量是

A. 0.8ml　　B. 1.3ml

C. 1.7ml　　D. 2.5ml

E. 3.0ml

**176.** 门诊活检时，病变累及同侧颊黏膜组织，黏膜病变组织活检取材时，大小应该为

A. 0.1cm×0.2cm

B. 0.2cm×0.4cm

C. 0.1cm×0.5cm

D. 0.2cm×0.5cm

E. 0.2cm×0.6cm

**177.** 患者，男，18 岁。临床检查：均角型，磨牙关系远中关系，上颌前突，上下颌拥挤度均为4mm，覆盖8mm，拟拔除14、24、35、45，直丝弓矫治。关于支抗控制下列说法正确的是

A. 上颌需要强支抗，将上颌第二前磨牙和第一磨牙联扎

B. 上颌需要强支抗，加微小种植体

C. 下颌需要强支抗，加 Nance 弓

D. 下颌需要强支抗，加舌弓

E. 以上均不正确

**178.** 普通处方的保存期限和急诊处方的保存期限分别是

A. 1 年；3 年　　B. 1 年；1 年

C. 2 年；1 年　　D. 1 年；2 年

E. 2 年；2 年

**179.** 患者，女。因妊娠危及生命而行引产手术，这符合

A. 不伤害原则　　B. 自主原则

C. 公正原则　　D. 平等原则

E. 尊重原则

**180.** 王某车祸重伤昏迷，被送往医院，需要紧急手术救治，却无家属来签字。紧要关头，医生表示承担责任，代签了字，并全力抢救患者至脱离危险。针对该医生的行为，正确的伦理评价是

A. 医生不应代替家属承担责任

B. 医患是信托关系，必要时必须承担责任

C. 医生未受到家属委托，不可代签字

D. 医生在任何时候都可以代替患者或家属做决定

E. 患者未委托医生，医生无权签字

## 二、共用题干单选题

**提示：进入此部分试题后，您不能返回前面部分查看试题或修改答案；本部分在答题过程中不能回退（对已作答试题不能返回检查或修改答案）。**

**共用题干单选题（每个提问1个得分点）：以下每道试题有2~6个提问，每个提问有五个备选答案，请选择一个最佳答案。**

**181.** 患者，女，65岁。右颊鳞状细胞癌，拟行"右颊颌颈联合根治术+前臂皮瓣游离移植术"。

**181.1** 该皮瓣的血供主要来源于

A. 肱动脉　　B. 桡动脉

C. 尺动脉　　D. 以上均是

E. 以上均不是

**181.2** 术前评价尺动脉对手部血液供应的可靠性的方法是

A. Allen试验

B. 施墨试验

C. 毛细血管回流试验

D. 头静脉回流试验

E. 桡静脉回流试验

**181.3** 该皮瓣供区最佳的处理方法是

A. 直接拉拢缝合

B. 油纱直接覆盖创面，促进肉芽生长

C. 中厚皮片移植修复

D. 全厚皮片移植修复

E. 设计滑行皮瓣关闭创面

**182.** 患者，男，60岁。因拔牙后3个月要求镶牙就诊。检查：全口无牙颌，上颌牙槽嵴轻度吸收，下颌牙槽嵴中度吸收。颌间距离正常。

**182.1** 若进一步检查发现，患者左右两侧上颌结节均较突出，倒凹明显，则下一步的治疗是

A. 修整较大一侧上颌结节

B. 修整较小一侧上颌结节

C. 修整任一侧上颌结节

D. 修整两侧上颌结节

E. 无需修整

**182.2** 试排牙时，患者面部表情紧张，上下唇较难闭合，出现该情况的原因是

A. 上唇丰满度过大

B. 上唇丰满度过小

C. 垂直距离恢复过高

D. 垂直距离恢复过低

E. 水平颌位关系偏斜

**182.3** 临床上最常用的确定垂直距离的方法是

A. 息止䫇间隙法

B. 哥特式弓描记法

C. 后牙咬合法

D. 卷舌后舔法

E. 吞咽咬合法

**182.4** 患者戴用义齿1周后复诊，自诉发音不清晰，其可能的原因是

A. 初戴义齿不适应

B. 人工牙排列位置不当

C. 前牙基托舌侧过于光滑

D. 前牙舌侧基托过厚

E. 以上均对

**183.** 患者，男性，35岁。左侧牙自发痛1周。口内检查发现25、26龋坏，余牙未见明显异常。X线片检查结果如下。

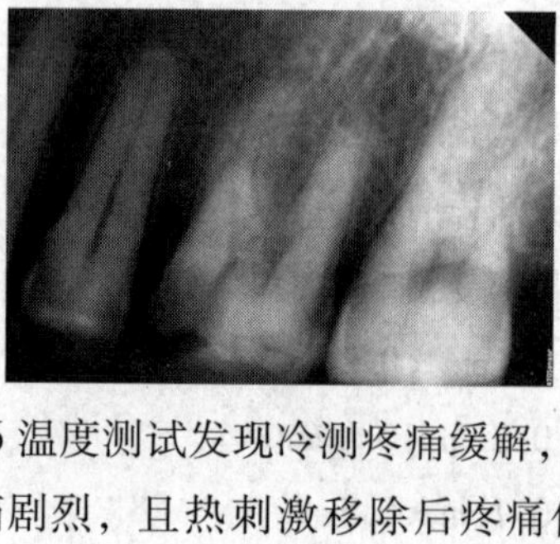

**183.1** 26温度测试发现冷测疼痛缓解，热测疼痛剧烈，且热刺激移除后疼痛仍持续。

下列关于26牙髓状态的判断，正确的是

A. 牙髓充血　B. 牙髓化脓

C. 牙髓浆液化　D. 牙髓正常

E. 以上均不是

**183.2** 26温度测试发现冷测疼痛缓解，热测疼痛剧烈，且热刺激移除后疼痛仍持续，叩痛（±）。则当前首要的临床处置应为

A. 安抚

B. 开髓封失活剂

C. 牙髓切断术

D. 开髓开放，缓解压力

E. 开髓减压，完全摘除牙髓后封药

**183.3** 如果对25进行牙髓温度测试表现为疼痛，刺激去除后疼痛即刻消失。则25的临床诊断为

A. 深龋　B. 牙本质过敏症

C. 可复性牙髓炎　D. 慢性牙髓炎

E. 急性牙髓炎

**184.** 患者，男，20岁。主诉：上前牙牙龈突然肿胀10分钟。过敏史不详。检查：上前牙唇侧牙龈鲜红、肿大，触之易出血，牙齿未见异常。患者10分钟前曾咀嚼口香糖。

**184.1** 最有可能的诊断是

A. 增生性龈炎

B. 青春期龈炎

C. 牙龈纤维瘤病

D. 浆细胞性龈炎

E. 牙龈瘤

**184.2** 若进行病理检查，显微镜下可见的细胞是

A. 中性粒细胞　B. 单核细胞

C. 浆细胞　D. 巨噬细胞

E. 淋巴细胞

**184.3** 若诊断为浆细胞龈炎，下列有效的治疗方法错误的是

A. 避免接触可疑过敏原

B. 彻底进行牙周洁治术

C. 必要时可行刮治术

D. 肿大部分禁止手术切除

E. 口腔卫生宣教

**185.** 患儿，男，2岁半。主诉：牙齿松动半年余。检查：全口乳牙列，有深牙周袋、溢脓、口臭、牙齿松动移位。

**185.1** 若患儿智力正常，手掌、足底可见鳞屑、皲裂。则最有可能的诊断是

A. Down综合征

B. 粒细胞缺乏症

C. 家族性和周期性白细胞缺乏症

D. 白细胞功能缺陷

E. PLS

**185.2** 若患者发育迟缓、智力低下，则下列病变的特点错误的是

A. 可伴有先天性心脏病

B. 常有下颌发育不足

C. 几乎100%患者均有严重的牙周炎

D. 牙周破坏程度远超局部刺激物的量

E. 萌牙较迟，错殆畸形

**186.** 患者，女，40岁。因左上后牙劈裂3日就诊。检查：24腭侧牙体劈裂，劈裂片松动Ⅲ°，余留颊侧牙体不松动，叩痛（－）。牙龈无明显红肿。

**186.1** 患者初诊首先应处理的是

A. 暂不处理

B. 调殆

C. 不锈钢丝结扎患牙

D. 拔除腭侧劈裂片

E. 拔除患牙

**186.2** 若拔除腭侧劈裂片后牙髓暴露，则下一

步的处理是

A. 干髓术　B. 塑化治疗

C. 活髓切断术　D. 直接盖髓术

E. 根管治疗

**186.3** 完成正确的治疗后2周，若患者要求修复，其最佳的方法是

A. 玻璃离子充填　B. 树脂充填

C. 嵌体　D. 金属冠

E. 烤瓷冠

**186.4** 若该牙进行烤瓷冠修复，则牙体预备唇颊侧肩台应为

A. 刃状肩台　B. 带斜坡肩台

C. 60°角肩台　D. 135°角肩台

E. 羽状肩台

**186.5** 修复体制作完成后，不能作为永久性粘接剂的材料是

A. 磷酸锌水门汀

B. 聚羧酸锌水门汀

C. 氧化锌丁香油水门汀

D. 树脂水门汀

E. 玻璃离子水门汀

**187.** 患儿，女，9岁。替牙𬌗，因牙齿有缝就诊。

**187.1** 若检查发现患儿前牙开𬌗，询问得知患儿有舌前伸习惯，则此时考虑该患儿错𬌗最可能的原因是

A. 遗传　B. 食物过于精细

C. 牙齿萌出障碍　D. 口腔不良习惯

E. 缺钙

**187.2** 若检查发现患儿前牙开𬌗，无牙列拥挤，询问得知患儿有舌前伸习惯，则治疗方法首选

A. 序列拔牙技术　B. 舌习惯矫治器

C. Herbst矫治器　D. 平面导板矫治器

E. 间隙保持器

**187.3** 进一步检查发现患儿中切牙牙间有间隙，前牙开𬌗，无牙列拥挤，系带附着未见明显异常。X线检查示双侧中切牙间无埋伏牙或多生牙。此时该患儿治疗成功的关键是

A. 面型的控制　B. 排齐前牙

C. 破除口腔不良习惯　D. 补钙

E. 多吃粗粮

**187.4** 若为明确患儿错𬌗类型，最需拍摄

A. 咬𬌗片　B. 头影测量片

C. 手腕骨片　D. 根尖片

E. CBCT

**187.5** 以理想的正常𬌗为标准，错𬌗畸形的患病率是

A. 91.2%　B. 25.0%

C. 40.0%　D. 50.5%

E. 33.3%

**188.** 患者，男，65岁。因上颌前牙假牙松动且咬物疼痛就诊。检查：12缺失，11－13烤瓷全冠固定桥修复。13冠边缘不密合，探针可探入，叩痛（++），牙龈红肿。11冠边缘密合，叩痛（－）。余牙未见明显异常，前牙浅覆𬌗、浅覆盖。

**188.1** 治疗前最需做的辅助检查是

A. 基牙的X线检查

B. 基牙的牙髓活力检测

C. 基牙的松动度检查

D. 基牙的咬合检查

E. 以上均对

**188.2** 若检查13 PD：2～3mm，X线片示13根尖周有低密度影像，则引起咬物疼痛最可能的原因是

A. 13急性牙髓炎

B. 13急性牙周炎

C. 13急性龈乳头炎

D. 13急性牙龈炎

E. 13 慢性根尖周炎急性发作

**188.3** 该固定桥出现松动最可能的原因是

A. 固位体破损

B. 固位体边缘不密合

C. 急性牙龈炎

D. 急性牙周炎

E. 以上均对

**188.4** 拆除该固定桥后，若 13 唇面颈部探及龋坏，首先需进行的处理是

A. 11 根管治疗　B. 13 根管治疗

C. 拔除 11　D. 拔除 13

E. 牙周治疗

**188.5** 若 13 经过完善的治疗，则该患者最佳的修复方式是

A. 铸造金属冠固定桥修复

B. 烤瓷全冠固定桥修复

C. 弹性义齿修复

D. 胶连义齿修复

E. 支架义齿修复

## 三、案例分析题

**提示：进入此部分试题后，您不能返回前面部分查看试题或修改答案；本部分在答题过程中不能回退（对已作答试题不能返回检查或修改答案）。**

**案例分析题：每个案例至少有 3 个提问，提问之前可能有提示信息，每个提问有 6 ~ 12 个备选答案，其中正确答案有 1 个或多个，根据选项的重要性而得分权重不同。选对得分，选错扣分，扣至本题得分为 0。**

**189.** 患者，男，34 岁。自诉右侧颌下反复肿胀疼痛。检查发现右侧颌下腺导管口红肿，挤压可见少许脓性分泌物。

**189.1** 根据以上描述，可能的诊断是

A. 舌下腺肿瘤

B. 下颌下腺肿瘤

C. 下颌下淋巴结炎

D. 颌下腺导管结石

E. 下颌下间隙感染

F. 结核性淋巴结炎

G. 舍格伦综合征

**189.2** 若临床诊断为右颌下腺结石，需行 X 线检查确诊，下列投照方法可行的是

A. 下颌横断殆片

B. 下颌下腺侧位片

C. 曲面体层片

D. 华氏位片

E. 薛氏位片

F. 鼻颏位片

**189.3** 若诊断为右颌下腺结石且涎石较小，拟采用保守治疗方案，则下列属于保守治疗方法的是

A. 口含维生素片

B. 口含蘸有柠檬酸的棉棒

C. 进食酸性水果

D. 多饮水

E. 微创取石术

F. 内镜辅助下取石

**189.4** 若涎石位于下颌下腺内，需行下颌下腺切除手术，则下列正确的说法是

A. 切口位于下颌骨下缘下 1.5 ~ 2cm 处

B. 术中需将面动脉、面静脉及面神经下颌缘支切断并结扎

C. 切段面动脉近心端

D. 保护舌下神经及舌神经

E. 保留颌下腺导管，以防舌下腺肿胀

F. 创面清洗后需要彻底止血

**189.5** 下列关于下颌下腺结石说法正确的是

A. 无明显性别差异，可见于任何年龄

B. 小的结石一般不造成唾液腺导管阻塞

C. 进食时，腺体肿大，患者自觉肿胀

及疼痛

D. 可伴舌尖痛，并放射至耳颞部或颈部

E. 导管结石一般不引起腺体的继发感染

F. 下颌下腺包膜完整，不会引起下颌下腺间隙感染

**190.** 患者，男，75 岁。上下牙列缺失，计划全口义齿修复。

**190. 1** 在全口义齿排牙时，下列说法正确的是

A. 不可排反𬌗

B. 前牙为浅覆𬌗、浅覆盖

C. 𬌗平面平分颌间距离

D. 达到平衡𬌗

E. 恢复适宜的丰满度

F. 体现患者的个性

**190. 2** 在排列上颌第一前磨牙时，其颊、舌尖应

A. 颊尖低于𬌗平面 1.0mm

B. 颊尖高于𬌗平面 1.0mm

C. 颊尖与𬌗平面接触

D. 舌尖与𬌗平面接触

E. 舌尖低于𬌗平面 1.0mm

F. 舌尖高于𬌗平面 1.0mm

G. 舌尖高于𬌗平面 0.5mm

H. 舌尖低于𬌗平面 0.5mm

**190. 3** 若人工牙排列位置不当，则可能导致患者出现

A. 发音障碍　　B. 义齿易脱落

C. 恶心　　D. 咬颊

E. 咬舌　　F. 不美观

**191.** 患儿，男，10 岁。左下后牙冷热刺激酸痛 1 周，无自发痛及咬合痛。口内见：左下第一磨牙及第一前磨牙萌出，左下第二乳磨牙未见明显异常，左下第一磨牙𬌗面可探及龋洞，腐质湿软，叩痛（-）。

**191. 1** 为明确诊断，还应进行的检查有

A. X 线片检查　　B. 咬诊

C. 温度测试　　D. 试验性备洞

E. 染色法　　F. 麻醉法

**191. 2** 若左下第一磨牙冷测反应敏感，刺激一去除，疼痛随即消失，则考虑出现的状况主要是

A. 慢性牙髓炎　　B. 牙髓坏死

C. 慢性根尖周炎　　D. 牙髓充血

E. 急性牙髓炎　　F. 可复性牙髓炎

**191. 3** 主诉牙可选择的治疗方案有

A. 活髓切断术　　B. 根管治疗术

C. 牙髓摘除术　　D. 两步法充填

E. 间接盖髓术　　F. 根尖诱导成形术

G. 安抚

**191. 4** 若主诉牙诊断为深龋，则操作中应注意的问题有

A. 在橡皮障隔湿条件下进行

B. 使用无痛局麻

C. 操作中注意喷水冷却

D. 避免使用高压气枪强力吹干窝洞

E. 对即将露髓处也要去净软化牙本质

F. 暂时性修复避免微渗漏

**191. 5** 如果主诉牙经过间接盖髓治疗后，对温度刺激一过性敏感，下列方法正确的是

A. 活髓切断术

B. 根管治疗术

C. 牙髓摘除术

D. 两步法充填

E. 重新更换盖髓剂

F. 根尖诱导成形术

**192.** 患者，男，67 岁。左下后牙牙龈肿

痛3日，松动Ⅲ°。检查可见36颊侧牙龈椭圆形突起，发红、水肿，未见糜烂、溃疡。无全身症状，否认全身系统疾病史。

**192.1** 患牙可能的诊断有

A. 牙龈瘤　B. 牙龈脓肿

C. 龈纤维瘤病　D. 白血病龈病损

E. 药物性龈增生　F. 牙槽脓肿

G. 急性牙周脓肿

**192.2** 进一步检查发现36殆面大面积充填材料，边缘密合，牙髓电活力测试有活力，叩痛（++），松动Ⅱ°，PD：4～7mm，探及龈下牙石，颊侧牙龈肿包，牙周袋无溢脓，未扪及波动感。X线片显示36冠部未见异常低密度影，近中牙槽骨吸收至根尖1/3区，根尖区未见低密度影。患牙最可能的诊断为

A. 牙龈瘤　B. 牙龈脓肿

C. 龈纤维瘤病　D. 白血病龈病损

E. 药物性龈增生　F. 牙槽脓肿

G. 急性牙周脓肿

**192.3** 若诊断为急性牙周脓肿，此时患牙的治疗正确的是

A. 清除大块牙石

B. 牙龈表面切开排脓

C. 探诊穿刺牙周袋内引流

D. 冲洗牙周袋

E. 袋内上药

F. 必要时全身给予抗生素或支持疗法

**192.4** 若患者隔日复诊，检查36颊侧牙龈肿包处可扪及波动感，牙龈表面黏膜较薄，此时患牙的治疗正确的是

A. 表面麻醉

B. 牙龈表面切开排脓

C. 探诊穿刺牙周袋内引流

D. 生理盐水冲洗脓腔

E. 过氧化氢冲洗脓腔

F. 生理盐水和过氧化氢交替冲洗脓腔

G. 局部应用药物

**193.** 患者，女，60岁。因右下假牙松动1个月就诊。检查：47缺失，以46为基牙单端固定桥修复，46全冠边缘有悬突，松动Ⅰ°，牙龈稍红肿。未见48萌出。

**193.1** 引起基牙46出现松动的根本原因是

A. 慢性牙周炎　B. 基牙受力过大

C. 基牙固位形差　D. 全冠固位体松动

E. 基牙牙根过短　F. 咬合力过大

**193.2** 对该患者首先的治疗应是

A. 暂不处理，观察

B. 调殆

C. 牙周洁治

D. 牙周上药

E. 磨除46全冠悬突

F. 拆除固定桥

**193.3** 拆除固定桥后重新修复设计为

A. 46全冠修复，47不修复

B. 46全冠修复，47弹性义齿修复

C. 46全冠修复，47胶连义齿修复

D. 46全冠修复，47铸造支架义齿修复

E. 45和46为基牙的单端固定桥修复

F. 46全冠修复，47种植义齿修复

# 模拟试卷答案与解析

## 一、单选题

**1. B** 残余囊肿是拔牙后残余的根尖肉芽组织慢性刺激引起的囊肿。根端囊肿也称为根尖周囊肿，是最常见的囊肿类型，是由于根尖肉芽肿慢性刺激引起残余上皮增生，逐渐形成的囊肿，诊断的依据主要是病灶牙的存在。角化囊肿好发于下颌升支和第三磨牙区，一般不存在病灶牙。始基囊肿是发育性囊肿，多发生于替牙期，好发于下颌升支和第三磨牙区，一般不存在病灶牙。滤泡囊肿即含牙囊肿，囊腔内可见受累牙未萌出。

**2. B** 成釉细胞瘤好发于青壮年，无明显性别差异，好发的部位为下颌骨体及下颌角处。当肿瘤压迫到下牙槽神经时可引起患侧下唇及颊部感觉麻木不适，如肿瘤发展致四周骨质大多破坏时可引起受累颌骨病理性骨折，肿瘤向口腔发展时可使咬合错乱。

**3. C** 腺样囊性癌又称圆柱瘤，最常见于腭部小唾液腺和腮腺，其次为下颌下腺和舌下腺。腺样囊性癌的临床特点有：肿瘤易沿神经侵袭扩散，因此会出现神经症状；肿瘤浸润性极强，与周围组织无界限，手术中很难确定正常周界，宜行冰冻切片检查，以确定周界是否正常；肿瘤易侵入血管造成血行转移，为口腔颌面部恶性肿瘤中血行转移率较高的肿瘤之一；颈淋巴结转移率低，或为肿瘤直接侵犯周围淋巴结而并非瘤栓进入淋巴管造成真正的转移。因此，一般不做选择性颈淋巴清扫术；肿瘤细胞沿骨髓腔浸润，脱钙不明显时，在X线片上无明显骨质破坏；单纯放疗不能根治，但配合术后放疗可降低患者术后的复发率，提高整体生存率；腺样囊性癌除实性型外，一般都可长期带瘤生存。

**4. D** Warthin瘤几乎仅发生于腮腺。混合瘤最常见于腮腺，其次为下颌下腺，而舌下腺极少见。黏液表皮样癌多发生于腮腺，其次是腭腺和下颌下腺，也可发生于其他的小涎腺，如磨牙后腺。腺泡细胞癌多见于腮腺。腺样囊性癌又称圆柱瘤，最常见于腭部小唾液腺及腮腺，其次为下颌下腺，发生于舌下腺的肿瘤，多为腺样囊性癌。

**5. D** 牵张成骨技术在临床上一般分为三个时期：间歇期、牵引期、稳定期。间歇期是指自安放牵引器到开始牵引的这段时间，一般为5～7天。牵引期是指每天按照一定频率和速度进行牵引到达设计牵引幅度所需要的时间，时间长短根据术前所设计的牵引幅度而定。稳定期是指从完成牵引到拆除牵引器的时间。

**6. A** 髁突骨折好发于翼外肌附着下方的髁突颈部。折断的髁突由于受翼外肌的牵引而向前、内方向进行移位，但仍可留在关节囊内。髁突骨折线一般分三种情况：①骨折发生在翼外肌附着的上方，则不受翼外肌牵拉的影响，不发生移位；②骨折位于关节囊外，翼外肌附着下方称为髁突颈部骨折；③骨折位于乙状切迹水平称为髁突基部骨折。

**7. E** 咬合错乱是下颌骨骨折最常见的体征，对下颌骨骨折的诊断及治疗有重要的意义。骨折段移位、下唇麻木、张口受限及骨折段异常动度皆为下颌骨骨折的临床表现，除此之外还有牙龈撕裂。即使骨折段有轻微的移位，也可能会出现咬合错乱而影响相应功能，如早接触、开㓷、反㓷等情况。

**8. B** 小唾液腺肿瘤以腭部最常见，一般发生在一侧腭后部及硬软腭交界处，而不发生于不含腭腺的中线及硬腭前部。磨牙后腺肿瘤以黏液表皮样癌多见，因肿瘤含有黏液性分泌物，易被误诊为黏液囊肿。舌腺肿瘤多发生于舌根部，以恶性肿瘤多见，主要症状表现为疼痛、异物感及吞咽障碍。唇腺肿瘤较少见，上唇较多于下唇，多为良性肿瘤，表现为界限较清的肿块。

**9. C** 口腔颌面部恶性肿瘤手术失败的主要原因是出现局部复发或远处转移，所以需要在手术过程中严格遵守“无瘤”原则，主要有：手术切除肿瘤应在肿瘤周围的正常组织内进行；为防止肿瘤扩散，应对肿瘤整体切除，不宜分块挖除，切除采用电刀；手术中尽量避免挤压肿瘤，减少播散；避免切破肿瘤，污染手术野；对肿瘤外露部分或破裂部分应以纱布覆盖、包裹，减少播散；肿瘤表面若有溃疡，可采用电灼等处理方式，避免手术过程中污染种植；肿瘤切除后，缝合前应用大量低渗盐水或化学药物彻底冲洗创面；创口缝合时必须更换手套及器械，接触过肿瘤组织的手套、器械、纱布及无菌巾等物品均需更换；有时可于术中应用区域性动脉灌注化学药物以减少癌细胞播散和转移。

**10. C** 鳃裂囊肿穿刺液是黄色或棕色、清亮的、含或不含胆固醇的液体。透明、微浑浊的黄色稀薄或黏稠性液体是甲状舌管囊肿的穿刺液。皮样或表皮样囊肿可穿刺出乳白色豆渣样分泌物。皮脂腺囊肿内为白色凝乳状皮脂腺分泌物。

**11. E** 口咽癌发生的区域主要在舌根部、舌咽腭弓、软腭、扁桃体及咽后壁的黏膜，大多数为鳞癌，恶性淋巴瘤也较常见。主要发生在50～70岁的男性，早期症状轻微，位置深在不易发现。检查时，病变呈溃疡型、浸润型及肿块型。治疗方式主要是手术为主的综合治疗，术前术后可以结合放化疗。口咽癌的5年生存率在50%左右，预后不理想。

**12. B** 交界痣为淡棕色或深棕色斑疹、丘疹或结节，较小，无毛，表面光滑，平坦或稍高于皮肤表面。一般无自觉症状。突起于皮肤表面的交界痣容易受到摩擦与损伤的刺激而发生恶性症状，如局部轻微痒、疼痛，体积迅速增大，色泽加深，表面出现破溃、出血等。发展为恶性黑色素瘤。

**13. C** Le Fort Ⅰ型骨折，又称为上颌骨低位骨折或水平骨折，即牙槽突基部水平骨折，骨折线经梨状孔水平、牙槽突上方，延伸到上颌翼突缝。Le Fort Ⅱ型骨折：又称为上颌骨中位骨折或锥形骨折，骨折线从鼻额缝向两侧横过鼻梁，经眶内侧壁、眶下缘、颧上颌缝，绕上颌骨外侧壁向后至翼突。有时可波及筛窦达颅前窝，出现脑脊液鼻漏。Le Fort Ⅲ型骨折：即高位骨折或颅面分离骨折，骨折线经鼻额缝，横跨眼眶，再经颧额缝向后下至翼突，形成颅面分离，常导致面中部拉长或凹陷。此类骨折多伴有颅底骨折或颅脑损伤，出现耳鼻出血或脑脊液漏。

**14. B** 颌骨骨折伤员应尽早治疗，但对合并颅脑及重要脏器或肢体严重损伤的患者，如全身情况不佳，应首先抢救患者的生命，待生命体征平稳后，再处理颌骨骨折。当颌骨骨折伴有软组织损伤时，应在清创后先缝合口内创口，再做骨折复位和固定，最后缝合外部创口。尽早地复位固定骨折段，可以避免其发生错位愈合。在进行骨折段复位固定时，应以恢复患者原有的咬合关系为治愈标准。颌骨骨折治疗常利用牙进行骨折段的固定，应尽量保存，即使骨折线上的牙也应考虑保留，除非为松动、折断或裸露过多的牙。在进行骨折处理的同时，全身应使用抗生素以防治感染。

**15. E** 坚强内固定（RIF）的适应证包括：多发性或粉碎性上、下颌骨骨折；全面部骨折；有骨缺损的骨折；大的开放性骨折；明显移位的上、下颌骨骨折；无牙颌及牙槽突萎缩的下颌骨骨折；感染的下颌骨骨折。RIF 能够大大减少术后颌间固定的时间，为颌骨骨折治疗的首选。

**16. D** 口腔颌面部软组织损伤从损伤的类型可分为擦伤、挫伤、裂伤、撕脱伤和动物咬伤。擦伤是指皮肤与地面或粗糙物摩擦而产生的一种损伤。挫伤是指皮下及深部的组织遭受力的挤压出现的损伤而无开放性创口。切割伤为刀或玻璃等锐器划伤所致，简单的切割伤可在清创后直接缝合。撕脱伤是指组织撕裂并脱离机体的一种较严重的软组织损伤，常一并造成皮肤等组织的缺损。挫裂伤是由较大力量的钝器撞击和摔跌造成的软组织裂开，可伴有组织破碎、水肿和骨折。

**17. B** 传统的骨折愈合又称为二期愈合，大致可经历 4 个阶段：血肿形成，通常在伤后 4～8 小时即可在两断端间形成血肿。血肿机化，骨折后的 24～72 小时内血肿逐渐机化。骨痂形成，骨折后 1～2 周，逐渐产生骨样组织和新骨，形成骨痂。骨痂改建，骨折 2 周后，恢复到和原来骨组织一样的结构。下颌骨骨折的临床愈合所需时间通常为 6～8 周，但在 X 线片上仍可见到清晰的骨折线。一般 5～6 个月后，在 X 线片上骨痂与密质骨的界限消失，看不到骨折线，此时已达到组织学上的骨性愈合。

**18. C** 良性肿瘤和恶性肿瘤的区别是相对的，有一些肿瘤病程虽然较长，但会出现局部浸润的特点，其生物学行为介于良性与恶性之间，称之为临界瘤，常见的有多形性腺瘤和成釉细胞瘤。Warthin 瘤又称为腺淋巴瘤，组织发生与淋巴结有关，肿瘤连同周围 0.5cm 以上正常腮腺切除后一般不会复发。牙龈瘤是指来源于牙周膜及颌骨牙槽突的结缔组织，因其没有肿瘤特有的结构，故非真性肿瘤，但牙龈瘤有真性肿瘤的外形及生物学行为，切除后易复发。骨肉瘤为起源于骨间质的恶性肿瘤。纤维瘤一般生长缓慢，肿瘤边界清楚，若处理不当极易复发。

**19. A** 始基囊肿多发生于替牙期，好发于第三磨牙及下颌升支部。多膨胀性生长，速度缓慢，一般无症状。

**20. D** 含牙囊肿又称滤泡囊肿。发生在牙冠或牙根形成后，于缩余釉上皮与牙冠之间出现液体渗出而形成的囊肿。含牙囊肿好发于 10～39 岁。囊肿区可见受累牙未萌出。囊肿生长缓慢，膨胀性生长。穿刺可得草黄色囊液，在显微镜下有胆固醇结晶出现。X 线表现为圆形或椭圆形透射区，边界清晰整齐，囊腔内含有牙冠，多为单房性，少数为多房性。治疗原则为囊肿刮治术。无论上下颌囊肿均可在口内进行手术。手术除了要刮除囊壁外，还需拔除含于囊内的受累牙。

**21. B** 成釉细胞瘤以外科手术治疗为主。传统观点认为成釉细胞瘤有局部浸润周围骨质的特点，故不应施行刮治术，须将肿瘤周围骨质至少在 0.5cm 处切除，治疗不彻底将导致复发。虽然刮治术有保存功能及容貌的优点，但复发率高，应慎用。对较小的肿瘤可行下颌牙槽骨边缘性切除或方块切除术，以保存下颌骨的连续性。对较大的肿瘤应将病变的颌骨节段性切除，以保证术后不再复发。对于囊性（壁性）成釉细胞瘤可采用开窗减压术，并定期随访。

**22. D** 静脉畸形又称海绵状血管瘤，是由衬有内皮细胞的无数血窦形成，查体所见主要是体表淡蓝色或紫色肿物，皮肤温度正常，病变具有可压缩性，触诊无搏动感，听诊无杂音，体位试验阳性。由于血流动力学变化，病变内会导致血栓形成与溶解，血栓形成引起局部血管内凝血进而引发疼痛，持续血栓可以导致局部钙化，形成静脉石。扪诊有震颤感、听诊有吹风样杂音是蔓状血管瘤的表现。

**23. D** 对于咽部和舌根肿胀压迫呼吸道的伤员，可经口插入通气导管以解除窒息。紧急情况下，可行环甲膜穿刺，随后改行气管切开术。若呼吸已停止，可紧急做环甲膜切开术进行复苏，随后再改行气管切开术。插管时间常不超过48小时，否则可导致环状软骨软化，继发喉狭窄。

**24. A** 脑震荡是轻微的脑损伤，是指头面部外伤后即刻发生的短暂性意识障碍。硬膜外血肿、硬膜下血肿及脑内血肿属于颅内血肿，常会出现昏迷－清醒－昏迷的情况。颅前窝底骨折常伴有脑脊液鼻漏的情况。

**25. D** Le Fort Ⅱ型骨折的骨折线起自鼻额缝向两侧横过鼻梁、眶内侧壁、眶底及颧上颌缝，再经上颌骨侧壁至两侧翼突。有时可出现脑脊液鼻漏。颧额缝是Le Fort Ⅲ型骨折经过的解剖位置。

**26. C** 根据临床检查可初步诊断为左侧舌下腺囊肿，根治舌下腺囊肿的方法是手术切除舌下腺，残留的部分囊壁一般不造成复发。

**27. C** Knight和North提出的6型分类法主要是根据解剖移位的角度提出的。Ⅰ型骨折是颧弓无移位骨折；Ⅱ型骨折是单纯颧弓骨折；Ⅲ型骨折是颧骨体骨折向后内下移位，不伴转位；Ⅳ型是向内转位的颧骨体骨折；Ⅴ型是向外转位的颧骨体骨折；Ⅵ型是颧骨体粉碎性骨折。Ⅱ、Ⅴ型骨折复位后稳定不需要固定，而Ⅲ、Ⅳ、Ⅵ型骨折复位后不稳定，需要进一步固定。

**28. C** 面部出现的小肿物，临床检查发现与皮肤粘连不活动，中央可见一小色素点。穿刺检查可见白色凝乳状分泌物，可诊断为皮脂腺囊肿。

**29. E** 皮样囊肿好发于儿童及青年，生长缓慢，呈圆形。表面光滑，与周围组织无粘连，触诊时囊肿坚韧而有弹性，似面团样。常无自觉症状，但位于口底的囊肿可抬高舌体，影响言语，甚至发生吞咽和呼吸障碍。穿刺物为乳白色豆渣样分泌物。言语不清，呈典型的“含橄榄”语音是舌甲状腺位于舌根部或舌盲孔的咽部时出现的症状。

**30. D** 甲状舌管囊肿一般发于颈正中线，囊肿较软，但无波动感，可随吞咽上下活动。颈动脉体瘤可触及搏动。第一鳃裂囊肿常发生于下颌角以上及腮腺区。皮样囊肿好发于口底及颏下，囊肿坚韧而有弹性，似面团样，无波动感。

**31. D** 临床上骨化纤维瘤应与骨纤维异常增殖症相鉴别，骨化纤维瘤是一种良性肿瘤，多发于年轻人，常单发，以下颌骨多见，早期生长缓慢，不易发现。生长于上颌者可引起眼眶畸形、眼眶突出及复视等表现，发生于下颌者，除引起面部畸形外，还可导致咬合错乱。骨纤维异常增殖症不是真性肿瘤，是发育畸形，发病年龄较早，病程长，以上颌骨多见，常多发。

**32. C** 在口腔颌面部恶性肿瘤中，恶性淋巴瘤是病例数构成比仅次于鳞状细胞癌的恶性肿瘤。结内型恶性淋巴瘤常为多发性，主要的临床表现是早期的淋巴结肿大。

**33. C** 为了防止继发龋，修复体应覆盖基牙的窝沟点隙等部位，并将修复体的边缘扩展至自洁区。

**34. D** 暂时冠桥的作用有：保护作用，可隔绝刺激对牙髓的损害，并防止基牙折断；稳定并维持基牙的位置，防止基牙移位；恢复美观；恢复一定的咀嚼功能；诊断作用。而基牙预备后的𬌗面已有修复间隙，基牙与对颌牙无咬合接触，不存在暂时冠桥避免𬌗面磨损问题。

**35. C** 灌石膏模型这步操作是在患者口外进行的，与预备的牙体组织无接触，不会对牙髓造成不良影响。

**36. E** 桩的边缘应位于冠边缘以上至少1.5mm，这部分牙本质称为牙本质肩领，其可形成良好的箍效应，可以抵抗牙齿折断并增加冠的固位性等。

**37. B** 前牙烤瓷冠牙体预备中前牙切缘应预备出1.5～2.0mm的间隙，上前牙切缘预备成与牙长轴成45°角的斜向舌侧的小斜面。

**38. C** 烤瓷冠唇侧肩台的宽度一般为1.0mm。若肩台宽度过窄，修复空间不足，影响修复体的强度和美观效果；若肩台过宽，则牙体预备量过大，可能影响预备体的抗力或导致牙髓损害。

**39. D** 全冠牙体预备要求两邻面𬌗向聚合角以2°～5°为宜。

**40. D** 根管治疗后，为预防根尖病变的发生，根尖处的根管充填材料不应少于4mm。

**41. A** 全口义齿前牙排列应呈浅覆𬌗，浅覆盖，这样有利于达到平衡𬌗。

**42. B** 小连接体在覆盖牙龈时，应少量离开牙龈，以防止压迫牙龈。

**43. C** 可摘活动义齿支持力不如固定义齿，其咀嚼效能较固定义齿低。

**44. A** 可摘局部义齿基托伸展范围根据缺失牙的部位、数目、基牙健康情况、咬合力大小和牙槽嵴吸收程度等而定。

**45. D** 间接固位体是辅助直接固位体的固位部件，常用的有𬌗支托、指端支托、连续卡环、邻间钩等。对半卡环和三臂卡环为直接固位体，铸造舌杆和铸造腭杆为大连接体。

**46. D** 对于垂直型舌侧牙槽嵴，舌杆应与黏膜平行接触，而对于斜坡型牙槽嵴，舌杆应离开黏膜。

**47. E** 牙列缺损是口腔修复临床常见病，若不及时修复，常导致邻近缺失间隙的牙倾斜、移位，咬合关系紊乱，咀嚼功能下降，影响美观和发音，甚至出现颞下颌关节紊乱等。

**48. E** 在相同条件下，桥体的弯曲变形量与桥体厚度的立方成反比。

**49. D** 颌骨上存在有妨碍义齿就位的、有压痛的骨尖等，需在义齿修复前进行牙槽嵴修整术。

**50. A** 肯氏分类的第一类为牙弓双侧后牙缺失，远中为游离端，无天然牙存在。而除了主要缺隙外，还存在一个缺隙，为第一亚类。

**51. E** 48虽然近中倾斜，但其不松动，可考虑放置圈形卡环以增加义齿固位，进行龋坏治疗即可，不考虑拔除。右侧舌隆突倒凹较大会影响义齿就位，且修复后可能出现压痛等，需进行骨突修整。患者牙石较多，需在取印模前进行牙周治疗。

**52. C** 舌板常用于口底浅、舌系带附丽高、舌隆突明显者。

**53. D** 双侧游离端缺失的印模要求取功能性印模或压力印模，以补偿游离鞍基的下沉。

**54. C** 当卡环体处形成支点时，不能调磨卡环体以免影响卡环的强度，可适当缓冲基牙相对应的颊轴角处，以消除支点，使义齿就位。

**55. A** 人工前牙的颜色应与患者的肤色相称，年老者其人工牙切端和尖牙牙尖可略磨平，以模拟天然牙的磨耗情况，达到美观逼真的效果。

**56. E** 人工牙过于唇倾，会影响唇舌活动，义齿和周围软组织处于不平衡状态，造成其在张口、说话等时脱落。选项 ABC 均易造成义齿在休息状态时脱落，选项 D 造成义齿在咬合时脱落。

**57. C** 患者全口义齿已戴用 7 年，人工牙会出现磨耗，造成殆面解剖学形态消失，咀嚼功能下降。

**58. B** 全口义齿修复制取印模，为获得精确的印模，在临床上普遍使用二次印模法。而一次印模法仅用于制取研究模型。

**59. A** 全口义齿在前伸运动时，前牙接触而后牙不接触，是因为补偿曲线曲度过小，调整时增大补偿曲线曲度即可。

**60. E** 全口义齿在正中咬合时，如只有个别牙有咬合接触，未能形成广泛的咬合接触，则说明颌位关系错误，必须重新确定颌位关系。

**61. C** 全口义齿在侧方运动时，若平衡侧牙尖接触而工作侧牙尖不接触，则应调磨上颌后牙舌尖颊斜面和下颌后牙颊尖舌斜面。而调磨牙尖高度，会影响正中咬合。

**62. D** 全口义齿在前伸运动时，前牙的接触面是上切牙切缘舌斜面和下切牙切缘唇斜面，若后牙此时不接触，则需要调磨上切牙切缘舌斜面和下切牙切缘唇斜面。而调磨切缘长度，会影响美观。

**63. D** 由于上颌骨外侧骨板比内侧疏松，因此上颌骨是向内吸收的，牙弓相对越来越小。而下颌骨内侧骨板比外侧疏松，因此下颌骨是向外吸收的，结果使牙弓相对越来越大，从而造成上下颌弓不对称。

**64. A** 该患者上颌全口义齿左侧咬食物时义齿脱落，表明左侧运动时有殆干扰，而其正中咬合接触良好，则调磨时应调磨非功能尖，上后牙舌尖、下后牙颊尖为功能尖，所以应调磨左侧上后牙颊尖或下后牙舌尖。

**65. C** 釉质发育不全指在牙发育过程中，成釉器受到部分损害，造成釉质表面不同程度的实质性缺陷，甚至出现牙冠缺损。釉质发育不全时也可能出现变黄或变褐，但探诊时损害局部硬而光滑，病变呈对称性，以上特征与浅龋有别。

**66. E** 玻璃离子体是通过酸碱反应固化。在充填完成后的 24 ~ 72 小时完全固化。

**67. C** 釉质发育不全时，白垩色斑的边界一般比较明确，而且其纹线与釉质的生长发育线平行吻合；而氟牙症是长期性的损伤，故其斑块呈散在的云雾状，边界不明确，并与生长发育线不吻合。

**68. A** 在牙齿的发育矿化期，如果服用四环素类药物，其可被结合到牙组织内，导致牙着色。初期牙齿为黄色，在阳光照射下则为明亮的黄色荧光，之后由黄色变成棕褐色或深灰色。转变比较缓慢，但能被阳光促进，故切牙的唇面最先出现变色。通常前牙较后牙着色明显；乳牙着色一般比恒牙明显，因为乳牙的釉质较薄、较透明，较难遮盖牙本质中四环素结合物的颜色。

**69. D** 四环素在牙发育期才能引起牙着色和釉质发育不全。一般在 6 ~ 7 岁后再给药，不会引起令人注目的牙着色。

**70. A** 畸形中央尖通常见于下颌前磨牙，尤以第二前磨牙多见，偶见于上颌前磨牙。一般对称性发生。

**71. B** 畸形中央尖通常位于𬌗面中央窝处，呈圆锥形突起，形态可为圆锥形、半球形或圆柱形等，高度为 1 ~ 3mm。半数的中央尖会有髓角伸入。

**72. C** 隐裂中等深度，则隐裂纹可能达牙本质浅层或中层，因有继发龋，无明显症状，牙髓活力正常，则沿裂纹备洞，光固化复合树脂粘接修复。

**73. E** 牙隐裂中隐裂线的深度不同会有不同症状。深度牙隐裂时，隐裂线可达牙本质深层，有可能会累及牙髓，所以有可能出现牙髓充血，急、慢性牙髓炎，根尖炎等症状。

**74. E** 摄入氟的一个最大来源是饮用水，水氟摄入是按年龄、气候条件和饮食习惯综合决定的。我国现行水质标准氟浓度为 0.5 ~ 1.0ppm 是适宜的。

**75. D** 诊室漂白使用的药物一般为强氧化剂，如 30% 过氧化氢，10% ~ 15% 过氧化脲等药物，置于牙冠表面进行漂白。

**76. C** 曲面体层结果显示患者左下第一磨牙冠部充填物边缘可见低密度，根尖区可见低密度影。因患者无症状，考虑为 36 继发龋坏引发牙髓感染，后发展为慢性根尖周炎。

**77. C** 无髓牙漂白是将漂白剂置于牙髓腔内进行漂白。去除牙髓腔内所有内容物，包括残髓组织和修复材料，清理范围延至根管口下 2 ~ 3mm。

**78. C** 在进行根管冲洗时，超声冲洗可在根管预备后进行，一般选用小号超声工作尖，其在根管内的长度要短于工作长度 1 ~ 2mm，需避免与根管壁接触形成台阶。

**79. C** 根管预备逐步后退技术，在进行后退预备时，当主尖锉预备完成后，可通过每增大一号锉，进入工作长度减少 1.0mm 的方法进行根管预备，即逐步后退。通常后退 2 ~ 4 根锉或退到根管直的部分，每换一根锉要用主尖锉回锉和根管内冲洗。

**80. D** 根管的工作长度为从牙冠部参照点到根尖牙本质牙骨质界的距离。牙本质牙骨质界通常位于根管最狭窄处，此处是根管预备的终止点（也称根尖止点），通常距根尖 1mm 左右。

**81. D** 在进行根管疏通时，一般将小号的锉如 10 号 K 锉尖端 2 ~ 3mm 预弯后进行。

**82. D** 在完成根尖预备时所用的最大号锉为主尖锉，它一般要比初尖锉大 2 ~ 3 号，至少为 25 号锉。而到达根管工作长度并与根管壁有摩擦感的第一根锉是初尖锉。

**83. B** 可用 G 钻预备根管的中上部，顺序使用 1 ~ 3 号钻。每换用大一号 G 钻时，操作长度减少大约 2mm，并用主尖锉回锉和冲洗。用 G 钻时只能轻轻向下加压，以防止过度切削造成根管内台阶和穿孔的形成。

**84. E** 牙本质小管深层和侧支内的细菌通常冲洗液无法到达，需要使用根管消毒药物进一步清除。

**85. A** 牙胶尖受热时会软化，易溶于氯仿、丙酮和乙醚，微溶于桉油醇。根管充填时可以通过化学溶剂软化牙胶尖以适应不规则的根管形态。使用前可将牙胶尖放置于2.5% ~ 5% NaClO 或75%乙醇溶液中浸泡消毒1分钟。

**86. E** 下颌第二磨牙通常有3个根管（即近中2个、远中1个），有时近远中根在颊侧融合，根管也在颊侧连通，出现2个甚至1个根管，根管断面呈C形。

**87. D** 患牙嵌入性脱位最易发生的并发症是牙髓坏死，进一步发生根尖炎症可引起牙根吸收，牙槽嵴骨质的丧失，最终甚至可能导致牙齿的脱落。非年轻恒牙的嵌入性脱位不可能发生自然萌出复位。

**88. A** 根据主诉症状及X线检查结果可知患牙27处于牙髓急性炎症状态，此时应该局部麻醉下去净龋坏组织，穿通髓腔并揭净髓室顶后，摘除牙髓进行根管治疗或根管封药。摘除牙髓要完全，否则炎症的牙髓残留于根管内会使疼痛持续或加重，炎症还可能扩散，导致根尖周炎。急性牙髓炎患牙在开髓后原则上不应根管开放，避免造成根管系统感染。

**89. A** 牙根已发育完成的恒牙冠折露髓，且口内暴露2天，应进行根管治疗。对于牙根未发育完成的年轻恒牙冠折应根据露髓孔大小，牙髓是否污染及污染程度，考虑直接盖髓术、活髓切断术或根尖诱导成形术等。

**90. D** 年轻恒牙深龋在去净腐质会露髓的情况下，可以保留少量软化牙本质，氢氧化钙护髓，促使修复性牙本质形成。10 ~ 12周后再复诊进行二次去腐治疗。

**91. C** 患牙根据临床检查结果应诊断为11、12牙震荡。单纯牙震荡无需特殊处理，必要时调整咬合，嘱患牙勿咬硬物，休息1 ~ 2周，定期复查，监测牙髓活力至正常，若2 ~ 3周后出现牙髓坏死则需行根管治疗。如伴有严重的釉面裂纹，最好涂以无刺激性的保护涂料或复合树脂粘接剂。

**92. A** 患牙外伤冠折露髓已1周，露髓处探诊无痛、探诊后渗血暗红色，表明牙髓已经感染，由于牙根未发育完全，应选择根尖诱导成形术。

**93. B** 此病例中患者有咬硬物受伤史，且表现为较长时间的咀嚼不适或咬合痛，最有可能是因不易被发现的牙隐裂引发牙髓炎。

**94. B** 上颌第一磨牙一般为3 ~ 4个根管，近颊侧根管为双管型或单双管型者共占63%，远颊侧根管为两管者占9%，舌侧根管为单根管。此病例中患牙做了3个根管的根充，完善根充后仍有牙髓炎症状，有可能是存在遗漏根管。

**95. D** 原发性牙根纵裂多发生于中老年人，多发生于磨牙，尤以下颌第一磨牙多见。纵裂多发生于近中根或近中颊根。患者多以咬合不适或咀嚼疼痛就诊。原发性牙根纵裂患者可有温度刺激痛和自发痛等牙髓炎症状，进一步发展可伴有牙龈反复肿胀和瘘管形成。磨牙磨损重，叩诊痛且一侧呈浊音；探及窄而深及根尖的牙周袋。X线检查有时可见从根尖到根管口长度不等的直线状均匀增宽，晚期可见裂片从牙颈部断裂分离或移位。可有患根周围牙周膜间隙增宽，根分叉骨密度降低或骨质丧失，患根周围的牙槽骨垂直或水平吸收或局部性骨致密。X线片不能明确诊断者，也可CBCT检查，牙根横断面可见贯穿根管的颊舌向线状低密度影。题干中，X线片检查可见患牙同时存在牙槽嵴的垂直吸收和水平吸收，所以可明确患牙患有牙周炎。X线片未显示患牙根尖区骨质破坏影像，所以暂不考虑慢性根尖周炎。

**96. E** 遗传性牙本质发育不全是一种常

染色体显性遗传病。乳、恒牙均可受累。临床表现为：牙冠呈微黄色半透明，光照下呈现乳光。釉质易从牙本质表面分离脱落使牙本质暴露，继而发生严重的咀嚼磨损。在乳牙列，全部牙冠可被磨损至龈缘，造成咀嚼、美观和语言等功能障碍。严重磨损还可继发颞下颌关节功能紊乱等疾病。X 线片可见牙根短。牙萌出后不久，髓室和根管完全闭锁。

**97. B** 牙髓塑化治疗的临床适应证包括：①病情不一致的多根管患牙或准备行桩核冠修复的多根管患牙的非桩道根管可视具体情况于同一患牙的不同根管分别采用塑化治疗或根管治疗。②根管条件特殊的患牙：如患牙根管细窄、弯曲，包括老年人的患病前牙；在进行临床操作时，根管器械断于根管内，不能取出，又未超出根尖孔时，在断离器械侧旁做出细窄旁路，采用塑化治疗可取得满意的效果。③成年人根尖孔已完全形成的患病后牙。

**98. C** 附着龈点彩消失是牙龈炎的早期症状，但是健康牙龈并非都有点彩。正常牙龈组织质地坚韧，但当牙龈纤维化时也表现为质地坚韧。

**99. C** 出血指数分级标准如下：0 代表牙龈健康，无炎症及出血表现；1 代表牙龈颜色有炎症改变，但探诊不出血；2 代表牙龈探诊后有点状出血；3 代表牙龈探诊后出血沿龈缘扩散；4 代表牙龈探诊后出血流满并溢出龈沟；5 代表自动出血。

**100. E** 种植体周围组织病变分为种植体周围黏膜炎和种植体周围炎两类疾病。种植体周围黏膜炎类似于牙龈炎，表现为种植体周围黏膜的红肿、出血，甚至伴有溢脓，但病变局限于黏膜，不伴骨吸收，不会发生种植体松动，影响咀嚼。经过适当治疗后，病变可逆转。而种植体周围炎可能出现咀嚼无力，种植体松动的情况。

**101. C** 机械去除菌斑时，可以采用塑料器械，或采用与种植体相同硬度的钛刮治器。

**102. E** 医生要根据患者的具体情况（如时间、经济基础、本人意愿等）设计一至数套治疗方案，与患者认真沟通过后，再选择最可行的方案。不可以直接引导患者选择治疗方案。

**103. A** 牙刷一般用于清除暴露于口腔内的牙面；牙线用于清除邻牙间隙、龈乳头根方的菌斑或食物残屑，尤其适用于患牙牙间乳头无明显退缩的牙间隙；牙签可“刮”净邻间隙两侧的牙面或根面上的菌斑，尤其适用于牙间乳头退缩或间隙增大的患牙；牙间隙刷用于清除牙间隙的牙菌斑或难自洁的牙面，尤其适用于牙齿外形不规则或根面凹陷，以及龈乳头退缩导致邻面出现间隙的患牙。冲牙器用于清除菌斑、软垢、食物残渣，可用于邻面等牙刷不易清理的部位。

**104. C** 根据题干信息，患者考虑诊断为坏死性溃疡性牙龈炎。治疗方法为：①首诊时在急性期可轻轻去除大块牙石，用 3% 过氧化氢轻轻去除牙龈乳头及龈边缘的坏死组织，杀死或抑制厌氧菌。②可局部应用抗厌氧菌制剂。③必要时全身营养支持。严重者可口服抗厌氧菌药物。④口腔卫生指导，立即更换牙刷，加强控制菌斑。⑤急性期过后再常规彻底洁治，定期复查。

**105. E** 多数牙牙颈部有菌斑，但无牙石，牙龈边缘仍有轻度充血、水肿。由此可判断为自我菌斑控制不佳。

**106. D** 根据 Glickman 根分叉病变分度法分为四度：Ⅰ度：牙周袋内可探及根分叉外形，但无法水平探入分叉内，X 线片上看不到分叉区牙槽骨吸收。Ⅱ度：牙周袋内可水平探入根分叉区内，但与对侧尚未相通，X线片一般仅显示分叉区的牙周膜增宽或骨质密度有小范围的降低。Ⅲ度：探针能水平通过分叉区，但分叉区仍可被牙周袋软组织覆盖而未直接暴露于口腔，在X线片可见根分叉区的完全透射影。Ⅳ度：牙龈退缩、根分叉区牙槽骨贯通样破坏，并完全暴露于口腔内，X线片所见同Ⅲ度病变。

**107. B** 急性龈乳头炎一般由食物嵌塞、硬物损伤等引起，可表现为自发性胀痛、触痛、冷热刺激痛、轻度叩痛。临床检查牙龈乳头发红、肿胀，探诊、触碰和吸吮时易出血。女性患者在月经期可能会疼痛感加重。

**108. D** 根据题干信息，患者剧烈牙痛，夜间痛，患牙位置无法确定符合牙髓炎的特点。左侧患牙未见明显牙体组织缺损，26探及深牙周袋，牙槽骨吸收达根尖1/3，考虑是牙周炎导致的牙髓炎，考虑诊断为逆行性牙髓炎。

**109. E** 口炎型口疮又称疱疹型复发性阿弗他溃疡，溃疡直径较小，不超过5mm，溃疡数目多，散在分布如“满天星”。而本病例溃疡大而深，表面有坏死组织，疼痛剧烈且病程较长，更符合重型复发性阿弗他溃疡的表现。选项ABCD均为该病的不同名称。

**110. D** 奶瓶龋是低龄儿童龋的一种，主要由不良的喂养习惯所致。不良的喂养习惯包括：含奶瓶入睡、牙齿萌出后喂夜奶、延长母乳或奶瓶喂养时间长等，其常见表现是环状龋，多见于乳前牙唇面、邻面，位于牙冠中1/3至颈1/3。

**111. B** 氟牙症多发生在恒牙，乳牙较少。因为乳牙釉质发育主要在胚胎期和哺乳期，胚胎期只有极少量氟通过胎盘。2岁前生活在高氟区，以后迁移至非高氟区，恒牙氟牙症可仅累及前牙和第一恒磨牙。如果6~7岁迁入高氟区，则不会出现氟牙症。氟牙症的临床表现是散在的云雾状斑块，界限不明确，与生长发育线不吻合。

**112. C** 髓石为髓腔或根管内出现的高密度钙化影，图中符合针状髓石的表现。釉珠多出现在磨牙根分歧处，为圆形釉质密度影像。

**113. B** 油红O染色和苏丹Ⅳ染色用于脂类染色。甲基紫染色用于淀粉样蛋白染色。Masson三色法用于胶原纤维染色。过碘酸希夫染色用于糖原染色。

**114. C** 骨性前牙反𬌗的临床诊断标准包括：①近中磨牙关系；②ANB角小于0°，Ⅲ类骨面型（恒牙期），或ANB角小于2°（替牙期）；③下颌不能后退至前牙对刃；④有不同程度的颌骨大小、形态和位置异常；⑤前牙代偿明显。

**115. B** 术前主诊医生应进行术前谈话，向患者本人及家属详细交代术前诊断、手术指征、手术方案、书中并发症、预后等，由患者或其授权委托人签署知情同意书。若意见不统一时，医生应以患者本人意见为准。

**116. C** 在支点或支点线的对侧加设直接或间接固位体可以增加平衡力，以消除义齿的摆动。

**117. E** 模型观测可以确定义齿的就位道，绘制出基牙的导线，用以指导卡环的设计及确定基托边缘可以伸展的范围。

**118. A** 基牙越分散，各个固位体也就越分散，它们之间的相互制约作用越强，达到增加固位作用的目的。

**119. D** 回力卡环常用于后牙游离端缺失，基牙为前磨牙或尖牙，牙冠较短或为锥形牙。由于远中𬌗支托不与基托或连接体直接相连，𬌗力直接传导至基托下组织，可减轻基牙所受𬌗力，起应力中断作用。

**120. A** 圈形卡环多用于远中孤立的磨牙上，上颌磨牙向近中颊侧、下颌磨牙向近中舌侧倾斜，卡环臂的尖端位于上颌磨牙的颊侧和下颌磨牙的舌侧，铸造的圈形卡环可在近中和远中分别或同时放置𬌗支托。

**121. E** 当口内仍有保持上下颌咬合关系的后牙，但在模型上却难以确定准确的咬合关系者，可以在口内利用蜡𬌗记录确定。患者为一侧前后牙非游离缺失，口内可保持较好的咬合关系，所以在口内利用蜡𬌗记录确定咬合关系后，将蜡𬌗记录转移至模型上，即可获得准确的咬合关系。

**122. A** 28 虽有近中倾斜，但其不松动，可考虑放置圈形卡环以增加义齿固位，不考虑拔除。由于保留 28，义齿基托无需延伸至左侧上颌结节处。而右侧上颌结节倒凹明显，会影响义齿就位，需外科手术修整。

**123. D** 15 缺失，可摘局部义齿修复时，选用 14、16 作为基牙，该义齿为单侧设计，支点线为纵线式，与缺牙侧牙列方向一致。

**124. C** 可摘局部义齿修复后，人工牙𬌗平面过低，后牙舌侧覆盖过小或舌体肥大等原因，均会造成咬舌现象。

**125. B** 患者余留牙与缺牙区剩余牙槽嵴条件均较差，不能承受较大的咀嚼力，因此应选用半解剖式塑料牙，侧向力小，对基牙和牙槽嵴损害小。

**126. C** 长臂卡环有固定松动基牙的作用。联合卡环可关闭相邻两牙之间的间隙或防止食物嵌塞。连续卡环无游离臂。圈形卡环多用于向近中倾斜的孤立的磨牙上。

**127. E** 大连接体根据所在位置分为腭杆、腭板、舌杆及舌板。

**128. B** 个别前牙缺失，牙槽嵴较为丰满者可以不放置唇侧基托。对于后牙游离缺失的修复，上颌基托伸展至上颌结节与翼颌切迹，后缘中部则尽可能前移，以免引起患者恶心等不适，而在下颌则盖过磨牙后垫的 1/3 ~ 1/2。义齿基托边缘不可进入倒凹区，以免影响义齿的就位。基托的边缘伸展至黏膜转折处，应圆钝，形成良好的封闭作用。

**129. E** 对于下颌可摘局部义齿修复，当舌隆突明显、舌系带附着过高、舌侧倒凹大时应选择舌板修复；当下前牙舌倾明显，组织倒凹大，则应选择唇、颊杆修复。当下前牙位置正常或有唇倾，口底深度正常，舌系带附着较低时，可以选择舌杆修复。

**130. D** 可摘局部义齿进行模型观测时，需要用模型观测器绘制导线。导线是在观测方向下基牙轴面突点的连线，并不是基牙的解剖外形高点。Ⅰ型导线是基牙向缺隙侧相反方向倾斜时所画出的导线。导线是设计卡环的依据，根据导线可以更好地利用基牙倒凹，发挥卡环的固位作用，两者关系十分密切。基牙向缺隙侧倾斜时所画出的导线为Ⅱ型导线，基牙倒凹区靠近缺隙侧。

**131. A** 放射性颌骨骨髓炎是头颈部肿瘤放疗后严重的并发症，一般认为随着放射剂量增加骨坏死发生率增高，接受放射剂量在 60Gy 以内，不会导致骨坏死。

**132. C** 口腔癌指口腔黏膜鳞状细胞癌，占口腔恶性肿瘤的 90%。

**133. E** 下颌智齿拔除的适应证包括：下颌智齿牙位不正，反复引起冠周炎；下颌智齿没有足够萌出位置；下颌智齿龋坏，或导致第二磨牙龋坏；导致下颌智齿与第二磨牙之间食物嵌塞。智齿冠周炎，如果牙位正常，且有足够萌出位置，急性炎症消退后，可以考虑局麻下冠周龈瓣切除术。

**134. C** 脓肿切开引流后，可以迅速排除脓液和腐败坏死物，消炎解毒。解除局部疼痛、肿胀和张力。引流脓液，避免边缘性颌骨骨髓炎，预防感染扩散，避免感染并发症。

**135. B** 局部麻醉后，切开翻瓣，涡轮机辅助拔除水平阻生智齿，去骨是为了去除牙齿周围骨阻力；分牙的主要目的是减小骨阻力，去除邻牙阻力；增隙是减少根周骨阻力，扩大牙周间隙；挺出和缝合不能解除邻牙阻力。

**136. A** 患者上牙槽后神经麻醉时，暴露磨牙后区，行口内法，在第二磨牙颊侧远中根部黏膜褶皱处进针，方向为上、后、内进针2～2.5cm。

**137. B** 拔牙术后慢性感染创口多有不适，一般不会累及舌侧下后方黏膜，检查可见拔牙创愈合不良，牙龈充血，可见炎性肉芽组织，甚至脓性分泌物。咽峡前间隙感染主要症状为开口受限和吞咽困难，临床检查时可发现第三磨牙相应舌侧下后方黏膜红肿，触压痛明显，穿刺有少量脓液。咽旁间隙感染主要表现为咽侧壁红肿、腭扁桃体突出，肿胀波及范围可扩大，自觉张口受限，吞咽疼痛，进食困难。拔牙术后急性感染，多与急性炎症期拔牙选择、处理不当有关。

**138. B** 智齿冠周炎引起浅部脓肿，主要的检测手段为波动实验。深部脓肿可以采用穿刺法判断，必要时可以用B超或者CT辅助，以明确脓肿部位和大小。X线检查用于辅助颌骨骨髓炎的诊断。

**139. A** β内酰胺类青霉素、万古霉素、头孢菌素、环丝氨酸和磷霉素具有干扰细菌细胞壁合成的作用。

**140. D** 上颌智齿拔除适应证包括：①无对颌牙，牙齿出现龋坏。②牙齿部分萌出，反复冠周炎发作。③出现咬颊或摩擦颊黏膜的症状。④压迫第二磨牙，导致龋齿或者出现疼痛需拔除。若上颌智齿完全埋伏骨内，并且无症状，可不予拔除。

**141. C** 智齿冠周炎感染扩散途径为：炎症向磨牙后区扩散，随后在骨膜下形成脓肿，在咬肌前缘和颊肌后缘扩散成为皮下脓肿，最终再穿破皮肤形成面颊瘘。

**142. A** 牙钳拔牙时使牙齿脱离牙槽窝的主要方式为摇动、扭转、牵引，其中摇动为使牙齿松动的主要方式。扭转主要适用于圆锥形的单根牙。牵引是使牙齿脱出的必需、直接的力量。

**143. E** 痣样基底细胞癌综合征，表现复杂，累及多组织器官，包括多发性皮肤基底细胞癌，颌骨多发性牙源性角化囊性瘤，骨异常，额部和颞顶骨隆起，钙、磷代谢异常。

**144. E** 咽旁间隙的前界为翼下颌韧带及下颌下腺上缘。咽旁间隙位于咽上缩肌与翼内肌和腮腺深叶之间。咽旁间隙后界为椎前筋膜。

**145. E** 牙源性角化囊性瘤术后复发的原因包括囊壁薄、易破碎；囊壁内含有微小子囊或者卫星囊；生长具有局部浸润性；来源于黏膜上皮囊肿，未将与囊肿粘连的黏膜切除。棘细胞常呈细胞内水肿，为病理特点，不是造成复发的原因。

**146. A** 医师通过问诊了解疾病的发生、发展、既往治疗及患者的全身状况。病史的询问和记录主要是针对患者的主诉、现病史和全身病史。

**147. B** 主诉一般是用患者自己的语言来

描述患者迫切要求解决的主要口腔科问题。主诉的记录应包括患者就诊时患病的部位、主要症状和持续时间，称之为主诉的三要素。

**148. B** 大量资料的统计分析表明：恒牙列中，下颌第一磨牙的患龋率最高，其次是下颌第二磨牙，然后依次是上颌第一磨牙、上颌第二磨牙、前磨牙、第三磨牙、上颌前牙。患龋率最低的是下颌前牙。

**149. D** X线片可见患牙11冠部高密度充填物与牙体组织之间有低密度影。则最可能诊断为继发龋。

**150. B** 在进行根管充填时，侧方加压充填法主牙胶尖应与主尖锉大小一致，在根管内应到达操作长度或是稍短0.5mm。

**151. E** 根据X线片结果，16、17冠部均有大面积龋坏，为鉴别诊断，最重要的检查是牙髓温度测试，以判断牙髓状态。

**152. E** 连续波充填技术为垂直加压充填技术的一种变异形式。通过使用特殊设计的携热设备可一步完成主根管尖1/3和侧支根管的充填。在使用时用携热头直接插入牙胶至距根尖5mm处，并向根尖方向加压，退出时将根管中上段的牙胶取出，然后进行垂直加压。根管中上段的充填可通过牙胶热塑注射充填法完成。

**153. E** X线片可见根管内充填物恰好严密填满根尖狭窄部以上的空间，充填物到达距根尖0.5～2.0mm的位置，且根尖部无根管影像为恰填，不足或充填物不致密则为欠填，超出时则为超填。

**154. D** 釉质粘接是通过磷酸酸蚀技术实现的。该技术是酸蚀釉质表层，使粘接树脂获得微机械固位，从而增强复合树脂与釉质粘接强度。粘接剂与另一侧的复合树脂发生聚合，产生较强的化学粘接。

**155. A** 通常下颌第一前磨牙牙冠向舌侧倾斜，髓室顶略偏颊侧，开髓位置是在殆面偏向颊侧。所以，开髓位置未偏向颊侧而在殆面中央，可能会造成舌侧的侧穿。

**156. E** 邻面洞的龈壁位置一般视龋损涉及深度而定，为使充填体边缘易于清洁，通常要求与相邻牙面至少有0.5mm宽的间隙。

**157. D** 银汞合金调制后在20分钟以内可塑性很大，此后便逐渐减弱，待24小时后则完全固化，完全硬固后才可打磨抛光。

**158. C** 银汞合金从调制到充填完毕，需在6～7分钟内完成。若搁置时间过长，调制的银汞合金变硬，可塑性降低，会影响材料与洞壁的密合。

**159. E** 在进行窝洞制备时，殆面近远中点隙均发生龋损，若龋洞范围小，且两洞缘间的距离大于0.5mm时，制成两个独立的窝洞，且尽量保留斜嵴或横嵴。

**160. E** 根据患牙的临床检查结果，考虑牙髓已无活力，结合根尖暗影可以判定为慢性根尖周炎。根据根尖暗影界限清晰，根管治疗中根管内有淡黄色清亮液体渗出以及镜检可见胆固醇结晶，可以判定患牙为慢性根尖周囊肿。

**161. E** 内斜切口是目前采用最多的切口，它可以将袋内的上皮和炎症组织切除，保留相对完好的袋外侧面的角化龈，形成的龈瓣边缘薄，易贴附于牙面和骨面，愈合外形良好。

**162. E** 牙内吸收一般由创伤或慢性炎症引起，在活髓切断术或再植牙中也可发生。牙内吸收的主要影像学表现为患牙髓腔扩大，呈圆形或卵圆形或不规则形的暗影，髓室壁或根管壁变薄。题干 X 线片中未见到牙内吸收影像。

**163. E** 局限性侵袭性牙周炎可见患牙的菌斑堆积量与牙周组织破坏的程度不相符。常见于30岁以下患者，好发牙位为第一磨牙和切牙。

**164. D** 牙周探诊时，需要注意保持支点稳定，采用20~25g的探诊压力时，可探测到牙周袋实际深度同时不会导致患者疼痛和牙龈损伤。

**165. E** 牙龈指数是通过明确牙龈的色、形、质及探诊出血情况，综合评定牙龈的炎症程度。

**166. D** 牙龈指数检查时，先吹干或擦干牙龈，肉眼观察牙龈色、形、质的改变程度，然后将牙周探针放入龈缘下方0.5~1mm处(不可插入袋底或龈沟底)，轻轻滑动后观察出血情况。每颗牙的牙龈分成4个区域：颊侧近中龈乳头，颊侧远中龈乳头，颊侧边缘龈，舌侧边缘龈。按上述方法操作后，分别记录下牙龈4个区域的炎症情况，将4颗牙的4个记分相加除以4，则为该牙的分值，将各牙所得分值相加，除以受检牙数，则为该受检者的分值。

**167. E** 牙龈指数记分值标准如下：0代表牙龈正常；1代表牙龈轻度炎症，表现为牙龈轻度颜色改变，轻度水肿，探诊不出血；2代表牙龈中度炎症，表现为牙龈颜色发红、水肿、光亮，同时探诊出血；3代表牙龈重度炎症，表现为牙龈明显的发红、水肿或表面溃疡，有自发出血倾向。

**168. B** 患者年龄23岁，可排除青春期龈炎的可能。患者月经正常，排除妊娠瘤。龈乳头炎为个别龈乳头受到机械或化学刺激后导致局部龈乳头充血、肿胀。患牙未探及釉牙骨质界，排除早期牙周炎。根据题干患者正畸治疗中，可造成局部菌斑堆积，不易清洁，出现牙龈乳头呈球状肿大，探诊出血，质地松软，诊断应为菌斑性龈炎。

**169. E** 妊娠瘤的治疗原则：轻柔去除局部刺激因素，口腔卫生宣教加强控制菌斑。若牙龈感染，甚至溢脓，可局部反复冲洗，局部上药，为免影响胎儿发育，非必要时，尽量避免全身应用抗生素治疗。妊娠瘤一般经过牙周治疗，在分娩后病变可消退，若不能消退的再酌情手术切除。已经增大到妨碍进食的妊娠瘤，可在妊娠4~6个月时切除。

**170. B** 药物性牙龈增生的治疗原则：通过机械治疗去除菌斑、牙石等局部刺激因素。口腔卫生宣教，加强菌斑控制。若牙龈炎症明显，可配合局部用药。经上述治疗后牙龈仍不能完全消退者，可手术治疗切除牙龈并成形。若上述治疗后牙龈仍不能恢复，可咨询专科医生更换引起牙龈增生的降压药物。

**171. A** 吸烟引起牙周病的发病机制尚未明确。但已明确吸烟是牙周病的危险因素，吸烟可能提高牙周病的患病率，并可加重牙周病。烟草产生的色素一般沉积在菌斑、牙石上，刺激牙龈，加重牙周炎症。

**172. B** 该患者有同性性接触史，口腔黏膜、外生殖器等部位有典型的圆形溃疡，符合硬下疳表现，属于一期梅毒典型病损。

**173. D** 乳前牙均为1个牙根，向唇侧弯曲。乳磨牙根分叉区接近髓室底，各根分叉度大，有利于容纳继承恒牙的牙胚。上颌乳磨牙一般为3个根，即2个颊侧根和1个腭侧根。下颌乳磨牙一般为2个根，即1个近中根和1个远中根。乳牙的牙根达到一定年龄时会发生生理性吸收。

**174. C** Kappa 值是目前使用最多的信度

检测，它将一致性的实际测定与统计学上认为是偶然出现的一致性程度联系起来。

**175. C** 用60%的泛影葡胺做腮腺造影时，一般成人的剂量是1.7ml。

**176. E** 黏膜病变组织活检取材时，大小不应小于0.2cm×0.6cm。

**177. B** 临床应用中加强支抗的方法：①增加用作支抗牙的数目；②可将支抗牙连接成一整体而增强支抗作用；③增加活动矫治器的基托面积，保持与组织面的密贴；④在应用颌内支抗的同时，加用口外唇弓颌外支抗来增强支抗；⑤横腭杆；⑥Nance弓；⑦舌弓；⑧种植体。采用强支抗时，磨牙前移占去的间隙不超过拔牙隙的1/4；使用中度支抗时为1/4~1/2；弱支抗时至少为1/2。此患者上颌前突，所以上颌需要强支抗。联扎支抗牙虽然可增加支抗，但后牙会向前移动较多，属中度支抗。

**178. B** 普通处方的保存期限和急诊处方的保存期限为1年。

**179. A** 当孕妇因妊娠而危及生命时，医生行引产或流产手术，符合不伤害原则。

**180. B** 医患关系是一种契约关系，也是一种信托关系，是以社会主义法制为保障建立的关系，以保护医患双方的正当权益。

## 二、共用题干单选题

**181. 1 B** 前臂皮瓣的供养动脉为肱动脉的分支桡动脉。

**181. 2 A** 前臂皮瓣制取前应检查供区的组织厚度、头静脉分布和通畅情况，最重要的是通过Allen试验评价尺动脉对手部血液供应的可靠性。

**181. 3 D** 因前臂皮瓣切取后暴露较多的肌腱，若采用中厚皮片移植，皮片易与肌腱发生粘连，影响腕和手指的功能。目前多采用腹部全厚皮片修复创面，成活后不易与深面肌腱粘连，对功能影响小。

**182. 1 A** 当上颌结节较大有明显倒凹时，会影响上颌义齿就位，需在修复前进行修整。如两侧上颌结节均较突出，可以只选择较大的一侧做外科修整，另一侧进行义齿的适当缓冲即可。

**182. 2 C** 当患者垂直距离恢复的过高，面下三分之一距离增大，上下唇张开，勉强闭合时颏唇沟变浅，肌肉张力增大，此时需要重新确定颌位关系。

**182. 3 A** 临床上最常用的确定垂直距离的方法是利用息止颌位时，鼻底到颏底的距离减去息止𬌗间隙。余选项均为确定水平颌位关系的方法。

**182. 4 E** 初戴全口总义齿时，常发音不清，需要时间适应。人工牙排列偏于舌侧、舌侧基托过厚会导致舌活动空间变小，影响发音。另外，舌侧基托过于光滑也会形成小的空气排逸道，而引起发音障碍。

**183. 1 B** 当牙髓出现急性炎症时，如果牙髓已有化脓或部分坏死，就会出现特征性的“热痛冷缓解”症状，即此时热刺激使疼痛症状加重，而冷刺激可以使疼痛缓解。因为此时牙髓病变产物中有气体出现，受热膨胀后导致髓腔内压力进一步升高，产生剧痛。温度降低则可以使空气体积收缩，从而使髓腔内压力降低。

**183. 2 E** 根据26“热痛冷缓解”，可知26处于牙髓急性炎症状态，需要进行根管治疗。打开髓腔减压、引流，可迅速缓解疼痛；完全摘除牙髓，患牙疼痛可消失。急性牙髓炎患牙开髓后不应开放髓腔，以免造成根管系统感染。因26已出现叩痛（±），为防止炎症继续在根尖周组织扩散，需完全摘除牙髓后封药。

**183.3 C** 牙髓温度测试时，如有短暂的轻度或中度不适或疼痛出现，表明牙髓状态正常；当有疼痛但刺激源去除后疼痛即刻消失，提示可复性牙髓炎的存在；当疼痛反应产生，且在去除刺激源后仍持续了一段时间，提示牙髓的不可复性炎症。

**184.1 D** 浆细胞性龈炎病因尚不明确，可能是一种过敏反应性疾病。其常见过敏原有牙膏、口香糖等。主要发生于牙龈，可波及附着龈，但牙龈肿大、鲜红、松软易碎，表面似半透明状、颗粒状或肉芽组织状，极易出血，可波及多个牙齿。患者口内情况符合浆细胞龈炎的临床特征。

**184.2 C** 浆细胞性龈炎显微镜下可见结缔组织内有呈片状或灶性聚集，密集浸润的浆细胞。

**184.3 D** 该病避免接触可疑过敏原。注意菌斑控制，可进行牙周洁治术，必要时可行刮治术。对于实质性肿大的牙龈可手术切除，但易复发。

**185.1 E** 掌跖角化 - 牙周破坏综合征（PLS）的临床特征为：手掌和脚掌的皮肤过度角化、脱屑，牙周组织严重破坏。皮损及牙周病变常在4岁前同期出现。牙周病损在乳牙萌出后不久发生，一般炎症严重，有深牙周袋，袋内溢脓、有口臭、牙槽骨迅速吸收，牙齿出现松动移位。但在5～6岁乳牙相继脱落时，创口愈合正常。恒牙萌出后按萌出的顺序相继产生牙周炎症和破坏，常在十多岁时牙逐个自行脱落或拔除。

**185.2 B** Down综合征又名先天愚型或染色体21 - 三体综合征。患者发育迟缓、智力低下。约一半患者有先天性心脏病。患者面部扁平，眶距增宽，常有上颌发育不足，萌牙较迟，错𬌗畸形，牙间隙较大，患有严重的牙周炎，牙周破坏的程度远超局部刺激物的量。

**186.1 D** 因腭侧牙体劈裂，劈裂片松动Ⅲ°，需拔除劈裂片后查看牙髓状态及劈裂深度再定下一步治疗计划。

**186.2 E** 患牙为发育完整的恒牙，牙髓暴露后需行根管治疗。

**186.3 E** 患牙根管治疗后需行全冠修复防止进一步劈裂及恢复牙体外形，且患牙在牙弓中位置靠前，说话及大笑时露出，金属冠不美观，所以应行烤瓷冠或全瓷冠修复。

**186.4 D** 患牙行烤瓷冠修复应该为135°角肩台。

**186.5 C** 氧化锌丁香油水门汀粘接力较低，只能作为临时粘接剂，不能作为永久粘接剂使用。

**187.1 D** 当患儿有舌前伸或吐舌习惯，经常将舌头伸至上下前牙间，可能导致上下牙无法正常咬合，造成前牙开𬌗。

**187.2 B** 对于无牙列拥挤的替牙期患儿应首选佩戴舌习惯矫治器进行舌功能训练。

**187.3 C** 对于替牙期患儿，一定要及时纠正其不良伸舌习惯，从根源上解决错𬌗问题。患儿中切牙牙间有间隙，系带附着未见明显异常，X线检查示双侧中切牙间无埋伏牙或多生牙，则中切牙牙间间隙属于替牙期暂时性错𬌗，暂观察，无需处理。

**187.4 B** 若为明确患儿错𬌗类型，需拍摄头影测量片。

**187.5 A** 以理想的正常𬌗为标准，错𬌗畸形的患病率是91.2%。

**188.1 A** 患者以咬物疼痛为主诉，且叩痛（++），首先需要X线检查是否有牙周问题或根尖问题。

**188.2 E** X线片示13根尖周有低密度影像，结合叩痛（++），无深牙周袋，首要考虑慢性根尖周炎急性发作。

**188.3 B** 固定桥松动的原因可能为：固位体固位不良，固位体破损，水门汀溶解，基牙折断。这些原因引起的固定桥松动均需要拆除重做。根据题干，最可能的原因为固位体边缘不密合，导致水门汀溶解，可能引发一系列问题。

**188.4 B** 拆除松动的固定桥后，若基牙可保留，则应先完成基牙的治疗，13应先进行根管治疗。

**188.5 B** 该基牙经过完善的治疗，在基牙情况允许的前提下首选仍是固定桥修复。因前牙美观需求较强，烤瓷固定桥美观性优于金属固定桥。

**三、案例分析题**

**189.1 DG** 舌下腺肿瘤极少因压迫下颌下腺导管出现阻塞症状，不会出现导管口红肿，挤压溢脓的情况。下颌下腺肿瘤会呈进行性增大，不会有反复肿胀及下颌下腺导管流脓的表现。下颌下淋巴结炎反复肿大，但下颌下腺分泌正常。颌下腺导管结石会有进食肿痛的表现，随着进食的停止，肿胀亦会消退，若感染可同时伴有导管口流脓的情况。下颌下间隙感染的患者能够查到病原牙，并伴有皮肤的凹陷性水肿，下颌下腺导管分泌可能减少但唾液正常，无涎石阻塞症状。结核性淋巴结炎表现为局限性肿块，界限清楚，挤压腺体无脓性分泌物从导管口流出，仅有部分患者有轻度疼痛或压痛。舍格伦综合征可有唾液腺肿胀的表现，一般导管口分泌较少或无分泌，但如果发生逆行性感染时，会有雪花样唾液或脓液流出。

**189.2 AB** 临床确诊颌下腺结石应做X线片检查，下颌横断𬌗片主要用于下颌下腺较前部的结石。下颌下腺侧位片主要用于下颌下腺后部及腺体内的结石。

**189.3 ABCD** 下颌下腺结石较小时，可以采用保守治疗，嘱患者口含维生素片或蘸有柠檬酸的棉棒，也可进食酸性水果及其他食物，多饮水，促使唾液分泌，自行排出。微创取石术及内镜辅助下取石皆属于手术治疗范畴。

**189.4 ACDF** 若涎石位于下颌下腺内，且无法通过保守或手术的方法取出结石，需要行腺体切除手术。手术中应将面动脉及面静脉结扎，但是应保留面神经下颌缘支，否则患者术后会出现面瘫症状。颌下腺导管在手术过程中需要找到并结扎，因为不结扎导管无法将腺体完整切除。

**189.5 ABCDF** 唾液腺结石阻塞能够引起腺体继发感染，并反复发作。其余选项均为正确说法。

**190.1 BCDEF** 从后牙区额状面看，若上下颌牙槽嵴连线与𬌗平面的交角小于80°，后牙需排成反𬌗关系，这样使人工后牙排在牙槽嵴顶上，使𬌗力尽量沿牙槽嵴方向传递，但对于前牙则应尽量避免反𬌗。其余选项均为正确描述。

**190.2 CF** 在全口义齿排牙时，上颌第一前磨牙的颊尖与𬌗平面接触，舌尖高于𬌗平面1.0mm。

**190.3 ABCDEF** 若人工牙排列过于偏舌侧，导致舌活动空间减少，易产生哨音，且挤压舌根部也会引起恶心；若人工牙排列偏唇颊或舌侧，影响周围肌肉运动，则义齿易在患者大张口、打呵欠时脱落；若后牙排列覆盖过小，则容易出现咬颊、咬舌现象；若上前牙排列位置不当导致上唇丰满度过大或过小，均影响美观。

**191.1 AC** 患儿左下后牙冷热刺激酸痛1周，应用牙髓温度测试检查牙髓状态，通过X

线检查了解龋坏范围与牙髓的关系。

**191.2 DF** 左下第一磨牙对冷刺激敏感，刺激一去除，疼痛随即消失，是可复性牙髓炎的表现。

**191.3 DEG** 患牙36腐质湿软，考虑为急性龋导致的牙髓充血或可疑炎症表现，建议采用两步法充填，去腐后，安抚或间接盖髓术。观察1～2周后，如无异常症状且牙髓活力恢复正常者再行永久充填。

**191.4 ABCDF** 此题考查深龋的治疗原则，应在完全隔湿情况下进行操作，无痛治疗，秉承尽可量保留健康牙体组织的原则，去净龋坏，保护牙髓。操作中应避免高压气枪强力吹干窝洞，但可用消毒棉球拭干窝洞。深龋治疗时，位于洞侧壁的软化牙本质应彻底去净；而覆盖髓腔的洞底，包括髓壁和轴壁，软化牙本质去净后，有时可能引起露髓，尤其是髓角处。若为年轻恒牙急性龋，近髓处的少量软化牙本质可保留，以避免牙髓暴露。对于曾保留少许软龋的近髓窝洞，可在6～8周后去尽软龋，垫底后充填。

**191.5 DE** 若患牙经过间接盖髓治疗后，对温度刺激一过性敏感，仍可采用两步法充填，去除旧的暂封材料及盖髓剂，更换新的盖髓剂及暂封材料，待症状消失后再永久充填。

**192.1 BFG** 牙龈瘤一般无痛，当表面发生溃疡时可感觉疼痛；遗传性龈纤维瘤病是全口牙龈增生的表现；白血病龈病损为全口牙龈的明显肿大，波及范围广；药物性龈增生有服药史，影响多个牙，好发于前牙，质地坚韧，仅在合并感染时有红肿、质软、探诊出血的表现。牙龈脓肿，牙槽脓肿，牙周脓肿均可能表现为局部牙龈的椭圆形突起、发红、水肿。

**192.2 G** 根据上一题分析患牙可能诊断为牙龈脓肿、牙槽脓肿、牙周脓肿。根据题干信息“患牙叩痛（++）、松动度明显，牙髓有活力，颊侧牙龈肿大呈椭圆形，可探及深牙周袋，X线片示牙槽骨明显吸收，根尖区无低密度影”，则诊断为急性牙周脓肿。牙龈脓肿局限于龈乳头及龈缘，无牙周炎病史，不存在附着丧失和深牙周袋。牙槽脓肿存在牙髓病变或根尖周病变，根尖周骨质破坏，一般无牙周袋，牙髓无活力，脓肿范围较弥散，一般靠近移行沟，疼痛明显，病程较长。

**192.3 ADEF** 该病的治疗原则是止痛、防止感染扩散，引流脓液。此时患牙颊侧牙龈肿包无波动感，牙周袋无溢脓，在脓肿形成初期，过早切开会造成创口流血过多和疼痛，可先清除大块牙石，生理盐水冲洗牙周袋，袋内上药，必要时可全身给予抗生素或支持疗法。

**192.4 ABDG** 此时患牙牙龈肿包处可扪及波动感，牙龈表面黏膜较薄，可在表面麻醉后，在牙龈表面切至脓肿深部，充分引流和生理盐水反复冲洗脓液，然后脓腔内上药。不可用过氧化氢冲洗脓腔，以免形成氧气泡进入组织产生剧痛。

**193.1 B** 单端固定桥设计，扭力较大，基牙极易倾斜、扭转而引起牙周组织创伤，导致基牙松动，其设计有严格的适应证。

**193.2 F** 该固定桥因设计不当导致基牙损伤松动，且固位体边缘悬突引起牙龈炎症，是不良修复体，故应先将固定桥拆除，再做进一步的治疗。

**193.3 CDF** 单端固定桥一般不能单独使用，尤其不可用于后牙，只在缺牙间隙小时使用，或用于复合固定桥的个别小间隙。46因已进行全冠预备，所以需重新做冠修复，47缺失牙则可采用可摘局部义齿或种植义齿修复，但不可用弹性义齿修复。

# 附 彩图

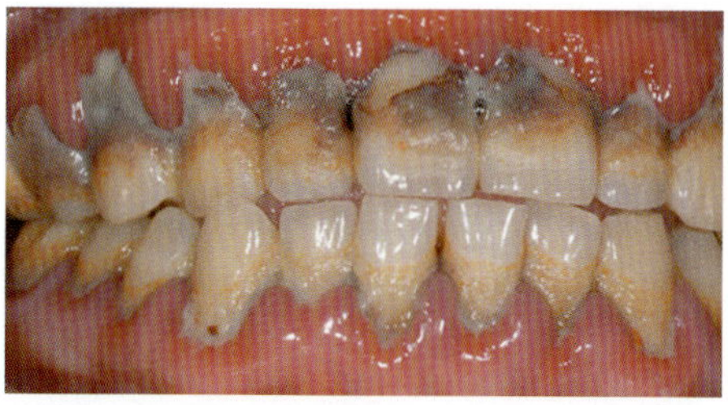

（图1）

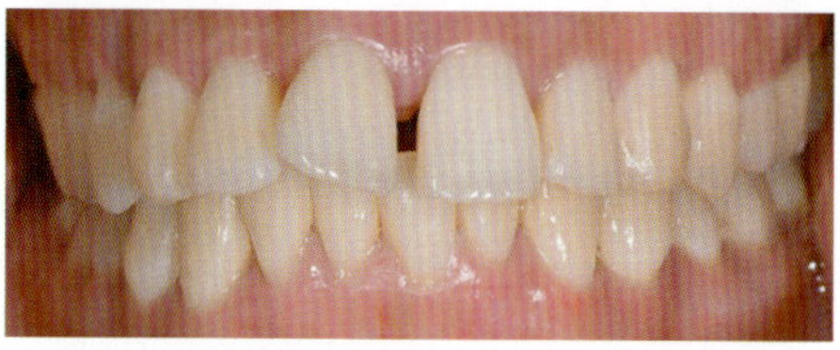

（图2）

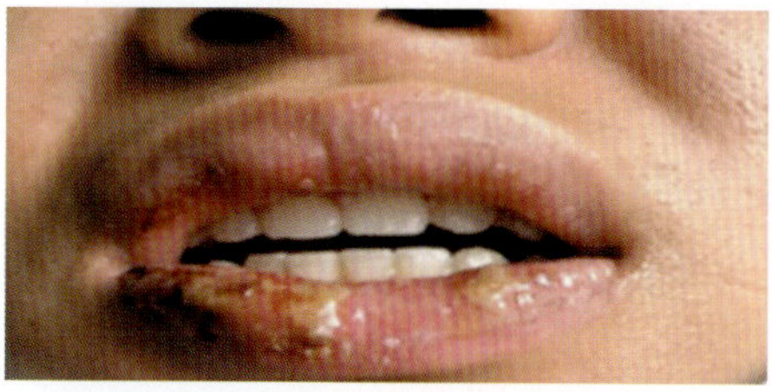

（图3）

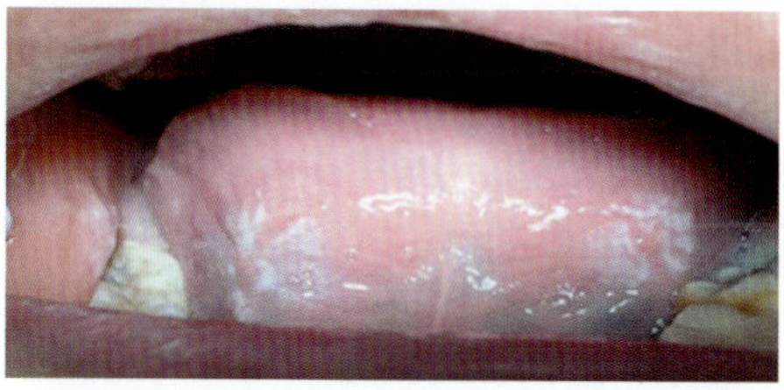

（图4）

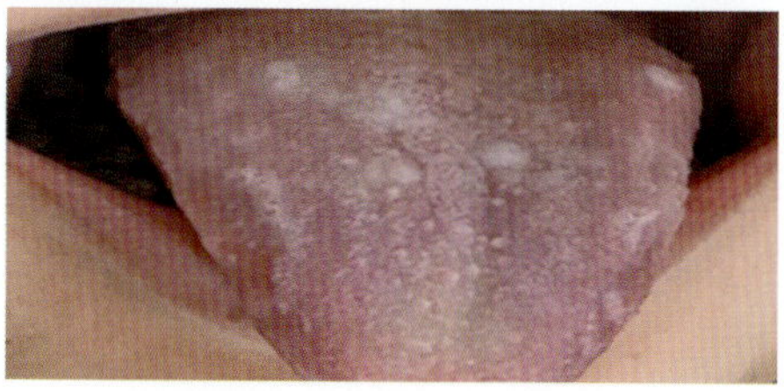

（图5）

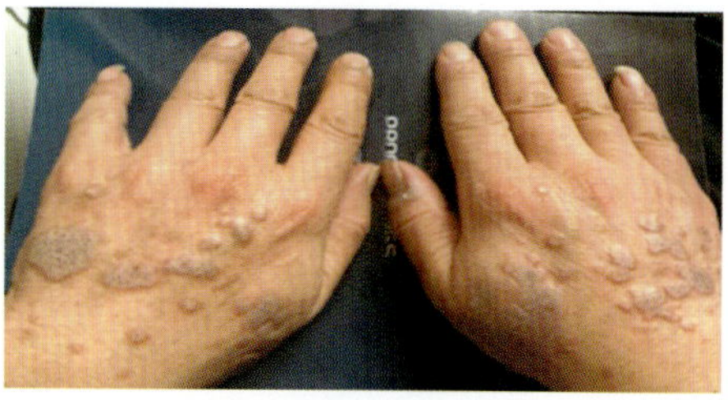

（图6）

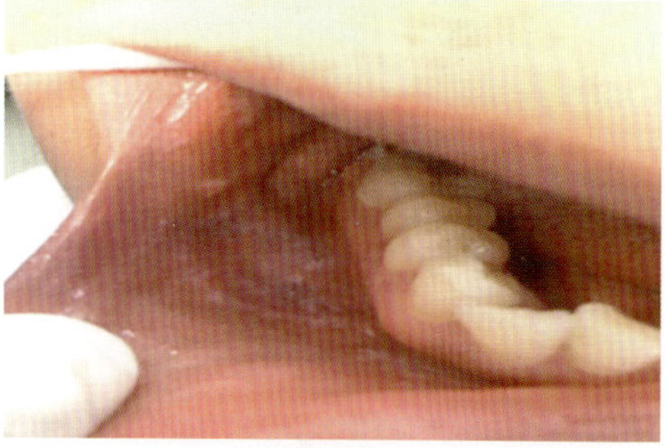

（图7）

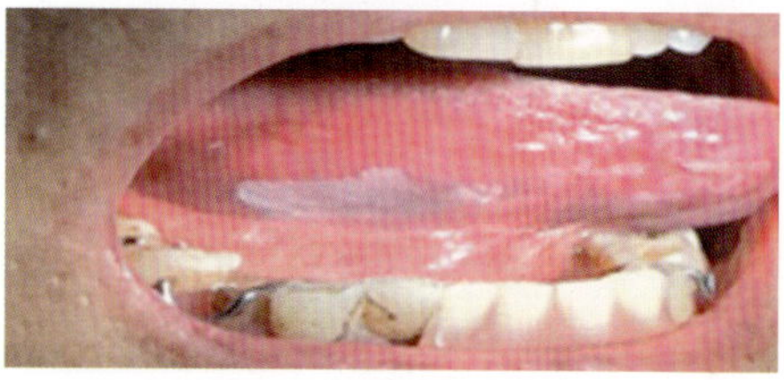

（图8）

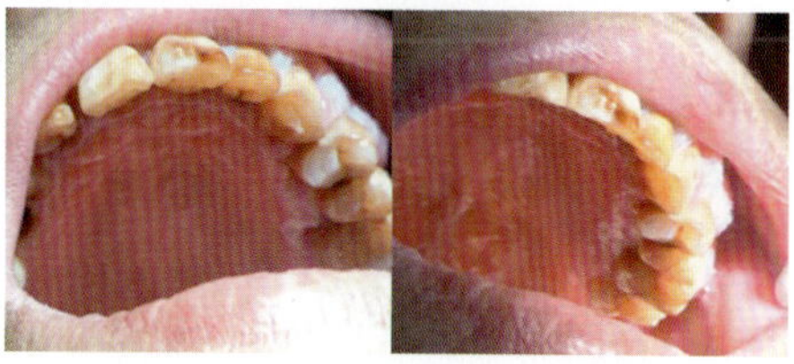

（图9）